国外食品药品法律法规编译丛书

U0746502

美国医疗器械管理法规（三）

（《美国联邦法规汇编》第 21 卷部分）

国家药品监督管理局医疗器械技术审评中心　编译

中国健康传媒集团
中国医药科技出版社

图书在版编目（CIP）数据

美国医疗器械管理法规. 三 / 国家药品监督管理局医疗器械技术审评中心编译. —北京：中国医药科技出版社, 2019.5

（国外食品药品法律法规编译丛书）

ISBN 978-7-5214-1081-5

Ⅰ. ①美… Ⅱ. ①国… Ⅲ. ①医疗器械 – 管理 – 法规 – 美国 Ⅳ. ①D971.221.6

中国版本图书馆CIP数据核字(2019)第066030号

注 扫描书中二维码，可阅读英文原版

美术编辑 陈君杞
版式设计 大隐设计

出版	中国健康传媒集团 | 中国医药科技出版社
地址	北京市海淀区文慧园北路甲 22 号
邮编	100082
电话	发行：010-62227427 邮购：010-62236938
网址	www.cmstp.com
规格	710×1000mm $^1/_{16}$
印张	51 $^1/_4$
字数	578 千字
版次	2019 年 5 月第 1 版
印次	2019 年 5 月第 1 次印刷
印刷	三河市万龙印装有限公司
经销	全国各地新华书店
书号	ISBN 978-7-5214-1081-5
定价	128.00 元

获取新书信息、投稿、为图书纠错，请扫码联系我们。

国外食品药品法律法规
编译委员会

本书编委会

主　编　孙　磊

副主编　卢　忠　许　伟　邓　刚　王以朋

编　委　（以姓氏笔画为序）

王永清	王雅文	王嘉欣	邓　洁	史新立
司国颖	吕允凤	刘　菁	刘　斌	刘英慧
刘美林	刘晓燕	安娟娟	杜晓丽	杨晓冬
杨鹏飞	李　洁	李　铮	李耀华	吴　琨
张译丹	陈　宽	林　欣	赵　怡	赵　鹏
姜琳琳	贺伟罡	贾健雄	郭亚娟	郭兆君
高冠岳	彭　亮	蒋　研	董劲春	程茂波
蓝翁驰				

序

　　食品药品安全问题，既是重大的政治问题，也是重大的民生问题；既是重大的经济问题，也是重大的社会问题。十八大以来，我国坚持以人民为中心的发展思想和"创新、协调、绿色、开放、共享"的五大发展理念，全力推进食品药品监管制度的改革与创新，其力度之大、范围之广、影响之深，前所未有。

　　党的十九大再次强调，全面依法治国是国家治理的一场深刻革命，是中国特色社会主义的本质要求和重要保障。法律是治国之重器，良法是善治之前提。全面加强食品药品安全监管工作，必须坚持立法先行，按照科学立法、民主立法的要求，加快构建理念现代、价值和谐、制度完备、机制健全的现代食品药品安全监管制度。当前，《药品管理法》的修订正在有序有力推进。完善我国食品药品安全管理制度，必须坚持问题导向、坚持改革创新、坚持立足国情、坚持国际视野，以更大的勇气和智慧，充分借鉴国际食品药品安全监管法制建设的有益经验。

　　坚持食品药品安全治理理念创新。理念是人们经过长期的理论思考和实践探索所形成的揭示事物运动规律、启示事物发展方向的哲学基础、根本原则、核心价值等的抽象概括。理念所回答的是"为何治理、为谁治理、怎样治理、靠谁治理"等基本命题，具有基础性、根本性、全局性、方向性。理念决定着事物的发展方向、发展道路、发展动力和发展局面。从国际上看，食品药品安全治理理念主要包括人本治理、风险治理、全程治理、社会治理、责任治理、效能治理、能动治理、专业治理、分类治理、平衡治理、持续治理、递进治理、灵活治理、国际治理、依法治理等基本要素。这些要素的独立与包容在一定程度上反映出不同国家、不同时代、不同阶段食品药品安全治理的普遍规律和特殊需求。完善我国食品药品安全管理法制制度，要坚持科学治理理念，体现时代性、把握规律性、富于创造性。

坚持食品药品安全治理体系创新。为保障和促进公众健康，国际社会普遍建立了科学、统一、权威、高效的食品药品安全监管体制。体制决定体系，体系支撑体制。新世纪以来，为全面提升药品安全治理能力，国际社会更加重视食品药品标准、审评、检验、检查、监测、评价等体系建设，着力强化其科学化、标准化、规范化建设。药品安全治理体系的协同推进和持续改进，强化了食品药品安全风险的全面防控和质量的全面提升。

坚持食品药品安全治理法制创新。新时代，法律不仅具有规范和保障的功能，而且还具有引领和助推的作用。随着全球化、信息化和社会化的发展，新原料、新技术、新工艺、新设备等不断涌现，食品药品开发模式、产业形态、产业链条、生命周期、运营方式等发生许多重大变化，与此相适应，一些新的食品药品安全治理制度应运而生，强化了食品药品安全风险全生命周期控制，提升了食品药品安全治理的能力和水平。

坚持食品药品安全治理机制创新。机制是推动事物有效运行的平台载体或者内在动力。通过激励与约束、褒奖和惩戒、动力和压力、自律和他律的利益杠杆，机制使"纸面上的法律"转化为"行动中的法律"，调动起了各利益相关者的积极性、主动性和创造性。机制的设计往往都有着特定的目标导引，在社会转型期具有较大的运行空间。各利益相关者的条件和期待不同，所依赖的具体机制也有所不同。当前，国际社会普遍建立的食品药品分类治理机制、全程追溯机制、绩效评价机制、信用奖惩机制、社会共治机制、责任追究机制等，推动了食品药品安全治理不断向纵深发展。

坚持食品药品安全治理方式创新。治理方式事关治理的质量、效率、形象、能力和水平。全球化、信息化、社会化已从根本上改变经济和安全格局，传统的国际食品药品安全治理方式正在进行重大调整。互联网、大数据、云计算等正在以前所未有的方式改变着传统的生产、生活方式，而更多的改变正在蓄势待发。信息之于现代治理，犹如货币之于经济，犹如血液之于生命。新时期，以互联网、大数据、云计算等代表的信息化手段正在强力推动食品药品安全治理从传统治理向现代治理方式快速转轨，并迸发出无限的生机与活力。

坚持食品药品安全治理战略创新。战略是有关食品药品安全治理的全局性、长期性、前瞻性和方向性的目标和策略。国家治理战略是以国家的力量组织和落实食品药品安全治理的目标、方针、重点、力量、步骤和措施。食品药品安全治理战略主要包括产业提升战略、科技创新战略、行业自律战略、社会共治战略、标准提高战略、方式创新战略、能力提升战略、国际合作战略等。食品药品管理法律制度应当通过一系列制度安排，强化这些治理战略的落地实施。

坚持食品药品安全治理文化创新。文化是治理的"灵魂"。文化具有传承性、渗透性、持久性等。从全球看，治理文化创新属于治理创新体系中是最为艰难、最具创造、最富智慧的创新。

食品药品安全治理文化创新体系庞大，其核心内容为治理使命、治理愿景、治理价值、治理战略等。使命是组织的核心价值、根本宗旨和行动指针，是组织生命意义的根本定位。使命应当具有独特性、专业性和价值性。今天，国际社会普遍将食品药品安全治理的是使命定位于保障和促进公众健康。从保障公众健康到保障和促进公众健康，这是一个重大的历史进步，进一步彰显着食品药品监管部门的积极、开放、负责、自信精神和情怀。

中国的问题，需要世界的眼光。在我国药品安全监管改革创新的重要历史时期，法制司会同中国健康传媒集团组织来自监管机构、高等院校、企业界的专家、学者、研究人员陆续翻译出版主要国家和地区的食品药品法律法规，该丛书具有系统性、专业性和实用性、及时性的特点，在丛书中，读者可从法条看到国际食品药品治理理念、体系、机制、方式、战略、文化等层面的国际经验，期望能为我国食品药品监管改革和立法提供有益的参考和借鉴。

焦 红

2017 年 12 月

前言

  《美国联邦法规汇编》（Code of Federal Regulationgs，CFR）的编纂始于 1936 年，每年更新一次。美国 FDA 关于医疗器械的管理要求集中于 CFR 第 21 卷"食品和药品"第 I 章"食品药品管理局卫生及公共服务部"子部分 H "医疗器械"（第 800~1271部分）。但 CFR 第 21 卷第 I 章子部分 A "通用条款"和 F "生物制品"中也有部分相关内容。美国 FDA 对医疗器械监管主要依据 CFR 内容和美国《联邦食品药品和化妆品法案》中的规定，并发布指导原则对具体产品的具体问题进行指导。

  美国医疗器械监管体系建设起步早，且每年都有相应更新，为更好地了解美国监管体系的要求，借鉴 FDA 先进经验，本稿对截至 2017 年 7 月已发布的 CFR 内容进行梳理，选取其中与医疗器械监管相关的内容进行翻译整理，一并翻译了《联邦食品药品和化妆品法案》中医疗器械管理相关内容，供我国医疗器械监管者参考借鉴。

  本书涉及内容较广，翻译中术语以及专业名词以相关法律法规使用的术语为准，因译者能力所限，难免存在疏漏和不足，敬请业内专家和读者指正。

目录

第 876 部分 | 分章 H——医疗器械
胃肠－泌尿设备

子部分 A——通用条款

第 876.1 节　范围。

(a) 本部分阐明了市场上销售的人体用胃肠－泌尿设备的分类。

(b) 本部分规章中的设备定义不是对现在或将来受制于本规章的每一个设备的准确描述。依照第 807 部分提交上市前通告申请的制造商不能仅说明设备是通过本章节标题和本部分规章的标识条款进行精确描述的，还应按第 807.87 节要求说明设备实质上等同于其他设备的理由。

(c) 为避免重复登记列名，具有两种或多种用途（如：既作为诊断设备又作为治疗设备使用）的胃肠－泌尿设备仅列在一个子部分中。

(d) 除非另有注明，本部分《美国联邦法规汇编》规章章节参考了第 21 卷的第 I 章。

(e) 可以从以下网址获取本部分引用的指南文件：http://
www.fda.gov/MedicalDevices/DeviceRegulationandGuidance/
GuidanceDocuments/default.htm。

第 876.3 节　上市前审批要求的生效日期。

对于本部分中归类为Ⅲ类（要求上市前审批）的设备，在归类此
设备的规章中指明的日期之后不应上市销售，除非制造商获得法
案第 515 部分规定的批准（除非获得法案第 520 节 (g)(2) 条授予
的豁免权）。法案第 515 部分规定的批准包括 FDA 发布一项命令
批准该设备的上市前审批（PMA）申请或者宣布该设备的产品研
发方案（PDP）完成。

(a) 在 FDA 要求对法案修订版制定日期之前上市销售的设备或者
实质上等同于该类设备的设备须获取法案第 515 部分规定的批准
之前，FDA 必须在法案第 515(b) 部分项下发布一项规章要求获取
此类批准，本部分第 (b) 段落规定的情形除外。法案第 515(b) 部
分项下的该规章在其发布之后 90 天的宽限期内或者在将该设备
归类为Ⅲ类的规章生效后第 30 个月的最后一天前(以较晚者为准)
不应生效。见法案的第 501(f)(2)(B) 条。据此，除非本部分中将设
备归类为Ⅲ类的规章中指明了上市前审批要求的生效日期，否则，
该设备无需 FDA 发布一项批准 PMA 申请的命令或者宣布该设备
的 PDP 结束即可上市销售。如果 FDA 在法案第 515(b) 部分项下
发布一项规章要求设备获取上市前审批，则法案的第 501(f)(1)(A)
条适用于该设备。

(b) 任何在 1976 年 5 月 28 日或之后上市销售的、无实质上等同设
备的新设备，包括先前销售的、但实质上已经改变的设备，依照
法令（法案第 513(f) 部分）不必经过宽限期而归类为Ⅲ类，且在

FDA 发布一项批准 PMA 申请的命令或宣布设备 PDP 结束后，方可上市销售该设备，除非设备重新分类。如果 FDA 知晓市场上销售的某设备因为新的预期用途或其他原因可以归为本部分定义的"新"设备，则 FDA 可基于该设备的新用途将其法定分类编纂为 III 类。据此，III 类设备的规章规定自 1976 年 5 月 28 日即法案修订版制定日期起，该等设备必须获取法案第 515 部分规定的批准方可上市销售。

第 876.9 节　豁免《联邦食品药品和化妆品法案》（简称法案）510(k) 部分的规定的限制条件。

针对普通型 I 类或 II 类设备，仅限满足下述情形的设备豁免于上市前通告（法案第 510(k) 部分）的要求：设备具有已上市销售的同类设备现有的或可合理预见的特性；或针对体外诊断设备，使用设备造成的误诊不应导致高发病率或死亡率。据此，针对下列情形，FDA 已经授权豁免于上市前通告要求的已上市销售的 I 类或 II 类设备的制造商在州际销售该设备之前必须向 FDA 提交上市前通告：

(a) 设备的某项预期用途不同于已合法上市销售的同类设备的预期用途；例如：设备预期用于一个不同的医疗目的，或者设备预期给外行使用，而原预期用途仅限医疗保健专业人士操作。

(b) 改良设备与已合法上市销售的同类设备相比采用不同的基本科学技术操作；例如：某外科器械用激光束而不是锋利的金属刀片切割组织，或者某体外诊断设备利用脱氧核糖核酸（DNA）探针或核酸杂交技术而不是培养或免疫测定技术检查或鉴别传染物；或者

(c) 设备为预期用于以下方面的体外设备：

(1) 用于肿瘤性疾病的诊断、监测或者筛查，免疫组织化学设备除外；

(2) 用于家族性或后天获得性遗传病的筛查或诊断，包括先天的新陈代谢问题；

(3) 用于测定作为筛查、诊断或监测威胁生命的疾病的替代标记物的分析物，如：艾滋病（AIDS）、慢性或活动性肝炎、肺结核或心肌梗死，或者用于监测治疗；

(4) 用于评估心血管疾病的风险；

(5) 用于糖尿病管理；

(6) 使用临床材料直接鉴别或推测微生物的性质；

(7) 用于检测除免疫球蛋白 G（IgG）以外的微生物抗体，或者用于 IgG 测定（当结果为非定性或者用于确定免疫性或者试剂盒预期用于除血清或血浆以外基质时）；

(8) 用于本章第 812.3(k) 条规定的非侵入式检验；以及

(9) 用于患者旁检验（床旁检验）。

子部分 B——诊断器械

第 876.1075 节　胃肠 - 泌尿活组织检查设备。

(a) 定义。胃肠 - 泌尿活组织检查设备是通过切割或抽吸的方式取出组织样本进行显微检查的设备。普通型设备包括活组织检查穿孔器、胃肠机械式活组织检查设备、吸引式活组织检查设备、胃肠 - 泌尿活组织检查针与针套件以及非电式活组织检查钳。本节不适用于在其他医疗专业领域中专门使用的活组织检查设备，这些设备包含在设备分类法规的其他部分。

(b) 分类。(1) II 类（性能标准）。

(2) I 类，对活组织检查钳与非电式活组织检查钳来说。基于第

876.9 节的限制，属于段落 (b)(2) 的设备豁免于本章第 807 部分的子部分 E 中的上市前通告过程。

第 876.1300 节　遥感勘测胃肠可吸收胶囊的成像系统。

(a) 定义。遥感勘测胃肠可吸收胶囊的成像系统用于小肠黏膜的可视化，作为检测小肠异常的辅助工具。该设备用包含在胶囊中的无线照相机捕获小肠图像。该设备包括可吸收胶囊（包含光源、照相机、发射器和电池）、天线阵列、接收 / 记录单元、数据存储装置、用于处理图像的计算机软件和附件。

(b) 分类。Ⅱ 类（特殊控制）。该设备的特殊控制是 FDA 指南"Ⅱ类特殊控制指导文件：遥感勘测胃肠可吸收胶囊的成像系统；行业和 FDA 最终指南。"

第 876.1330 节　结肠胶囊内窥镜系统。

(a) 定义。处方用一次性可吸收胶囊，用于在消化系统的自然推进过程中捕获视频图像。其专门用于结肠可视化，以检查息肉。其预计仅用于经充分准备仍无法获得完整的光学结肠镜检查，并且在技术上不可能完成结肠完整评价的患者。

(b) 分类。Ⅱ 类（特殊控制）。该设备的特殊控制是：

(1) 必须证明胶囊具有生物相容性。

(2) 非临床试验数据必须证明设备在物理应力条件下的机械和功能完整性。必须试验以下性能特征，并为每一项试验提供详细的方案：

(i) 咬合试验，以确保胶囊可以承受极端的咬合情况。

(ii) 耐酸碱试验，以评估胶囊暴露于一定 pH 范围时的完整性。

(iii) 电池寿命试验，以证明胶囊运行时间不受电池容量的限制。

(iv) 货架寿命试验，以证明设备在拟定货架寿命内按预期运行。

(v) 光学试验，以评价基本的图像质量特征（例如，分辨率、视野、景深、失真、信噪比、均匀性和图像伪影）。必须进行试验，以评价胶囊透明窗口穿过胃肠道产生划痕的可能性及其对光学和色彩性能的影响。

(vi) 必须根据内部胃肠黏膜的最大（最坏情况）光线暴露进行光学安全性分析，并酌情覆盖紫外线、可见光和近红外光谱范围。必须提供缓解分析。

(vii) 必须提供色彩性能试验来比较输入场景和输出图像之间的色差。

(viii) 视频查看器必须清晰呈现任何两帧之间的时间或空间关系，随实时拍摄或随距离推进。当由于通信错误以低于标称值的帧速率捕获特定视频间隔时，视频查看器必须对用户发出警报。

(ix) 必须提供性能试验评估由任何自适应算法（如可调节帧速率）引起的延迟。

(x) 如果胶囊包括定位模块，则必须执行定位性能试验，以验证在结肠内定位胶囊位置的准度和精度。

(xi) 必须进行数据传输试验，以验证胶囊和记录仪之间数据传输的稳健性。应包含受控信号衰减以模拟非理想环境。

(xii) 必须提供软件认证、验证和危害分析。

(xiii) 必须执行电气设备安全试验，包括热和机械安全和电磁兼容性（EMC）试验。如果预期使用的环境包括医院和诊所以外的地方，则必须采用适当较高的抗干扰试验级别。标签必须包含适当的 EMC 信息。

(xiv) 显示抗无线危害干扰的信息。

(3) 必须建立结肠息肉检测设备的临床性能特征。性能特征的证明必须包括与临床可接受的替代结构成像方法相比，阳性百分比一致性和阴性百分比一致性的评估。

(4) 临床医生标签必须包括：

(i) 安全使用设备所需的详细说明及临床和技术专长。

(ii) 与使用该装置有关临床试验的详细总结，包括与临床可接受的替代结构成像方法相比，通过胶囊内窥镜检查正确鉴定息肉的患者百分比，以及胶囊错过或错误鉴定息肉的患者百分比。

(iii) 结肠清洗程序。

(iv) 设备技术参数的详细总结。

(v) 与使用设备有关的设备和程序相关并发症的详细总结。

(vi) 失效日期／货架寿命。

(5) 患者标签必须包括：

(i) 设备的说明和操作机制。

(ii) 患者准备程序。

(iii) 临床研究的简要总结。总结包括与临床可接受的替代结构成像方法相比，通过胶囊内窥镜检查正确鉴定息肉的患者的百分比，以及胶囊错过或错误鉴定息肉的患者的百分比。

(iv) 与使用设备有关的设备和程序相关并发症的总结。

第 876.1400 节　胃部 pH 电极。

(a) 定义。胃部 pH 电极是用于测量胃内与食道内 pH（氢离子浓度）的器械。pH 电极位于可经由患者口腔插入食道或胃部的柔性导线末端。本器械可包括整个胃肠管。

(b) 分类。Ⅰ类。本设备豁免于本章第 807 部分的子部分 E 中的上市前通告过程。

第 876.1500 节　内窥镜与附件。

(a) 定义。内窥镜与附件是用于对体腔、中空器官与人体管道进行进入、照明以及允许观测或操作的设备。本设备是由可插入体腔的各种刚性或柔性设备组成，可包括光学系统用于将图像传送至用户，其附件可帮助插入或增加其功能以及提高本设备的性能。本类设备的普通型例子可包括内窥镜的清洁附件、内窥镜照相附件、非动力肛门窥镜、内窥镜双目视附件、便携式电池盒、柔性或刚性胆管镜、结肠镜、诊断用膀胱内部检验镜、膀胱尿道镜、肠镜、食管胃十二指肠镜、刚性食管镜、光纤维式内窥镜光源、内窥镜白炽灯泡、胆道胰管镜、直肠镜、前列腺切除器、肾镜、乙状结肠镜、输尿管镜、尿道镜、内镜回收器、内窥镜用细胞刷、以及经尿道手术器械的润滑胶。本节不适用于在其他医疗专业领域中专门使用的活组织检查设备，这些设备包含在设备分类法规的其他部分。

(b) 分类。(1) Ⅱ类（性能标准）。

(2) Ⅰ类，对内窥镜照相附件、内窥镜各种灯泡接头、内窥镜双目视附件、指定透镜的目镜附件、教学附件、广视野膀胱镜测量器件、生理功能监测仪照相设备、内窥镜专用透镜、排烟管、可充电式电池盒、便携式电池盒、内窥镜牙垫，以及内窥镜清洁刷。基于第 876.9 节的限制，属于段落 (b)(2) 的设备豁免于本章第 807 部分的子部分 E 中的上市前通告过程。

第 876.1620 节　尿动力学测量系统。

(a) 定义。尿动力学测量系统是当经导管向膀胱内注入二氧化碳或水时，用于测量膀胱容积与压力的设备。本设备控制二氧化碳与水的供给，也可记录与排尿有关的肌肉的电活动。本系统可包括传感器、电信号调节与显示设备、可获得尿道压力曲线的导管撤回设备、尿道轮廓测定专用导管以及肌电描记电极。普通型设备包括膀胱检查气体（二氧化碳）设备、水动力膀胱测压设备以及电记录式膀胱内压测量器，但使用空气注入膀胱的设备除外。

(b) 分类。Ⅱ类（特殊控制）。基于第 876.9 节的限制，本设备豁免于从属于第 876.9 节的本章第 807 部分的子部分 E 中的上市前通告过程。

第 876.1725 节　胃肠运动监测系统。

(a) 定义。胃肠运动监测系统是通过经口腔插入胃肠道的带有传感器的探头来测定胃部或食道内蠕动情况或压力的设备。本设备可包括信号调节、放大与记录设备。本类普通型设备包括食管运动监测仪与管路、胃肠运动（电方面）系统与某些附件，如压力传感器、放大器与外部记录仪。

(b) 分类。Ⅱ类（性能标准）。

第 876.1735 节　胃电描记系统。

(a) 定义。胃电描记系统（EGG）是用于测量胃肌电活性以帮助胃运动失调的诊断的设备。本系统包括外部记录仪、放大器、皮肤电极、条形记录纸、电缆、分析软件以及其他附件。

(b) 分类。Ⅱ类（特殊控制）。对本系统的特殊控制如下所述：

(1) 对本设备的销售、分发与使用应依照本章第 801.109 节规定进行。
(2) 标签必须包括详细的说明。

(i) 开始进行试验之前应说明正确的患者设置，包括电极的正确放置。

(ii) 具体说明如何收集与使用背景数据信息，以排除数据信号中的非自然信号。

(iii) 说明为获取 EGG 信号应遵循的试验协议（包括基准数据的测量）。

(iv) 说明如何对数据结果进行解释。

(3) 系统设计应保证 EGG 信号可从背景噪声（它可干扰真实的胃肌电信号）中辨识出来。

(4) 应收集资料表明本设备足够精确 EGG 信号是可复制且可解释的。

第 876.1800 节　尿流或尿量测量系统。

(a) 定义。尿流或尿量测量系统是在正常排尿或患者插入导尿管的过程中直接或间接测量尿量或尿流的设备。本设备可包括用于降低膀胱逆行性细菌污染的危险的滴流室以及传感器与电信号调节与显示设备。本类普通型设备包括电子尿比重计、机械式尿比重计、非电式尿比重计、一次性非电式尿流率测量设备与尿流量计。

(b) 分类。(1) Ⅱ 类（特殊控制）。本设备豁免于第 876.9 节的本章第 807 部分的子部分 E 中的上市前通告过程。

子部分 C——监测设备

第 876.2040 节　遗尿警报器。

(a) 定义。遗尿警报器是用于治疗遗尿的器械。通过一电子触发机制，当在检测垫上检测到少量的尿液时，本设备可发出警报声。本类设备的普通型包括响应受调遗尿警报器。

(b) 分类。Ⅱ 类（特殊控制）。本设备豁免于第 876.9 节的本章第

807 部分的子部分 E 中的上市前通告过程。

第 876.2050 节　前列腺病变记录系统。

(a) 定义。前列腺病变记录系统是预期用于生成前列腺图像的处方
设备，作为辅助设备记录在以往的直肠指检期间预先确定前列腺
异常。本设备使用压力传感器和图像重建软件生成前列腺图像，
突出前列腺内组织弹性或硬度的局部差异。本设备限于用作记录
工具，不用于诊断目的或影响任何临床决策。

(b) 分类。Ⅱ类（特殊控制）。本设备的特殊控制是：

(1) 非临床和临床性能试验必须证实生成的图像的准确性和重现性。
(2) 适当的分析 / 试验必须确认电磁兼容性、电气安全性、热安全
性和机械安全性。
(3) 必须进行适当的软件验证、确认和危害分析。
(4) 必须证实可能与患者相接触的本设备的所有元件具有生物相
容性。
(5) 必须适当确认任何可重复使用组件再处理的方法和说明。
(6) 标签必须包含确保本设备适当使用所需的具体信息。

子部分 D——假体器械

第 876.3350 节　阴茎可膨胀植入物。

(a) 定义。阴茎可膨胀植入物是由两个植入阴茎内的可膨胀圆柱所
组成，它与植入腹部的注满辐射透不过的液体的液囊以及植入阴
囊内的皮下人工泵相连。当圆柱体膨胀时，可使阴茎维持一定的
硬度。本器械可用于治疗阳痿。

(b) 分类。Ⅲ类（上市前审批）。

(c) 要求注明上市前审批（PMA）日期或产品研发方案（PDP）结束的通告。对于在 1976 年 5 月 28 日之前进行商业销售的阴茎可膨胀植入物，或者在 2000 年 7 月 11 日之前已发现实质上与 1976 年 5 月 28 日之前进行商业销售的阴茎可膨胀植入物相当的设备，都要求在 2000 年 7 月 11 日之前向美国食品药品管理局提出设备 PMA 或 PDP 结束的通告。其他的阴茎可膨胀植入物在进行商业销售之前应已批准 PMA 或宣布 PDP 结束。

第 876.3630 节　阴茎刚性植入物。

(a) 定义。阴茎刚性植入物是由一对植入阴茎海绵体内的半刚性杆的器械，以使阴茎维持一定硬度。它可用于诊断为勃起功能障碍的男性。

(b) 分类。Ⅱ类。对本器械的特殊控制为标题如下的 FDA 指南"阴茎硬度植入物上市前通告指南"。

第 876.3750 节　睾丸假体。

(a) 定义。睾丸假体是由固体或凝胶填充的硅橡胶假体组成的植入式器械，它可通过外科手术植入，类似于睾丸。

(b) 分类。Ⅲ类（上市前审批）。

(c) 要求注明上市前审批（PMA）日期或产品研发方案（PDP）结束的通告。对于在 1976 年 5 月 28 日之前进行商业销售的睾丸假体，或者在 1995 年 7 月 5 日之前已发现实质上与 1976 年 5 月 28 日之前进行商业销售的睾丸假体相当的设备，都要求在 1995 年 7

月 5 日之前向美国食品药品管理局提出设备 PMA 或 PDP 结束的
通告。其他的睾丸假体在进行商业销售之前应已批准 PMA 或宣
布 PDP 结束。

子部分 E——手术器械

第 876.4020 节　光纤式光源输尿管导管。

(a) 定义。光纤式光源输尿管导管是由光纤束所组成的器械，整条
发光，其形状经过处理以便于插入输尿管，这样在下腹部或骨盆
手术过程中可看见输尿管的路径。

(b) 分类。Ⅱ类（性能标准）。

第 876.4270 节　结肠造口杆。

(a) 定义。结肠造口杆是在袢式结肠造口手术过程中所使用的器械。
一环结肠通过手术由腹壁取出，刚性结肠造口杆可临时性穿过结
肠环，从而阻止结肠经由手术开口滑回腹内。

(b) 分类。Ⅱ类（性能标准）。

第 876.4300 节　内窥镜式电外科手术装置与附件。

(a) 定义。内窥镜式电外科手术装置与附件是通过内窥镜进行电外
科手术的器械。本类普通型器械包括电外科手术发生器、负极板、
电动活组织检查镊子、电极、柔性爪、电外科手术警报系统、电
外科手术电源、电夹子、自打开刚性爪、柔性吸引凝结器电极、
患者回位腕带、接触胶、经尿道手术设备索带接合器、经尿道手
术设备电线以及经尿道干燥器。

(b) 分类。Ⅱ类（性能标准）。

第 876.4370 节　胃肠 – 泌尿排出器。

(a) 定义。胃肠–泌尿排出器是在胃肠与泌尿手术过程中通过引流、抽吸或冲洗的方式除去碎屑与流体的设备。本类普通型设备包括流体排出系统、手动膀胱排液器与交流供电式真空泵。

(b) 分类。(1) Ⅱ类（特殊控制），对胃肠 – 泌尿排出器（当不为手动时）来说。本设备豁免于第 876.9 节的本章第 807 部分的子部分 E 中的上市前通告过程。

(2) Ⅰ类，对胃肠 – 泌尿排出器（当为手动时）来说。从属于段落 (b)(2) 的设备豁免于本章第 807 部分的子部分 E 中的上市前通告过程。

第 876.4400 节　痔结扎器。

(a) 定义。痔结扎器是采用将绷带或束带绑在痔周围的方式来切断流向痔组织的血流的器械。

(b) 分类。Ⅱ类（性能标准）。

第 876.4480 节　电动液压式碎石器。

(a) 定义。电动液压式碎石器是用于击碎膀胱结石的交流驱动的设备。它是由经电缆连接至双极电极（经由膀胱内部检验镜导入膀胱）的高压源所组成。电极抵在注满水的膀胱内的结石上，在电极的两极间重复进行放电，从而产生分裂结石的电动液压式震动波。

(b) 分类。Ⅱ类。对本设备的特殊控制是 FDA 的"体内碎石器上市前通告指南"。

第 876.4500 节　机械式碎石器。

(a) 定义。机械式碎石器是具有经尿道插入膀胱的钢钳的器械，它可夹取与夹碎结石。

(b) 分类。Ⅱ类（性能标准）。

第 876.4530 节　胃肠 – 泌尿光纤式牵引器。

(a) 定义。胃肠 – 泌尿光纤式牵引器是由带有光纤光源系统（用于对深部手术部位照明）的机械式牵引器所组成的器械。

(b) 分类。Ⅰ类（一般控制）。本设备豁免于第 876.9 节的本章第807 部分的子部分 E 中的上市前通告过程。

第 876.4560 节　排尿器。

(a) 定义。排尿器是由具有支撑肋的乳胶宽带所组成的器械，用于对需要进行大量尿液进行引流处的手术伤口进行引流。

(b) 分类。Ⅰ类（一般控制）。本设备豁免于第 876.9 节的本章第807 部分的子部分 E 中的上市前通告过程。

第 876.4590 节　联锁尿道探子。

(a) 定义。联锁尿道探子是由带有联锁端的两个金属探子（用于探究或探通体腔的延伸设备）所组成，如带有公或母螺纹或者圆形端与配套插口，用于破裂尿道的修复。本设备可包括安装在金属螺纹上的保护帽。

(b) 分类。Ⅰ类（一般控制）。本设备豁免于第 876.9 节的本章第 807 部分的子部分 E 中的上市前通告过程。

第 876.4620 节　输尿管支架。

(a) 定义。输尿管支架是插入输尿管使输尿管刚性增强、从而允许尿液通过的管状植入物。本器械可有手指状突出或钩状端使管路维持在其位置处。本器械可用于治疗输尿管损伤与输尿管梗阻。

(b) 分类。Ⅱ类（性能标准）。

第 876.4650 节　水喷射式肾结石排出系统。

(a) 定义。水喷射式肾结石排出系统是通过在导管内对水流加压的方式来排出肾盂（肾盂凹陷处）中结石的设备。本设备可用在肾结石的手术摘除中。

(b) 分类。Ⅱ类（特殊控制）。本设备豁免于第 876.9 节的本章第 807 部分的子部分 E 中的上市前通告过程。

第 876.4680 节　输尿管结石取出器。

(a) 定义。输尿管结石取出器是由在靠近尖端部分（特殊的柔性尖端）具有可张开的丝笼的探针或导管或者其他特殊结构所组成的设备。它可通过膀胱内部检验镜插入，用于俘获及除去输尿管结石。本类普通型设备包括金属笼与柔性输尿管结石取出器。

(b) 分类。Ⅱ类（特殊控制）。本设备豁免于第 876.9 节的本章第 807 部分的子部分 E 中的上市前通告过程。

第 876.4730 节　手动胃肠 – 泌尿手术器械与附件。

(a) 定义。手动胃肠 – 泌尿手术器械与附件是为胃肠及泌尿科手术而设计的器械。本器械可为非电动式、手持或手操纵。手动胃肠 – 泌尿手术器械包括活组织检查镊子、无活检设备的活检托盘、线夹、非电动直肠探头、非电夹、直肠造口压碎器、肠夹固定器械、针固定器、胃肠 – 泌尿钩、胃肠 – 泌尿探头与控制器、非自持牵引器、剖宫手术环、无电式勒除器、直肠镜、膀胱颈摊药器、自持式牵引器与匙勺。

(b) 分类。Ⅰ类（一般控制）。本设备豁免于第 876.9 节的本章第 807 部分的子部分 E 中的上市前通告过程。

第 876.4770 节　尿道刀。

(a) 定义。尿道刀是插入尿道、用于切除尿道狭窄以及扩大尿道的器械。它是配有背鳍式切削刃（放在鞘内）的金属器械。为便于目视控制，一些尿道刀配备光学通道。

(b) 分类。Ⅱ类（性能标准）。

第 876.4890 节　泌尿科检查床与附件。

(a) 定义。泌尿科检查床与附件由床、脚镫与带子组成，用于使患者处于合适的体位，以便于行下泌尿道内窥镜检查。本床可手动或电动调节位置。

(b) 分类。(1) Ⅱ类（特殊控制），针对电动泌尿科检查床与附件。本设备豁免于第 876.9 节的本章第 807 部分的子部分 E 中的上市前通告过程。

(2) I 类，针对手动检查床与附件，以及电动检查床的脚镫。属于段落 (b)(2) 的设备豁免于从属于第 876.9 节的本章第 807 部分的子部分 E 中的上市前通告过程。

子部分 F——治疗器械

第 876.5010 节　胆道导管与附件。

(a) 定义。胆道导管与附件是用于胆道的临时或长期导液的管状柔性器械，便于在愈合过程中胆道夹板治疗或防止胆道狭窄。普通型设备可包括通过接头连在胆道导管上以及用带子固定在患者身上的胆汁收集囊。

(b) 分类。II 类（性能标准）。

第 876.5011 节　良性狭窄金属胆道支架系统。

(a) 定义。良性狭窄金属胆道支架系统是预期治疗良性胆道狭窄的处方器械。胆道支架专用于留置有限的一段时间，并在随后取出。该器械由金属支架和输送系统组成，输送系统用于将胆道支架置入胆道。该器械类型不适用于脉管系统。

(b) 分类。II 类（特殊控制）。该器械的特殊控制是：

(1) 临床性能试验必须证实或提供：

(i) 安全置入并在最长标示留置期后取出支架的能力；

(ii) 所有不良事件数据，包括胆道梗阻和胆道创伤；

(iii) 支架可在最长标示留置期中解决狭窄问题；

(iv) 取出支架后保持狭窄消除的状态。

(2) 非临床性能试验必须证实该器械在预期使用条件下按预期运行。必须证实以下性能特性：

(i) 腐蚀试验应证实支架在留置期间保持其完整性，且释放出的浸出物没有潜在毒性；

(ii) 支架尺寸试验支持预期用途；

(iii) 必须表征压缩力和扩张力；

(iv) 输送导管必须将支架输送至预期位置，展开和导管回撤期间输送导管不得对支架产生不利影响；

(v) 输送系统必须耐受临床上预期的作用力；

(vi) 磁共振环境中的兼容性。

(3) 必须证实与患者相接触的所有器械组件具有生物相容性。
(4) 性能数据必须证实预期以无菌状态供货的器械组件的无菌性。
(5) 货架寿命试验必须证实器械保持其性能特性，包装在标示的货架寿命内保持无菌性。
(6) 器械的标签必须包含：

(i) 临床试验的详细总结，包括器械有效性，与器械和手术相关的不良事件；

(ii) 适当的警告以确保器械在预期患者群中使用；

(iii) 货架寿命；

(iv) 在磁共振环境中使用的兼容性信息；

(v) 尺寸试验支持的支架纵向短缩信息。

第 876.5015 节　胰腺引流支架和输送系统。

(a) 定义。胰腺引流支架是由自膨式覆膜金属支架组成的处方器械，用于置入体内促进胰腺假性囊肿的透壁内窥镜下引流。预期在确认假性囊肿消退后取出支架。该器械亦可含有输送系统。

(b) 分类。Ⅱ类（特殊控制）。该器械的特殊控制是：

(1) 必须证实可能与患者相接触的器械和输送装置的元件具有生物相容性。

(2) 性能数据必须证实与患者相接触的器械组件的无菌性。

(3) 性能数据必须通过证实在申报的货架寿命内器械的持续无菌性、包装完整性和器械功能性来支持该器械的货架寿命。

(4) 非临床试验数据必须证实支架和输送系统在预期使用条件下按预期运行。必须测试以下性能特性：

(i) 必须在模拟使用条件下进行支架和输送系统的展开试验；

(ii) 必须进行移除力试验。移除力试验必须证实可安全取出支架，且支架在使用期间受力时会保持在原位；

(iii) 必须进行扩张力试验。扩张力试验必须证实支架的施力不会损坏支架周围的组织；

(iv) 必须进行压缩力试验。压缩力试验必须证实支架在使用期间可承受相关作用力；

(v) 必须进行尺寸验证试验；

(vi) 必须进行接头和材料的拉伸试验。最低验收标准必须适合预期用途；

(vii) 必须进行疲劳试验。材料强度必须证实支架在使用期间可承受相关作用力；

(viii) 必须进行腐蚀试验。抗腐蚀性必须证实支架在使用期间可耐受特定环境条件。

(5) 非临床试验必须评估支架在磁共振（MR）环境中的兼容性。
(6) 详实记录的临床经验必须证实使用安全有效，并应采集临床使用期间观察到的任何不良事件。
(7) 标签必须包括：

(i) 与该器械安全使用相关的适当说明、警告、注意事项、限制条件和信息，包括器械展开、引流腔维护和器械移除；

(ii) 警告：在记录的临床经验的时间范围外尚未确定该支架的安全

性和通畅性；

(iii) 包括器械展开、引流腔维护和器械移除等器械安全使用所需的具体说明、资质和临床培训；

(iv) 证实该器械有效的患者群相关信息；

(v) 器械使用相关临床经验的详细总结；

(vi) 器械技术参数的详细总结；

(vii) 与器械使用有关的器械和手术相关并发症的详细总结；

(viii) 有效期 / 货架寿命。

第 876.5020 节　体外阴茎勃起辅助系统。

(a) 定义。体外阴茎勃起辅助系统是产生或维持性交时阴茎硬度的设备。体外阴茎勃起辅助系统包括真空泵、痉挛性狭窄环和阴茎夹板，是机械、电动或气动设备。

(b) 分类。Ⅱ类（特殊控制）。本设备豁免于第 876.9 节的本章第 807 部分的子部分 E 的上市前通告过程。对本设备的特殊控制是 FDA 指导性文件，标题为"Ⅱ类特殊控制指导性文件：体外阴茎勃起辅助系统"。该指导性文件的可用性参阅第 876.1 节 (e) 段。

第 876.5025 节　早泄高潮控制振动器。

(a) 定义。早泄高潮控制振动器用于患有早泄的男性。该器械设计用于通过在阴茎上使用该器械的刺激振动效果来延长性兴奋与射精之间的时间。

(b) 分类。Ⅱ类（特殊控制）。该器械的特殊控制是：

(1) 标签必须包含适当置入和使用该器械相关的具体说明；
(2) 必须证实与患者相接触的器械部分具有生物相容性；
(3) 适当的分析 / 试验必须证实该器械的电磁兼容安全性、电气安全性和热安全性；
(4) 机械安全性试验必须证实该器械在使用期间可耐受相关作用力。

第 876.5030 节　回肠造口导管。

(a) 定义。回肠造口导管是在回肠造口手术过程中所使用的柔性管状设备，它可用于手术后的导液。此外，本设备可定期插入患者体内进行常规护理，以清空回肠囊。普通型设备包括回肠造口术直肠导管。

(b) 分类。Ⅰ类（一般控制）。本设备豁免于第 876.9 节的本章第 807 部分的子部分 E 中的上市前通告过程。

第 876.5090 节　耻骨弓上泌尿导管与附件。

(a) 定义。耻骨弓上泌尿导管与附件是借助于套管针与套管经由腹壁插入膀胱的柔性管状器械。本器械可用于将液体导入与导出至尿道。普通型设备包括耻骨导管与管路、Malecot 导管、导管穿刺器械、耻骨导液管及耻骨套管与套管针。

(b) 分类。(1) Ⅱ类（性能标准）。

(2) Ⅰ类，针对导管囊、非一次性套管与套管针以及胃－泌尿套管针来说。属于段落 (b)(2) 的设备豁免于从属于第 876.9 节的本章第807 部分的子部分 E 中的上市前通告过程。

第 876.5130 节　泌尿道导管与附件。

(a) 定义。泌尿道导管与附件是经由尿道插入的柔性管状器械，用于尿道内液体的导入与导出。普通型设备包括辐射透不过的泌尿道导管、输尿管导管、尿道导管、折轴导管、球囊保持型导管、直导管、上泌尿道导管、双腔妇科尿道造形导管、一次性输尿管导管、男性尿道造形导管以及泌尿道导管附件（包括输尿管导管探针、输尿管导管接合器、输尿管导管固定器、输尿管插管盘以及胃－泌尿道冲洗盘（泌尿道使用）。

(b) 分类。(1) Ⅱ类（性能标准）。

(2) Ⅰ类，对输尿管探针（导丝）、胃－泌尿导管探针、输尿管导管接合器、输尿管导管连接器以及输尿管导管固定器来说。属于段落 (b)(2) 的设备豁免于本章 807 部分的子部分 E 中的上市前通告过程。

第 876.5140 节　膀胱引流泵尿道插入器械。

(a) 定义。膀胱引流泵尿道插入器械是带有置入尿道的内置泵装置的类似导管的器械。在患者控制下，需要排尿时内部泵将尿液从膀胱引出，在需要控尿时阻塞尿流。该器械专供因逼尿肌收缩功能受损而无法排空膀胱的女性使用。

(b) 分类。Ⅱ类（特殊控制）。该器械的特殊控制是：

(1) 必须证实可能与尿道相接触的该器械元件的生物相容性。

(2) 性能数据必须证实与尿道相接触的器械元件的无菌性。

(3) 性能数据必须通过证实在申报的货架寿命内器械（或无菌组件）的持续无菌性、包装完整性和器械功能来支持货架寿命。

(4) 非临床试验数据必须证实该器械在预期使用条件下按预期运行。必须测试以下性能特性：

(i) 尿流率试验；

(ii) 阀门完整性试验；

(iii) 膀胱颈保持力试验；

(iv) 泵 / 阀门耐久性试验；

(v) 结垢试验；

(vi) 遥控可靠性、机械完整性和电池寿命试验。

(5) 临床试验必须证实使用安全有效，记录器械接受率和与临床使用有关的不良事件情况，并证实该器械在预期使用条件下按预期运行。

(6) 标签必须包括：

(i) 具体说明、禁忌证、警告、注意事项、限制条件和安全使用该器械所需的临床培训；

(ii) 最长插入留置期的声明；

(iii) 首次使用器械之前或期间患者教育和支持程序的相关信息；

(iv) 证实该器械安全有效的患者群的相关信息；

(v) 该器械如何运行的相关信息和建议的治疗方案；

(vi) 与器械和手术并发症有关或与器械使用有关的不良事件的详细总结；

(vii) 有效期／货架寿命。

(7) 必须提供患者标签，且必须包括：

(i) 相关禁忌证、警告、预防措施和不良事件／并发症；

(ii) 该器械如何运行的相关信息和建议的治疗方案；

(iii) 首次使用器械之前或期间患者教育和支持程序的相关信息；

(iv) 有安全性和有效性临床证据的患者群相关信息；

(v) 与使用该器械有关的潜在风险和受益；

(vi) 插入后护理说明；

(vii) 替代疗法。

第 876.5160 节　男性尿道夹。

(a) 定义。男性尿道夹是用于关闭男性尿道的器械，从而控制尿失禁或维持麻醉状态或临时保留尿道内的放射造影剂。它是一外部夹子。

(b) 分类。Ⅰ类（一般控制）。除了在体内使用或用于女性之外，本设备豁免于第 876.9 节的本章第 807 部分的子部分 E 中的上市前通告过程。

第 876.5210 节　灌肠工具。

(a) 定义。灌肠工具是将水或其他液体经由插入直肠内的喷嘴灌注至结肠的器械，从而促进下结肠内容物的排空。本器械由直接或经管路连接至喷嘴的液体容器所组成。本器械不包括结肠冲洗系统（第 876.5220 节）。

(b) 分类。Ⅰ类（一般控制）。本器械豁免于第 876.9 节的本章第 807 部分的子部分 E 中的上市前通告过程。本器械可豁免于本章第 820 部分中的当前良好厂商实践规章的质量体系法规要求，除了第 820.180 节（关于记录的通用要求）与第 820.198 节（关于投诉文件）之外。

第 876.5220 节　结肠冲洗系统。

(a) 定义。结肠冲洗系统是将水经由插入直肠内的喷嘴灌注至结肠内的设备，用于清洗（排空）下结肠内容物。本系统是为允许在结肠冲洗给药过程中排空结肠内容物而设的。本设备是由经管路与喷嘴相连的流体容器所组成，且包括允许对压力、温度或流过喷嘴的水流进行控制。本设备可包括控制台型盥洗室以及必要的装置，以使设备可与水管与下水道相连。本设备可使用电对水进行加热。本设备不包括灌肠工具（第 876.5210 节）。

(b) 分类。(1) Ⅱ类（性能标准），当进行医学指征检查（如：放射或内窥镜检查前），使用本设备进行清洗时。

(2) Ⅲ类（上市前审批），当用于其他用途时，包括常规结肠清洗。

(c) 要求注明 PMA 日期或 PDP 结束的通告。对于在 1976 年 5 月 28 日之前进行商业销售的本节段落 (b)(2) 所描述的结肠冲洗系统，或者在 1996 年 12 月 26 日之前已发现与 1976 年 5 月 28 日之前进行商业销售的本节段落 (b)(2) 所描述的结肠冲洗系统实质等同，都要求在 1996 年 12 月 26 日之前向美国食品药品管理局提出 PMA 或 PDP 结束的通告。其他的结肠冲洗系统在进行商业销售之前应已批准 PMA 或宣布 PDP 结束。

第 876.5250 节　尿液收集器与附件。

(a) 定义。尿液收集器与附件是用于收集尿液的设备。本设备与附件是由管路、适当的容器、连接器、机械支架所组成，可包括防止尿液回流或感染上升的方法。两种尿液收集器为：

(1) 用于连接留置导管的尿液收集器与附件，包括导尿收集工具与密闭的导尿系统以及导尿袋；

(2) 不用于连接留置导管的尿液收集器与附件，包括波纹橡胶鞘、儿科尿液收集器、外用腿袋、Urosheath 型失禁器械以及尿失禁的贴涂设备。

(b) 分类。(1) Ⅱ类（特殊控制），针对用于连接留置导管的尿液收

集器与附件来说。本设备豁免于第 876.9 节的本章第 807 部分的
子部分 E 中的上市前通告过程。

(2) I 类（一般控制），针对不用于连接留置导管的尿液收集器与
附件来说。本 I 类设备豁免于第 876.9 节的本章第 807 部分的子
部分 E 中的上市前通告过程。如果本器械没有贴标签或者以其他
方式标记为已消毒的话，它可豁免于本章第 820 部分中的当前良
好厂商实践规章的质量体系法规要求，除了第 820.180 节（关于
记录的通用要求）与第 820.198 节（关于投诉文件）之外。

第 876.5270 节　植入式电子尿失禁设备。

(a) 定义。植入式电子尿失禁设备是用于治疗尿失禁的设备。它由
植入腹部的接收器（带有提供脉冲刺激的电极、植入膀胱壁或骨
盆底）及体外的电池供电式发送器所组成。

(b) 分类。Ⅲ类（上市前审批）。

(c) 要求注明 PMA 日期或 PDP 结束的通告。对于在 1976 年 5 月
28 日之前进行商业销售的植入式电子尿失禁设备，或者在 1996
年 12 月 26 日之前已发现实质上与 1976 年 5 月 28 日之前进行商
业销售的植入式电子尿失禁设备相当的设备，都要求在 1996 年
12 月 26 日之前向美国食品药品管理局提出 PMA 或 PDP 结束的
通告。其他的植入式电子尿失禁设备在进行商业销售之前应已批
准 PMA 或宣布 PDP 结束。

第 876.5280 节　植入机械式 / 液压式尿失禁设备。

(a) 定义。植入机械式 / 液压式尿失禁设备是通过采用连续或间歇
压力使尿道闭塞从而治疗尿失禁的设备。总植入式设备可由静压

垫或位于腹壁的辐射透不过的流体容器的系统与手动泵及皮表下的阀门（经管路与调压垫及尿道袖带相连）所组成。根据需要，流体由容器抽吸以使垫或袖带膨胀以经过尿道。

(b) 分类。Ⅲ类（上市前审批）。

(c) 要求注明 PMA 日期或 PDP 结束的通告。对于在 1976 年 5 月 28 日之前进行商业销售的植入机械式 / 液压式尿失禁设备，或者在 2000 年 12 月 26 日之前已发现实质上与 1976 年 5 月 28 日之前进行商业销售的植入机械式 / 液压式尿失禁设备相当的设备，都要求在 2000 年 12 月 26 日之前向美国食品药品管理局提出设备 PMA 或 PDP 结束的通告。其他的植入机械式 / 液压式尿失禁设备在进行商业销售之前应已批准 PMA 或宣布 PDP 结束。

第 876.5310 节　非植入式外围电子尿节制设备。

(a) 定义。非植入式外围电子尿节制设备是由经电缆与电池供电的脉冲源相连接的电极组成的设备，电极可放在或插入人体的末梢部位，用来刺激与骨盆底相关的神经，从而治疗尿失禁。必要时，用户可将电极拿掉。

(b) 分类。Ⅱ类，从属于以下的特殊控制：

(1) 本设备的销售、分发与使用应依照本章第 801.109 节的规定使用。

(2) 标签必须带有本章第 801.109 节 (c) 段所略述的设备安全有效使用所要求的全部信息，包括制定使用说明所根据的临床信息详细摘要。

第 876.5320 节　非植入式电节制设备。

(a) 定义。非植入式电节制设备是由插头上的一对电极或用电缆连接至电池供电式脉冲源的阴道环所组成的设备。将插头或阴道环插入直肠或阴道，用于刺激骨盆底的肌肉以维持尿或粪便的控制。当必要时，用户可除去插头或阴道环。本设备把交流供电的非植入式电节制设备与治疗用的电动阴道肌肉刺激器（第 884.5940 节）排除在外。

(b) 分类。Ⅱ类（性能标准）。

第 876.5365 节　食管扩张器。

(a) 定义。食管扩张器是由中空的圆柱形器械所组成的设备，加上水银或橄榄形可在导杆上滑动的金属配重，如细绳或金属线，用于扩张食管狭窄，普通型设备包括食管或胃肠探针以及食管扩张器（金属橄榄形）。

(b) 分类。Ⅱ类（性能标准）。

第 876.5450 节　直肠扩张器。

(a) 定义。直肠扩张器是当肛门的开口尺寸可能会影响其功能或检查器械通过时、为扩张肛门括约肌与肛管而设计的器械。

(b) 分类。Ⅰ类（一般控制）。本设备豁免于第 876.9 节的本章第 807 部分的子部分 E 中的上市前通告过程。

第 876.5470 节　输尿管扩张器。

(a) 定义。输尿管扩张器是由特殊形状的导管或探针所组成的器械，用于当结石已经堵塞或要扩张输尿管狭窄时现场扩张输尿管。

(b) 分类。II 类（性能标准）。

第 876.5520 节　尿道扩张器。

(a) 定义。尿道扩张器是由金属、塑料或其他适当的材料以圆柱的形式在规定的尺寸与柔韧性范围内制作的细长中空或实心器械所组成的设备。本设备可包括在尿道内进行扩张的结构以及在盘面上指示扩张的程度。它用于扩张尿道。普通型设备包括机械式尿道扩张器、泌尿道探针、金属或塑料尿道声音探子、尿道计、纤维质与纤维质输出器。

(b) 分类。(1) II 类（性能标准）。

(2) I 类，对尿道计、泌尿道探针、纤维质与纤维质输出器以及金属或塑料尿道声音探子。属于段落 (b)(2) 的设备豁免于从属于第 876.9 节的本章第 807 部分的子部分 E 中的上市前通告过程。

第 876.5530 节　植入式经前列腺组织牵开器系统。

(a) 定义。植入式经前列腺组织牵开器系统是由输送装置和植入物组成的处方使用设备。经尿道插入输送装置，经前列腺展开植入物。本设备通过提供前列腺叶组织退缩增加前列腺尿道通畅性，同时保留未来前列腺手术的可能，专用于治疗男性良性前列腺增生继发尿路梗阻引起的症状。

(b) 分类。II 类（特殊控制）。该器械的特殊控制是：

(1) 必须证实可能与患者相接触的器械元件具有生物相容性。

(2) 性能数据必须证实与患者相接触的器械组件的无菌性。

(3) 性能数据必须通过证实在申报的货架寿命内器械（与患者相接

触的组件)的持续无菌性、包装完整性和器械功能来支持货架寿命。

(4) 非临床试验数据必须证实器械在预期使用条件下按预期运行。
必须测试以下性能特性：

(i) 必须进行展开试验；

(ii) 必须进行机械强度试验；

(iii) 必须进行抗降解试验。

(5) 非临床试验必须评估器械在磁共振环境中的兼容性。

(6) 体内试验必须证实使用安全有效，评估植入物对后续治疗执行
能力的影响，记录临床使用相关的不良事件情况，并证实器械在
预期使用条件下按预期运行。必须测试以下性能特性：

(i) 必须进行展开试验；

(ii) 必须进行植入物迁移试验。

(7) 标签必须含有安全有效使用器械所需的所有信息，必须包括：

(i) 具体说明、警告、注意事项、限制条件和安全使用器械所需的
临床培训；

(ii) 证实器械有效的患者群相关信息；

(iii) 设备技术参数的详细总结；

(iv) 器械如何运行的相关信息和典型疗程；

(v) 有效期 / 货架寿命；

(vi) 器械和手术相关并发症或与使用器械有关的不良事件的详细总结。

第 876.5540 节　血液存取设备与附件。

(a) 定义。血液存取设备与附件是存取患者血液进行血液透析或其他长期使用的设备。当用于血液透析时，它是人工肾系统的一部分，用于治疗肾衰竭或血毒症患者，存取患者的血液进行透析。本设备包括植入式血液存取设备、非植入式血液存取设备以及植入式与非植入式血液存取设备的附件。

(1) 植入式血液存取设备由各种柔性或刚性管路所组成，它是通过手术植入适当的血管内，可穿透皮肤，可保留在体内 30 天或更长时间。本类普通型设备包括各种导管分流管与用于存取血液的特殊设计的连接器，如带袖单腔 / 双腔导管、全皮下导管系统动静脉（A–V）分流套管（带导管头）。这些植入式血液存取设备可能含有提供附加功能的涂层或添加剂。

(2) 非植入式血液存取设备由各种柔性或刚性管路所组成，如导管、套管或中空针头，可将其插入适当的血管或人造血管假体内（第 870.3450 节与第 870.3460 节），它保留在体内的时间少于 30 天。普通型设备包括瘘管针、单一针头透析装置（共轴流动针头）以及单一针头透析装置（交互流动针头）。

(3) 任一类型设备共用的附件包括分流适配器、套管夹、分流连接器、分流稳定器、血管扩张器、断管钳、分流保护、卷曲钳、管路钳、卷曲环、连接环、瘘管适配器以及除血凝块托盘（包括内容物）。

(b) 分类。(1) Ⅱ类（特殊控制），对植入式血液存取设备来说。本设备的特殊控制是：

(i) 必须证实与人体有接触的本设备的部件具有生物相容性。必须提供材料名称和具体的指定号码。

(ii) 性能数据必须证实本设备在预期使用条件下按预期运行。必须测试以下性能特征：

(A) 必须建立从最小流量到最大流速（以 100 ml/min 为增量）中动脉和静脉内腔的压力与流速比。必须说明测试中使用的流体及其黏度。

(B) 必须建立正向和反向流动配置的循环速率，且必须提供用于执行测定的方案。

(C) 必须建立预充量。

(D) 必须进行接头和材料的拉伸测试。最小接受标准必须适合于预期使用。

(E) 必须进行气体泄漏和液体泄漏测试。

(F) 必须进行模拟在设备使用寿命期间使用的导管的延伸部位的重复夹紧测试，并重新进行泄漏测试。

(G) 必须对影响血流模式的新的或更改的设备设计进行机械溶血测试。

(H) 必须建立设备反复接触常用消毒剂的化学耐受性。

(iii) 性能数据必须证实设备的无菌性。

(iv) 性能数据必须支持设备的货架寿命，以保持设备在货架寿命内持续的无菌性，包装完整性和功能性，包括拉伸，重复夹紧和泄漏测试。

(v) 用于血液透析的植入式血液存取设备的标签必须包括：

(A) 标签必须以表格或图形格式提供动脉和静脉的压力与流速比。必须说明测试过程中使用的流体及其黏度。

(B) 标签必须详细说明正向和反向的循环速率。

(C) 标签必须提供动脉和静脉的预充量。

(D) 标签必须详细说明有效期限。

(E) 标签必须规定任何不能用于清洁设备任何部件的任何消毒剂。

(F) 必须在导管上打印警告来规定由于材料不相容而导致的任何禁用消毒剂。或者，必须通过在患者医疗记录上贴标签并且直接提供给患者书面说明来规定禁用消毒剂。

(G) 标签必须包括患者植入物卡片。

(H) 标签必须包含以下全面说明：

(1) 设备的准备和插入，包括推荐的插入位置，插入方法和在适当位置进行尖端放置的参考；

(2) 妥善保养、维护设备和设备出口部位；

(3) 拆卸设备；

(4) 抗凝；

(5) 阻塞和血栓形成的管理；

(6) 执行设备插入、维护和拆卸的临床提供者的资格。

(vi) 除了本节中段落 (b)(1)(i) 至 (v) 中的特殊控制，包括皮下端口的植入式血液存取设备，还应包括：

(A) 标签必须包括针的推荐类型，以及护理和维护端口、皮下囊袋和覆盖在端口上的皮肤的详细信息说明。

(B) 性能测试必须包括模拟在设备使用寿命内重复使用端口的结果。

(C) 临床性能测试必须证明安全和有效的使用且应获取任何临床使用中发现的不良事件。

(vii) 除了本节中段落 (b)(1)(i) 至 (v) 中的特殊控制，带有涂层和添加剂的植入式血液存取设备还应包括：

(A) 一份有关涂层和添加剂材料的材料特性、目的、有效期、涂层怎样运用或运用到哪的说明书。

(B) 任何涂层或添加剂的识别标签和任何涂层或具有特殊特性的材料（例如减少的血栓形成或抗微生物特性）的性能测试结果的总结。

(C) 标签上的潜在过敏反应中的警告声明，包括过敏性反应，如果涂层或添加剂含有已知的过敏原。

(D) 性能数据必须证明涂层或添加剂的有效性和有效性的持续时间。

(viii)A–V 分流插管必须包括以下内容（带有容器尖端）：

(A) 设备必须与本节中 (b)(1)(i) 至 (v) 段落中的特殊控制一致，不包括段落 (b)(1)(ii)(B)、(b)(1)(ii)(C)、(b)(1)(v)(B) 和 (b)(1)(v)(C),这些段落不适用。

(B) 标签必须包括警告声明，以解决血管通路盗血综合征、动脉狭窄、动脉血栓形成和出血的可能性，包括放射性物质，鉴于该装置进入动脉循环。

(C) 临床性能测试必须证明安全有效使用且应获取任何临床使用中观察到的不良事件。

(2) Ⅱ类（性能标准），对非植入式血液存取设备来说。

(3) Ⅱ类（性能标准），对于配件、未列在本节 (b)(4) 段落中的植入式和非植入式血液存取设备。

(4) Ⅰ类，对于套管夹、断开钳、压接钳、管钳、压接环、联环、植入式和非植入式血液存取设备的配件来说。属于段落 (b)(4) 的设备豁免于本章第 807 部分的子部分 E 中的上市前通告过程。

第876.5600节　血液透析用吸附剂再生透析液输送系统。

(a) 定义。血液透析用吸附剂再生透析液输送系统是人工肾系统的一部分，用于肾衰竭或血毒症患者的治疗，它是由吸附剂筒以及使透析液循环穿过吸附剂筒的工具以及透析器的透析液舱。本设备可与体外血液系统、血液透析系统的透析器及附件（第876.5820节）一同使用。本设备包括维持温度、传导率、电解质平衡、透析液流率与压力以及表明透析液异常的工具。吸附剂筒可包括吸收剂、离子交换与催化材料。

(b) 分类。Ⅱ类（性能标准）。

第876.5630节　腹膜透析系统与附件。

(a) 定义。(1) 腹膜透析系统与附件是用做人工肾系统治疗肾衰竭或血毒症的设备，它由腹膜存取设备、腹膜透析给药装置、透析液源以及某些情况下水净化装置所组成。将透析液灌注至患者腹腔之后，允许其在腹膜内停留，这样患者血液中不需要的物质可透过腹膜进入透析液中。接着当将透析液排出患者身体时，这些物质也被除掉了。腹膜透析系统可调节及监测透析液的温度、容积以及释放率，包括在每一灌注循环、驻留时间与腹腔排液过程的时间或者可采用手动调节。普通型设备包括半自动与自动腹膜释放系统。

(2) 腹膜存取设备是一柔性管路，它可经由腹壁植入腹腔，它可连接袖带进行固定或皮肤缝合。本设备或者为单一用途腹膜导管，用于留置腹腔内时间少于30天，或者为长期腹膜导管。附件包括帮助插入导管探针与套管针，与封闭器，从而在各次治疗期间腹壁上的手术瘘管清晰可见。

(3) 腹膜透析一次性给药装置由管路、可选的贮存袋与适当的连接器所组成。它可包括腹膜透析过滤器，以俘获及除去污染物。

(4) 透析液源可为无菌预包装透析液（用于半自动腹膜透析液释放系统或"循环控制系统"）或者由透析液浓缩物配制的透析液以及已消毒的净化水（用于自动腹膜透析液释放系统或"反渗透"系统）。预计用于腹膜透析液释放系统之一的预包装透析液作为药物由 FDA 进行管理。

(b) 分类。Ⅱ类（性能标准）。

第 876.5665 节　血液透析用水净化系统。
(a) 定义。血液透析用水净化系统是与血液透析系统一同使用的设备，用于除去水中的有机与无机物质以及微生物污染物，以便将透析液浓缩物稀释为透析液。普通型设备可包括软水器、沉淀物过滤器、碳滤器以及水蒸馏系统。

(b) 分类。Ⅱ类（性能标准）。

第 876.5820 节　血液透析系统与附件。
(a) 定义。血液透析系统与附件是用做人工肾系统治疗肾衰竭或血毒症的设备，它由体外血液系统、常规透析器、透析液释放系统与附件所组成。来自患者的血液流过体外血液系统的管路与附件到达透析器的血液舱，然后经过体外血液系统的更多的管路流回患者身体。透析器有两个舱，它们由半透膜隔开。当血液在血液舱内时，血液中不需要的物质穿过半透膜进入透析液舱内的透析液中。透析液释放系统通过透析器的透析舱调节及监测透析液的循环情况。

(1) 体外血液系统与附件由管路、泵、压力监测器、泡沫或气泡检测器以及警报器所组成，以保持来自血液存取设备与附件的血液安全流动到达透析器血液舱进行血液透析（第 876.5540 节）以及流回患者体内。

(2) 常规透析器允许在血液与透析液之间通过半透膜进行水与溶质的传送。常规透析器的半透膜对水有足够低的渗透性，这样不需要超滤控制器来防止患者血液中水分的过量丢失。本常规透析器不包括带一次性插入件（Kiil 型）的血液透析器（第 876.5830 节）或者高渗透性的透析器（第 876.5860 节）。

(3) 透析液释放系统由监测与调节透析液温度、传导率、流量与透析液压力的结构所组成，使透析液循环通过透析器的舱室。透析液释放系统包括血液透析用透析液浓缩物（液体或粉末）以及表明透析液异常的警报器所组成。本透析液释放系统不包括用于血液透析的吸附剂再生透析液释放系统（第 876.5600 节）、腹膜透析系统与附件的透析液释放系统（第 876.5630 节）或者高渗透性血液透析系统的可调透析液释放系统（第 876.5860 节）。

(4) 血液透析系统的遥控附件包括无标尺的无动力透析椅、无标尺的带动力的透析椅、透析器固定装置、透析绑带与血液透析开始 / 停止托盘。

(b) 分类。(1) Ⅱ 类（性能标准），对直接与体外血液系统和透析液释放系统相连的血液透析系统及所有附件来说。

(2) Ⅰ 类，对远离体外血液系统与透析液释放系统的血液透析系统其他附件来说，如：无动力透析椅、血液透析开始 / 停止托盘、透析器固定装置以及透析绑带。基于第 876.9 节的限制，属于段落 (b)(2) 的设备豁免于本章第 807 部分的子部分 E 中的上市前通告过程。

第 876.5830 节 带一次性插入件(Kiil 型)的血液透析器。

(a) 定义。 带一次性插入件（Kiil 型）的血液透析器是用做人工肾系统的一部分治疗肾衰竭与血毒症的设备。它包括由夹在支持板间的多层半透膜组成的一次性插入件。本设备与体外血液系统及血液透析系统与附件（第 876.5820 节）的透析液释放系统一同使用。

(b) 分类。Ⅱ类（性能标准）。

第 876.5860 节　高渗透性血液透析系统。

(a) 定义。高渗透性血液透析系统是作为人工肾系统而使用的设备，通过诸如血液透析、血液过滤、血浓缩与血液透滤之类治疗方式来对肾衰竭、体液过多或血毒症患者进行治疗。通过使用具有半透膜的血液透析器（它对水比常规血液透析系统（第 876.5820 节）具有更高的渗透性），根据对流（经由高超滤比率）和 / 或扩散（通过透析液的浓度差）的原理，高渗透性血液透析系统可由患者血液中除去毒素或过量的体液。 在治疗过程中，血液体循环流过血液透析器的血液舱，而透析液逆流向相反方向流过透析液舱。在此处理过程中，毒素和 / 或体液穿过透析膜由血液到达透析液舱。血液透析释放系统调节及监测与此过程相关的参数，包括血液与透析液泵过本系统的速率以及由患者体内除去体液的速率。高渗透性血液透析系统由以下设备所组成：

(1) 血液透析器由半透膜所组成，其体外超滤系数（K_{uf}）大于 8 毫米汞柱每小时，这是通过牛或过期的人血液测量的，可由自动超滤控制器或其他的超滤控制方法一起使用，以防止体液失衡。

(2) 血液透析释放系统与体外血液系统和血液透析系统与附件（第 876.5820 节）的透析液释放系统相类似，加入了超滤控制器及相应的结构，用来监测和 / 或控制诸如体液平衡、透析液组成以及患者治疗参数（如：血压、血球容积与尿素等）之类的参数。

(3) 高渗透性血液透析系统附件包括但不局限于管路和各种与治疗
相关的监测仪（如：透析液 pH、血压、血球容积计以及血液再
循环监测仪）。

(b) 分类。Ⅱ类。对本设备的特殊控制为 FDA 的：

(1) "国际标准 ISO 10993 '医疗器械生物学评价——Ⅰ部分：评
价与试验'的使用"；
(2) "常规与高渗透性血液透析器 510(k) 内容指南"；
(3) "血液透析释放系统的上市前通告内容的工业与 CDRH 审阅指
南"；
(4) "血液透析用水净化部件与系统的上市前通告内容指南"；
(5) "血液透析器再使用标签指南"。

第 876.5870 节　吸附剂血灌注系统。

(a) 定义。吸附剂血灌注系统是由在血液透析系统与附件（第
876.5820 节）中所标识相类似的体外血液系统和灌注了吸附剂材
料（血液流过它时，可除去许多有毒与常规的物质）的容器所组
成。吸附剂材料通常为活性炭或树脂，可加上涂层或使其固定不
动，以防止细小的微粒进入患者血液。普通型设备可包括专门设
计用来将设备与体外血液系统相连接的线路与过滤器。本设备可
用于治疗中毒、用药过量、肝昏迷或代谢紊乱。

(b) 分类。(1) Ⅱ类（特殊控制），当设备用于治疗中毒或药物过量。
本设备的特殊控制是：

(i) 必须证明设备具有生物相容性；

(ii) 性能数据必须证明设备的机械完整性（如：拉伸强度、挠曲强度和结构强度），包括测试在预期的使用条件下的泄漏、破裂、释放颗粒和 / 或断开的可能性；

(iii) 性能数据必须证明设备无菌性和货架寿命；

(iv) 台架性能测试必须根据设备移除的物质、毒素和药物以及根据其标签使用设备时将其移除的程度，来证明设备功能以及验证设备的保护措施；

(v) 必须提供有关讨论和分析设备安全和性能的临床经验的总结，包括在测试期间观察到的不良事件列表；

(vi) 标签应包括以下内容：

(A) 与使用设备有关的设备或程序并发症的详细总结；

(B) 提供给设备的性能数据的摘要，包括设备已被证明要去除的药物和 / 或毒物的清单以及清除 / 消除的程度；

(vii) 对于那些装有电气部件的设备，必须进行适当的分析和测试，以验证设备的 电气安全和电磁兼容性。

(2) Ⅲ类（上市前许可），当该装置用于治疗肝昏迷和代谢紊乱时。

(c) 要求注明 PMA 日期或 PDP 结束的通告。对于在 1976 年 5 月 28 日之前进行商业销售的用于治疗肝昏迷或代谢紊乱的吸附剂血灌注系统，或者在 2014 年 4 月 17 日之前已发现实质上与 1976

年 5 月 28 日之前进行商业销售的用于治疗肝昏迷或代谢紊乱的
吸附剂血灌注系统相当的设备，都要求在 2014 年 4 月 17 日之前
向美国食品药品管理局提出设备 PMA 或 PDP 结束的通告。其他
的用于治疗肝昏迷或代谢紊乱的吸附剂血灌注系统在进行商业销
售之前应已批准 PMA 或宣布 PDP 结束。

第 876.5880 节　隔离的肾灌注及运输系统与附件。

(a) 定义。隔离的肾灌注及运输系统与附件是用于维持捐赠或尸体
肾脏的设备，用于使器官处于接近正常的生理状态直至将其移植
至接受的患者体内。普通型设备可包括管路、导管、连接器、带
或不带袋或防腐剂的冰袋或冷冻容器、有或无充氧器的搏动或非
搏动低体温隔离器官灌注装置、一次性灌注装置。

(b) 分类。Ⅱ类（性能标准）。

第 876.5885 节　人体离体组织和细胞培养处理应用的组织培养基。

(a) 定义。人体离体组织和细胞培养处理应用的组织培养基由细胞
和组织培养基与化学成分（例如氨基酸、维生素、无机盐）组成，
这些成分是人源性组织和细胞离体生长、存活和维持所必需的。
该溶液适用于人体离体组织和细胞培养处理应用。

(b) 分类。Ⅱ类（特殊控制）：FDA 指导性文件，"Ⅱ类特殊控制
指导性文件：人体离体处理应用的组织培养基；行业和 FDA 审评
员最终指南"。

第 876.5895 节　造口冲洗器。

(a) 定义。造口冲洗器是由装液体的容器、带锥形尖端的管路或带

有保持罩的柔性导管所组成，它可用于在结肠造口术（通过外科手术在人体表面所做的结肠开口）中冲洗结肠。

(b) 分类。Ⅱ类（性能标准）。

第 876.5900 节　造瘘袋与附件。

(a) 定义。造瘘袋与附件是由通过黏合材料与患者皮肤相连的袋子所组成，用于在回肠造口术、结肠造口术或输尿管造口术（通过外科手术在人体表面所做的小肠、大肠或输尿管开口）之后收集粪便或尿液的容器。普通型设备及其附件包括造瘘袋、造瘘黏合剂、一次性造瘘器具、造瘘收集器、结肠造瘘袋、泌尿器回肠造瘘袋、尿液收集用输尿管造瘘袋、带黏合剂的造瘘排泄袋、气孔袋、造瘘保护器以及造瘘大小选择器，但将并入含砷化合物的造瘘袋排除在外。

(b) 分类。Ⅰ类（一般控制）。本设备豁免于第 876.9 节的本章第807 部分的子部分 E 中的上市前通告过程。

第 876.5920 节　失禁用保护外衣。

(a) 定义。失禁用保护外衣是由吸收剂垫与液体屏障所组成的器械，用于保护失禁患者豁免于排泄物的污染。普通型设备不包括婴儿用尿布。

(b) 分类。Ⅰ类（一般控制）。本器械豁免于本章第 807 部分的子部分 E 中的上市前通告过程。本设备也豁免于本章第 820 部分中的当前良好厂商实践规章的质量体系法规要求，除了第 820.180节（关于记录的通用要求）与第 820.198 节（关于投诉文件）之外。

第 876.5930 节　直肠控制系统。

(a) 定义。直肠控制系统是通过控制直肠腔大小来治疗大便失禁的处方设备。将本设备插入阴道，其包含可扩张（缩小直肠腔以防止大便泄漏）和收缩（使大便正常通过）的部分。本设备包括控制扩张状态的外部调节器。

(b) 分类。Ⅱ类（特殊控制）。本设备的特殊控制是：

(1) 临床试验必须记录设备验收数据和与临床使用有关的不良事件情况，并证实本设备在预期使用条件下按预期运行。

(2) 必须证实与阴道组织相接触的本设备的元件具有生物相容性。

(3) 必须确认本设备的清洁和灭菌说明。

(4) 非临床（试验室）试验必须证实本设备在预期使用条件下按预期运行。

(5) 非临床（实验室）试验必须证实本设备：

(i) 未增强金黄色葡萄球菌的生长；

(ii) 未增加金黄色葡萄球菌产生的中毒性休克综合征毒素 –1；

(iii) 未改变阴道菌群的正常生长。

(6) 标签必须包括：

(i) 具体说明、禁忌证、警告、注意事项、限制条件和安全使用本设备所需的临床培训；

(ii) 预期患者群和预期使用环境；

(iii) 如何装配本设备，本设备如何运行的相关信息和设备维护建议；

(iv) 与使用本设备相关的临床试验的详细总结，包括与设备和手术并发症有关或与设备使用有关的不良事件的总结，以及相关安全性和性能信息。

(7) 必须提供患者标签，必须包括：

(i) 相关禁忌证、警告、预防措施和不良事件 / 并发症；

(ii) 器械如何运行的相关信息和建议的设备维护（即保养指导），包括清洁和灭菌；

(iii) 有关受益 / 风险评估的患者群相关信息；

(iv) 与设备使用有关的潜在风险和受益。

第 876.5955 节　腹膜－静脉分流管。

(a) 定义。腹膜－静脉分流管是由导管与压力启动单向阀门所组成的植入式器械。植入的导管一端在腹腔内，另一端在大静脉内。本器械可使腹腔内的腹水流入静脉系统中，用于治疗难于治疗的腹水。

(b) 分类。Ⅱ类。对本设备的特殊控制为 FDA 的：

(1) "国际标准 ISO 10993 '医疗器械生物学评价——第 1 部分：评价与试验' 的使用"，

(2) "510(k) 消毒检查指南 2/12/90（K90–1）"，

(3) 防止血液逆流至分流管的逆流技术规范与测试 。

第 876.5970 节　疝气支持器械。

(a) 定义。疝气支持器械通常是由橡皮带、帆布、皮革或金属制作的，用于放置在疝气开口上（腹壁的薄弱部位），以防止腹内物伸出。普通型的设备包括肚脐疝带。

(b) 分类。Ⅰ类（一般控制）。本器械豁免于从属于第 876.9 节的本章第 807 部分的子部分 E 中的上市前通告过程。本设备也豁免于本章第 820 部分中的当前良好厂商实践规章的质量体系法规要求，除了第 820.180 节（ 关于记录的通用要求 ）与第 820.198 节（关于投诉文件 ）之外。

第 876.5980 节　胃肠管与附件。

(a) 定义。胃肠管与附件是由柔性或半刚性的管路所组成的器械，用于将液体注入消化道、由消化道抽取或抑制消化道出血。本设备可并入用于保持或止血的充气式球囊内。普通型设备包括止血袋、冲洗与抽吸导管（胃、结肠等）、直肠导管、已消毒的婴儿管饲装置、确定内出血位置的胃肠绳与导管、肠内减压或插管的双腔管、饲管、胃肠造口吻合管、Levine 管、鼻饲管、带水银配重球囊的肠内插管或减压用单腔管、胃–泌尿冲洗托盘（ 胃病用 ）。

(b) 分类。(1) Ⅱ类（特殊控制）。有或无袋的钡灌肠剂保留导管（ 为胃肠导管与附件 ）豁免于从属于第 876.9 节的限制条件的本部分的子部分 E 中的上市前通告过程。

(2) Ⅰ类（一般控制），对鼻饲管用可溶性鼻饲进食管引导管来说。本器械豁免于第 876.9 节的本章第 807 部分的子部分 E 中的上市前通告过程。

第 876.5990 节　体外冲击波碎石机。

(a) 定义。体外冲击波碎石机是将超声冲击波聚焦在身体上以对肾脏或尿道内的尿结石进行无创碎石的设备。本设备的主要组件是冲击波发生器、高压发生器、控制台、成像 / 定位系统和患者台。治疗前，使用集成或独立的定位 / 成像系统定向尿结石。通常使用静电火花放电（火花隙）、电磁排斥膜、或压电晶体阵列产生冲击波，并使用特殊设计的反射器、反射盘、或声波透镜聚焦在结石上。在冲击波发生器内的水下产生冲击波，并使用适当的声波界面转移至患者体内。聚集的冲击波粉碎结石后，患者通过排尿将碎石排出体外。

(b) 分类。Ⅱ 类（特殊控制）（FDA 指导性文件："适用于肾结石和尿结石碎石术的体外冲击波碎石机上市前通告（510(k)）内容指南"）。

相关法规：21 U.S.C. 351、360、360c、360e、360j、3601、371。

来源：48 FR 53023，1983 年 11 月 23 日，除非另有说明。

第878部分

分章H——医疗器械
普通外科与整形
外科设备

子部分 A——通用条款

第878.1节　范围。

(a) 本部分阐明了市场上销售的人体用普通外科与整形外科设备的分类。

(b) 本部分规章中的设备定义不是对现在或将来受制于本规章的每一个设备的准确描述。依照第807部分提交上市前通告申请的制造商不能仅说明设备是通过本章节标题和本部分规章的标识条款进行精确描述的，还应按本章第807.87节要求说明设备实质上等同于其他设备的理由。

(c) 为避免重复登记列名，具有两种或多种用途（如：既作为诊断设备又作为治疗设备使用）的普通外科与整形外科设备仅列在一个子部分中。

(d) 除非另有注明，本部分《美国联邦法规汇编》规章章节参考了

第 21 卷的第 I 章。

(e) 可以从以下网址获取本部分引用的指南文件：http://www.fda.gov/MedicalDevices/ DeviceRegulationandGuidance/GuidanceDocuments/default.htm。

第 878.3 节　上市前审批要求的生效日期。

对于本部分中归类为Ⅲ类（要求上市前审批）的设备，在归类此设备的规章中指明的日期之后不应上市销售，除非制造商获得法案第 515 部分规定的批准（除非获得法案第 520(g)(2) 条授予的豁免权）。法案第 515 部分规定的批准包括 FDA 发布一项命令批准该设备的上市前审批（PMA）或者宣布该设备的产品研发方案（PDP）完成。

(a) 在 FDA 要求对法案修订版制定日期之前上市销售的设备或者实质上等同于该类设备的设备须获取法案第 515 部分规定的批准之前，FDA 必须在法案第 515(b) 部分项下发布一项规章要求获取此类批准，本部分第 (b) 段落和第 (c) 段落规定的情形除外。法案第 515(b) 部分项下的该规章在其发布之后 90 天的宽限期内或者在将该设备归类为Ⅲ类的规章生效后第 30 个月的最后一天前（以较晚者为准）不应生效。见法案第 501(f)(2)(B) 条。据此，除非本部分中将设备归类为Ⅲ类的规章中指明了上市前审批要求的生效日期，否则，该设备无需 FDA 发布一项批准 PMA 申请的命令或者宣布该设备的 PDP 结束即可上市销售。如果 FDA 在法案第 515 部分 (b) 项下发布一项规章要求设备获取上市前审批，则法案的第 501(f)(1)(A) 条适用于该设备。

(b) 任何在 1976 年 5 月 28 日或之后上市销售的、无实质上等同设备的新设备，包括先前销售的、但实质上已经改变的设备，依照法令（法案第 513(f) 部分）不必经过宽限期而归类为Ⅲ类，且在 FDA 发布一项批准 PMA 申请的命令或宣布设备 PDP 结束后，方可上市销售该设备，除非设备重新分类。如果 FDA 知晓市场上销售的某设备因为新的预期用途或其他原因可以归为本部分定义的"新"设备，则 FDA 可基于该设备的新用途将其法定分类编纂为Ⅲ类。据此，Ⅲ类设备的规章规定自 1976 年 5 月 28 日即法案修订版制定日期起，该等设备必须获取法案第 515 部分规定的批准方可上市销售。

(c) 本部分中的规章所述的、归类为Ⅲ类且受制于法案第 520（1）部分的过渡条款规定的设备依据法令自动归类为Ⅲ类，并且在上市销售之前必须获得法案第 515 部分规定的批准。据此，该等Ⅲ类过渡型设备的规章规定，自 1976 年 5 月 28 日即法案修订版制定日期起，该等设备必须获得法案第 515 部分规定的批准方可上市销售。

第 878.9 节　豁免《联邦食品药品和化妆品法案》（简称法案）510(k) 部分的规定的限制条件。

针对普通型Ⅰ类或Ⅱ类设备，仅限满足下述情形的设备豁免于上市前通告（法案第 510(k) 部分）的要求：设备具有已上市销售的同类设备现有的或可合理预见的特性；或针对体外诊断设备，使用设备造成的误诊不应导致高发病率或死亡率。据此，针对下述情形，FDA 已经授权豁免于上市前通告要求的已上市销售的Ⅰ类或Ⅱ类设备的制造商在州际销售该设备之前必须向 FDA 提交上市前通告：

(a) 设备的某项预期用途不同于已合法上市销售的同类设备的预期

用途；例如：设备预期用于一个不同的医疗目的，或者设备预期给外行使用，而原预期用途仅限医疗保健专业人士操作。

(b) 改良设备与已合法上市销售的同类设备相比采用不同的基本科学技术操作；例如：某外科器械用激光束而不是锋利的金属刀片切割组织，或者某体外诊断设备利用脱氧核糖核酸（DNA）探针或核酸杂交技术而不是培养或免疫测定技术检查或鉴别传染物；或者

(c) 设备为预期用于以下方面的体外设备：

(1) 用于肿瘤性疾病的诊断、监测或者筛查，免疫组织化学设备除外；

(2) 用于家族性或后天获得性遗传病的筛查或诊断，包括先天的新陈代谢问题；

(3) 用于测定作为筛查、诊断或监测威胁生命的疾病的替代标记物的分析物，如：艾滋病（AIDS）、慢性或活动性肝炎、肺结核或心肌梗死，或者用于监测治疗；

(4) 用于评估心血管疾病的风险；

(5) 用于糖尿病管理；

(6) 使用临床材料直接鉴别或推测微生物的性质；

(7) 用于检测除免疫球蛋白 G（IgG）以外的微生物抗体，或者用于 IgG 测定（当结果为非定性或者用于确定免疫性或者试剂盒预期用于除血清或血浆以外基质时）；

(8) 用于本章第 812.3(k) 条规定的非侵入式检验；以及

(9) 用于患者旁检验（床旁检验）。

子部分 B——诊断器械

第 878.1800 节　内窥镜与附件。
(a) 定义。内窥镜是插入体腔内便于观察体腔状况的器械。它分为有照明式与无照明式两种，且有各种附件。

(b) 分类。Ⅰ类（一般控制）。本设备豁免于第 878.9 节的本章第 807 部分的子部分 E 中的上市前通告过程。

子部分 C　[保留]

子部分 D——假体器械

第 878.3250 节　面部骨折外用固定器械。
(a) 定义。面部骨折外用固定器械是外科手术重建与修复过程中所使用的金属器械，依照上颌面骨碎片间的面部关系将其固定不动。

(b) 分类。Ⅰ类（一般控制）。本设备豁免于第 878.9 节的本章第 807 部分的子部分 E 中的上市前通告过程。

第 878.3300 节　补片。
(a) 定义。补片是可植入体内用于强化薄弱部位的软组织或骨的金属或聚合物补片。补片的例子有疝气修复与髋臼部所用的金属与聚合体补片以及整形外科中所使用的黏合剂限制补片。

(b) 分类。Ⅱ类。

第 878.3500 节　具有碳纤维合成物植入材料的聚四氟乙烯。

(a) 定义。具有碳纤维合成物植入材料的聚四氟乙烯是在下巴、下颌、鼻子或靠近眼睛或耳朵的骨或组织手术过程中植入的多孔材料。本材料可作为填充材料而使用，由外科医生进行制作与成型，以满足患者的需求。

(b) 分类。Ⅱ类。

第 878.3530 节　硅树脂可膨胀乳房假体。

(a) 定义。硅树脂可膨胀乳房假体是由聚硅氧烷（如：聚二甲基硅氧烷与聚苯基硅氧烷）制作的硅橡胶外壳。它可在植入之前或之后用无菌等渗盐水将其充涨至预期大小。本材料可用于植入体内增大或重建女性乳房。

(b) 分类。Ⅲ类。

(c) 要求注明 PMA 日期或 PDP 结束的通告。对于在 1976 年 5 月 28 日之前进行商业销售的硅树脂可膨胀乳房假体，或者在 1999 年 11 月 17 日之前已发现实质上与 1976 年 5 月 28 日之前进行商业销售的硅树脂可膨胀乳房假体相当的设备，都要求在 1999 年 11 月 17 日之前向美国食品药品管理局提出设备 PMA 或 PDP 结束的通告。其他的硅树脂可膨胀乳房假体在进行商业销售之前应已批准 PMA 或宣布 PDP 结束。

第 878.3540 节　硅树脂凝胶填充乳房假体。

(a) 定义——(1) 单腔硅树脂凝胶填充乳房假体。单腔硅树脂凝胶填充乳房假体是由聚硅氧烷（如：聚二甲基硅氧烷与聚苯基硅氧烷）制作的硅橡胶外壳。外壳内或者含有固定数量的交叉聚

合硅树脂凝胶、填充物与稳定剂或者在植入时用可注射的硅树
脂凝胶将其注至预期的大小。本材料可植入体内用于增大或重
建女性乳房。

(2) 双腔硅树脂凝胶填充乳房假体。双腔硅树脂凝胶填充乳房假体
是硅橡胶内壳与硅橡胶外壳所组成，两个壳均由聚硅氧烷（如：
聚二甲基硅氧烷与聚苯基硅氧烷）制作而成。内壳含有固定数量
的交叉聚合硅树脂凝胶、填充物与稳定剂。外壳可在植入之前或
之后用无菌等渗盐水将其充涨至预期大小。本材料可植入体内用
于增大或重建女性乳房。

(3) 聚氨酯包裹的硅树脂凝胶填充乳房假体。聚氨酯包裹的硅树脂
凝胶填充乳房假体是由聚硅氧烷（如：聚二甲基硅氧烷与聚苯基
硅氧烷）制作的硅橡胶内壳，外有一层硅树脂黏合剂，外面裹有
聚氨酯；内壳之内含有固定数量的交叉聚合硅树脂凝胶、填充物
与稳定剂以及将硅树脂凝胶划分成不同部分的惰性支持结构。材
料可植入体内用于增大或重建女性乳房。

(b) 分类。Ⅲ类。

(c) 要求注明 PMA 日期。对于在 1976 年 5 月 28 日之前进行商业
销售的注入硅树脂凝胶的乳房假体，或者在 1991 年 7 月 9 日之
前已发现实质上与 1976 年 5 月 28 日之前进行商业销售的注入硅
树脂凝胶的乳房假体相当的设备，都要求在 1991 年 7 月 9 日之
前向美国食品药品管理局提出设备 PMA 的通告。其他的注入硅
树脂凝胶的乳房假体在进行商业销售之前应已批准 PMA。

第 878.3550 节　下颚假体。

(a) 定义。下颚假体是植入体内用于增大或重建下颚的硅橡胶固体材料。

(b) 分类。Ⅱ类。

第 878.3590 节　耳假体。

(a) 定义。耳假体是植入体内用于重建外耳的硅橡胶固体材料。

(b) 分类。Ⅱ类。

第 878.3610 节　食管假体。

(a) 定义。食管假体是由塑料、金属或聚合材料制作的刚性、柔性或可扩张的管状器械，用于植入人体恢复食道的结构和 / 或功能。金属食管假体可覆盖或不覆盖聚合材料。本器械也包括器械递送系统。

(b) 分类。Ⅱ类。对本器械的特殊控制是 FDA 的"食管与气管假体上市前通告提交内容指南。"

第 878.3680 节　鼻子假体。

(a) 定义。鼻子假体是植入体内用于增大或重建鼻背侧的硅橡胶固体材料。

(b) 分类。Ⅱ类。

第 878.3720 节　气管假体。

(a) 定义。气管假体是由硅树脂、金属或聚合材料制作的刚性、柔性或可扩张的管状器械，用于植入人体恢复气管或支气管结构或功能。它可无分支或者有一个或两个分支。金属气管假体可覆盖或不覆盖聚合材料。本器械也包括器械递送系统。

(b) 分类。Ⅱ类。对本器械的特殊控制是 FDA 的"食管与气管假体上市前通告提交内容指南。"

第 878.3750 节　外用假体黏合剂。

(a) 定义。外用假体黏合剂是硅树脂型黏合剂，用于固定外部美容整形假体，如人工鼻。

(b) 分类。Ⅰ类（一般控制）。本设备豁免于第 878.9 节的本章第807 部分的子部分 E 中的上市前通告过程。

第 878.3800 节　外部美容整形假体。

(a) 定义。外部美容整形假体是用于构建外部人造体结构的器械，如：耳、乳房或鼻子。通常本器械是由硅橡胶制作的，可用外用假体黏合剂将其固定在人体上。本器械不能够植入体内。

(b) 分类。Ⅰ类（一般控制）。本器械豁免于第 878.9 节的本章第807 部分的子部分 E 中的上市前通告过程。如果本器械要不使用外用假体黏合剂将其固定在人体上的话，它可豁免于本章第 820部分中的当前良好厂商实践规章的质量体系法规要求，除了第820.180 节（关于记录的通用要求）与第 820.198 节（关于投诉文件）之外。

第 878.3900 节　充气式四肢夹板。

(a) 定义。充气式四肢夹板是用于充气固定四肢或某一肢体的器械。

(b) 分类。Ⅰ类（一般控制）。本设备豁免于第 878.9 节的本章第 807 部分的子部分 E 中的上市前通告过程。

第 878.3910 节　非充气式四肢夹板。

(a) 定义。非充气式四肢夹板是用于固定某一肢体或四肢的器械，它是非充气式。

(b) 分类。Ⅰ类（一般控制）。本器械豁免于第 878.9 节的本章第 807 部分的子部分 E 中的上市前通告过程。如果本器械没有以贴标签或者以其他方式标记为已消毒的话，它可豁免于本章第 820 部分中的当前良好厂商实践规章的质量体系法规要求，除了第 820.180 节（关于记录的通用要求）与第 820.198 节（关于投诉文件）之外。

第 878.3925 节　整形外科工具箱与附件。

(a) 定义。整形外科工具与附件是用于重建上颌面缺陷的器械。工具箱内有塑造外用假体之前用于制作上颌面印模的手术器械与材料。

(b) 分类。Ⅰ类（一般控制）。本设备豁免于第 878.9 节的本章第 807 部分的子部分 E 中的上市前通告过程。

子部分 E——手术器械

第 878.4010 节　组织黏合剂。

(a) 皮肤局部封闭用组织黏合剂——(1) 定义。皮肤局部封闭用组织黏合剂预期用于外科切口局部封闭，包括腹腔镜检查切口以及易于接近皮肤边缘的单纯性创伤性皮肤撕裂。皮肤局部封闭用组织黏合剂可与皮肤深部缝合联合使用，但不能替代皮肤深部缝合。

(2) 分类。Ⅱ类（特殊控制）。对本设备的特殊控制是 FDA 的"Ⅱ类特殊控制指南文件："用于皮肤局部封闭的组织黏合剂。"关于该指南文件的可用性，参阅本章的第 878.1 (e) 节。

(b) 非局部用组织黏合剂——(1) 定义。非局部用组织黏合剂（包括预期用于栓塞脑动静脉畸形或眼外科手术的黏合剂）用于黏合内部组织和血管。

(2) 分类。Ⅲ类（上市前审批）。截至 1976 年 5 月 28 日，本设备商业销售前根据法案第 515 部分的规定必须获得批准。参见本章的第 878.3 节。

第 878.4011 节　皮肤局部封闭用带辅助伤口闭合设备的组织黏合剂。

(a) 定义。皮肤局部封闭用组织黏合剂与伤口闭合设备仅供局部表皮涂抹使用，以易于闭合边缘对合良好的手术切口，包括微创手术的穿刺部位以及彻底清洁后的单纯性创伤性皮肤撕裂。本设备可与皮肤深部缝合联合使用，但不能替代皮肤深部缝合。另外，辅助伤口闭合设备在涂抹液体黏合剂的过程中可沿伤口长度暂时保持皮肤边缘对合。

(b) 分类。Ⅱ类（特殊控制）。对本设备的特殊控制是 FDA 的"行业和 FDA 工作人员指南；Ⅱ类特殊控制指南文件：皮肤局部封闭用带辅助伤口闭合设备的组织黏合剂。"关于该指南文件的可用性，参阅本章的第 878.1 (e) 节。

第 878.4014 节　外用非可再吸收纱布／海绵。

(a) 定义。外用非可再吸收纱布／海绵是用于医疗目的的消毒或非消毒器械，如直接放置在患者伤口处吸收分泌物。它由开放编织或非编织网棉纤维或纤维素的单一化学衍生物制作的带子、修补片或垫子所组成。本分类不包括内有填加药物（如：抗菌剂）、填加的生物制剂（如：生长因子）或由取自动物源材料的外用非可再吸收纱布／海绵。

(b) 分类。Ⅰ类（一般控制）。本设备豁免于第 878.9 节的本章第 807 部分的子部分 E 中的上市前通告过程。

第 878.4015 节　含聚二烯丙基二甲基氯化铵 （pDADMAC）添加剂的伤口敷料。

(a) 定义。含 pDADMAC 添加剂的伤口敷料用作渗液伤口、一度和二度烧伤和外科伤口的一级敷料，以固定并防止一级敷料移动，并用作伤口填充料。

(b) 分类。Ⅱ类（特殊控制）。特殊控制是：FDA 指南文件"Ⅱ类特殊控制指南文件：含聚二烯丙基二甲基氯化铵（pDADMAC）添加剂的伤口敷料。"关于该指南文件的可用性，参阅本章的878.1(e) 节。

第 878.4018 节　吸水性伤口敷料。

(a) 定义。吸水性伤口敷料是用于覆盖伤口吸收分泌液的消毒或未消毒器械。它由具有吸水性的非可再吸收材料所组成，可以吸收分泌液（如：棉花、棉花衍生物、海藻酸盐、右旋糖苷与人造丝）。

本分类不包括内有填加药物（如：抗菌剂）、填加的生物制剂（如：生长因子）或由取自动物的材料的吸水性伤口敷料。

(b) 分类。Ⅰ类（一般控制）。本设备豁免于第878.9节的本章第807部分的子部分E中的上市前通告过程。

第878.4020节　闭塞用伤口敷料。

(a) 定义。闭塞用伤口敷料是用于覆盖伤口以提供一潮湿的伤口环境、从而允许如氧气与水蒸气等气体通过此敷料进行交换的消毒或非消毒器材。它由一片有或无黏合剂衬垫的人工聚合材料（如：聚氨酯）所组成。本分类不包括内有填加药物（如：抗菌剂）、填加的生物制剂（如：生长因子）或由取自动物的材料的闭塞用伤口敷料。

(b) 分类。Ⅰ类（一般控制）。本设备豁免于第878.9节的本章第807部分的子部分E中的上市前通告过程。

第878.4022节　水凝胶伤口敷料与烧伤敷料。

(a) 定义。水凝胶伤口敷料与烧伤敷料是用于覆盖伤口、吸收伤口分泌液的消毒或非消毒器材，从而控制出血或体液损失以及保护伤口豁免于擦破、摩擦、干燥与污染的影响。它由吸水性聚合物或其他材料与水（至少50%）一同制作的非可再吸收基片所组成，且能够吸收分泌液。本分类不包括内有填加药物（如：抗菌剂）、填加的生物制剂（如：生长因子）或由取自动物的材料的水凝胶伤口敷料。

(b) 分类。Ⅰ类（一般控制）。本设备豁免于第878.9节的本章第807部分的子部分E中的上市前通告过程。

第 878.4025 节　硅胶板。

(a) 定义。硅胶板预期用于处理闭合的过度增生性（肥大的和瘢痕疙瘩）瘢痕。

(b) 分类。Ⅰ类（一般控制）。本设备豁免于第 878.9 节的本章第 807 部分的子部分 E 中的上市前通告过程。

第 878.4040 节　手术服。

(a) 定义。手术服是在手术过程中手术室工作人员所穿的的服装，用于保护患者与工作人员豁免于传播微生物、体液与微粒材料。其具体例子有手术帽、头巾、口罩、长袍、手术室鞋与鞋套、隔离口罩与长袍。手术套装（一般称为清洗服）不包括在内。

(b) 分类。(1) Ⅱ类（特殊控制），对手术长袍与手术口罩来说。

(2) Ⅰ类（一般控制），对除了手术长袍与手术口罩之外的手术服来说。本 Ⅰ 类器械豁免于第 878.9 节的本章第 807 部分的子部分 E 中的上市前通告过程。

第 878.4100 节　器官袋。

(a) 定义。器官袋是在外科手术过程中作为器官的临时性容器而使用的软质塑料袋子，可防止水分损失。

(b) 分类。Ⅰ类（一般控制）。本设备豁免于第 878.9 节的本章第 807 部分的子部分 E 中的上市前通告过程。

第 878.4160 节　外科照相机与附件。

(a) 定义。外科照相机与附件是用于记录手术过程的设备。

(b) 分类。Ⅰ类（一般控制）。本设备豁免于第 878.9 节的本章第
807 部分的子部分 E 中的上市前通告过程。

第 878.4200 节　注射／排液导管与附件。

(a) 定义。注射／排液导管与附件是将非药物流体引入体腔（而非
血管）、由体腔内排出体液或评价某些生理状况的柔性单腔或多
腔管路。其例子包括冲洗与排液导管、小儿科导管、腹膜导管（包
括透析导管）以及其他的普通外科导管。注射／排液导管附件可
用于辅助本设备的操作或将其插入体内。附件的例子包括接合器、
连接器与导管针头。

(b) 分类。Ⅰ类（一般控制）。本设备豁免于第 878.9 节的本章第
807 部分的子部分 E 中的上市前通告过程。

第 878.4300 节　可植入式夹子。

(a) 定义。可植入式夹子是用于连接体内组织起辅助愈合作用的器
械，它不可吸收。

(b) 分类。Ⅱ类。

第 878.4320 节　可拆式皮肤夹。

(a) 定义。可拆式皮肤夹是临时用于连接组织起辅助愈合作用的夹
子状器械，它不可吸收。

(b) 分类。Ⅰ类（一般控制）。本设备豁免于第 878.9 节的本章第
807 部分的子部分 E 中的上市前通告过程。

第 878.4340 节　美容用接触式冷却系统。

(a) 定义。美容用接触式冷却系统是冷却垫和真空或机械按摩器的组合设备，用于破坏在非侵入性美容中使用的脂肪细胞。

(b) 分类。Ⅱ类（特殊控制）。对本设备的特殊控制是 FDA 的"行业和 FDA 工作人员指南；Ⅱ类特殊控制指南文件：美容用接触式冷却系统。"关于该指南文件的可用性，参阅本章的第 878.1(e) 节。

第 878.4350 节　冷冻手术装置与附件。

(a) 定义——(1) 带有液氮冷冻器与附件的冷冻手术装置。带有液氮冷冻器与附件的冷冻手术装置是在外科手术过程中通过给予极寒冷的温度可达到破坏组织的目的的设备。

(2) 带有一氧化二氮冷冻器与附件的冷冻手术装置。带有一氧化二氮冷冻器与附件的冷冻手术装置是在外科手术过程中（包括泌尿科应用）通过给予极寒冷的温度可达到破坏组织的目的的设备。

(3) 带有二氧化碳冷冻器或二氧化碳干冰敷抹器与附件的冷冻手术装置。带有二氧化碳冷冻器或二氧化碳干冰敷抹器与附件的冷冻手术装置是在外科手术过程中通过给予极寒冷的温度可达到破坏组织的目的的设备。本设备可用于治疗某些疾病状况，如：肿瘤、皮肤癌、痤疮瘢痕或血管瘤（新形成的血管所组成的良性肿瘤）以及影响外阴、阴道或子宫颈组织的各种良性或恶性妇产科疾病。本设备不使用于泌尿科应用。

(b) 分类。Ⅱ类。

第 878.4360 节　用于降低化疗后脱发可能性的头皮冷却系统。

(a) 定义。用于降低化疗后脱发可能性的头皮冷却系统是一种处方设备，预期用于降低使用化疗剂（可引起脱发）进行化疗时的脱发频率和严重度。

(b) 分类——Ⅱ类（特殊控制）。本设备的特殊控制包括：

(1) 非临床性能试验必须证实设备符合所有设计规范和性能要求，并证实设备可在预期使用条件下按预期运行。该信息必须包括可证实温度控制机制准确度的试验。

(2) 性能试验必须证实设备的电磁兼容性和电气安全性。

(3) 必须执行软件验证、确认和危害分析。

(4) 必须证实患者接触的设备组件具有生物相容性。必须提供材料名称。

(5) 标签必须包含以下信息：

(i) 描述出现头皮转移潜在风险的声明；

(ii) 已证实设备有效的患者人群和化疗剂／方案信息；

(iii) 与设备使用相关的非临床和／或临床试验总结；

(iv) 设备技术参数总结，包括温度冷却范围和冷却持续时间；

(v) 与使用设备有关的设备和手术相关不良事件总结；

(vi) 关于设备如何操作和典型治疗过程的信息。

(6) 必须提供患者标签，且患者标签必须包括：

(i) 相关禁忌证、警告、注意事项和不利影响／并发症；

(ii) 关于设备如何操作和典型治疗过程的信息；

(iii) 存在有效性临床证据的患者人群信息；

(iv) 与使用设备相关的潜在风险和受益；

(v) 术后护理指导；

(vi) 描述出现头皮转移潜在风险的声明。

第 878.4370 节　手术铺巾与铺巾附件。

(a) 定义。手术铺巾与铺巾附件是由天然或合成材料制作的，可用做保护患者的遮盖物，如将手术切口部位与微生物或其他污染物相隔离。本器材包括塑料伤口保护巾（附着在手术切口周围的皮肤上或者放置在伤口处遮盖其暴露的边缘）与附带医用手指套的乳胶铺巾（用于经尿道前列腺切除术过程中允许外科医生将手指重复插入直肠内）。

(b) 分类。Ⅱ 类。

第 878.4380 节　铺巾黏合剂。

(a) 定义。铺巾黏合剂是涂在皮肤上黏结手术铺巾的材料。

(b) 分类。Ⅰ 类（一般控制）。本器械豁免于第 878.9 节的本章第 807 部分的子部分 E 中的上市前通告过程。

第 878.4400 节　电外科切割与凝结设备与附件。

(a) 定义。电外科切割与凝结设备与附件是通过采用高频电流切除组织以及控制出血的设备。

(b) 分类。Ⅱ类。

第 878.4410 节　低能量超声伤口清洁器。

(a) 定义。低能量超声伤口清洁器是一种利用超声能量使溶液蒸发，以产生气雾来清理和维持伤口清创的设备。低阶超声能量可借助盐雾施于伤口上。

(b) 分类。Ⅱ类（特殊控制）。特殊控制是 FDA 的指南文件"Ⅱ类特殊控制指南文件：低能量超音波伤口清洁器。"关于该指南文件的可用性，参阅本章的第 878.1 (e) 节。

第 878.4420 节　非处方美容用高频电刀。

(a) 定义。非处方美容用高频电刀是一种利用射频能量在组织内产生局部化热量供无创美容使用的设备。

(b) 分类。Ⅱ类（特殊控制）。本设备的特殊控制包括：

(1) 非临床性能数据必须证实设备符合所有设计规范和性能要求。必须测试以下性能特征：过热、功率准确度、射频、脉冲周期、波形、脉冲持续时间和设备表征参数。

(2) 标签理解和自我选择性能评价必须证实，预期非处方使用者能够理解包装标签并正确选择供标示麻醉使用的设备。

(3) 可用性性能评价必须证实，非处方使用者仅阅读使用指示即可正确使用设备来处理标示的麻醉使用。

(4) 临床性能评价必须证实，设备可在预期使用条件下执行预期功能，以实现预期麻醉效果。

(5) 必须证实与患者接触的设备组件具有生物相容性。

(6) 必须确认设备清洁说明。

(7) 必须提供性能数据来证实设备的电磁兼容性和电气安全性，包括机械完整性。

(8) 必须执行软件验证、确认和危害分析。

(9) 标签必须包括：

(i) 确保非处方使用者安全使用设备的警告、注意事项和禁忌证。

(ii) 设备用于非标示麻醉使用用途的安全性和有效性尚不清楚的声明。

(iii) 用于确定各标示麻醉应用的有效性和临床信息总结以及发现的不良事件。

第 878.4440 节　眼垫。

(a) 定义。眼垫是由各种材料（如：纱布或棉花）制作的垫子所组成的器材，作为眼部的绷带，以保护眼睛及吸收分泌物。

(b) 分类。Ⅰ类（一般控制）。本器械豁免于第 878.9 节的本章第 807 部分的子部分 E 中的上市前通告过程。

第 878.4450 节　内用不可吸收的纱布。

(a) 定义。内用不可吸收的纱布是由网眼织物所制作的器材，可在人体内部或手术切口处使用或者应用于内部器官或组织，以控制出血、吸收液体或者保护器官与结构豁免于擦伤、干燥或污染。

本器材是由不少于 50% 的棉、纤维素或纤维素的单一化学衍生物以及含有可探测 X 射线的成分的材料编织而成。

(b) 分类。Ⅰ类（一般控制）。本器械豁免于第 878.9 节的本章第 807 部分的子部分 E 中的上市前通告过程。

第 878.4452 节　临时体内用非吸收性膨胀性止血海绵。

(a) 定义。临时体内用非吸收性膨胀性止血海绵是一种处方设备，预期用于临时性放入不适合使用止血带的接合的不可压缩伤口以控制出血，直到获取外科治疗。海绵接触血液后膨胀填充伤口腔，并提供物理屏障和有利于凝块形成的压力。本设备由无菌的非吸收性不透射线的压缩海绵构成，可包括有助于送入伤口的投药器。

(b) 分类。Ⅱ类（特殊控制）。本设备的特殊控制包括：

(1) 性能数据必须证实接触患者组件的生物相容性。
(2) 性能数据必须证实接触患者组件的无菌性，包括内毒素和致热原评估。
(3) 性能数据必须通过证实在申报的货架寿命内设备的患者接触组件的持续无菌性、包装完整性和设备功能性来支持设备稳定性。
(4) 材料特征评估必须足以支持预期使用条件下的安全性。评估必须包括：

(i) 材料规格；

(ii) 免疫原性；

(iii) 动物源性材料的病毒灭活。

(5) 非临床性能数据必须证实设备可在预期使用条件下按预期运行。必须测试以下性能特征：

(i) 吸收力；

(ii) 膨胀程度；

(iii) 机械特性；

(iv) 胀力 / 压力；

(v) 射线不透性；

(vi) 展开 / 输送功能。

(6) 体内性能数据必须通过验证设备可在预期使用条件下按预期运行来证实其使用安全、有效。相应的分析 / 测试必须证实产品：可控制出血，没有助长不利的局部或全身效应，并且可从伤口中完全取出。必须测试以下性能特征：

(i) 展开；

(ii) 出血控制；

(iii) 射线不透性；

(iv) 可取回性；

(v) 局部和全身效应评估。

(7) 人为因素测试和分析必须确认，设备设计和标签足以供紧急
救护人员通过展开设备以及外科医生从伤口中取出设备加以合理
使用。

(8) 标签必须包括：

(i) 关于紧急救护人员展开和外科医生取回操作的具体说明；

(ii) 安全使用设备所需的警告、注意事项和限制；

(iii) 关于设备如何操作和典型治疗过程的信息；

(iv) 与设备使用相关的体内和人为因素测试的详细总结；

(v) 可确保完整取出设备的相应成像信息；

(vi) 使用期限／货架寿命。

第 878.4460 节　外科医生手套。

(a) 定义。外科医生手套是由天然橡胶或合成橡胶制作而成，由手
术室工作人员佩戴，以保护手术伤口豁免于污染。不应在手套上
使用润滑粉末或撒粉剂。

(b) 分类。Ⅰ类（一般控制）。

第 878.4470 节　外科医生手套乳剂。

(a) 定义。外科医生手套乳剂是在医生穿戴手套之前，润滑医生双

手的油膏。

(b) 分类。Ⅰ 类（一般控制）。本器材豁免于第 878.9 节的本章第 807 部分的子部分 E 中的上市前通告过程。

第 878.4480 节　润滑外科医生手套用的可吸收粉末。

(a) 定义。润滑外科医生手套用的可吸收粉末是符合《美国药典》（U.S.P.）中可吸收粉末技术标准的玉米淀粉所制作的粉末，它可用于在医生穿戴手套之前润滑医生双手。本粉末可通过生物学降解而得到吸收。

(b) 分类。Ⅲ 类。

(c) 要求注明 PMA 日期或 PDP 结束的通告。自 1976 年 5 月 28 日起，在本器材在进行商业销售之前要求依照法案第 515 部分进行正式批准。请参阅第 878.3 节。

第 878.4490 节　可吸收止血剂与敷料。

(a) 定义。可吸收止血剂与敷料是可加快血液凝固过程从而达到止血效果的器材。它为可吸收材料。

(b) 分类。Ⅲ 类。

(c) 要求注明 PMA 日期或 PDP 结束的通告。自 1976 年 5 月 28 日起，在本器材在进行商业销售之前要求依照法案第 515 部分进行正式批准。请参阅第 878.3 节。

第 878.4493 节 可吸收的聚（乙交酯／L- 丙交酯）手术
缝合线。

(a) 定义。可吸收的聚（乙交酯／L- 丙交酯）手术缝合线（PGL
缝合线）是由乙交酯与共聚物（90% 乙交酯与 10% L- 丙交酯制造）
的均聚合物配制与合成的可吸收无菌软线，可用于软组织缝合。
PGL 缝合线符合《美国药典》(U.S.P.) 要求，这一点在 U.S.P. 的"可
吸收的手术缝合线专著"中已有说明，它可为单丝或复丝的形式；
可加涂层或不加涂层；可由 FDA 批准的颜料填加剂进行染色或不
染色。同样，缝合线也可配备标准针头或不配备。

(b) 分类。Ⅱ类（特殊控制）。对本设备的特殊控制是 FDA 的"行
业和 FDA 工作人员指南；Ⅱ类特殊控制指南文件：手术缝合线。"
关于该指南文件的可用性，参阅本章的第 878.1(e) 节。

第 878.4494 节 利用基因重组技术生产的可吸收聚羟基
丁酸酯外科缝线。

(a) 定义。可吸收聚羟基丁酸酯外科缝线是利用脱氧核糖核酸
（DNA）重组技术分离原核细胞所得物质制成的可吸收外科缝线。
该设备用于一般软组织对合及缝合。

(b) 分类。Ⅱ类（特殊控制）。对本设备的特殊控制是 FDA 指南
文件"Ⅱ类特殊控制指南文件：利用基因重组技术生产的可吸
收聚羟基丁酸酯外科缝线。"关于该指南文件的可用性，参阅第
878.1 (e) 节。

第 878.4495 节 不锈钢缝合线。

(a) 定义。不锈钢缝合线是由 316L 不锈钢组成的带针头或不带针
头的不可吸收式手术缝合线，在 U.S.P. 中线号为从 12-0 号到 10 号，

或者实质上相当于不锈钢缝合线，可用于腹部伤口缝合、肠吻合、疝气修复以及关闭胸骨。

(b) 分类。Ⅱ类（特殊控制）。对本设备的特殊控制是 FDA 指南文件"Ⅱ类特殊控制指南文件：手术缝合线；行业和 FDA 工作人员指南。"关于该指南文件的可用性，参阅第 878.1(e) 节。

第 878.4520 节　可注射的聚四氟乙烯。

(a) 定义。可注射的聚四氟乙烯是由聚四氟乙烯组成的可注射的糊剂假体材料，用于扩大或重建声带。

(b) 分类。Ⅲ类。

(c) 要求注明 PMA 日期或 PDP 结束的通告。自 1976 年 5 月 28 日起，在本器材在进行商业销售之前要求依照法案第 515 部分进行正式批准。请参阅第 878.3 节。

第 878.4580 节　手术灯。

(a) 定义。手术灯（包括固定装置）是用于手术过程中对手术野或患者提供可视照明的设备。

(b) 分类。Ⅱ类。

第 878.4590 节　美容用聚焦超声刺激器系统。

(a) 定义。美容用聚焦超声刺激器系统是一种利用聚焦超声波在组织和细胞内引起局部机械运动，进而产生局部热量进行供预期无创美容用途的组织凝结或机械细胞膜破坏的设备。

(b) 分类。Ⅱ类（特殊控制）。对本设备的特殊控制是 FDA 的"Ⅱ类特殊控制指南文件：美容用聚焦超声刺激器系统。"关于该指南文件的可用性，参阅本章的第 878.1 (e) 节。

第 878.4630 节　皮肤病用紫外线灯。

(a) 定义。皮肤病用紫外线灯是用于对人体进行紫外线辐照的设备（包括固定装置），用于皮肤病治疗过程中药物的光敏化（如果与本设备一同使用的药物标签上标有本设备与药物一起使用的详细说明的话）。

(b) 分类。Ⅱ类。

第 878.4635 节　日光浴灯产品和预期用于日光浴灯
产品的紫外线灯。

(a) 定义。日光浴灯产品包含一个或多个用于照射人体活体的紫外线（UV）灯，通过在空气中发射波长介于 200~400 nm 之间的紫外线来诱发皮肤晒黑。该定义包括日晒床和日光浴场。预期用于日光浴灯产品中的紫外线灯为可在空气中发射波长介于 200~400 nm 之间的紫外线的任意一种灯。

(b) 分类。Ⅱ类（特殊控制）。日光浴灯和预期用于日光浴灯产品的紫外线灯的特殊控制包括：

(1) 进行可证实以下信息的性能测试：

(i) 设备符合适当的输出性能规范，如波长、能量密度和灯寿命；

(ii) 设备的安全特征，如可限制紫外线照射和警报以及执行正确功能的计时器。

(2) 证实设备在预防使用者受伤方面具有机械安全性。

(3) 证实软件验证、确认和危害分析。

(4) 证实设备具有生物相容性。

(5) 证实设备在其预期使用环境下的电气安全性和电磁兼容性。

(6) 标签—— (i) 日光浴灯产品。(A) 下文的警告声明必须显示在所有日光浴灯产品上，并且必须放在黑框内。该声明必须永久性粘贴或刻印在完全装配可用的产品上，以便清晰可辨，并且使接触紫外线照射的人员能够在使用产品前即可易于查看。在产品的预期寿命周期内应保持足够耐久性以使声明清晰可辨。声明应显著出现在正常使用条件下的部件或面板上，以便当人员暴露在接近设备的地方时易于查看（不管日晒床天蓬（或日光浴场的门）是否打开或关闭），且文本的高度至少应为 10mm。设备上的标签必须包括以下声明：

注意：18 周岁以下人员禁止使用此种日光浴灯产品。

(B) 制造商应在使用说明书中提供关于两次使用之间对日光浴灯产品的清洁和消毒的确认说明。

(ii) 日光浴灯产品和预期用于日光浴灯产品的紫外线灯。日光浴灯产品和预期用于日光浴灯产品的紫外线灯的制造商应在发售的日光浴灯产品和预期用于日光浴灯产品的紫外线灯使用说明书以及所有消费者指导目录、技术规格表、描述性宣传册和网页中提供或使之提供以下禁忌证和警告声明：

(A) "禁忌证：18 周岁以下人员禁用本产品。"

(B) "禁忌证:如果皮肤破损或有开放性创伤，则不得使用本产品。"

(C) "警告：罹患皮肤癌或有皮肤癌家族史的人员不得使用本产品。"

(D) "警告：连续暴露于紫外线照射的人员，应定期进行皮肤癌评估。"

(c) 性能标准。日光浴灯产品和预期用于日光浴灯产品的紫外线灯应符合本章第 1040.20 节的电子产品性能标准。

第 878.4660 节　皮肤马克笔。

(a) 定义。皮肤马克笔是用于在患者皮肤上写字的笔状器具，如：规划手术切口部位或标记解剖部位以进行血压精确测量。

(b) 分类。Ⅰ类（一般控制）。本设备豁免于第 878.9 节的本章第 807 部分的子部分 E 中的上市前通告过程。

第 878.4670 节　内部组织标记器。

(a) 定义。内部组织标记器是处方使用器械，在普通外科手术前或期间预期用于区分内部组织的选定部位。

(b) 分类。Ⅱ类（特殊控制）。本器械的特殊控制包括：

(1) 必须证实器械具有生物相容性。必须提供材料名称和具体标识号。

(2) 性能试验必须证实器械按预期运行标记所指示的组织。

(3) 性能数据必须证实器械的无菌性。

(4) 性能数据必须通过证实在申报货架寿命内的无菌性、包装完整性、器械功能性和材料稳定性来支持器械的货架寿命。

(5) 标签必须包括：

(i) 在内部使用前器械不得用于非无菌表面的警告；

(ii) 使用期限 / 货架寿命；

(iii) 必须在器械上直接标贴仅一次性使用的标签。

第 878.4680 节　无源、单一患者用便携式抽吸装置。

(a) 定义。无源、单一患者用便携式抽吸装置是由手动操作的塑料的一次性抽空系统所组成的设备，用于提供真空对手术伤口进行抽吸导液。

(b) 分类。Ⅰ类（一般控制）。本设备豁免于第 878.9 节的本章第 807 部分的子部分 E 中的上市前通告过程。

第 878.4683 节　用于负压创面治疗的无源抽吸装置。

(a) 定义。用于负压创面治疗的无源抽吸装置是通过在伤口上运用负压来去除流体（包括伤口渗出液、灌洗液和感染物质）而进行伤口处理的设备。它可进一步用于伤口、烧伤、皮瓣和移植的处理。

(b) 分类。Ⅱ类（特殊控制）。对本设备的特殊控制是 FDA 的"Ⅱ类特殊控制指南文件：用于负压创面治疗的无源抽吸装置（NPWT）。"关于该指南文件的可用性，参阅本章的第 878.1(e) 节。

第878.4700节　外科显微镜与附件。

(a) 定义。外科显微镜与附件是在手术过程中所使用的交流供电式设备，其作用是对手术视野进行放大。

(b) 分类。Ⅰ类（一般控制）。本设备豁免于第878.9节的本章第807部分的子部分E中的上市前通告过程。

第878.4730节　外科皮肤去油剂或胶带溶剂。

(a) 定义。外科皮肤去油剂或胶带溶剂是由诸如1,1,2-三氯-1,2,2-三氟乙烷、1,1,1-三氯乙烷以及带矿物精油的1,1,1-三氯乙烷之类的液体所组成的，用于溶解表面皮肤上的油脂或胶带。

(b) 分类。Ⅰ类（一般控制）。本器材豁免于第878.9节的本章第807部分的子部分E中的上市前通告过程。

第878.4750节　植入式钉。

(a) 定义。植入式钉是用于连接内部组织起辅助愈合作用的钉样器械。它不可吸收。

(b) 分类。Ⅱ类。

第878.4755节　吸收式肺活体检查插头。

(a) 定义。预成型（固化）吸收式肺活体检查插头预期用于在手术切除和闭合与经皮、经胸穿刺针肺活体检查相关的胸腔穿刺过程中提供准确的标记活体检查部位。在活体检查通道内展开后，插头膨胀填充活体检查孔隙，并留在适当位置直至再吸收。

(b) 分类。Ⅱ类（特殊控制）。本器械的特殊控制包括：

(1) 器械的设计特征必须确保几何形状和材料组成与预期用途一致。

(2) 性能试验必须证实器械的展开符合附带标签的指示，包括指示的引导针，并证实在临床相关环境下的膨胀和再吸收特征。

(3) 体内评价必须证实器械的性能特征，包括插头不会过早地再吸收或移动的能力以及气胸率。

(4) 无菌试验必须证实器械的无菌性以及灭菌过程对插头物理特性的影响。

(5) 货架寿命试验必须证实器械的货架寿命，包括插头的物理特性。

(6) 必须证实器械具有生物相容性。

(7) 标签必须包括与器械使用有关的器械和手术相关并发症的详细总结及适当警告。标签必须包括兼容引导针的标识。

第 878.4760 节　可拆式皮肤钉。

(a) 定义。可拆式皮肤钉是用于临时连接体外组织起辅助愈合作用的扒钉样器械，它不可吸收。

(b) 分类。Ⅰ类（一般控制）。本设备豁免于第 878.9 节的本章第 807 部分的子部分 E 中的上市前通告过程。

第 878.4780 节　有源抽吸泵。

(a) 定义。有源抽吸泵是用于由伤口处除去有传染性的材料或者由患者呼吸道或呼吸支持系统除去液体的便携式、交流供电或压缩空气驱动的设备。本设备可在手术过程中或在患者床旁使用。本设备可包括微生物过滤器。

(b) 分类。Ⅱ类。

第878.4790节 用于改善橘皮组织外观的有源外科器械。

(a) 定义。用于改善橘皮组织外观的电动外科器械是一种处方器械，用于控制皮下组织释放，以改善橘皮组织的外观。器械由电动机供电的切割工具和器械引导工具组成，以控制橘皮组织凹陷或凹窝下方的皮下组织切割部位。

(b) 分类。Ⅱ类（特殊控制）。本器械的特殊控制包括：

(1) 必须进行非临床试验来证实器械符合所有设计规范和性能要求，并证实器械的耐用性和机械完整性。

(2) 器械的体内评价必须证实器械性能，包括释放方法的安全性以及治疗部位的失血。

(3) 必须证实可能接触患者的所有器械元件均具有生物相容性。

(4) 必须证实器械的电气安全性和电磁兼容性。

(5) 标签必须包括体内评价数据总结和所有器械特定警告、注意事项和／或禁忌证。

(6) 器械的无菌性和货架寿命试验必须证实患者接触组件的无菌性以及这些组件的货架寿命。

第878.4800节 常用手动手术器械。

(a) 定义。常用手动手术器械是无动力装置、手持或手操纵的器械，或者可重复使用或者为一次性的，主要用于各种常见手术过程。本类器械包括敷涂器、夹式灌肠器、活检刷、手动去瘢痕刷、擦洗刷、套管、皮肤移植扩展器、结扎线输送钳、凿子、夹钳、收缩器、刮匙、切割刀具、解剖器、起子、锉刀、镊子、圆凿、器械导子、针导、锤子、止血钳、截断钩、结扎线传送与打结器械、刀子、手术刀、短锤、一次性或可重复使用的抽吸与注射针头、一次性或可重复使用的缝合针、骨凿、老虎钳、锉刀、固定器、牵引器、锯子、解剖刀片、解剖刀柄、一体式解剖刀、勒除器、压舌板、纤维切断机、一次性或可重复使用的剥离器、探针、胃肠缝合器械、皮尺与卡尺。对于专科使用的手术器械分别在第 868 部分至第 892 部分的规章中进行分类。

(b) 分类。Ⅰ类（一般控制）。本设备豁免于第 878.9 节的本章第 807 部分的子部分 E 中的上市前通告过程。

第 878.4810 节 普通外科与整形外科以及皮肤病中所使用的激光手术器械。

(a) 定义。(1) 普通外科与皮肤病所使用的二氧化碳激光是通过二氧化碳发出的光能来切割、破坏或移除组织的激光设备。

(2) 皮肤病用氩激光是通过氩气发出的光能来破坏或凝结组织的激光设备。

(b) 分类。(1) Ⅱ类。

(2) Ⅰ类，对于本类激光中作为发射激光的介质而使用的专用激光气体混合物来说。属于段落 (b)(2) 的设备豁免于从属于第 878.9 节的本章第 807 部分的子部分 E 中的上市前通告过程。

第 878.4820 节 手术器械电机与附件。

(a) 定义。手术器械电机与附件是在手术过程中提供动力使各种附件运转以切割硬组织或骨或软组织的交流供电、电池供电或空气驱动的设备。附件可包括圆头锉、凿子（骨凿）、去瘢痕刷、皮刀、钻头、锤头、打钉器与锯条。

(b) 分类。Ⅰ类（一般控制）。本设备豁免于第 878.9 节的本章第
807 部分的子部分 E 中的上市前通告过程。

第 878.4830 节　可吸收的手术肠缝合线。

(a) 定义。可吸收的手术肠缝合线（普通的与含三价铬的）是取自
牛的结缔组织层或羊肠的黏膜下层纤维组织的可吸收、已消毒的
软线，用于软组织缝合。

(b) 分类。Ⅱ类（特殊控制）。对本设备的特殊控制是 FDA 指南文
件"Ⅱ类特殊控制指南文件：手术缝合线；行业和 FDA 工作人员
指南。"关于该指南文件的可用性，参阅第 878.1(e) 节。

第 878.4840 节　可吸收性聚对二氧环己酮手术缝合线。

(a) 定义。可吸收性聚对二氧环己酮外科缝线是一种取自聚酯高分
子量聚合物（对二氧环己酮）的可吸收、无菌、可弯曲的单丝软
线，用于缝合软组织，包括预期生长的小儿心血管组织及眼科手
术。其可能有 / 无涂覆材料、或有 / 无染色，可能提供或不提供
附加针头。

(b) 分类。Ⅱ类（特殊控制）。对本器械的特殊控制是 FDA 的"Ⅱ
类特殊控制指南文件：手术缝合线；行业和 FDA 工作人员指南。"
关于该指南文件的可用性，参阅本章的第 878.1 (e) 节。

第 878.4930 节　缝合线固位装置。

(a) 定义。缝合线固位装置是诸如固位桥、外科纽扣或缝合线支持
垫之类的器械，用于通过在患者身体较大区域内分配缝合线张力
而辅助伤口愈合。

(b) 分类。Ⅰ类（一般控制）。本设备豁免于第 878.9 节的本章第 807 部分的子部分 E 中的上市前通告过程。

第 878.4950 节　手动手术台与附件以及手动手术椅与附件。

(a) 定义。手动手术台与附件以及手动手术椅与附件是无源的设备（通常具有活动部件），用于在诊断检查或手术过程中支撑患者身体。

(b) 分类。Ⅰ类（一般控制）。本设备豁免于第 878.9 节的本章 807 部分的子部分 E 中的上市前通告过程。

第 878.4960 节　手术台与附件以及手术椅与附件。

(a) 定义。手术台与附件以及手术椅与附件是交流驱动或空气驱动的设备（通常带有活动部件），用于诊断检查或手术过程中支撑与固定患者。

(b) 分类。Ⅰ类（一般控制）。本设备豁免于第 878.9 节的本章 807 部分的子部分 E 中的上市前通告过程。

第 878.5000 节　不可吸收的聚（乙烯对苯二酸盐）外科　　　　　　　　　缝合线。

(a) 定义。不可吸收的聚（乙烯对苯二酸盐）外科缝合线是取自高分子量、长链、线性聚酯（具有再生性芳香环作为整体组成）的纤维的多纤维丝、不可吸收的、已消毒软线，可用于软组织缝合。聚（乙烯对苯二酸盐）外科缝合线符合 U.S.P. 要求，这一点在 U.S.P. 不可吸收外科缝合线的专著中已经说明；缝合线可加上涂层或无涂层；也可用 FDA 认可的适当的颜料填加剂进行染色或不染色。同样，缝合线也可配备或不配备标准针头。

(b) 分类。Ⅱ类（特殊控制）。对本器械的特殊控制是 FDA 的"Ⅱ
类特殊控制指南文件：手术缝合线；行业和 FDA 工作人员指南。"
关于该指南文件的可用性，参阅本章的第 878.1(e) 节。

第 878.5010 节　不可吸收的聚丙烯手术缝合线。

(a) 定义。不可吸收的聚丙烯手术缝合线是取自长链聚烯烃聚合
体（称为聚丙烯）的单纤维丝、不可吸收的、已消毒软线，可
用于软组织缝合。聚丙烯手术缝合线符合 U.S.P. 要求，这一点在
U.S.P. 不可吸收手术缝合线的专著中已经说明；缝合线可用 FDA
认可的适当的颜料填加剂进行染色或不染色；也可配备或不配备
标准针头。

(b) 分类。Ⅱ类（特殊控制）。对本器械的特殊控制是 FDA 的"Ⅱ
类特殊控制指南文件：手术缝合线；行业和 FDA 工作人员指南。"
关于该指南文件的可用性，参阅本章的第 878.1(e) 节。

第 878.5020 节　不可吸收的聚酰胺手术缝合线。

(a) 定义。不可吸收的聚酰胺手术缝合线是取自长链脂肪族聚合体
尼龙 6 与尼龙 6,6 的不可吸收的、已消毒的软线，可用于软组织
缝合。聚酰胺手术缝合线符合 U.S.P. 要求，这一点在 U.S.P. 不可
吸收外科缝合线的专著中已经说明；缝合线可为单丝或复丝的形
式；缝合线可加上涂层或无涂层；也可用 FDA 认可的适当的颜料
填加剂进行染色或不染色。同样，缝合线也可配备或不配备标准
针头。

(b) 分类。Ⅱ类（特殊控制）。对本器械的特殊控制是 FDA 的"Ⅱ
类特殊控制指南文件：手术缝合线；行业和 FDA 工作人员指南。"
关于该指南文件的可用性，参阅本章的第 878.1(e) 节。

第 878.5030 节 不可吸收的天然蚕丝手术缝合线。

(a) 定义。不可吸收的天然蚕丝手术缝合线是由称为蚕丝蛋白的有机蛋白质所组成的不可吸收的、已消毒的软质复丝线。本蛋白质取自蛾属的家养品种家蚕。不可吸收的天然蚕丝手术缝合线可用于软组织缝合。不可吸收的天然蚕丝手术缝合线符合 U.S.P. 要求，这一点在 U.S.P. 不可吸收外科缝合线（Ⅰ类）的专著中已经说明；不可吸收的天然蚕丝手术缝合线可编织或搓捻；缝合线可加上涂层或无涂层；也可用 FDA 认可的适当的颜料填加剂进行染色或不染色。

(b) 分类。Ⅱ类（特殊控制）。对本器械的特殊控制是 FDA 的 "Ⅱ类特殊控制指南文件 : 手术缝合线 ; 行业和 FDA 工作人员指南。" 关于该指南文件的可用性，参阅本章的第 878.1(e) 节。

第 878.5035 节 不可吸收的扩张式聚四氟乙烯手术缝合线。

(a) 定义。不可吸收的扩张式聚四氟乙烯（ePTFE）手术缝合线是取自 ePTFE 的单纤维丝、不可吸收的、已消毒软线，可用于软组织缝合与结扎，包括心血管手术在内。可用已批准的颜料填加剂染色或不染色，可配备或不配备附属针头。

(b) 分类。Ⅱ类（特殊控制）。对本器械的特殊控制是 FDA 的 "Ⅱ类特殊控制指南文件 : 手术缝合线 ; 行业和 FDA 工作人员指南。" 关于该指南文件的可用性，参阅本章的第 878.1(e) 节。

第 878.5040 节 抽吸脂肪成形系统。

(a) 定义。抽吸脂肪成形系统是用于美容的设备。本设备由电动抽吸泵（在排气管处有一微生物过滤器以及在收集瓶与安全闸之间的连接管内有一微生物在线过滤器）、收集瓶、套管以及连接管所组成。微生物过滤器、管路、收集瓶以及套管必须能够根据患者的不同而更换。电动抽吸泵有一最小功率为 1/3 马力的电机，可变的真空范围是 0 至 29.9 英寸汞柱、真空控制阀调节带真空计的真空、单或双旋转叶片（有或无油）、单或双隔板、单或双活塞以及安全闸。

(b) 分类。Ⅱ类（特殊控制）。一致标准和标签规定。

子部分 F——治疗器械

第 878.5070 节　手术室空气处理装置。

(a) 定义。手术室空气处理装置是用于产生定向的、非湍流空气的设备，空气已被过滤，除去其中的微粒与微生物，从而使手术室内无污染物，减少患者感染的可能性。

(b) 分类。Ⅱ类。

第 878.5350 节　针型脱毛器。

(a) 定义。针型脱毛器是将电流施加至插近皮肤下毛干以及插进真皮乳头的微小针头上破坏毛发真皮乳头的设备。该电流可为高频交流电流、高频交流电流叠加直流电流或者仅为直流电流。

(b) 分类。Ⅰ类（一般控制）。本设备豁免于第 878.9 节的本章第 807 部分的子部分 E 中的上市前通告过程。

第 878.5360 节　镊子型脱毛器。

(a) 定义。镊子型脱毛器是用于除去毛发的电设备。用于除去毛发的镊子尖端所提供的能量可为射频、直流或者射频与直流相结合的能量。

(b) 分类。Ⅰ类（一般控制）。本设备豁免于第 878.9 节的本章第 807 部分的子部分 E 中的上市前通告过程。

第 878.5400 节　低能级美容激光系统。

(a) 定义。用于无创美容使用的低能级美容激光系统是利用低能级激光能量来破坏脂肪层内的脂肪细胞，以从这些细胞中释放出脂肪和油脂。

(b) 分类。Ⅱ类（特殊控制）。对本器械的特殊控制是 FDA 的"行业和 FDA 员工指南；Ⅱ类特殊控制指南文件：低能级麻醉用激光系统。"关于该指南文件的可用性，参阅本章的第 878.1(e) 节。

第 878.5650 节　四肢用局部氧气室。

(a) 定义。四肢用局部氧气室是包裹患者肢体、在比大气压略大一点的压强下局部施加潮湿的氧气、从而助于慢性皮肤溃疡或褥疮得以愈合的设备。

(b) 分类。Ⅱ类（特殊控制）。对本器械的特殊控制是 FDA 的"Ⅱ类特殊控制指南文件：四肢用局部氧气室。"关于该指南文件的可用性，参阅本章的第 878.1(e) 节。

第 878.5900 节　非充气式止血带。

(a) 定义。非充气式止血带是由一带子或橡皮管所组成的器械，紧紧缠绕在患者肢体周围，以减少血液循环。

(b) 分类。Ⅰ类（一般控制）。本设备豁免于第 878.9 节的本章第

807 部分的子部分 E 中的上市前通告过程。

第 878.5910 节　充气式止血带。

(a) 定义。充气式止血带是由压力调节装置、连接管与充气式袖带所组成的空气驱动器械。袖带可缠绕在患者肢体周围，且充气时可减少或完全闭塞手术过程中的血液循环。

(b) 分类。Ⅰ 类（一般控制）。本设备豁免于第 878.9 节的本章第 807 部分的子部分 E 中的上市前通告过程。

相关法规：21 U.S.C. 351、360、360c、360e、360j、360l、371。

来源：53 FR 23872，1988 年 6 月 24 日，除非另有说明。

第 880 部分 ｜ 分章 H——医疗器械
医院与个人用常规设备

子部分 A——通用条款

第 880.1 节　范围。

(a) 本部分阐明了市场上销售的人体用医院与个人用常规设备的分类。

(b) 本部分规章中的设备定义不是对现在或将来受制于本规章的每一个设备的准确描述。依照第 807 部分提交上市前通告申请的制造商不能仅说明设备是通过本章节标题和本部分规章的标识条款进行精确描述的，还应按第 807.87 节要求说明设备实质上等同于其他设备的理由。

(c) 为避免重复登记列名，具有两种或多种用途（如：既作为诊断设备又作为治疗设备使用）的医院与个人用常规设备仅列在一个子部分中。

(d) 除非另有注明，本部分《美国联邦法规汇编》规章章节参考了

第 21 卷的第 I 章。

(e) 可以从以下网址获取本部分引用的指南文件：http://
www.fda.gov/MedicalDevices/ DeviceRegulationandGuidance/
GuidanceDocuments/default.htm。

第 880.3 节　上市前审批要求的生效日期。

对于本部分中归类为 III 类（要求上市前审批）的设备，在归类此
设备的规章中指明的日期之后不应上市销售，除非制造商获得法
案第 515 部分规定的批准（除非获得法案第 520(g)(2) 条授予的豁
免权）。法案第 515 部分规定的批准包括 FDA 发布的一项命令批
准该设备的上市前审批（PMA）或者宣布该设备的产品研发方案
（PDP）完成。

(a) 在 FDA 要求对法案修订版制定日期之前上市销售的设备或者
实质上等同于该类设备的设备须获取法案第 515 部分规定的批准
之前，FDA 必须在法案第 515(b) 部分项下发布一项规章要求获取
此类批准，本部分第 (b) 段落规定的情形除外。法案第 515(b) 部
分项下的该规章在其发布之后 90 天的宽限期内或者在将该设备
归类为 III 类的规章生效后第 30 个月的最后一天前(以较晚者为准)
不应生效。详见法案的第 501(f)(2)(B) 条。据此，除非本部分中将
设备归类为 III 类的规章中指明了上市前审批要求的生效日期，否
则，该设备无需 FDA 发布一项批准 PMA 申请的命令或者宣布该
设备的 PDP 结束即可上市销售。如果 FDA 在法案第 515(b) 部分
项下发布一项规章要求设备获取上市前审批，则法案的第 501(f)(1)
(A) 条适用于该设备。

(b) 任何在 1976 年 5 月 28 日或之后上市销售的、无实质上等同设

备的新设备，包括先前销售的、但实质上已经改变的设备，依照法令（法案第 513(f) 部分）不必经过宽限期而归类为Ⅲ类，且在 FDA 发布一项批准 PMA 申请的命令或宣布设备 PDP 结束后，方可上市销售该设备，除非设备重新分类。如果 FDA 知晓市场上销售的某设备因为新的预期用途或其他原因可以归为本部分定义的"新"设备，则 FDA 可基于该设备的新用途将其法定分类编纂为Ⅲ类。据此，Ⅲ类设备的规章规定自 1976 年 5 月 28 日即法案修订版制定日期起，该等设备必须获取法案第 515 部分规定的批准方可上市销售。

第 880.9 节　豁免《联邦食品药品和化妆品法案》（简称法案）510(k) 部分的规定的限制条件。

针对普通型Ⅰ类或Ⅱ类设备，仅限满足下述情形的设备豁免于上市前通告（法案第 510(k) 部分）的要求：设备具有已上市销售的同类设备现有的或可合理预见的特性；或针对体外诊断设备，使用设备造成的误诊不应导致高发病率或死亡率。据此，针对下述情形，FDA 已经授权豁免于上市前通告要求的已上市销售的Ⅰ类或Ⅱ类设备的制造商在州际销售该设备之前必须向 FDA 提交上市前通告：

(a) 设备的某项预期用途不同于已合法上市销售的同类设备的预期用途；例如：设备预期用于一个不同的医疗目的，或者设备预期给外行使用，而原预期用途仅限医疗保健专业人士操作。

(b) 改良设备与已合法上市销售的同类设备相比采用不同的基本科学技术操作；例如：某外科器械用激光束而不是锋利的金属刀片切割组织，或者某体外诊断设备利用脱氧核糖核酸（DNA）探针或核酸杂交技术而不是培养或免疫测定技术检查或鉴别传染物；

或者

(c) 设备为预期用于以下方面的体外设备：

(1) 用于肿瘤性疾病的诊断、监测或者筛查，免疫组织化学设备除外；

(2) 用于家族性或后天获得性遗传病的筛查或诊断，包括先天的新陈代谢问题；

(3) 用于测定作为筛查、诊断或监测威胁生命的疾病的替代标记物的分析物，如：艾滋病（AIDS）、慢性或活动性肝炎、肺结核或心肌梗死，或者用于监测治疗；

(4) 用于评估心血管疾病的风险；

(5) 用于糖尿病管理；

(6) 使用临床材料直接鉴别或推测微生物的性质；

(7) 用于检测除免疫球蛋白 G（IgG）以外的微生物抗体，或者用于 IgG 测定（当结果为非定性或者用于确定免疫性或者试剂盒预期用于除血清或血浆以外基质时）；

(8) 用于本章第 812.3(k) 条规定的非侵入式检验；以及

(9) 用于患者旁检验（床旁检验）。

子部分 B ［保留］

子部分 C——医院与个人用常规监测设备

第 880.2200 节　液晶式额头温度带。

(a) 定义。液晶式额头温度带是放在人体额头用来表明是否出现发烧或者监测人体温度变化的器械。本设备显示与皮肤表面温度变化相对应的热敏式液晶的颜色变化。液晶（为胆甾醇酯类）密封在塑料内。

(b) 分类。Ⅱ类（特殊控制）。本设备豁免于第 880.9 节的本章第 807 部分的子部分 E 中的上市前通告过程。

第 880.2400 节　卧床患者监测器。

(a) 定义。卧床患者监测器是放置在床垫下面的电池供电式设备，当患者试图离开床面时，此设备通过警报或其他信号来表明这一信息。

(b) 分类。Ⅰ类（一般控制）。本设备豁免于第 880.9 节的本章第 807 部分的子部分 E 中的上市前通告过程。

第 880.2420 节　重力自流输液系统用电子监测仪。

(a) 定义。重力自流输液系统用电子监测仪是用于监测输入患者体内液体量的设备。本设备由电子传感器与信号放大、调节与显示的设备所组成。

(b) 分类。Ⅱ类（性能标准）。

第 880.2460 节　电动脊髓液压力监测仪。

(a) 定义。电动脊髓液压力监测仪是通过使用将脊髓液压力转换为电信号的传感器来测量脊髓液压力的电动设备。本设备包括信号放大、调节与显示设备。

(b) 分类。Ⅱ类（性能标准）。

第 880.2500 节　脊髓液压力计。

(a) 定义。脊髓液压力计是用于测量脊髓液压力的设备。本设备使用中空的针头（插入脊柱液空隙内）将脊髓液与有刻度的柱体相连，这样可通过读取液体的高度来测量压力。

(b) 分类。Ⅱ类（性能标准）。

第 880.2700 节　立式患者秤。

(a) 定义。立式患者秤是用于医疗目的的设备，可用于称量站在秤平台上的患者的体重。

(b) 分类。Ⅰ类（一般控制）。本设备豁免于第 880.9 节的本章第 807 部分的子部分 E 中的上市前通告过程。本设备也豁免于本章第 820 部分中的当前良好厂商实践规章的质量体系法规要求，除了第 820.180 节（关于记录的通用要求）与 820.198 节（关于投诉文件）之外。

第 880.2720 节　患者体重秤。

(a) 定义。患者体重秤是用于医疗目的的设备，可用于测量不能够站在秤上的患者的体重。普通型设备包括放置在床下称量床与患者两者重量的秤、患者可由吊索抬离床面进行称量的秤以及将患者放置在秤平台上进行称量的秤。本设备可为机械式、电池供电式或交流供电式，它可包括传感器、电信号放大、调节与显示设备。

(b) 分类。Ⅰ类（一般控制）。本设备豁免于第 880.9 节的本章第 807 部分的子部分 E 中的上市前通告过程。

第 880.2740 节　手术海绵秤。

(a) 定义。手术海绵秤是用来称量手术过程中吸收了血液的手术海绵的重量的非电动设备，这样通过与已知重量的干海绵进行比较，就可估计出患者手术过程中所损失的血液的量。

(b) 分类。Ⅰ类（一般控制）。本设备豁免于第 880.9 节的本章第 807 部分的子部分 E 中的上市前通告过程。本设备也豁免于本章第 820 节中的当前良好厂商实践规章的质量体系法规要求，除了第 820.180 节（关于记录的通用要求）与第 820.198 节（关于投诉文件）之外。

第 880.2800 节　消毒过程指示器。

(a) 生物消毒过程指示器——(1) 定义。生物消毒过程指示器是由保健人员所使用的设备，以对产品通过消毒过程而进行消毒以及监测消毒的充分性。本设备由已知数目的微生物、消毒模式的已知阻力、在运载工具之内或之上以及密封在保护性包装之内。在适当的条件下，微生物随后的生长或死亡情况表明消毒的充分性。

(2) 分类。Ⅱ类（性能标准）。

(b) 物理 / 化学消毒过程指示器——(1) 定义。物理 / 化学消毒过程指示器是由保健人员所使用的设备，以对产品通过消毒过程而进行消毒以及监测消毒过程的一个或更多个参数。这些参数所测定的消毒条件的充分性可由本设备内可见的变化而得到指示。

(2) 分类。Ⅱ类（性能标准）。

第 880.2900 节　临床用变色温度计。

(a) 定义。临床用变色温度计是用于测量患者口腔、直肠或腋窝体温的一次性器械。本器械采用密封在塑料或金属条一端内的热敏化学品来记录体温。体热可使热敏稳定的化学品产生颜色改变。

(b) 分类。Ⅰ类（一般控制）。本设备豁免于第 880.9 节的本章第 807 部分的子部分 E 中的上市前通告过程。

第 880.2910 节　临床用电子体温计。

(a) 定义。临床用电子体温计是用于测量患者体温的设备，其方式是将传感器与电信号放大、调节与显示装置相耦合。传感器可在拆卸式探头内（有或无一次性盖子）。

(b) 分类。Ⅱ类（性能标准）。

第 880.2920 节　临床用水银温度计。

(a) 定义。临床用水银温度计是根据水银热膨胀的原理测量口腔、直肠或腋窝体温的设备。

(b) 分类。Ⅱ类（特殊控制）。本设备豁免于第 880.9 节的本章第 807 部分的子部分 E 中的上市前通告过程。

第 880.2930 节　Apgar 定时器。

(a) 定义。Apgar 定时器是用于提醒保健人员对新生儿进行 Apgar 新生儿评分的设备。

(b) 分类。Ⅰ类（一般控制）。本设备豁免于第 880.9 节的本章第 807 部分的子部分 E 中的上市前通告过程。本设备也豁免于本章

第 820 部分中的当前良好厂商实践规章的质量体系法规要求, 除了第 820.180 节 (关于记录的通用要求) 与第 820.198 节 (关于投诉文件) 之外。

子部分 D~E　[保留]

子部分 F——医院与个人用常规治疗设备

第 880.5025 节　I.V. 容器。
(a) 定义。I.V. 容器是由塑料或玻璃制造的容器, 用于容纳给予患者的液体混合物 (经血管内给药装置)。

(b) 分类。Ⅱ类 (性能标准)。

第 880.5045 节　医用再循环空气清洁器。
(a) 定义。医用再循环空气清洁器是用于除去医疗用空气中微粒的设备。本设备可通过静电沉淀或过滤的方式执行其功能。

(b) 分类。Ⅱ类 (性能标准)。

第 880.5075 节　弹性绷带。
(a) 定义。弹性绷带是由长的平坦带子或经弹性处理材料制作的管子组成的器械, 可用于支持及敷压患者身体的一部分。

(b) 分类。Ⅰ类 (一般控制)。本器械豁免于第 880.9 节的本章第807 部分的子部分 E 中的上市前通告过程。本器械也豁免于本章第 820 部分中的当前良好厂商实践规章的质量体系法规要求, 除了第 820.180 节 (关于记录的通用要求) 与第 820.198 节 (关于投诉文件）之外。

第 880.5090 节　液体绷带。

(a) 定义。液体绷带是液体、半流体或粉末与液体相结合的无菌器材，用于覆盖皮肤开口或者作为烧伤的敷料。本器材也可用做局部皮肤保护剂。

(b) 分类。Ⅰ类（一般控制）。当仅用做皮肤保护剂时，本器材豁免于第 880.9 节的本章第 807 部分的子部分 E 中的上市前通告过程。

第 880.5100 节　交流驱动可调式病床。

(a) 定义。交流驱动可调式病床是用于医疗目的的设备，它由带内置电机的床与可由患者操作调节床的高度及床面外形的遥控装置所组成。本设备包括移动式与可锁定护栏。

(b) 分类。Ⅱ类（特殊控制）。本设备豁免于第 880.9 节的本章第 807 部分的子部分 E 中的上市前通告过程。

第 880.5110 节　液压可调式病床。

(a) 定义。液压可调式病床是用于医疗目的的设备，它由具有液压结构（由护理人员操作调节床的高度与床面外形）的床所组成。本设备包括移动式与可锁定护栏。

(b) 分类。Ⅰ类（一般控制）。本设备豁免于第 880.9 节的本章第 807 部分的子部分 E 中的上市前通告过程。

第 880.5120 节　手动可调式病床。

(a) 定义。手动可调式病床是用于医疗目的的设备，它由具有手动结构（由护理人员操作调节床的高度与床面外形）的床所组成。本设备包括移动式与可锁定护栏。

(b) 分类。Ⅰ类（一般控制）。本设备豁免于第 880.9 节的本章第 807 部分的子部分 E 中的上市前通告过程。本设备也豁免于本章第 820 部分中的当前良好厂商实践规章的质量体系法规要求，除了第 820.180 节（关于记录的通用要求）与第 820.198 节（关于投诉文件）之外。

第 880.5130 节　婴幼儿辐射式加温器。

(a) 定义。婴幼儿辐射式加温器是由红外线加热部件所组成的设备，用于放置在婴幼儿上方，以辐射热的形式维持婴幼儿体温。本设备也可包括温度监测传感器、热输出控制结构以及警报系统（婴幼儿温度、手动模式（如果有的话）、未加热警报），以分别提醒操作人员温度超过或低于设置的温度、超过或低于手动模式时间限制值以及设备部件故障。本设备也可放置在小儿科病床上方或者作为一个整体植入床内。

(b) 分类。Ⅱ类（特殊控制）：

(1) 医疗器械促进协会（AAMI）对婴幼儿辐射式加温器的自发标准；
(2) 与本章第 801.109 节相一致的规定声明（限制为按国家确认的执业医师的医嘱使用）；
(3) 标签注明仅由保健机构以及受过使用本设备专业培训的人员使用。

第 880.5140 节　小儿科病床。

(a) 定义。小儿科病床是用于医疗目的的设备，它由用于小儿科患者使用的床或婴儿床所组成，床上带有固定的端轨与可移动及可锁定的护栏。床面的外形可调。

(b) 分类。Ⅱ类（特殊控制）。本设备豁免于第 880.9 节的本章第 807 部分的子部分 E 中的上市前通告过程。

第 880.5150 节　无源悬浮治疗床垫。

(a) 定义。无源悬浮治疗床垫是用于医疗目的的床垫，床垫内有空气、液体或其他材料，其作用是支撑患者，避免对某一身体部位产生过大的压力。本设备可用于治疗或预防压疮。

(b) 分类。Ⅰ类（一般控制）。本设备豁免于第 880.9 节的本章第 807 部分的子部分 E 中的上市前通告过程。本设备也豁免于本章第 820 部分中的当前良好厂商实践规章的质量体系法规要求，除了第 820.180 节（关于记录的通用要求）与第 820.198 节（关于投诉文件）之外。

第 880.5160 节　治疗医用绷带。

(a) 定义。治疗医用绷带通常是由布料制作的，可用于医疗目的，可由捆结进行固定，这样它可支撑身体的下部分或者将敷料固定在其位置。普通型的绷带包括腹带、胸带与会阴带。

(b) 分类。Ⅰ类（一般控制）。本器械豁免于第 880.9 节的本章第 807 部分的子部分 E 中的上市前通告过程。如果本器械没有贴标签或者以其他方式标记为已消毒的话，它可豁免于本章第 820 部分中的当前良好厂商实践规章的质量体系法规要求，除了第

820.180 节（关于记录的通用要求）与第 820.198 节（关于投诉文件）之外。

第 880.5180 节　烧伤被单。

(a) 定义。烧伤被单是由多孔渗水材料制作的器材，用于缠裹烧伤患者，以保留体温、吸收伤口分泌液以及作为阻止污染物的屏障。

(b) 分类。Ⅰ类（一般控制）。本设备豁免于第 880.9 节的本章第 807 部分的子部分 E 中的上市前通告过程。

第 880.5200 节　血管内导管。

(a) 定义。血管内导管是由细长管以及必要的配件所组成，它可插入患者血管系统内短期使用（少于 30 天），以采集血样、监测血压或静脉内输液。本设备可由金属、橡胶、塑料或这些材料一同制作而成。

(b) 分类。Ⅱ类（性能标准）。

第 880.5210 节　血管内导管固定器械。

(a) 定义。血管内导管固定器械是具有放置在针头或导管上方的黏合剂背衬的器械，可用于保持针头或导管的中心平坦而牢靠地固定在皮肤上。

(b) 分类。Ⅰ类（一般控制）。本设备豁免于第 880.9 节的本章第 807 部分的子部分 E 中的上市前通告过程。

第 880.5240 节　医用胶带与胶布绷带。

(a) 定义。医用胶带与胶布绷带是用于医疗目的的器材，它由纺织

材料或塑料的带子组成，一面涂有黏合剂，可包括一沓无消毒剂
的手术敷料。本器材可用于覆盖及保护伤口、将伤口的皮肤边缘
聚拢到一起、支撑身体受伤部位或者将物体固定在皮肤上。

(b) 分类。Ⅰ类（一般控制）。本设备豁免于第 880.9 节的本章第
807 部分的子部分 E 中的上市前通告过程。

第 880.5270 节　新生儿眼垫。

(a) 定义。新生儿眼垫是在治疗过程中（如：光线疗法）用于覆盖
及保护婴幼儿眼睛的器材。

(b) 分类。Ⅰ类（一般控制）。本器械豁免于第 880.9 节的本章第
807 部分的子部分 E 中的上市前通告过程。如果本器械没有贴
标签或者以其他方式标记为已消毒的话，它可豁免于本章第 820
部分中的当前良好厂商实践规章的质量体系法规要求，除了第
820.180 节（关于记录的通用要求）与第 820.198 节（关于投诉文
件）之外。

第 880.5300 节　医用吸收剂纤维。

(a) 定义。医用吸收剂纤维是用于医疗目的的器材，它由棉花或合
成纤维以球或衬垫的形状制作而成，可用于将药物施加至患者身
体表面或者由患者身体表面吸收少量的体液。本类普通型器材不
包括单独用于化妆目的的吸收剂纤维。

(b) 分类。Ⅰ类（一般控制）。本器械豁免于第 880.9 节的本章第
807 部分的子部分 E 中的上市前通告过程。如果本器械没有贴
标签或者以其他方式标记为已消毒的话，它可豁免于本章第 820
部分中的当前良好厂商实践规章的质量体系法规要求，除了第

820.180 节（关于记录的通用要求）与第 820.198 节（关于投诉文件）之外。

第 880.5400 节　新生儿保温箱。

(a) 定义。新生儿保温箱是刚性的箱状外壳所组成的器械，在其内婴幼儿可保存在受控的环境中进行医疗照顾。本设备可包括交流供电加热器、使热空气循环的风扇、增加湿度的水容器、控制阀（通过它可加入氧气以及进行护理照料）。

(b) 分类。Ⅱ类（性能标准）。

第 880.5410 节　新生儿运送保温箱。

(a) 定义。新生儿运送保温箱是由便携式刚性的带有绝缘层的箱状外壳组成的设备，在其内，当运送婴幼儿进行医疗照料时可将婴儿幼保存在受控制的环境中。本设备可包括固定婴幼儿的带子、电池供电的加热器、交流式电池充电器、使温暖空气循环的风扇、增加湿度的水容器以及配备的便携式氧气瓶。

(b) 分类。Ⅱ类（性能标准）。

第 880.5420 节　静脉袋式压力输液器。

(a) 定义。静脉袋式压力输液器是由一可充气式袖带所组成的器械，它可放置在静脉袋周围。当本器械充气膨胀时，可增加它对静脉袋的压力，从而起到辅助输液的目的。

(b) 分类。Ⅰ类（一般控制）。本器械豁免于第 880.9 节的本章第 807 部分的子部分 E 中的上市前通告过程。

第 880.5430 节　非电动式液体注射器。

(a) 定义。非电动式液体注射器是保健人员所使用的非电动式器械，通过液体的窄流、高速喷射的方式进行皮下注射，可穿透皮肤表面将液体输送至体内。本器械也可用于大规模接种。

(b) 分类。Ⅱ类（性能标准）。

第 880.5440 节　血管内给药装置。

(a) 定义。血管内给药装置是通过插入患者静脉内针头或导管将容器内的液体注入患者血管系统的设备。本设备可包括针头或导管、管路、液流调节器、滴落腔、输液过滤器、静脉组旋塞阀、液体输送管道、装置各部件间的连接器、用做注射部位的侧管以及穿透及将管道连接至静脉袋或其他输液容器的中空穿刺针。

(b) 分类。Ⅱ类（特殊控制）。在本分类中，对配药混合系统的特殊控制为 FDA 指南文件，标题为"Ⅱ类器械特殊控制指南文件：配药混合系统；行业与 FDA 审评员最终指南"。归类为血管内给药装置的配药混合系统豁免于第 880.9 节的本章第 807 部分的子部分 E 中的上市前通告过程。

第 880.5445 节　血管内给药装置，自动空气排除系统。

(a) 定义。血管内给药装置，自动空气排除系统，是一种处方器械，用于检测并自动排除血管内给药装置内的空气，确保血管内液体流动不受干扰。器械包括空气识别机制、软件、空气排除机制、管路、用于收集所排出空气的装置以及解决危险情况的安全控制机制。

(b) 分类。Ⅱ类（特殊控制）。本器械的特殊控制包括：

(1) 提供论据证实与器械使用人员或预期使用人员以及器械使用条件有关的所有合理可预见危害均已充分解决，这包括：

(i) 对器械适应证、设计和技术、使用环境以及使用者的详细描述，以确定器械符合所有特殊控制。

(ii) 证实为解决器械系统危害所实施的控制措施及其原因。

(iii) 包括支持各危害控制验收标准的理由。

(iv) 可追溯性分析有助于证实所有已确定的危害至少已实施一种相应的控制措施,且所有控制措施已在最终器械设计中验证并确认。

(2) 必须执行软件验证、确认和危害分析。

(3) 必须证实直接或间接接触患者的所有器械部件均具有生物相容性。

(4) 性能数据必须证实接触组件的液路的无菌性以及这些组件的货架寿命。

(5) 器械的设计和测试必须符合电气安全和电磁兼容性（EMC）标准。

(6) 非临床性能试验数据必须证实器械可在预期使用条件下按预期运行。必须测试以下性能特征：

(i) 必须进行器械系统和组件可靠性测试。

(ii) 必须进行进液保护测试。

(iii) 必须进行安全控制测试，以证实对危险情况的充分缓解，包括传感器故障、流量控制失效、器械位置不当、器械故障、输液错误以及向患者释放空气。

(7) 人为因素确认研究必须证实使用危害已充分解决。

(8) 标签必须包含以下信息：

(i) 器械的空气鉴定和空气排除反应时间。

(ii) 器械的最小空气容积鉴定敏感性。

(iii) 器械能够可靠检测和排除空气的最小和最大流速。

(iv) 在器械空气排除操作过程中作为流速函数的任何液体损失量化。

第 880.5450 节　照料患者用逆隔离室。

(a) 定义。照料患者用逆隔离室是由房间状的外壳所组成的器械，用于阻止有害的空气传播物质进入。本器械可保护进行烧伤治疗的患者或者由于治疗或先天异常而引起的正常免疫抑制防护能力缺乏的患者。本器械包括风扇与空气过滤器，可维持外壳内的气压大于外面的气压及保持内部空气清洁。

(b) 分类。Ⅱ类（性能标准）。

第 880.5475 节　喷射式冲洗器。

(a) 定义。喷射式冲洗器是通过脉动喷射无菌液的方式来清洁伤口的设备。本设备由脉动头、连接无菌液容器的管路以及推进液体流过管路的装置（如：电动滚子泵）所组成。

(b) 分类。Ⅱ类（特殊控制）。本设备豁免于第 880.9 节的本章第 807 部分的子部分 E 中的上市前通告过程。

第 880.5500 节　交流驱动患者提升装置。

(a) 定义。交流驱动患者提升装置是固定式或移动式电动器械，用于在水平或其他要求的位置提升及将患者由一处运至另一处，如：由床运至浴室。本设备包括支撑患者的皮带与吊带。

(b) 分类。Ⅱ类（特殊控制）。本设备豁免于第 880.9 节的本章第 807 部分的子部分 E 中的上市前通告过程。

第 880.5510 节　非交流驱动的患者提升装置。

(a) 定义。非交流驱动的患者提升装置是固定式或移动式的液压、电池或机械驱动的设备，用于在水平或其他要求的位置提升及将患者由一处运至另一处，如：由床运至浴室。本设备包括支撑患者的皮带与吊带。

(b) 分类。Ⅰ类（一般控制）。本设备豁免于第 880.9 节的本章第 807 部分的子部分 E 中的上市前通告过程。

第 880.5550 节　交变压力空气悬浮床垫。

(a) 定义。交变压力空气悬浮床垫是用于医疗目的的设备，它由具多个空气室的床垫所组成，空气室可由相关的控制装置以交替的形式充气与排空，从而使人体压力的分布呈定期的、频繁以及自动改变。本设备可用于防止及治疗压疮。

(b) 分类。Ⅱ类（特殊控制）。本设备豁免于第 880.9 节的本章第 807 部分的子部分 E 中的上市前通告过程。

第 880.5560 节　温度可调式水床垫。

(a) 定义。温度可调式水床垫是用于医疗目的的设备，它由适当大小的、注满了水（水温可加热或在某些情况下冷却）的床垫所组成。本设备包括电加热与水循环部件以及选配的冷却部件。温度控制可为手动式或自动式。

(b) 分类。Ⅰ类（一般控制）。本设备豁免于第 880.9 节的本章第 807 部分的子部分 E 中的上市前通告过程。

第 880.5570 节　皮下注射单腔针头。

(a) 定义。皮下注射单腔针头是将液体注入皮下身体某部位或由身体内抽取液体的设备。本设备由一端削尖及另一端连至内孔连接器（与活塞注射器或血管内注射装置的插入连接器相配对）的金属管所组成。

(b) 分类。Ⅱ类（性能标准）。

第 880.5580 节　针灸针。

(a) 定义。针灸针是在针灸治疗实践中用于刺穿皮肤的器械。本器械是由实心的不锈钢针所组成。本器械具有连接至针头的手柄，以便于针灸治疗的进行。

(b) 分类。Ⅱ类（特殊控制）。针灸针必须符合下列的特殊控制：

(1) 标明仅供一次性使用以及符合 21 CFR 801.109 的规定要求；

(2) 器械材料的生物相容性；

(3) 器械的无菌性。

第 880.5630 节　乳头罩。

(a) 定义。乳头罩是由保护哺乳妇女乳头的罩子所组成的器械。普通型器械不包括单独用于保护哺乳妇女豁免于乳汁污染的哺乳垫。

(b) 分类。Ⅰ类（一般控制）。本设备豁免于第 880.9 节的本章第 807 部分的子部分 E 中的上市前通告过程。

第 880.5640 节　小儿进食奶嘴。

(a) 定义。小儿进食奶嘴是作为口部或面部畸形的婴幼儿进食乳头使用的器具。

(b) 分类。Ⅰ类（一般控制）。本器具豁免于第 880.9 节的本章第 807 部分的子部分 E 中的上市前通告过程。如果本器具没有贴标签或者以其他方式标记为已消毒的话，它可豁免于本章第 820 部分中的当前良好厂商实践规章的质量体系法规要求，除了第 820.180 节（关于记录的通用要求）与第 820.198 节（关于投诉文件）之外。

第 880.5680 节　小儿科位置固定器。

(a) 定义。小儿科位置固定器是固定婴幼儿或儿童在预期位置进行治疗或诊断的器械，如：辐射式加温器下的婴儿床内或在血管内给药时制止儿童运动。

(b) 分类。Ⅰ类（一般控制）。本器械豁免于本章第 820 部分中的当前良好厂商实践规章的质量体系法规要求，除了第 820.180 节（关于记录的通用要求）与第 820.198 节（关于投诉文件）之外。

第 880.5700 节　新生儿光照治疗装置。

(a) 定义。新生儿光照治疗装置是用于治疗或防止胆红素血症（血清胆红素含量上升）的设备。本设备由一个或更多个发射特定光谱带光的灯所组成，婴幼儿可放置在光线下进行治疗。普通型设备可包括患者身体与设备以及部件的支撑装置。

(b) 分类。Ⅱ类（性能标准）。

第 880.5725 节　输液泵。

(a) 定义。输液泵是保健机构所使用的设备，用于以受控的方式将液体泵入患者身体。本设备可使用活塞泵、滚子泵或蠕动泵，以及可采用电动式或机械式驱动。本设备也可利用恒力驱使液体流过窄管从而决定流量来运行。本设备可包括检测故障状态的装置，如：输液管进入空气或发生堵塞时发出警报。

(b) 分类。Ⅱ类（性能标准）。

第 880.5740 节　蛇咬伤抽吸工具箱。

(a) 定义。蛇咬伤抽吸工具箱是由刀子、抽吸设备以及用于蛇咬伤急救治疗的止血带所组成，从而除去伤口处的毒液。

(b) 分类。Ⅰ类（一般控制）。本设备豁免于第 880.9 节的本章第 807 部分的子部分 E 中的上市前通告过程。

第 880.5760 节　蛇咬伤化学冷袋工具箱。

(a) 定义。蛇咬伤化学冷袋工具箱是由化学冷袋与蛇咬伤急救治疗用的止血带所组成。

(b) 分类。Ⅲ类（上市前审批）。

(c) 要求注明 PMA 日期或 PDP 结束的通告。对于在 1976 年 5 月 28 日之前进行商业销售的蛇咬伤化学冷袋工具箱，或者在 1996 年 12 月 26 日之前已发现实质上与 1976 年 5 月 28 日之前进行商业销售的蛇咬伤化学冷袋工具箱相当的设备，都要求在 1996 年 12 月 26 日之前向美国食品药品管理局提出 PMA 或 PDP 结束的通告。其他的蛇咬伤化学冷袋工具箱在进行商业销售之前应已批准 PMA 或宣布 PDP 结束。

第 880.5780 节　医用护腿长袜。
(a) 防止大腿内血液汇聚的医用护腿长袜——(1) 定义。防止大腿内血液汇聚的医用护腿长袜是由弹性材料构造的器械，用于将受控的压力施加至大腿上，以防止大腿内血液汇聚。

(2) 分类。Ⅱ类（性能标准）。

(b) 常规医疗用医用护腿长袜——(1) 定义。常规医疗用医用护腿长袜是由弹性材料构造的器械，以将受控的压力施加至大腿上，用于除了防止大腿内血液汇聚之外的其他医疗目的。

(2) 分类。Ⅰ类。本器械豁免于第 880.9 节的本章第 807 部分的子部分 E 中的上市前通告过程。本器械也豁免于本章第 820 部分中的当前良好厂商实践规章的质量体系法规要求，除了第 820.180 节（关于记录的通用要求）与第 820.198 节（关于投诉文件）之外。

第 880.5820 节　治疗用阴囊托带。

(a) 定义。治疗用阴囊托带是用于医疗目的的器械，它由与弹性腰带相连的囊袋所组成，用于支撑阴囊（容纳睾丸的囊袋）。

(b) 分类。Ⅰ类（一般控制）。本设备豁免于第 880.9 节的本章第807 部分的子部分 E 中的上市前通告过程。本设备也豁免于本章第 820 部分中的当前良好厂商实践规章的质量体系法规要求，除了第 820.180 节（关于记录的通用要求）与第 820.198 节（关于投诉文件）之外。

第 880.5860 节　活塞式注射器。

(a) 定义。活塞式注射器是用于医疗目的的器械，它由一带有刻度的中空筒以及一活动活塞所组成。在筒的一端有一插入连接器(管口)，用于安装皮下注射单腔针头的内孔连接器（插口）。本器械可用于将液体注射进身体或由身体抽取液体。

(b) 分类。Ⅱ类（性能标准）。

第 880.5950 节　脐带闭塞器械。

(a) 定义。脐带闭塞器械是一夹子、包扎绳、带子或用于闭塞新生儿脐带内的血管的其他物品。

(b) 分类。Ⅰ类（一般控制）。本设备豁免于第 880.9 节的本章第807 部分的子部分 E 中的上市前通告过程。

第 880.5960 节　除虱工具。

(a) 定义。除虱工具是用于除去和 / 或杀死人头发与身体毛发内虱子与虱幼虫的梳子或梳子状器具。它可为电池驱动也可不是电池驱动。

(b) 分类。Ⅰ类（一般控制）。本设备豁免于第 880.9 节的本章第 807 部分的子部分 E 中的上市前通告过程。

第 880.5965 节　皮下植入式血管内输液口与导管。

(a) 定义。皮下植入式血管内输液口与导管是由与长期血管内导管相连的皮下植入式贮存器所组成的器械。本器械允许重复对血管系统进行输入液体与药物以及由血管采血。本器械由带可重新密封隔膜的门腔与出口所组成（由金属、塑料或这些材料的复合物制作）以及长期血管内导管可预先连接至端口或放置器械时连接至端口。本器械可有各种外形与尺寸可选，可设计为单腔或多腔。

(b) 分类。Ⅱ类（特殊控制）指南文件：“植入式输液端口 [510(k)] 提议指南” FDA 1990 年 10 月。

第 880.5970 节　皮下植入式长期血管内导管。

(a) 定义。皮下植入式长期血管内导管是由细长管以及必要的连接装置（如：luer 插口）与便于设备放置的附件所组成的器械。本器械允许长期（30 天或更长）重复进入血管系统，可用于液体、药物与营养成分注入体内，采集血样，监测血压与温度。本器械可由金属、橡胶、塑料、合成材料或这些材料的复合物所制造，可为单腔或多腔设计。

(b) 分类。Ⅱ类（特殊控制）指南文件：“短期与长期血管内导管上市前通告 [510(k)] 提议指南。”

子部分 G——其他医院与个人用常规设备

第 880.6025 节　吸附签。

(a) 定义。吸附签是用于医疗目的的器材，它由木、纸或塑料杆所组成，本器具可用于将药物施加给患者或由患者身上提取样本。

(b) 分类。I 类（一般控制）。本器械豁免于第 880.9 节的本章第 807 部分的子部分 E 中的上市前通告过程。如果本器械没有贴标签或者以其他方式标记为已消毒的话，它可豁免于本章第 820 部分中的当前良好厂商实践规章的质量体系法规要求，除了第 820.180 节（关于记录的通用要求）与第 820.198 节（关于投诉文件）之外。

第 880.6050 节　冰袋。

(a) 定义。冰袋是用于医疗目的的器具，它为注满了冰的容器，用于对人体某一区域进行干冷治疗。本器具还包括将冰袋保存在患者体外某一部分的支架。

(b) 分类。I 类（一般控制）。本器械豁免于第 880.9 节的本章第 807 部分的子部分 E 中的上市前通告过程。如果本器械没有贴标签或者以其他方式标记为已消毒的话，它可豁免于本章第 820 部分中的当前良好厂商实践规章的质量体系法规要求，除了第 820.180 节（关于记录的通用要求）与第 820.198 节（关于投诉文件）之外。

第 880.6060 节　医用一次性被褥。

(a) 定义。医用一次性被褥是用于医疗目的的器具，可由某一患者使用一段时间，然后丢弃。普通型的被褥包括一次性床单、床垫、枕头与枕头套、毯子、急救毯或防水被单。

(b) 分类。Ⅰ类（一般控制）。本器械豁免于第 880.9 节的本章第 807 部分的子部分 E 中的上市前通告过程。如果本器械没有贴标签或者以其他方式标记为已消毒的话，它可豁免于本章第 820 部分中的当前良好厂商实践规章的质量体系法规要求，除了第 820.180 节（关于记录的通用要求）与第 820.198 节（关于投诉文件）之外。

第 880.6070 节　床板。

(a) 定义。床板是用于医疗目的的器具，它由用于增加床坚固性的硬板组成。

(b) 分类。Ⅰ类（一般控制）。本设备豁免于第 880.9 节的本章第 807 部分的子部分 E 中的上市前通告过程。本设备也豁免于本章第 820 部分中的当前良好厂商实践规章的质量体系法规要求，除了第 820.180 节（关于记录的通用要求）与第 820.198 节（关于投诉文件）之外。

第 880.6080 节　心肺复苏板。

(a) 定义。心肺复苏板是由硬板所组成的器械，可将其放置在患者身体下部作为心肺复苏过程中的支撑物。

(b) 分类。Ⅰ类（一般控制）。本设备豁免于第 880.9 节的本章第 807 部分的子部分 E 中的上市前通告过程。本设备也豁免于本章第 820 部分中的当前良好厂商实践规章的质量体系法规要求，除了第 820.180 节（关于记录的通用要求）与第 820.198 节（关于投诉文件）之外。

第 880.6085 节　热 / 冷水瓶。

(a) 定义。热 / 冷水瓶是用于医疗目的的器具，它为注满了热水或冷水的容器，用于升温或降温身体某一区域。

(b) 分类。I 类（一般控制）。本设备豁免于第 880.9 节的本章第 807 部分的子部分 E 中的上市前通告过程。本设备也豁免于本章第 820 部分中的当前良好厂商实践规章的质量体系法规要求，除了第 820.180 节（关于记录的通用要求）与第 820.198 节（关于投诉文件）之外。

第 880.6100 节　环氧乙烷气通风橱。

(a) 定义。环氧乙烷气通风橱是由保健人员所使用的器械，它由具备通风系统的橱柜所组成，以使橱柜内的空气循环与交换，从而缩短由已经进行环氧乙烷（ETO）消毒的预包装医疗器械除去残余 ETO 所要求的时间。本设备可能包含一个用于加热循环空气的加热器。

(b) 分类。II 类（性能标准）。

第 880.6140 节　医疗椅与医疗床。

(a) 定义。医疗椅与医疗床是用于医疗目的的器械，它由非电动的无轮的椅子或床所组成，其特殊形状设计或附属装置，如：食物盘或头托，或者专用要求，如：内置升高与降低机构或可动式扶手等，为献血者、老年患者或者进行治疗或检查的患者所使用。

(b) 分类。I 类（一般控制）。本设备豁免于第 880.9 节的本章第 807 部分的子部分 E 中的上市前通告过程。本设备也豁免于本章第 820 部分中的当前良好厂商实践规章的质量体系法规要求，除了第 820.180 节（关于记录的通用要求）与第 820.198 节（关于投诉文件）之外。

第 880.6150 节　　医疗器械用超声清洁器。

(a) 定义。医疗器械用超声清洁器是通过发射高频声波来用于清洁医疗器械的设备。

(b) 分类。Ⅰ类。本设备(包括用于清洁和消毒器械所使用的溶液)豁免于第 880.9 节的本章第 807 部分的子部分 E 中的上市前通告过程。

第 880.6175 节　　[保留]。

第 880.6185 节　　铸件罩。

(a) 定义。铸件罩是用于医疗目的的器材,它由防水材料制作而成,可放置在铸件上保护铸件在大雨或淋浴过程中不致变湿。

(b) 分类。Ⅰ类（一般控制）。本器械豁免于第 880.9 节的本章第 807 部分的子部分 E 中的上市前通告过程。如果本器械没有贴标签或者以其他方式标记为已消毒的话，它可豁免于本章第 820 部分中的当前良好厂商实践规章的质量体系法规要求，除了第 820.180 节（关于记录的通用要求）与第 820.198 节（关于投诉文件）之外。

第 880.6190 节　　医用床垫罩。

(a) 定义。医用床垫罩是用于医疗目的的器具，用于保护床垫。它可为电传导式或含有杀菌剂。

(b) 分类。Ⅰ类（一般控制）。本器械豁免于第 880.9 节的本章第
807 部分的子部分 E 中的上市前通告过程。如果本器械没有贴
标签或者以其他方式标记为已消毒的话，它可豁免于本章第 820
部分中的当前良好厂商实践规章的质量体系法规要求，除了第
820.180 节（关于记录的通用要求）与第 820.198 节（关于投诉文
件）之外。

第 880.6200 节　指环切割器。

(a) 定义。指环切割器是用于医疗目的的设备，可用来切割患者手
指上的指环，以便除去指环。本设备装有保护装置以防止患者手
指受伤。

(b) 分类。Ⅰ类（一般控制）。本设备豁免于第 880.9 节的本章第
807 部分的子部分 E 中的上市前通告过程。本设备也豁免于本章
第 820 部分中的当前良好厂商实践规章的质量体系法规要求，除
了第 820.180 节（关于记录的通用要求）与第 820.198 节（关于
投诉文件）之外。

第 880.6230 节　压舌板。

(a) 定义。压舌板是用于取代舌头所处位置以便于对周围器官与组
织进行检查的器械。

(b) 分类。Ⅰ类（一般控制）。本器械豁免于第 880.9 节的本章第
807 部分的子部分 E 中的上市前通告过程。如果本器械没有贴
标签或者以其他方式标记为已消毒的话，它可豁免于本章第 820
部分中的当前良好厂商实践规章的质量体系法规要求，除了第
820.180 节（关于记录的通用要求）与第 820.198 节（关于投诉文
件）之外。

第 880.6250 节 患者检查手套。

(a) 定义。患者检查手套是用于医疗目的的一次性器械，它可戴在检查人员的手或手指上，以防患者与检查人员间交叉污染。

(b) 分类。Ⅰ类（一般控制）。

第 880.6260 节 供公众在公共卫生医疗紧急事件中使用的过滤式面罩呼吸器。

(a) 定义。供公众在公共卫生医疗紧急事件中使用的过滤式面罩呼吸器是一种一次性半遮面无源空气净化除尘呼吸器，用于覆盖佩戴者的口鼻，以帮助其减小在公众医疗紧急事件中接触空气中的致病生物微粒。本器械采用聚合材料制成，预期用于与面部紧密贴合，并通过过滤微粒物质发挥作用。

(b) 分类。Ⅱ类（特殊控制）。特殊控制是：

(1) 美国国立职业安全卫生研究所（NIOSH）证明其为无动力空气净化除尘呼吸器，根据 42 CFR 第 84 部分最小过滤效率分类为 N95。
(2)FDA 指南文件："行业和 FDA 工作人员指南；Ⅱ类特殊控制指南文件：供公众在公共卫生医疗紧急事件中使用的过滤式面罩呼吸器。"参阅第 880.1(e) 节获取本指南文件副本的信息。

第 880.6265 节 检查服。

(a) 定义。检查服是用于医疗目的的由布料、纸或其他材料制作的器材，它可由患者在医学检查过程中穿着。

(b) 分类。Ⅰ类（一般控制）。本器材豁免于第 880.9 节的本章第

807 部分的子部分 E 中的上市前通告过程。如果本器材没有贴
标签或者以其他方式标记为已消毒的话，它可豁免于本章第 820
部分中的当前良好厂商实践规章的质量体系法规要求，除了第
820.180 节（关于记录的通用要求）与第 820.198 节（关于投诉文
件）之外。

第 880.6280 节　医用鞋垫。

(a) 定义。医用鞋垫是用于医疗目的的器材，可将它放置在鞋内以
缓解运动员足部潮湿而发生感染的症状。

(b) 分类。Ⅰ类（一般控制）。本器材豁免于第 880.9 节的本章第
807 部分的子部分 E 中的上市前通告过程。

第 880.6300 节　用于传输患者身份和健康资料的植入式
无线电讯转发系统。

(a) 定义。用于传输患者身份和健康资料的植入式无线电讯转发系
统是一种用于获得患者身份和相应健康资料的器械。该系统可包
括被动植入式转发器、插入物和扫描器。植入的转发器只能用于
存储由扫描器扫入的唯一电子身份码。此身份码用来获取存储于
数据库内的患者身份及相应的健康资料。

(b) 分类。Ⅱ类（特殊控制）。对本器械的特殊控制是 FDA 的指南
文件"Ⅱ类特殊控制指南文件：用于传输患者身份和健康资料的
植入式无线电讯转发系统。"关于本指南文件的可用性，参阅本
章的第 880.1(e) 节。本器械豁免于第 880.9 节的本章第 807 部分
的子部分 E 中的上市前通告过程。

第 880.6305 节　可摄入事件标记器。

(a) 定义。可摄入事件标记器是一种处方器械，用于记录有时间戳和患者日志的事件。可摄入组件通过体内通信与体外记录器无线链接，体外记录器可记录摄入的日期和时间以及可摄入器械的唯一序列号。

(b) 分类。Ⅱ类（特殊控制）。本器械的特殊控制包括：

(1) 必须证实本器械具有生物相容性且无毒性；
(2) 非临床的、动物的和临床的试验必须提供安全性和有效性的合理保证，包括装置性能、耐用性、兼容性、可用性（人为因素测试）、事件记录和适当的装置排泄；
(3) 适当的分析和非临床试验必须确认电磁兼容性性能、无线性能和电气安全性；和
(4) 标签必须包括与装置使用相关的非临床和临床试验以及每日装置摄入最大次数的详细总结。

第 880.6310 节　医疗器械数据系统。

(a) 定义。(1) 医疗器械数据系统（MDDS）是用于提供一个或多种以下用途的器械，无需控制或更改任何所连接医疗器械的功能或参数：

(i) 医疗器械数据的电子传输；

(ii) 医疗器械数据的电子存储；

(iii) 根据预定规范将医疗器械数据从一种格式电子转换为另一种格式；或

(iv) 医疗器械数据的电子显示。

(2)MDDS 包括软件、物理通信介质（包括无线硬件）等电子或电气硬件、调制解调器、接口和通信协议。此标识不包括预期与主动患者监测联合使用的器械。

(b) 分类。Ⅰ类（一般控制）。本器械豁免于第 880.9 节的本章第 807 部分的子部分 E 中的上市前通告过程。

第 880.6315 节　远程药物管理系统。

(a) 定义。远程药物管理系统是由临床和通信软件、给药装置和药物包装组成的设备。本系统用于将患者的处方药物存储到给药装置中，允许医疗专业人士远程安排患者的处方药物，通知患者应何时服用处方药物，按照患者的指令将处方药物放到患者可获取的给药装置托盘内，并为医疗专业人士记录事件历史。本系统预期辅助医疗专业人士在家中或诊所处理患者的治疗方案。

(b) 分类。Ⅱ类（特殊控制）。特殊控制是：FDA 指南文件"行业和 FDA 工作人员指南；Ⅱ类特殊控制指南文件：远程药物管理系统。"关于本指南文件的可用性，请参阅本章的第 880.1(e) 节。

第 880.6320 节　交流供电医用检查灯。

(a) 定义。交流供电医用检查灯是用于医疗目的的交流供电设备，可用于医疗检查过程中照亮人体表面与体腔。

(b) 分类。Ⅰ类（一般控制）。本设备豁免于第 880.9 节的本章第 807 部分的子部分 E 中的上市前通告过程。

第 880.6350 节　电池供电式医用检查灯。

(a) 定义。电池供电式医用检查灯是用于医疗目的的电池供电式设备，可用于医疗检查过程中照亮人体表面与体腔。

(b) 分类。Ⅰ类（一般控制）。本设备豁免于第 880.9 节的本章第 807 部分的子部分 E 中的上市前通告过程。本设备也豁免于本章第 820 部分中的当前良好厂商实践规章的质量体系法规要求，除了第 820.180 节（关于记录的通用要求）与第 820.198 节（关于投诉文件）之外。

第 880.6375 节　患者润滑剂。

(a) 定义。患者润滑剂是用于医疗目的的器材，可用于润滑人体腔洞，以便于诊断或治疗设备的进入。

(b) 分类。Ⅰ类（一般控制）。

第 880.6430 节　液体药物分配器。

(a) 定义。液体药物分配器是用于医疗目的的器械，可用于发出标准数量的液体药物。

(b) 分类。Ⅰ类（一般控制）。本设备豁免于第 880.9 节的第 807 部分的子部分 E 中的上市前通告过程。本设备也豁免于本章第 820 部分中的当前良好厂商实践规章的质量体系法规要求，除了第 820.180 节（关于记录的通用要求）与第 820.198 节（关于投诉文件）之外。

第 880.6450 节　皮肤压力保护器。

(a) 定义。皮肤压力保护器是用于医疗目的的设备，用于减少骨隆凸上方皮肤的压力，从而减少患者出现褥疮的可能性。

(b) 分类。Ⅰ类（一般控制）。本设备豁免于第 880.9 节的本章第
807 部分的子部分 E 中的上市前通告过程。本设备也豁免于本章
第 820 部分中的当前良好厂商实践规章的质量体系法规要求，除
了第 820.180 节（关于记录的通用要求）与第 820.198 节（关于
投诉文件）之外。

第 880.6500 节　医用紫外线空气清洁器。

(a) 定义。医用紫外线空气清洁器是用于医疗目的的设备，用于将
细菌暴露于紫外线辐射的环境中达到破坏细菌的目的。

(b) 分类。Ⅱ类（性能标准）。

第 880.6600 节　紫外线（UV）辐射室式消毒设备。

(a) 定义。紫外线（UV）辐射室式消毒设备用于通过剂量控制紫
外线照射对非多孔设备表面进行低水平的表面消毒。该分类不包
括用于医疗环境下整个房间消毒的独立的开放式室式紫外线辐射
消毒设备。

(b) 分类 ——Ⅱ类（特殊控制）。本器械的特殊控制包括：

(1) 以下的性能试验必须证实：

(i) 辐射室在操作过程中控制紫外线辐射剂量的能力。

(ii) 辐射室在整个微生物挑战试验过程中的消毒性能。

(iii) 用于处理的设备具有紫外线相容性的证据。

(iv) 对清洗和消毒程序的确认。

(v) 设备在清洗和消毒后可按照所有规范运行的能力。

(vi) 设备是否产生臭氧（若产生，按照 21 CFR 801.415，"最大可接受臭氧浓度"适用）。

(2) 必须执行相应的软件验证、确认和危害分析。

(3) 适当的分析和 / 或测试必须确认设备在其预期使用环境下的电气安全、机械安全和电磁兼容性。

(4) 标签必须包括：

(i) 紫外线危害警告标记。

(ii) 对所有显示屏和 / 或用户界面标签的解释。

(iii) 设备安全互锁解释。

(iv) 对所有消毒周期信号、注意和警告的解释。

(v) 设备操作程序。

(vi) 预期紫外线灯运行生命周期标识和根据需要更换紫外线灯的程序说明。

(vii) 防止紫外线灯故障或失效需遵守的程序。

(viii) 含汞紫外线灯的处置程序（若适用）。

(ix) 对与设备产生的紫外线辐射剂量相容并且可在辐射室设备中安全进行低水平紫外线辐射消毒的特定设备的标识。

(x) 设备在紫外线辐射室设备中消毒时所需准备的描述。

(xi) 对用于设备的成功性能测试中的特定微生物的标识。

(xii) 经确认的器械清洗和消毒说明。

第 880.6710 节　医用紫外线净水器。

(a) 定义。医用紫外线净水器是基于医疗目的、借由紫外线辐射来杀死水中细菌的设备。

(b) 分类。II 类（性能标准）。

第 880.6730 节　人体废弃物容器。

(a) 定义。人体废弃物容器是用于医疗目的的器械，它不与人体相连，可用于收集卧床患者的人体废弃物。

(b) 分类。I 类（一般控制）。本设备豁免于第 880.9 节的本章第 807 部分的子部分 E 中的上市前通告过程。本设备也豁免于本章第 820 部分中的当前良好厂商实践规章的质量体系法规要求，除了第 820.180 节（关于记录的通用要求）与第 820.198 节（关于投诉文件）之外。

第 880.6740 节　有源真空体液抽吸装置。

(a) 定义。有源真空体液抽吸装置是用于吸引、排出或体液采样的设备。本设备可由体外真空源提供动力。普通型设备包括真空调节器、真空收集瓶、抽吸导管与导管头、连接用吸引软管、刚性吸引头、样本捕集器、非侵入式管路以及抽吸调节器（带量表）。

(b) 分类。Ⅱ 类（特殊控制）。本设备豁免于第 880.9 节的本章第 807 部分的子部分 E 中的上市前通告过程。

第 880.6760 节　保护性约束器。

(a) 定义。保护性约束器包括但不局限于腕带、踝套、内防护衣、手套、直夹克、人体 / 肢体固定器或其他类型的绑带，是用于医疗目的的器材，可限制患者在治疗与检查所要求的范围内运动或者保护患者或其他人员。

(b) 分类。Ⅰ 类（一般控制）。

第 880.6775 节　有源患者传送设备。

(a) 定义。有源患者传送设备是由有轮担架与动力装置所组成的设备，它带有伸展在长滚筒上的宽的软带，滚筒可在患者下面自己向前进，从而将患者在水平位置在最小的干扰之内传送至担架。

(b) 分类。Ⅱ 类（特殊控制）。本设备豁免于第 880.9 节的本章第 807 部分的子部分 E 中的上市前通告过程。

第 880.6785 节　手动患者传送设备。

(a) 定义。手动患者传送设备是由有轮担架与机械装置所组成的设备，可将患者放在其上，这样可使患者在水平位置在最小的干扰之内传送至担架。

(b) 分类。Ⅰ类（一般控制）。本设备豁免于第 880.9 节的本章第 807 部分的子部分 E 中的上市前通告过程。本设备也豁免于本章第 820 部分中的当前良好厂商实践规章的质量体系法规要求，除了第 820.180 节（关于记录的通用要求）与第 820.198 节（关于投诉文件）之外。

第 880.6800 节　人体废弃物容器洗涤器。

(a) 定义。人体废弃物容器洗涤器是用于医疗目的的器械，可用于清洁人体废弃物的容器，如：便盆。本器械由固定在墙上的带门（通过门可将人体废物容器放入）的卫生设备所组成。当门关闭时，可用热水、蒸汽或杀菌剂对人体废弃物容器进行清洁处理。

(b) 分类。Ⅰ类（一般控制）。本设备豁免于第 880.9 节的本章第 807 部分的子部分 E 中的上市前通告过程。本设备也豁免于本章第 820 部分中的当前良好厂商实践规章的质量体系法规要求，除了第 820.180 节（关于记录的通用要求）与第 820.198 节（关于投诉文件）之外。

第 880.6820 节　医用一次性剪刀。

(a) 定义。医用一次性剪刀是用于医疗目的的常规切割用一次性器械。普通型器械不包括手术剪刀。

(b) 分类。Ⅰ类（一般控制）。本设备豁免于第 880.9 节的本章第 807 部分的子部分 E 中的上市前通告过程。

第 880.6850 节　消毒包。

(a) 定义。消毒包（包裹、消毒包装、袋或附件）是用来缠裹保健人员已消毒过其他医疗设备的器械。它可允许对缠裹的医疗器械进行消毒，也可在使用医疗器械之前，保证缠裹的医疗器械的无菌性。

(b) 分类。Ⅱ类（性能标准）。

第 880.6860 节　环氧乙烷气消毒器。

(a) 定义。环氧乙烷气消毒器是由保健人员使用利用环氧乙烷（ETO）来对医疗产品进行消毒的不可携带器械。

(b) 分类。Ⅱ类（性能标准）。

第 880.6870 节　干热式消毒器。

(a) 定义。干热式消毒器是由保健人员通过干热的方法对医疗产品进行消毒的器械。

(b) 分类。Ⅱ类（性能标准）。

第 880.6880 节　蒸汽消毒器。

(a) 定义。蒸汽消毒器（高压灭菌器）是由保健人员通过蒸汽加压的方法对医疗产品进行消毒的设备。

(b) 分类。Ⅱ类（性能标准）。

第 880.6885 节　液态化学消毒剂 / 高浓度消毒剂。

(a) 定义。液态化学消毒剂 / 高浓度消毒剂是在患者使用前对关键

与半关键医疗器械进行处理的最后一步所使用的杀菌剂。关键器
械在使用过程中通常与无菌的组织或体腔相接触。半关键器械在
使用过程中与黏膜或不完整的皮肤相接触。

(b) 分类。Ⅱ类（特殊控制）。对液态化学消毒剂 / 高浓度消毒剂
与用户信息及培训的上市前通告（法案 510(k)）提议的内容与格
式指南。

第 880.6890 节　一般用途的消毒剂。

(a) 定义。一般用途的消毒剂是用于处理非关键医疗器械与设备表
面的杀菌剂。一般用途的消毒剂可在关键医疗器械或半关键医疗
器械进行最后消毒或高浓度消毒之前用于对这些器械进行预清洁
或净化处理。非关键医疗器械仅与完整皮肤进行局部接触。

(b) 分类。Ⅰ类（一般控制）。本设备豁免于第 880.9 节的本章第
807 部分的子部分 E 中的上市前通告过程。

第 880.6900 节　手抬式担架。

(a) 定义。手抬式担架是由轻质车架或者带布或金属平台（患者躺
在其上）的两个杆所组成的器械。

(b) 分类。Ⅰ类（一般控制）。本设备豁免于第 880.9 节的本章第
807 部分的子部分 E 中的上市前通告过程。本设备也豁免于本章
第 820 部分中的当前良好厂商实践规章的质量体系法规要求，除
了第 820.180 节（关于记录的通用要求）与第 820.198 节（关于
投诉文件）之外。

第 880.6910 节　有轮担架。

(a) 定义。有轮担架是由安装在有轮框架上的平台所组成的器械，用于在水平位置运送患者。本设备可有护栏、输液器械支架以及患者固定带。框架在救护车内可固定或可折叠使用。

(b) 分类。Ⅱ类（特殊控制）。本设备豁免于第 880.9 节的本章第 807 部分的子部分 E 中的上市前通告过程。

第 880.6920 节　注射器针头导入器。

(a) 定义。注射器针头导入器是利用弹簧负荷结构将皮下注射针头驱进患者身体皮下预定深度的器械。

(b) 分类。Ⅱ类（性能标准）。

第 880.6960 节　冲洗用注射器。

(a) 定义。冲洗用注射器是用于医疗目的的器械，它由具有整体的或可拆卸管的活塞式注射器所组成。本器械可用于冲洗、抽取液体或将液体注入体腔或伤口。

(b) 分类。Ⅰ类（一般控制）。本器械豁免于第 880.9 节的本章第 807 部分的子部分 E 中的上市前通告过程。如果本器械没有贴标签或者以其他方式标记为已消毒的话，它也可豁免于本章第 820 部分中的当前良好厂商实践规章的质量体系法规要求，除了第 820.180 节（关于记录的通用要求）与第 820.198 节（关于投诉文件）之外。

第 880.6970 节　液晶式静脉定位器。

(a) 定义。液晶式静脉定位器是用于表明静脉位置的设备，其原理是通过显示热敏液晶的颜色变化来揭示皮肤表面温度的变动。

(b) 分类。Ⅰ类（一般控制）。本设备豁免于第 880.9 节的本章第 807 部分的子部分 E 中的上市前通告过程。

第 880.6980 节　静脉稳定装置。

(a) 定义。静脉稳定装置是由带有两个非侵入式尖头的平坦塑料片所组成的器械。本器械可放置在皮肤上，以便尖头位于静脉的两侧，使静脉稳定，从而将皮下注射针头插入静脉内。

(b) 分类。Ⅰ类（一般控制）。本器械豁免于第 880.9 节的本章第 807 部分的子部分 E 中的上市前通告过程。如果本器械没有贴标签或者以其他方式标记为已消毒的话，它也可豁免于本章第 820 部分中的当前良好厂商实践规章的质量体系法规要求，除了第 820.180 节（关于记录的通用要求）与第 820.198 节（关于投诉文件）之外。

第 880.6990 节　输液架。

(a) 定义。输液架是用于支持输液液体、输液附件或其他医疗器械的固定式或移动式架子。

(b) 分类。Ⅰ类（一般控制）。本设备豁免于第 880.9 节的本章第 807 部分的子部分 E 中的上市前通告过程。

第 880.6991 节　医用清洗装置。

(a) 定义。医用清洗装置为用于一般医疗用途，旨在清洗及干燥手术器械、麻醉设备、器皿和其他医疗器械的设备。

(b) 分类。Ⅱ类（特殊控制）。对本器械的特殊控制是 FDA 指南文件"Ⅱ类特殊控制指南文件：医用清洗装置及医用清洗消毒器。"本器械豁免于第 880.9 节的本章第 807 部分的子部分 E 中的上市前通告过程。

第 880.6992 节　医用清洗消毒器。

(a) 定义。医用清洗消毒器为用于一般医疗用途，旨在清洗、去污、消毒及干燥手术器械、麻醉设备、器皿和其他医疗器械的设备。

(b) 分类。Ⅱ类（特殊控制）。对本器械的特殊控制是 FDA 指南文件"Ⅱ类特殊控制指南文件：医用清洗装置及医用清洗消毒器。"

(1) 用于清洗、高水平消毒及干燥手术器械、麻醉设备、器皿和其他医疗器械的医用清洗消毒器。

(2) 用于清洗、低水平或中水平消毒及干燥手术器械、麻醉设备、器皿和其他医疗器械的医用清洗消毒器豁免于第 880.9 节的本章第 807 部分的子部分 E 中的上市前通告过程。

相关法规：21 U.S.C. 351、360、360c、360e、360j、371。

来源：45 FR 69682，1980 年 10 月 21 日，除非另有说明。

第 882 部分 | 分章 H——医疗器械
神经科器械

子部分 A——通用条款

第 882.1 节　范围。

(a) 本部分阐明了市场上销售的人体用神经科器械的分类。

(b) 本部分规章中的设备定义不是对现在或将来受制于本规章的每一个设备的准确描述。依照第 807 部分提交上市前通告申请的制造商不能仅说明设备是通过本章节标题和本部分规章的标识条款进行精确描述的，还应按第 807.87 节要求说明设备实质上等同于其他设备的理由。

(c) 为避免重复登记列名，具有两种或多种用途（如：既作为诊断设备又作为治疗设备使用）的神经科器械仅列在一个子部分中。

(d) 除非另有注明，本部分《美国联邦法规汇编》规章章节参考了第 21 卷的第 I 章。

(e) 可以从以下网址获取本部分引用的指南文件：http://
www.fda.gov/MedicalDevices/DeviceRegulationandGuidance/
GuidanceDocuments/default.htm。

第 882.3 节　上市前审批要求的生效日期。

对于本部分中归类为Ⅲ类（要求上市前审批）的设备，在归类此
设备的规章中指明的日期之后不应上市销售，除非制造商获得法
案第 515 部分规定的批准（除非获得法案第 520(g)(2) 条授予的
豁免权）。法案第 515 部分规定的批准包括 FDA 发布一项命令批
准该设备的上市前审批（PMA）或者宣布该设备的产品研发方案
（PDP）完成。

(a) 在 FDA 要求对法案修订版制定日期之前上市销售的设备或者
实质上等同于该类设备的设备须获取法案第 515 部分规定的批准
之前，FDA 必须在法案第 515(b) 部分项下发布一项规章要求获取
此类批准，本部分第 (b) 段落规定的情形除外。法案第 515(b) 部
分项下的该规章在其发布之后 90 天的宽限期内或者在将该设备
归类为Ⅲ类的规章生效后第 30 个月的最后一天前(以较晚者为准）
不应生效。详见法案的第 501(f)(2)(B) 条。据此，除非本部分中将
设备归类为Ⅲ类的规章中指明了上市前审批要求的生效日期，否
则，该设备无需 FDA 发布一项批准 PMA 申请的命令或者宣布该
设备的 PDP 结束即可上市销售。如果 FDA 在法案第 515(b) 部分
项下发布一项规章要求设备获取上市前审批, 则法案的第 501(f)(1)
(A) 条适用于该设备。

(b) 任何在 1976 年 5 月 28 日或之后上市销售的、无实质上等同设
备的新设备，包括先前销售的、但实质上已经改变的设备，依照
法令（法案第 513(f) 部分）不必经过宽限期而归类为Ⅲ类，且在

FDA 发布一项批准 PMA 申请的命令或宣布设备 PDP 结束后，方可上市销售该设备，除非设备重新分类。如果 FDA 知晓市场上销售的某设备因为新的预期用途或其他原因可以归为本部分定义的"新"设备，则 FDA 可基于该设备的新用途将其法定分类编纂为Ⅲ类。据此，Ⅲ类设备的规章规定自 1976 年 5 月 28 日即法案修订版制定日期起，该类设备必须获取法案第 515 部分规定的批准方可上市销售。

第 882.9 节　豁免《联邦食品药品和化妆品法案》（简称 法案）510(k) 部分的规定的限制条件。

针对普通型Ⅰ类或Ⅱ类设备，仅限满足下述情形的设备豁免于上市前通告（法案第 510(k) 部分）的要求：设备具有已上市销售的同类设备现有的或可合理预见的特性；或针对体外诊断设备，使用设备造成的误诊不应导致高发病率或死亡率。据此，针对下述情形，FDA 已经授权豁免于上市前通告要求的已上市销售的Ⅰ类或Ⅱ类设备的制造商在州际销售该设备之前必须向 FDA 提交上市前通告：

(a) 设备的某项预期用途不同于已合法上市销售的同类设备的预期用途；例如：设备预期用于一个不同的医疗目的，或者设备预期给外行使用，而原预期用途仅限医疗保健专业人士操作。

(b) 改良设备与已合法上市销售的同类设备相比采用不同的基本科学技术操作；例如：某外科器械用激光束而不是锋利的金属刀片切割组织，或者某体外诊断设备利用脱氧核糖核酸（DNA）探针或核酸杂交技术而不是培养或免疫测定技术检查或鉴别传染物；或者

(c) 设备为预期用于以下方面的体外设备：

(1) 用于肿瘤性疾病的诊断、监测或者筛查，免疫组织化学设备除外；

(2) 用于家族性或后天获得性遗传病的筛查或诊断，包括先天的新陈代谢问题；

(3) 用于测定作为筛查、诊断或监测威胁生命的疾病的替代标记物的分析物，如：艾滋病（AIDS）、慢性或活动性肝炎、肺结核或心肌梗死，或者用于监测治疗；

(4) 用于评估心血管疾病的风险；

(5) 用于糖尿病管理；

(6) 使用临床材料直接鉴别或推测微生物的性质；

(7) 用于检测除免疫球蛋白 G（IgG）以外的微生物抗体，或者用于 IgG 测定（当结果为非定性或者用于确定免疫性或者试剂盒预期用于除血清或血浆以外基质时）；

(8) 用于本章第 812.3(k) 条规定的非侵入式检验；以及

(9) 用于患者旁检验（床旁检验）。

子部分 B——神经科诊断器械

第 882.1020 节　硬度分析仪。

(a) 定义。硬度分析仪是用于对患者肢体的硬度所达到的程度进行量化的设备，从而确定药物或其他治疗的效果。

(b) 分类。Ⅱ类（性能标准）。

第 882.1030 节　运动性共济失调描记仪。

(a) 定义。运动性共济失调描记仪是用于确定运动性共济失调（肌肉协调能力不足）严重程度的设备，其方法是当患者身体直立、闭上眼睛时测量其身体摆动的次数。

(b) 分类。Ⅰ类（一般控制）。

第 882.1200 节　两点鉴别器。

(a) 定义。两点鉴别器是通过两点对患者接触鉴别能力进行测试的器械。

(b) 分类。Ⅰ类（一般控制）。本设备豁免于第 882.9 节的本章第807 部分的子部分 E 中的上市前通告过程。本设备也豁免于本章第 820 部分中的当前良好厂商实践规章的质量体系法规要求，除了第 820.180 节（关于记录的通用要求）与第 820.198 节（关于投诉文件）之外。

第 882.1240 节　脑回波描记器。

(a) 定义。脑回波描记器是利用非侵入式传感器来测量颅内接合面与头部及头内血流速度的超声扫描设备（包括 A- 扫描、B- 扫描与多谱勒系统）。

(b) 分类。Ⅱ类（性能标准）。

第 882.1275 节　导电性介质。

(a) 定义。导电性介质是供体外电极使用以减少电极表面与皮肤间接触阻抗（对交流电的抵抗能力）的导电膏或凝胶。

(b) 分类。Ⅱ类（性能标准）。

第 882.1310 节　大脑皮层电极。

(a) 定义。大脑皮层电极是临时放置在大脑表面以刺激大脑或记录大脑电活性的电极。

(b) 分类。Ⅱ类（性能标准）。

第 882.1320 节　皮肤电极。

(a) 定义。皮肤电极是直接应用于患者皮肤以记录生理信号（如：脑电图）或者施加电刺激的电极。

(b) 分类。Ⅱ类（性能标准）。

第 882.1330 节　脑深部电极。

(a) 定义。脑深部电极是用于进行大脑的临时刺激或记录大脑皮层下电信号的电极。

(b) 分类。Ⅱ类（性能标准）。

第 882.1340 节　鼻咽部电极。

(a) 定义。鼻咽部电极是临时放置在鼻咽部以记录其电活性的电极。

(b) 分类。Ⅱ类（性能标准）。

第 882.1350 节　针式电极。

(a) 定义。针式电极是放置于皮下以刺激或记录电信号的器械。

(b) 分类。Ⅱ类（性能标准）。

第 882.1400 节　脑电图仪。

(a) 定义。脑电图仪是通过在头部放置两个或更多电极的方式来测量及记录患者大脑电活性的设备。

(b) 分类。Ⅱ类（性能标准）。

第 882.1410 节　脑电图仪电极／导联检测器。

(a) 定义。脑电图仪电极／导联检测器是用于测试脑电图仪电极与导联系统的阻抗（对交流电的抵抗能力）的设备，从而确保在电极与皮肤间有充分的接触。

(b) 分类。Ⅰ类（一般控制）。本设备豁免于第 882.9 节的本章第 807 部分的子部分 E 中的上市前通告过程。

第 882.1420 节　脑电图（EEG）信号频谱分析仪。

(a) 定义。脑电图（EEG）信号频谱分析仪是用于显示脑电图（EEG）信号频谱或功率谱密度的设备。

(b) 分类。Ⅰ类（一般控制）。

第 882.1430 节　脑电图测试信号发生器。

(a) 定义。脑电图测试信号发生器是用于测试或校准脑电图仪的设备。

(b) 分类。Ⅰ类（一般控制）。本设备豁免于第 882.9 节的本章第 807 部分的子部分 E 中的上市前通告过程。

第882.1440节　神经精神病学判读性脑电图评估辅助设备。

(a) 定义。神经精神病学判读性脑电图评估辅助设备是使用患者的脑电图（EEG）对患者的神经精神病学状态进行判读的处方设备。神经精神病学判读性脑电图评估辅助设备在具备其他有效诊断方法情况下仅用作病情的辅助评估设备。

(b) 分类。Ⅱ类（特殊控制）。对本设备的特殊控制为：

(1) 必须充分表征设备、硬件和软件的技术参数，并且必须证实可合理保证安全性和有效性。

(i) 必须提供硬件规格。必须执行相应验证、确认和危害分析。

(ii) 必须在软件需求规范和软件设计规范中对软件（包括设备在判读患者病情时采用的任何专有算法）进行描述。必须执行相应的软件验证、确认和危害分析。

(2) 必须证实与患者相接触的设备组件具有生物相容性。

(3) 设备的设计和测试必须符合电气安全、电磁兼容性、热安全和机械安全标准。

(4) 临床性能试验必须证实确定基于EEG的判读的准确度、精密度、重现性，包括任何规定的灰区（临界值）。

(5) 临床性能试验必须证实设备在其预期用途中作为病情评估辅助设备的能力。性能测量必须证实设备可在预期使用环境下执行预期用途的性能特征。性能测量必须包括设备执行预期用途的敏感性、特异性、阳性预测值和阴性预测值。测量的可重复性必须使用组间相关系数予以证实，并通过定性散点图阐明。

(6) 设备设计必须包括防止将设备作为独立诊断设备使用的防护

措施。

(7) 标签必须包含以下信息：

(i) 设备不得用作独立诊断设备的警告。

(ii) 临床性能试验的详细总结，包括任何不良事件和并发症。

(iii) 对包括技术人员和临床医生在内的设备用户的资质要求和培
训要求。

(iv) 预期使用人群和预期使用环境。

(v) 技术人员应向患者传达的关于 EEG 数据采集的任何指导。

(vi) 临床医生据此衡量与将 EEG 判读评估辅助设备集成到其诊断
途径中相关的临床风险的信息。

(vii) 在适当情况下，处理任何可重复使用组件的经确认的方法和
指导。

第 882.1450 节　脑损伤辅助性判读脑电图评估辅助设备。

(a) 定义。脑损伤辅助性判读脑电图评估辅助设备是使用患者脑电
图（EEG）判读患者大脑损伤情况下结构状态的处方设备。脑损
伤辅助性判读脑电图评估辅助设备在具备其他有效诊断方法情况
下仅用作病情辅助评估设备标准临床实践的辅助设备。

(b) 分类。Ⅱ类（特殊控制）。对本设备的特殊控制为：

(1) 必须充分表征设备、硬件和软件的技术参数，并包括以下信息：

(i) 必须提供硬件规格。必须执行相应验证、确认和危害分析。

(ii) 必须在软件需求规范（SRS）和软件设计规范（SDS）中对软件（包括设备在判读患者病情时采用的任何专有算法）进行描述。必须执行相应的软件验证、确认和危害分析。

(2) 必须证实与患者相接触的设备组件具有生物相容性。

(3) 设备的设计和测试必须符合电气安全、电磁兼容性（EMC）、热安全和机械安全标准。

(4) 临床性能试验必须证实确定基于 EEG 的判读的准确度、精密度、重现性和重复性，包括任何规定的灰区（临界值）。

(5) 临床性能试验必须证实设备在其预期用途中作为病情评估辅助设备的能力。性能测量必须证实设备可在预期使用环境下执行预期用途的性能特征。性能测量必须包括设备执行预期用途时与研究流行因素相关的敏感性、特异性、阳性预测值（PPV）和阴性预测值（NPV）。

(6) 设备设计必须包括可确保对设备输出做出相应临床判读（例如：用于适当的患者人群或用于相应的临床决策）的防护措施。

(7) 标签和培训信息必须包括：

(i) 设备不得用作独立诊断设备的警告。

(ii) 临床性能试验的详细总结，包括任何不良事件和并发症。

(iii) 预期使用人群和预期使用环境。

(iv) 技术人员应向患者传输的关于 EEG 数据采集的任何指导。

(v) 临床医生据此衡量与将 EEG 判读评估辅助设备集成到其诊断
途径时相关的临床风险的信息。

(vi) 临床医生据此了解如何在设备无法提供最终结果分类时将设
备输出集成到其诊断途径中的信息。

第 882.1460 节　眼球震颤描记器。

(a) 定义。眼球震颤描记器是用于测定、记录或直观显示眼球非自
主运动（眼球震颤）的设备。

(b) 分类。Ⅱ类（性能标准）。

882.1470 节　计算机化认知评估设备。

(a) 定义。计算机化认知辅助设备是通过一串认知工作表的个体评
分判读当前认知功能水平的处方设备。计算机化认知评估设备仅
用作在具备其他有效的认知评估方法并且无法识别是否做出临床
诊断的情况下确定认知功能水平的辅助设备。计算机化认知评估
设备不作为独立的或辅助性诊断设备使用。

(b) 分类。Ⅱ类（特殊控制）。对本设备的特殊控制为：

(1) 必须充分表征设备硬件和软件的技术参数，并附上相应的非临
床试验：

(i) 必须提供硬件规格。必须执行相应验证、确认和危害分析。

(ii) 必须在软件需求规范（SRS）和软件设计规范（SDS）中对软件（包括设备在判读患者认知功能时采用的任何专有算法）进行描述。必须执行相应的软件验证、确认和危害分析。

(2) 设备的设计和测试必须按照电气安全标准进行。

(3) 标签必须包括：

(i) 旨在证实设备如何判读当前认知功能水平的任何试验的总结。试验总结必须包括以下信息（若适用）：任何预期或发现的不良事件和并发症；任何性能测量都必须包括设备执行预期用途的敏感性、特异性、阳性预测值（PPV）和阴性预测值（NPV）；对测量可重复性的描述；对如何确定测量分类临界值的描述；对设备结构效度的描述。

(ii) 设备无法识别是否进行临床诊断的警告。

(iii) 设备并非独立诊断的警告。

(iv) 预期使用人群和预期使用环境。

(v) 技术人员必须向患者传达的关于认知试验数据测试和采集管理的任何指导。

第 882.1480 节　神经学内窥镜。

(a) 定义。神经学内窥镜是自身带有光源用于观察大脑脑室内部情况的器械。

(b) 分类。Ⅱ类（性能标准）。

第 882.1500 节　触觉测量器。

(a) 定义。触觉测量器通常是由单杆或纤维所组成的机械式器械，它可由医生或其他检查人员手持，用于确定患者是否有触觉灵敏度。

(b) 分类。Ⅰ类（一般控制）。本设备豁免于第 882.9 节的本章第 807 部分的子部分 E 中的上市前通告过程。本设备也豁免于本章第 820 部分中的当前良好厂商实践规章的质量体系法规要求，除了第 820.180 节（关于记录的通用要求）与第 820.198 节（关于投诉文件）之外。

第 882.1525 节　音叉。

(a) 定义。音叉是可在给定的频率处共振的机械式器械，可用于诊断听觉障碍以及测试震颤感。

(b) 分类。Ⅰ类（一般控制）。本设备豁免于第 882.9 节的本章第 807 部分的子部分 E 中的上市前通告过程。本设备也豁免于本章第 820 部分中的当前良好厂商实践规章的质量体系法规要求，除了第 820.180 节（关于记录的通用要求）与第 820.198 节（关于投诉文件）之外。

第 882.1540 节　皮肤电反应测量设备。

(a) 定义。皮肤电反应测量设备是通过测量施加于皮肤的两个电极间的皮肤与组织路径上的电阻抗的方式来测定电反应作为心理指标的设备。

(b) 分类。Ⅱ类（性能标准）。

第 882.1550 节　神经传导速度测量设备。

(a) 定义。神经传导速度测量设备是通过施加刺激（通常加至患者神经末梢）来测量神经传导时间的设备。本设备包括刺激器与测量及显示神经传导时间的电子处理设备。

(b) 分类。Ⅱ类（性能标准）。

第 882.1560 节　皮肤电位测量设备。

(a) 定义。皮肤电位测量设备是通过皮肤表面电极来测量皮肤电压的常用诊断设备。

(b) 分类。Ⅱ类（性能标准）。

第 882.1570 节　有源直接接触温度测量设备。

(a) 定义。有源直接接触温度测量设备是本身带有功率源的设备，用于测量人体两点间温度的差异。

(b) 分类。Ⅱ类（性能标准）。

第 882.1610 节　α－监测仪。

(a) 定义。α－监测仪是带有放置在患者头皮上的电极的设备，用于监测脑电图，以作为 α－波的参考。

(b) 分类。Ⅱ类（性能标准）。

第 882.1620 节　颅内压监测设备。

(a) 定义。颅内压监测设备是用于短期监测及记录颅内压与压力变化趋势的设备。本设备包括传感器、监测仪以及互连部件。

(b) 分类。Ⅱ类（性能标准）。

第 882.1700 节　叩诊器。

(a) 定义。叩诊器是医生所使用的小锤子状器械，用于对人体某一部分进行轻击。叩诊器可作为身体检查过程中的辅助诊断方式。

(b) 分类。Ⅰ类（一般控制）。本设备豁免于第 882.9 节的本章第807 部分的子部分 E 中的上市前通告过程。本设备也豁免于本章第 820 部分中的当前良好厂商实践规章的质量体系法规要求，除了第 820.180 节（关于记录的通用要求）与第 820.198 节（关于投诉文件）之外。

第 882.1750 节　针轮器。

(a) 定义。针轮器是在旋转轮子上带有锋利尖端的器械，可用于测试疼痛感。

(b) 分类。Ⅰ类（一般控制）。本设备豁免于第 882.9 节的本章第807 部分的子部分 E 中的上市前通告过程。

第 882.1790 节　眼睛体积描记器。

(a) 定义。眼睛体积描记器是用于测量或检测由于动脉搏动而引起的眼睛体积变化的设备，用于诊断颈动脉闭塞性疾病（颈动脉内血流受限）。

(b) 分类。Ⅲ类（上市前审批）。

(c) 要求注明 PMA 日期或 PDP 结束的通告。对于在 1976 年 5 月28 日之前进行商业销售的眼睛体积描记器，要求在 2004 年 9 月

21 日或之前向美国食品药品管理局提出 PMA 或 PDP 结束的通告。其他的眼睛体积描记器在进入商业销售之前应具有已批准的 PMA 或宣布 PDP 结束。

第 882.1825 节　脑血流测定仪。

(a) 定义。脑血流测定仪是采用直接电连接至患者头皮或颈部的电阻抗方法来评估患者脑部血液循环（脑内血流）的设备。

(b) 分类。Ⅲ类（上市前审批）。

(c) 要求注明 PMA 日期或 PDP 结束的通告。对于在 1976 年 5 月 28 日之前进行商业销售的脑电阻仪，或者在 1996 年 12 月 26 日或之前已发现实质上与 1976 年 5 月 28 日之前进行商业销售的脑电阻仪相当的设备，都要求在 1996 年 12 月 26 日或之前向美国食品药品管理局提出 PMA 或 PDP 结束的通告。其他的脑电阻仪在进行商业销售之前应已批准 PMA 或宣布 PDP 结束。

第 882.1835 节　生理信号放大器。

(a) 定义。生理信号放大器是用于对来自各种生理源（如：脑电图）的电信号进行放大的通用设备。

(b) 分类。Ⅱ类（性能标准）。

第 882.1845 节　生理信号调节装置。

(a) 定义。生理信号调节装置是诸如积分器或微分器之类的设备，用于对生理信号进行改动，以便于记录与处理。

(b) 分类。Ⅱ类（性能标准）。

第 882.1855 节　脑电图（EEG）遥测系统。

(a) 定义。脑电图（EEG）遥测系统是由发射器、接收器以及其他
部件所组成，用于通过无线电或电话传输系统的方式来进行遥控
监测或测量 EEG 信号。

(b) 分类。Ⅱ类（性能标准）。

第 882.1870 节　诱发反应电刺激仪。

(a) 定义。诱发反应电刺激仪是通过皮肤电极将电刺激施加至患者
的设备，从而测量诱发反应。

(b) 分类。Ⅱ类（性能标准）。

第 882.1880 节　诱发反应机械式刺激仪。

(a) 定义。诱发反应机械式刺激仪是用于产生一个或一系列机械刺
激的设备，从而测量患者诱发反应。

(b) 分类。Ⅱ类（性能标准）。

第 882.1890 节　诱发反应光刺激仪。

(a) 定义。诱发反应光刺激仪是用于产生与显示移动的图案或将短
时间光刺激施加至患者眼睛的设备，以进行诱发反应测量或脑电
图（EEG）激活。

(b) 分类。Ⅱ类（性能标准）。

第 882.1900 节　诱发反应听觉刺激仪。

(a) 定义。诱发反应听觉刺激仪是使用声音刺激来产生诱发反应测

量或脑电图激活的设备。

(b) 分类。Ⅱ类（性能标准）。

第 882.1925 节　超声扫描装置校准测试模块。

(a) 定义。超声扫描装置校准测试模块是一材料性质已知的模块，用于校准超声扫描设备（如：脑超声波描记器）。

(b) 分类。Ⅰ类（一般控制）。本设备豁免于第 882.9 节的本章第 807 部分的子部分 E 中的上市前通告过程。

第 882.1935 节　近红外（NIR）脑血肿探测器。

(a) 定义。近红外（NIR）脑血肿探测器是采用预期用于评价疑似脑血肿的近红外线光谱学技术的无创设备。

(b) 分类。Ⅱ类（特殊控制）。对本设备的特殊控制为：

(1) 根据本章第 801.109 节的规定，本设备的销售、分销和使用仅限处方使用；

(2) 标签必须包括安全使用本设备所需的具体指导和临床培训；

(3) 适当的分析 / 测试应确认电磁兼容性（EMC）、电气安全性和电池特征；

(4) 性能数据应确认准确度和精密度以及安全特征；

(5) 必须证实可能接触患者的任何设备元件均具有生物相容性；

(6) 应执行相应的软件验证、确认和危害分析。

第 882.1950 节　震颤传感器。

(a) 定义。震颤传感器是用于测量某些疾病所引起的震颤程度的设备。

(b) 分类。Ⅱ类（性能标准）。"

第 882.1561 节　诱发光子图像采集设备。

(a) 定义。诱发光子图像采集设备是作为电动无创测量工具通过施加电对皮肤发出的电生理信号进行检测的处方设备。信号是以无临床判读的数字和图像形式进行报告。该设备不用于诊断目的。

(b) 分类。Ⅰ类（一般控制）。本设备豁免于第 882.9 节的本章第 807 部分的子部分 E 中的上市前通告过程。

[81 FR 67155，2016 年 9 月 30 日]

子部分 C-D　[保留]

子部分 E——神经科手术器械

第 882.4030 节　颅骨板压砧。

(a) 定义。颅骨板压砧是以适合患者头颅曲率的适当形状塑造可变颅骨板的器械。

(b) 分类。Ⅰ类（一般控制）。本设备豁免于第 882.9 节的本章第 807 部分的子部分 E 中的上市前通告过程。

第 882.4060 节　脑室套管。

(a) 定义。脑室套管是用于刺破大脑脑室进行抽吸或注射的器械。本器械经常称为脑室穿刺针。

(b) 分类。Ⅰ类（一般控制）。当仅由手术级别不锈钢制作时，本器械豁免于第 882.9 节的本章第 807 部分的子部分 E 中的上市前通告过程。

第 882.4100 节　脑室导管。

(a) 定义。脑室导管是可使用大脑腔室进行物质注入脑部或从脑部除去物质的器械。

(b) 分类。Ⅱ类（性能标准）。

第 882.4125 节　神经外科手术椅。

(a) 定义。神经外科手术椅是在神经外科手术过程中手术室内安置与支撑患者的器械。

(b) 分类。Ⅰ类（一般控制）。本设备豁免于第 882.9 节的本章第 807 部分的子部分 E 中的上市前通告过程。

第 882.4150 节　头皮夹。

(a) 定义。头皮夹是在手术过程中阻止头皮出血的塑料或金属夹子。

(b) 分类。Ⅱ类（性能标准）。

第 882.4175 节　动脉瘤夹子施夹器。

(a) 定义。动脉瘤夹子施夹器是由外科医生用来夹持与使用颅内动脉瘤夹子的器械。

(b) 分类。Ⅱ类（性能标准）。

第 882.4190 节　夹子成型／切割器械。

(a) 定义。夹子成型／切割器械是由医生利用线材制作组织夹子的器械。

(b) 分类。Ⅰ类。本设备豁免于本章第 807 部分的子部分 E 中的上市前通告过程。

第 882.4200 节　夹子拆除器械。

(a) 定义。夹子拆除器械是用于除去患者身上手术夹子的器械。

(b) 分类。Ⅰ类（一般控制）。本设备豁免于第 882.9 节的本章第 807 部分的子部分 E 中的上市前通告过程。

第 882.4215 节　夹子架。

(a) 定义。夹子架是外科手术过程中固定或贮藏手术夹子的器械。

(b) 分类。Ⅰ类（一般控制）。本设备豁免于第 882.9 节的本章第 807 部分的子部分 E 中的上市前通告过程。

第 882.4250 节　低温手术器械。

(a) 定义。低温手术器械是将所选的部位施加极低的温度从而破坏神经组织或对神经组织产生损害的器械。

(b) 分类。Ⅱ类（性能标准）。

第 882.4275 节　骨板接合钉切断器械。

(a) 定义。骨板接合钉切断器械是为进行骨移植而切断骨板接合钉的器械。

(b) 分类。Ⅱ类（性能标准）。

第 882.4300 节　手动颅骨钻、钻头、环钻及其附件。

(a) 定义。手动颅骨钻、钻头、环钻及其附件是不使用电源而对患者颅骨进行切割与钻洞的器械。

(b) 分类。Ⅱ类（性能标准）。

第 882.4305 节　电动复合式颅骨钻、钻头、环钻及其附件。

(a) 定义。电动复合式颅骨钻、钻头、环钻及其附件是用于患者颅骨切割与钻洞的器械。本器械采用离合结构在其穿入颅骨之后使其头部相脱离，从而防止头部刺入大脑。

(b) 分类。Ⅱ类（性能标准）。

第 882.4310 节　电动简单式颅骨钻、钻头、环钻及其附件。

(a) 定义。电动简单式颅骨钻、钻头、环钻及其附件是用于患者颅骨切割与钻洞的器械。本器械由电源驱动但不具有在其穿入颅骨之后使其头部相脱离的离合结构。

(b) 分类。Ⅱ类（性能标准）。

第 882.4325 节　颅骨钻手持器支架。

(a) 定义。颅骨钻手持器支架是一手持式固定器（不使用电源），用于固定供患者头颅使用的钻子、圆头锉、环钻或其他切割工具。

(b) 分类。Ⅰ类（一般控制）。本设备豁免于第 882.9 节的本章第
807 部分的子部分 E 中的上市前通告过程。

第 882.4360 节　电动颅骨钻电机。

(a) 定义。电动颅骨钻电机是一向患者颅骨的拆卸式旋转手术切割
工具或钻头提供动力的设备。

(b) 分类。Ⅱ类（性能标准）。

第 882.4370 节　气动颅骨钻电机。

(a) 定义。气动颅骨钻电机是向患者头骨的拆卸式旋转手术切割工
具或钻头提供电源的设备。

(b) 分类。Ⅱ类（性能标准）。

第 882.4400 节　射频损伤发生器。

(a) 定义。射频损伤发生器是通过将射频电流直接加至所选部位的
方式对神经系统或其他组织形成损伤的设备。

(b) 分类。Ⅱ类（性能标准）。

第 882.4440 节　神经外科手术头靠。

(a) 定义。神经外科手术头靠是在手术过程中用来支持患者头部的
器械。

(b) 分类。Ⅰ类（一般控制）。本设备豁免于第 882.9 节的本章第
807 部分的子部分 E 中的上市前通告过程。

第 882.4460 节　神经外科手术头部固定器（头颅夹具）。

(a) 定义。神经外科手术头部固定器（头颅夹具）是在手术过程中用来夹紧患者头颅使头部与颈部维持在特定位置的器械。

(b) 分类。Ⅱ类（性能标准）。

第 882.4500 节　头颅成形术材料成型器械。

(a) 定义。头颅成形术材料成型器械是用于头颅成形术(头颅修复)材料的准备与成型的滚筒。

(b) 分类。Ⅰ类（一般控制）。本设备豁免于第 882.9 节的本章第 807 部分的子部分 E 中的上市前通告过程。

第 882.4525 节　显微外科器械。

(a) 定义。显微外科器械是在神经显微外科手术过程中所使用的无源手术器械。

(b) 分类。Ⅰ类（一般控制）。本设备豁免于第 882.9 节的本章第 807 部分的子部分 E 中的上市前通告过程。

第 882.4535 节　无源神经外科手术器械。

(a) 定义。无源神经外科手术器械是在神经外科手术过程中切割、把持或处理组织所使用的手持器械或其附件。包括专用凿子、骨凿、刮匙 、解剖器、起子、镊子、圆凿、钩子、手术刀、粗锉、剪刀、分离器、压舌板、勺子、刀片、刀片架、刀片缓冲衬层、探针等。

(b) 分类。Ⅰ类（一般控制）。本设备豁免于第 882.9 节的本章第

807 部分的子部分 E 中的上市前通告过程。

第 882.4545 节　分流系统埋入器械。

(a) 定义。分流系统埋入器械是在脑脊液分流术时所使用的器械，包括使分流器件穿过皮肤下的掘进器械。

(b) 分类。Ⅰ 类（一般控制）。当仅由手术级别不锈钢制造时，本器械豁免于第 882.9 节的本章第 807 部分的子部分 E 中的上市前通告过程。

第 882.4560 节　立体定位器械。

(a) 定义。立体定位器械是由带有经校准的导引结构的刚性框架所组成的器械，可将探针或其他器械在患者大脑、脊髓或神经系统的其他部分进行精确定位。

(b) 分类。Ⅱ 类（性能标准）。

第 882.4600 节　脑白质切断器。

(a) 定义。脑白质切断器是用于切断大脑某一部分的器械。

(b) 分类。Ⅰ 类（一般控制）。本设备豁免于第 882.9 节的本章第 807 部分的子部分 E 中的上市前通告过程。

第 882.4650 节　神经外科手术缝合针。

(a) 定义。神经外科手术缝合针是在神经外科手术过程中或神经组织修复过程中用于缝合的针头。

(b) 分类。Ⅰ 类（一般控制）。本设备豁免于第 882.9 节的本章第

807 部分的子部分 E 中的上市前通告过程。

第 882.4700 节　神经外科手术棉垫。
(a) 定义。神经外科手术棉垫是在手术过程中用于保护神经组织、吸收液体或止血的垫子。

(b) 分类。Ⅱ类（性能标准）。

第 882.4725 节　射频损伤探针。
(a) 定义。射频损伤探针是与射频（RF）损伤发生器相连的器械，用于向神经系统内所需部位释放 RF 能量。

(b) 分类。Ⅱ类（性能标准）。

第 882.4750 节　颅骨穿孔器。
(a) 定义。颅骨穿孔器是在患者颅骨上打孔的器械，从而允许通过金属线或其他方式进行头颅成形板或骨瓣的固定。

(b) 分类。Ⅰ类（一般控制）。本器械豁免于第 882.9 节的本章第 807 部分的子部分 E 中的上市前通告过程。本豁免不适用于第 882.4305 节归类的电动复合式颅骨钻、圆头锉、环钻及其附件。

第 882.4800 节　神经外科用自锁牵引器。
(a) 定义。神经外科用自锁牵引器是在神经外科手术过程中用于固定伤口边缘的自锁器械。

(b) 分类。Ⅱ类（性能标准）。

第 882.4840 节　手动骨钳。

(a) 定义。手动骨钳是在包括颅骨或脊柱在内的手术过程中用于切割或咬合骨的手动器械。

(b) 分类。Ⅱ类（性能标准）。

第 882.4845 节　动力骨钳。

(a) 定义。动力骨钳是在包括颅骨或脊柱在内的手术过程中用于切割或咬合骨的有源器械。

(b) 分类。Ⅱ类（性能标准）。

第 882.4900 节　颅骨板螺丝刀。

(a) 定义。颅骨板螺丝刀是由医生操作用于将头颅成形板或颅骨板用螺丝固定的工具。

(b) 分类。Ⅰ类（一般控制）。本设备豁免于第 882.9 节的本章第 807 部分的子部分 E 中的上市前通告过程。

子部分 F——神经科治疗器械

第 882.5030 节　动脉瘤缝缩术用异丁烯酸甲酯。

(a) 定义。动脉瘤缝缩术（动脉瘤的修复，动脉瘤是在血管上形成的液囊）用异丁烯酸甲酯是用于包裹及加固颅骨内动脉瘤（不受传统的采用动脉瘤夹除去或闭塞的处理方法的影响）的自愈合丙烯酸纤维。

(b) 分类。Ⅱ类（性能标准）。

第 882.5050 节 生物反馈设备。

(a) 定义。生物反馈设备是根据对应的一个或多个患者生理参数（如：大脑 α – 波活动、肌肉活动、皮肤温度等）的状态可提供视觉或听觉信号的设备，这样患者可自主地调节这些生理参数。

(b) 分类。Ⅱ类（特殊控制）。当其为指定的电池供电设备（适用于放松训练和肌肉再训练以及指定的用途）时，本设备豁免于第882.9 节的本章第 807 部分的子部分 E 中的上市前通告过程。

第 882.5070 节 牙垫。

(a) 定义。牙垫是当患者抽搐时插入患者口腔内以保护舌头与牙齿的器具。

(b) 分类。Ⅱ类（性能标准）。

第 882.5150 节 血管内闭塞导管。

(a) 定义。血管内闭塞导管是带有可充气或可拆卸球囊头的导管，可用来堵塞血管以治疗血管畸形，例如：颅内血管动脉瘤（血管上形成的液囊）。

(b) 分类。Ⅲ类（上市前审批）。

(c) 要求注明上市前审批（PMA）日期或产品研发方案（PDP）结束的通告。对于在 1976 年 5 月 28 日之前进行商业销售的血管内闭塞导管，或者在 1996 年 12 月 26 日之前已发现实质上与 1976年 5 月 28 日之前进行商业销售的血管内闭塞导管相当的设备，都要求在 1996 年 12 月 26 日之前向美国食品药品管理局提出PMA 或 PDP 结束的通告。其他的血管内闭塞导管在进行商业销售之前应已批准 PMA 或宣布 PDP 结束。

第 882.5175 节　颈动脉夹钳。

(a) 定义。颈动脉夹钳是通过手术放置在患者颈动脉（在颈部向
大脑供血的大血管）周围的器械，它带有突出于患者颈部皮肤的
可拆式调节结构。该夹钳可用于闭塞患者的颈动脉以通过减少血
压或流向动脉瘤或血管畸形部位的血流的方式来治疗颅内动脉瘤
（血管上形成的液囊）或其他的难于直接接近的颅内血管畸形。

(b) 分类。Ⅱ类（性能标准）。

第 882.5200 节　动脉瘤夹子。

(a) 定义。动脉瘤夹子是用于闭塞颅内动脉瘤（血管上形成的液囊）
的器械，以防止出血或破裂。

(b) 分类。Ⅱ类（性能标准）。

第 882.5225 节　植入式韧性夹子。

(a) 定义。植入式韧性夹子是用一种特殊器械强行闭合的弯曲金属
线或钉子，以闭塞颅内血管或动脉瘤（血管上形成的液囊）、止
血或者将组织或机械设备固定在患者体内。

(b) 分类。Ⅱ类（性能标准）。

第 882.5235 节　嫌恶感训练设备。

(a) 定义。嫌恶感训练设备是对患者给予电击或其他有害刺激的设
备，从而改变令人不快的行为特点。

(b) 分类。Ⅱ类（性能标准）。

第 882.5250 节　钻孔盖。

(a) 定义。钻孔盖是在手术过程中用于覆盖或塞入颅骨内所钻孔的塑料或金属器械，并在手术过程中重新接上颅骨。

(b) 分类。Ⅱ类（性能标准）。

第 882.5275 节　神经封套。

(a) 定义。神经封套是用于包住神经所用的硅橡胶管状护套，以帮助修复神经（如：防止瘢痕组织向内生长）及封住神经的一端，从而防止神经瘤的形成。

(b) 分类。Ⅱ类（性能标准）。

第 882.5300 节　头颅成形术用异丁烯酸甲酯。

(a) 定义。头颅成形术（颅骨修复）用异丁烯酸甲酯是医生用来修复患者颅骨缺陷的自愈合丙烯酸。在进行手术时，医生对材料进行聚合，将其成型为板或其他合适的形状，以修复颅骨缺陷。

(b) 分类。Ⅱ类（性能标准）。

第 882.5320 节　预成型可变头颅成形板。

(a) 定义。预成型可变头颅成形板是植入患者体内以修复颅骨缺陷的器械。它由钽之类可改变的材料制作，在进行手术时可在不改变材料的化学性能的前提下改变或再成形。

(b) 分类。Ⅱ类（性能标准）。

第 882.5330 节　预成型不可更改的头颅成形板。

(a) 定义。预成型不可更改的头颅成形板是植入患者体内以修复颅骨缺陷的器械。它由不锈钢或钴铬钼合金之类不可改变的材料制作，它在进行手术时无法在不改变材料的化学性能而改变或再成形。

(b) 分类。Ⅱ类（性能标准）。

第 882.5360 节　头颅成形板固定器。

(a) 定义。头颅成形板固定器是由钽、钴铬钼合金或不锈钢制作而成的螺丝、金属线或其他物品，用于将板固定在患者颅骨上，以修复颅骨缺陷。

(b) 分类。Ⅱ类（性能标准）。

第 882.5500 节　病变温度监测仪。

(a) 定义。病变温度监测仪是用于监测医生使用射频（RF）损伤发生器与探针时进行损伤（组织破坏）部位的组织温度。

(b) 分类。Ⅱ类（性能标准）。

第 882.5550 节　中枢神经系统分流器与部件。

(a) 定义。中枢神经系统分流器与部件是将液体由大脑或中枢神经系统的其他部位转移至内部释放部位或外部容器的设备或器械的组合，从而缓解升高的颅内压或流体体积（如：脑水肿所引起）。中枢神经系统分流器的部件包括导管、有阀导管、阀门、连接器及其他便于分流器的使用或分流患者的评价的辅助部件。

(b) 分类。Ⅱ类（性能标准）。

第 882.5700 节　失眠症热力系统。

(a) 定义。失眠症热力系统是一种用于失眠症患者的处方器械，用于向皮肤表面施加指定温度。

(b) 分类。Ⅱ类（特殊控制）。本器械的特殊控制包括：

(1) 必须证实患者接触的器械组件具有生物相容性。

(2) 性能试验必须证实电磁兼容性和电气安全性。

(3) 非临床性能试验必须证实器械可在预期使用条件下按预期运行。必须评价以下性能特征：

(i) 必须在模拟使用条件下评价器械的热性能，包括对目标温度的维持。

(ii) 机械测试需证实器械可在预期使用条件下耐受相关作用力。

(iii) 机械测试需证实器械可在预期使用条件下防漏。

(4) 必须执行软件验证、确认和危害分析。

(5) 必须提供患者标签，以传达关于安全使用器械的信息，包括装配说明。

第 882.5800 节　头部电疗刺激器。

(a) 定义。头部电疗刺激器是将电流加至患者头部以治疗失眠、抑郁或焦虑的设备。

(b) 分类。Ⅲ 类（上市前审批）。

(c) 要求注明 PMA 日期或 PDP 结束的通告。未确定上市前审批要求的有效日期。请参阅第 882.3 节。

第 882.5805 节　重复经颅磁刺激系统。

(a) 定义。重复经颅磁刺激系统是一种体外器械，通过传递振幅充足的重复经颅脉冲磁场来感应前额皮质神经动作电位，以治疗重要抑郁障碍的症状，同时不会诱发患者（至少服用一次抗抑郁药物失败并且目前未进行任何抗抑郁治疗的）突发癫痫。

(b) 分类。Ⅱ类（特殊控制）。特殊控制为 FDA 的"Ⅱ类特殊控制指南文件：重复经颅磁刺激系统。"关于本指南文件的可用性，参阅本章的第 882.1(e) 节。

第 882.5808 节　治疗头痛用经颅磁刺激器。

(a) 定义。治疗头痛用经颅磁刺激器是一种通过向体外定向的空间上具体的大脑部位传递持续短时、快速交替的脉冲磁场，以感应电流来治疗头痛的器械。

(b) 分类。Ⅱ类（特殊控制）。本器械的特殊控制包括：

(1) 适当的分析 / 测试必须证实电磁兼容性、电气安全性和热安全性。

(2) 必须对器械软件和硬件进行适当的软件验证、确认和危害分析。

(3) 必须评估患者接触的器械元件具有生物相容性。

(4) 非临床试验数据必须证实器械可在预期使用条件下按预期运行。这包括对磁脉冲输出和生成的磁场图的完全表征。这还包括对器械在使用过程中的声级的表征。

(5) 临床试验必须证实器械可安全有效地治疗指征患者人群的头痛。

(6) 医生和患者标签必须包含以下信息：

(i) 临床性能试验总结，包括任何不良事件和并发症。

(ii) 适合使用器械治疗的头痛类型的预期使用人群。

(iii) 关于如何报告不良事件和器械故障的信息。

(iv) 描绘器械正确置于使用者身上的图表或图片。

第 882.5810 节　体外神经 – 肌肉功能性刺激器。
(a) 定义。体外神经 – 肌肉功能性刺激器是利用体外电极刺激部分瘫痪患者（如：中风后）的腿部与踝部肌肉的电刺激器，以使脚弯曲，这样可改善患者的步态。

(b) 分类。Ⅱ类（性能标准）。

第 882.5820 节　植入式小脑刺激器。
(a) 定义。植入式小脑刺激器是用于电刺激患者小脑皮层的设备，以治疗难处理的癫痫症、痉挛状态以及一些运动失调。刺激器是由电极放在患者小脑上的植入式接受器以及经患者皮肤向植入式接受器发送刺激脉冲的体外发射器所组成。

(b) 分类。Ⅲ类（上市前审批）。

(c) 要求注明上市前审批（PMA）日期或产品研发方案（PDP）结束的通告。对于在 1976 年 5 月 28 日之前进行商业销售的植入式小脑刺激器，或者在 1984 年 9 月 26 日之前已发现实质上与 1976

年 5 月 28 日之前进行商业销售的植入式小脑刺激器相当的设备，都要求在 1984 年 9 月 26 日之前向美国食品药品管理局提出设备 PMA 或 PDP 结束的通告。其他的植入式小脑刺激器在进行商业销售之前应已批准 PMA 或宣布 PDP 结束。

第 882.5830 节　植入式横膈膜神经刺激器。

(a) 定义。植入式横膈膜神经刺激器是向患者横膈膜神经进行电刺激的设备，以使横膈膜有节律地收缩以及促使换气不足（进入肺部的气体量过低的状况）的患者进行呼吸，换气不足通常是由脑干疾病、高位脊髓颈段损伤或慢性肺病引起的。本刺激器是由电极放置在患者横膈膜神经周围的植入式接受器以及经患者皮肤向植入式接受器发送刺激脉冲的体外发射器所组成。

(b) 分类。Ⅲ类（上市前审批）。

(c) 要求注明上市前审批（PMA）日期或产品研发方案（PDP）结束的通告。对于在 1976 年 5 月 28 日之前进行商业销售的植入式横膈膜神经刺激器，或者在 1986 年 7 月 7 日之前已发现实质上与 1976 年 5 月 28 日之前进行商业销售的植入式横膈膜神经刺激器相当的设备，都要求在 1986 年 7 月 7 日之前向美国食品药品管理局提出设备 PMA 或 PDP 结束的通告。其他的植入式横膈膜神经刺激器在进行商业销售之前应已批准 PMA 或宣布 PDP 结束。

第 882.5840 节　缓解疼痛的植入式大脑内／皮层下刺激器。

(a) 定义。缓解疼痛的植入式大脑内／皮层下刺激器是将电流施加至患者大脑皮层下的设备，以治疗严重的难处理的疼痛。本刺激器是由电极放在患者大脑内的植入式接受器以及经患者皮肤向植入式接受器发送刺激脉冲的体外发射器所组成。

(b) 分类。Ⅲ类（上市前审批）。

(c) 要求注明上市前审批（PMA）日期或产品研发方案（PDP）结束的通告。对于在 1976 年 5 月 28 日之前进行商业销售的缓解疼痛的植入式大脑内 / 皮层下刺激器，或者在 1989 年 3 月 1 日之前已发现实质上与 1976 年 5 月 28 日之前进行商业销售的缓解疼痛的植入式大脑内 / 皮层下刺激器相当的设备，都要求在 1989 年 3 月 1 日之前向美国食品药品管理局提出设备 PMA 或 PDP 结束的通告。其他的缓解疼痛的植入式大脑内 / 皮层下刺激器在进行商业销售之前应已批准 PMA 或宣布 PDP 结束。

第 882.5850 节　膀胱排空用植入式脊髓刺激器。

(a) 定义。膀胱排空用植入式脊髓刺激器是用于截瘫患者（其脊髓已完全横断以及不能够通过反射的方式或间断使用导管的方式来排空其膀胱）排空膀胱的电刺激器。本刺激器是由电极放在患者脊髓圆锥上的植入式接受器以及经患者皮肤向植入式接受器发送刺激脉冲的体外发射器所组成。

(b) 分类。Ⅲ类（上市前审批）。

(c) 要求注明 PMA 日期或 PDP 结束的通告。对于在 1976 年 5 月 28 日之前进行商业销售的膀胱排空用植入式脊髓刺激器，或者在 1996 年 12 月 26 日之前已发现实质上与 1976 年 5 月 28 日之前进行商业销售的膀胱排空用植入式脊髓刺激器相当的设备，都要求在 1996 年 12 月 26 日之前向美国食品药品管理局提出 PMA 或 PDP 结束的通告。其他的膀胱排空用植入式脊髓刺激器在进行商业销售之前应已批准 PMA 或宣布 PDP 结束。

第 882.5860 节　植入式神经－肌肉刺激器。

(a) 定义。植入式神经－肌肉刺激器是向患者的腓骨神经或股神经
提供电刺激的设备，从而引起腿部肌肉收缩，这样改善腿瘫痪
患者的步态。本刺激器是由电极放在患者神经周围的植入式接
受器以及经患者皮肤向植入式接受器发送刺激脉冲的体外发射
器所组成。

(b) 分类。Ⅲ类（上市前审批）。

(c) 要求注明 PMA 日期或 PDP 结束的通告。对于在 1976 年 5 月
28 日之前进行商业销售的植入式神经－肌肉刺激器，或者在
1999 年 7 月 13 日之前已发现实质上与 1976 年 5 月 28 日之前进
行商业销售的植入式神经－肌肉刺激器相当的设备，都要求在
1999 年 7 月 13 日之前向美国食品药品管理局提出本节段落 (b) 中
描述的设备 PMA 或 PDP 结束的通告。其他的植入式神经－肌肉
刺激器在进行商业销售之前应已批准 PMA 或宣布 PDP 结束。

第 882.5870 节　缓解疼痛用植入式周围神经刺激器。

(a) 定义。缓解疼痛用植入式周围神经刺激器是将电流施加至患者
周围神经的设备，以缓解严重的难处理的疼痛。本刺激器是由电
极放在患者周围神经处的植入式接受器以及经患者皮肤向植入式
接受器发送刺激脉冲的体外发射器所组成。

(b) 分类。Ⅱ类（性能标准）。

第 882.5880 节　缓解疼痛用植入式脊髓刺激器。

(a) 定义。缓解疼痛用植入式脊髓刺激器是用于电刺激患者脊髓以
缓解严重的难处理的疼痛的设备。本刺激器是由电极放在患者脊

髓上的植入式接受器以及经患者皮肤向植入式接受器发送刺激脉冲的体外发射器所组成。

(b) 分类。Ⅱ类（性能标准）。

第 882.5890 节　缓解疼痛用经皮电神经刺激器。
(a) 定义。缓解疼痛用经皮电神经刺激器是将电流施加至放在患者皮肤上的电极以治疗疼痛的设备。

(b) 分类。Ⅱ类（性能标准）。

第 882.5891 节　治疗头痛用经皮电神经刺激器。
(a) 定义。治疗头痛用经皮电神经刺激器是通过置于皮肤上的电极将电流施加于患者颅骨以治疗头痛的设备。

(b) 分类。Ⅱ类（特殊控制）。本器械的特殊控制包括：

(1) 必须证实器械的患者接触组件具有生物相容性。
(2) 适当的分析 / 测试必须确认电磁兼容性，以及电气、机械和热安全性。
(3) 设备的技术参数，包括波形、输出模式、最大输出电压和电流（施加 500、2000、10000 Ω 的负载）、脉冲时间、频率、每次脉冲的净电荷（μC）、500 Ω 时的最大相位电荷、最大电流密度（mA/cm^2，r.m.s.）、最大平均电流（mA）、最大平均功率密度（W/cm^2）和阻抗监测系统的类型，必须进行完全表征。
(4) 必须进行电极的电气性能、胶黏剂完整性、货架寿命、可重复使用性和电流分布测试。
(5) 必须执行相应的软件验证、确认和危害分析。

(6) 临床性能数据必须证实器械可安全有效地治疗指征患者人群的头痛。

(7) 标签必须包含以下信息：

(i) 相应的禁忌证，如不用于头部植入金属或电子装置、体内植入心脏起搏器或已植入或佩戴除颤器的受试者。

(ii) 适当的警告，如不得将设备用于颈部或胸部，不得在存在电子监测设备的情况下使用本设备，不得在浴缸中或沐浴中使用，不得在睡眠时使用，不得在开车时使用，不得在操作机器时使用。

(iii) 适当的预防措施，如长期使用设备的长期影响尚不清楚。

(iv) 使用设备的预期风险和受益总结。

(v) 临床性能数据总结，包括已证实及尚未证实的设备对其患者人群有效的信息，以及任何不良事件和并发症。

(vi) 关于设备如何操作以及治疗过程中体验到的典型感觉信息。

(vii) 设备技术参数的详细总结。

(viii) 电极的使用期限 / 货架寿命以及可重复使用的次数。

(ix) 处置说明。

第 882.5894 节　治疗与昆虫叮咬相关的皮肤反应的限定
功率输出的经皮压电刺激器。

(a) 定义。治疗与昆虫叮咬相关的皮肤反应的限定功率输出的经皮压电刺激器是通过作用于局部叮咬部位的皮肤压电刺激来缓解昆虫叮咬部位的皮肤反应的设备。

(b) 分类。Ⅱ类（特殊控制）。本器械的特殊控制包括：

(1) 必须进行旨在表征设备电气输出技术规格（即传递的总电荷量、最大瞬时输出电流、最大瞬时输出电压、脉冲时间、电荷密度）的适当测试。

(2) 机械实验室试验必须证实，设备应经受住标签上所表示的持续使用时间。

(3) 必须评估可能与患者接触的所有器械元件均具有生物相容性。

(4) 标签必须包括：

(i) 确认解决以下问题的说明：

(A) 适合及不适合接触设备的身体部位标识。

(B) 设备是否适合与可燃性材料（例如驱虫剂）联合使用。

(C) 在所植入装置上或附近使用的设备。

(D) 如何辨识适当的皮肤病类型。

(ii) 设备的技术参数（最大输出电压（瞬时）、最大输出电流（瞬时）和脉冲时间）。

(iii) 最终用户在经历与本设备相关的任何不良事件时与设备制造
商和 MedWatch 联系的指示语言。

(iv) 设备在发生故障前的预期使用次数。

第 882.5900 节　预成型颅骨连结带。

(a) 定义。预成型颅骨连结带是用于覆盖颅骨切除术后颅骨切除部
位的骨边缘的塑料带，以防止患者颅骨再生长使颅骨接缝生长不
规则。

(b) 分类。Ⅱ类（性能标准）。

第 882.5910 节　硬脑膜替代品。

(a) 定义。硬脑膜替代品是用于修复硬脑脊膜（大脑周围的隔膜）
的薄片或材料。

(b) 分类。Ⅱ类（性能标准）。

第 882.5940 节　电休克治疗设备。

(a) 定义。电休克治疗设备是用于治疗严重精神失常（如：严重抑
郁症）的设备，其方式是向患者头部施加短暂的强电流诱发患者
主要运动痉挛。

(b) 分类。Ⅲ类（上市前审批）。

(c) 要求注明 PMA 日期或 PDP 结束通告。未确定上市前审批要求
的有效日期。请参阅第 882.3 节。

第 882.5950 节　神经血管栓塞器械。

(a) 定义。神经血管栓塞器械是放置在血管内以永久堵塞流向动脉瘤或其他血管畸形的血流的物体。这不包括由聚合和沉淀作用的丙烯酸树脂基黏结剂和其他栓塞剂。其他血管应用所使用的栓塞器械不包括在本分类中，参阅第 870.3300 节。

(b) 分类。Ⅱ 类（特殊控制）。对本器械的特殊控制是 FDA 指南文件 "Ⅱ 类特殊控制指南文件：血管和人造栓塞器械。" 关于本指南的可用性，参阅本章的第 882.1(e) 节。

第 882.5960 节　牵引用颅骨夹具。

(a) 定义。牵引用颅骨夹具是用于固定脊柱颈段损伤（如：骨折或脱臼）的患者的器械。本器械是带有可刺穿皮肤的尖端的卡钳形状的器械。它可锚定在颅骨上，用很大的力量将患者维持在其原有位置（通过牵引）。

(b) 分类。Ⅱ 类（性能标准）。

第 882.5970 节　颅骨矫正器。

(a) 定义。颅骨矫正器是用于医疗目的的器械，其将压力施加至婴幼儿头盖骨上的突出区域，从而改善 3~18 个月婴幼儿（中度或严重不对称斜头，包括斜头、短头颅与舟状头的婴幼儿）的颅骨对称性和 / 或形状。

(b) 分类。Ⅱ 类（特殊控制）。依照本章第 801.109 节、生物相容性测试与标签（禁忌证、警告、注意事项、副作用、医生与父母使用说明）的规定使用。

第 882.5975 节　人工硬脑膜。

(a) 定义。人工硬脑膜是用于修补人硬脑膜缺损的人硬脑脊膜材料。

(b) 分类。Ⅱ类（特殊控制）。对本器械的特殊控制是 FDA 指南文件"Ⅱ类特殊控制指南文件：人工硬脑膜。"关于本指南的可用性，参阅本章的第 882.1(e) 节。

(c) 范围。本节规定的分类仅适用于 2005 年 5 月 25 日前重新获取的人工硬脑膜。

相关法规：21 U.S.C. 351、360、360c、360e、360j、371。

来源：44 FR 51730，1979 年 9 月 4 日，除非另有说明。

第 884 部分

分章 H——医疗器械
妇产科器械

子部分 A——通用条款

第 884.1 节　范围。

(a) 本部分阐明了进行商业销售的人体用妇产科器械的分类。

(b) 本部分规章中的设备定义不是对从属于本规章的每一设备的准确描述。依照第 807 部分，提交上市前通告提议的厂商可以不只表明设备由本部分规章的章节标题与定义进行精确说明，还应注明为什么从本质上来说本设备与其他设备相当，正如第 807.87 节所要求的。

(c) 为避免清单重复，具有两种或更多种用途（如：既作为诊断设备又作为治疗设备而使用）的妇产科器械仅列在一个子部分中。

(d) 本部分《美国联邦法规汇编》规章管理章节参考了第 21 卷第 I 章，除非另有说明。

(e) 本 部 分 的 指 导 文 件 可 通 过 互 联 网 查 询， 网 址：http://
www.fda.gov/MedicalDevices/DeviceRegulationandGuidance/
GuidanceDocuments/default.htm.

第 884.3 节　上市前审批的有效日期要求。

本部分归类为Ⅲ类器械（上市前审批）的仪器在设备进行归类的
规章上所显示日期之后不应进行商业性销售，除非厂商得到法案
第 515 部分的正式批准（除非得到本法案第 520(g)(2) 授予的豁免
权）。法案第 515 部分的正式批准为 FDA 发布批准设备上市前审
批（PMA）或宣布设备的产品研发方案（PDP）完成命令的依据。

(a) FDA 要求对修订版颁布日期之前进行商业销售的设备或者实质
上相当于这类仪器的设备拥有法案第 515 部分的正式批准。FDA
必须发布法案第 515(b) 部分要求此类批准的规章，本部分段落 (b)
提供的除外。法案第 515(b) 部分的规章在其发布之后 90 天或者
在将设备归类为Ⅲ类的规章有效之后第 30 个月的最后一天在宽
限期内不应生效。见法案第 501(f)(2)(B) 条。相应地，除非本部分
归类为Ⅲ类设备的规章中出现上市前正式审批要求的有效日期，
设备可以不经 FDA 的批准命令发布或者宣布设备的 PDP 结束而
进行商业性销售。如果 FDA 依照法案第 515(b) 部分发布规章要
求设备的上市前正式审批，法案第 501(f)(1)(A) 条适用于此设备。

(b) 任何在 1976 年 5 月 28 日之后投入商业销售的新设备，包括实
质上已经改变的以前销售的设备，可通过法令（法案第 513(f) 部分）
不必经过宽限期而归类为Ⅲ类，FDA 必须在设备进行商业销售之
前发布批准 PMA 或宣布设备 PDP 结束的命令，除非进行了再归类。
如果 FDA 了解进行商业销售的设备可以为本部分定义的"新"设
备，因为新的用途或其他原因。FDA 可将设备的法定分类由于其

新用途而编纂成Ⅲ类。相应地，Ⅲ类设备的规章规定在 1976 年 5 月 28 日修订版颁布日期起，设备在进行商业销售之前必须依照法案第 515 部分进行正式批准。

第 884.9 节　免于《联邦食品药品和化妆品法案》（简称法案）510(k) 部分的限制条件。

普通型Ⅰ类或Ⅱ类设备豁免于上市前通告（法案第 510(k) 部分）要求在普通型或在体外诊断设备情况下仅达到这样的程度即设备具有现成的或可合理预见的进行商业销售的特性，仅达到这样的程度即使用设备造成的误诊不应与高发病率或死亡率有关。相应地，FDA 已经授权豁免于上市前通告要求进行商业销售的Ⅰ类或Ⅱ类设备的厂商对设备在各州间销售之前在以下几种情况时必须向 FDA 提交上市前通告：

(a) 设备的使用不同于合法销售的普通型设备的预期用途；例如：设备计划用于不同的医疗目的或者设备计划给外行使用，早期的预期用途是仅用于保健人员；

(b) 经更改的设备与合法销售的普通型设备相比采用不同的基本科学技术操作；例如：外科器械用激光束切割组织胜过锋利的金属刀片，或者体外诊断设备利用脱氧核糖核酸（DNA）探针或核酸杂交技术检查或鉴别传染物胜过培养或免疫测定技术；或者

(c) 设备为预计用于以下方面的体外设备：

(1) 除了免疫组织化学设备之外用于肿瘤性疾病的诊断、监测或者筛选；

(2) 用于家族性或后天遗传病的筛选或诊断，包括先天的新陈代谢

问题；

(3) 用于测定作为威胁生命的疾病的筛选、诊断或监测的代用标记的分析物，如：艾滋病（AIDS）、慢性活动性肝炎、肺结核或者心肌梗死或监测治疗；

(4) 用于评估心血管疾病的风险度；

(5) 用于糖尿病的处理；

(6) 由临床材料直接鉴别或推测微生物的性质；

(7) 当结果为非定性或者用于确定免疫性或者定量分析计划用于不同于血清或血浆的基体时，检查不同于免疫球蛋白 G（IgG）或 IgG 检验的微生物的抗体；

(8) 用于本章第第 812.3(k) 规定的非侵入式检验；以及

(9) 用于患者旁检验（床旁检验）。

子部分 B——妇产科诊断器械

第 884.1040 节　宫颈黏液黏度计。

(a) 定义。宫颈黏液黏度计是用于测定从女性患者处收集的宫颈黏液的相对黏弹性的设备，相对黏弹性的测定可作为女性长期不孕症的临床评价的辅助手段，从而确定排卵时间以及活动精子对宫颈黏液的穿透能力。

(b) 分类。Ⅰ类（一般控制）。本设备豁免于第 884.9 节的本章第 807 部分的子部分 E 中的上市前通告过程。

第 884.1050 节　子宫颈内抽吸器。

(a) 定义。子宫颈内抽吸器是通过使用注射器、吸液管或导管抽吸的方式除去子宫颈内膜（子宫颈管的黏膜层）组织的设备。本设备可用于评价子宫颈内组织以检测恶性与癌变前病变。

(b) 分类。Ⅱ类（性能标准）。

第 884.1060 节　子宫内膜抽吸器。

(a) 定义。子宫内膜抽吸器是通过使用注射器、吸液管或导管抽吸的方式除去子宫内膜（子宫的黏膜层）物质的设备。本设备可用于研究子宫内膜细胞。

(b) 分类。Ⅱ类。对本设备的特殊控制为：

(1) FDA 的：

(i) "国际标准 ISO 10993 '医疗器械生物学评价——第Ⅰ部分：评价与测试，'"以及

(ii) "510(k) 无菌性检查指南 2/12/90(K90–1)，"

(2) 标签：

(i) 适应证：仅用于评价子宫内膜，以及

(ii) 禁忌证：怀孕、子宫穿孔史或刚进行剖宫产术，以及

(3) 取样部件在阴道内被遮盖。

第 884.1100 节　子宫内膜刷。

(a) 定义。子宫内膜刷是通过刷子宫内膜表面的方式来获取子宫内膜（子宫的黏膜层）样本的器械。本器械可用于研究子宫内膜细胞。

(b) 分类。Ⅱ类。对本设备的特殊控制为：

(1) FDA 的：

(i) "国际标准 ISO 10993'医疗器械生物学评价——第 Ⅰ 部分：评价与测试，'"以及

(ii) "510(k) 无菌性检查指南 2/12/90(K90–1)，"

(2) 标签：

(i) 适应证：仅用于评价子宫内膜，以及

(ii) 禁忌证：怀孕、子宫穿孔史或刚进行剖宫产术，以及

(3) 设计与测试：

(i) 取样部件在阴道内被遮盖，以及

(ii) 用于刚毛与刷子头的黏着。

第 884.1175 节　子宫内膜抽吸刮匙与附件。

(a) 定义。子宫内膜抽吸刮匙与附件是通过刮擦及真空抽吸的方式来除去子宫及子宫黏膜层的物质的器械。本器械可用于取得子宫组织进行活体组织检查或月经调节。普通型设备可包括导管、注射器以及组织过滤器或捕集器。

(b) 分类。Ⅱ类（性能标准）。

第 884.1185 节　子宫内膜洗涤器。

(a) 定义。子宫内膜洗涤器是采用水或盐溶液冲洗的方式来除去子宫内膜（子宫的黏膜层）物质，然后用负压进行抽吸的设备。本设备可用于研究子宫内膜细胞。

(b) 分类。Ⅱ类。对本设备的特殊控制为：

(1) FDA 的：

(i) "国际标准 ISO 10993'医疗器械生物学评价——第Ⅰ部分：评价与测试,'"以及

(ii) "510(k) 无菌性检查指南 2/12/90(K90–1),"

(2) 标签：

(i) 适应证：仅用于评价子宫内膜，

(ii) 禁忌证：怀孕、子宫穿孔史或刚进行剖宫产术，以及

(iii) 警告：不要与墙或任何外部抽吸设备相连，以及

(3) 设计与测试：

(i) 取样部件在阴道内被遮盖，以及

(ii) 子宫内压不应超过 50 mmHg。

第 884.1300 节　子宫输卵管二氧化碳吹入器与附件。

(a) 定义。子宫输卵管二氧化碳吹入器与附件是通过向子宫与输卵管加压以及向其内注入二氧化碳的方式来测试输卵管的开放程度（缺少堵塞）的设备。

(b) 分类。Ⅱ类（性能标准）。

第 884.1425 节　会阴收缩力计。

(a) 定义。会阴收缩力计是由阴道内使用的注满液体的袋囊所组成的设备，可与体外压力计相连。本设备可通过向患者会阴肌肉的自主收缩施加阻力的方式来测量会阴肌肉的力量，以及通过适当的锻炼来诊断及治疗尿失禁或性功能障碍。

(b) 分类。Ⅱ类（性能标准）。

第 884.1550 节　羊水取样器（羊膜穿刺盘）。

(a) 定义。羊水取样器（羊膜穿刺盘）是通过经腹部的方法由羊膜囊内抽吸羊水的器械总称。羊膜穿刺盘的部件包括带探针与 30ml 注射器的一次性 3.20 英寸规格针头，以及各种样品收集附件（如：小瓶、样本容器、培养基、铺巾等）。本器械可用于 16~18 周孕期时某些遗传性畸形的产前诊断或者在 24 周孕期之后任何时候用于估计胎儿的发育情况。

(b) 分类。Ⅰ类（一般控制）。本设备豁免于第 884.9 节的本章第 807 部分的子部分 E 中的上市前通告过程。

第 884.1560 节　胎儿血液取样器。

(a) 定义。胎儿血液取样器是通过内窥镜经子宫颈用短刀片刺穿胎

儿皮肤获取胎儿血液的设备，可将血液抽入已肝素化试管中。该
设备可用来确定胎儿血液 pH 和胎儿宫内窒息与胎儿缺氧的诊断。

(b) 分类。Ⅱ类（性能标准）。

第 884.1600 节　经腹部羊膜镜（胎儿镜）与附件。

(a) 定义。经腹部羊膜镜（胎儿镜）与附件是经由腹部切口利用望
远镜装置可直接进行胎儿目测检查的设备。本设备可用于确定胎
儿畸形、获取胎儿血液样本或者获取胎儿的组织。本类普通型设
备可包括下列附件：套管针与套管、用于穿过手术管或穿过与羊
膜镜相关的单独套管的器械、光源与电缆以及各零部件。

(b) 分类。Ⅲ类（上市前审批）。

(c) 要求注明上市前审批（PMA）日期或产品研发方案（PDP）结
束的通告。对于在 1976 年 5 月 28 日之前进行商业销售的经腹部
羊膜镜（胎儿镜）与附件，或者在 1987 年 1 月 29 日之前已发现
实质上与 1976 年 5 月 28 日之前进行商业销售的经腹部羊膜镜（胎
儿镜）与附件相当的设备，都要求在 1987 年 1 月 29 日之前向美
国食品药品管理局提出设备 PMA 或 PDP 结束的通告。其他的经
腹部羊膜镜（胎儿镜）与附件在进行商业销售之前应已批准 PMA
或宣布 PDP 结束。

第 884.1630 节　阴道镜。

(a) 定义。阴道镜是通过位于阴道外的望远装置来直接观察阴道与
子宫颈组织的设备。阴道镜可用于诊断畸形以及选择活检区域。
本类普通型设备可包括光源、电缆以及附件。

(b) 分类。Ⅱ类（性能标准）。

第 884.1640 节　陷凹镜与附件。

(a) 定义。陷凹镜是通过经阴道后穹隆插入盆腔的望远装置来直接观察腹膜内器官的设备。陷凹镜可用于女性生殖器官的诊断与手术过程。本类普通型设备可包括套管针与套管、穿过手术管所使用的器械、局部预热器、光源与电缆以及附件。

(b) 分类。(1) Ⅱ类（性能标准）。

(2) Ⅰ类，对不是专用器械或器械输送系统，无适配器、连接器、通道或无电外科、激光或其他功率源入口的陷凹镜与附件来说。这样的陷凹镜辅助器械包括：透镜清洁刷、活检刷、夹子施用器（无夹子）、敷抹器、套管（无套管针或阀门）、结扎线输送钳/测针夹持器、夹子/止血钳/抓紧器、刮匙、器械导引器、结扎线输送与打结器械、缝合针（无缝合线）、牵引器、机械式（非充气式）勒除器、探针、镊子、解剖器、机械式（非充气式）剪刀以及抽吸/冲洗头。从属于段落 (b)(2) 的器械豁免于第 884.9 节的本章第 807 部分的子部分 E 中的上市前通告过程。

第 884.1660 节　经子宫颈内窥镜（羊膜镜）与附件。

(a) 定义。经子宫颈内诊镜（羊膜镜）与附件是利用经由子宫颈插入子宫空管的方式来直接观察胎儿与羊膜囊的设备。本设备可用来目视胎儿或羊水以及进行胎儿血液或羊水的取样。普通型设备可包括密闭装置、穿过手术管所使用的器械、光源与电缆以及附件。

(b) 分类。Ⅱ类（性能标准）。

第 884.1690 节 宫腔镜与附件。

(a) 定义。宫腔镜是通过经由子宫颈插入子宫的望远装置来直接观察子宫颈管道与子宫腔的设备。本设备可用于除灭菌之外的诊断与手术过程。普通型设备可包括密闭装置、穿过手术管所使用的器械、局部预热器、光源与电缆以及附件。

(b) 分类。(1) Ⅱ类（性能标准）。

(2) Ⅰ类，对不是专用器械或器械输送系统，无适配器、连接器、通道或无电外科、激光或其他功率源入口的宫腔镜与附件来说。这样的宫腔镜辅助器械包括：透镜清洁刷、套管（无套管针或阀门）、夹子 / 止血钳 / 抓紧器、刮匙、器械导引器、镊子、解剖器、机械式（非充气式）剪刀。从属于段落 (b)(2) 的器械豁免于第 884.9 节的本章第 807 部分的子部分 E 中的上市前通告过程。

第 884.1700 节 宫腔镜式吹入器。

(a) 定义。宫腔镜式吹入器是通过向宫腔内灌注液体或气体以使子宫扩张便于宫腔镜观察的设备。

(b) 分类。(1) Ⅱ类（性能标准）。

(2) Ⅰ类，对仅包括不用于影响子宫内口的辅助设备在内的管路与管路 / 过滤器装配（如：宫腔镜导入器护套）以及仅用于子宫内吹入的单用途管路工具来说。从属于段落 (b)(2) 的器械豁免于第 884.9 节的本章第 807 部分的子部分 E 中的上市前通告过程。

第 884.1720 节 妇产科腹腔镜与附件。

(a) 定义。妇产科腹腔镜是通过经由腹壁插入的望远装置来直接观察腹膜内器官的设备。可应用于女性生殖器官的诊断与手术过程。普通型设备可包括：套管针与套管、穿过手术通路所使用的器械、局部预热器、光源与电缆以及附件。

(b) 分类。(1) Ⅱ类（性能标准）。

(2) Ⅰ类，对不是专用器械或器械输送系统，无适配器、连接器、通道或无电外科、激光或其他功率源入口的妇产科腹腔镜来说。这样的妇产科腹腔镜辅助器械包括：透镜清洁刷、活检刷、夹子施用器（无夹子）、敷抹器、套管（无套管针或阀门）、结扎线输送钳／测针夹持器、夹子／止血钳／抓紧器、刮匙、器械导引器、结扎线输送与打结器械、缝合针（无缝合线）、牵引器、机械式（非充气式）勒除器、探针、镊子、解剖器、机械式（非充气式）剪刀以及抽吸／冲洗头。从属于段落 (b)(2) 的器械豁免于第 884.9 节的本章第 807 部分的子部分 E 中的上市前通告过程。

第 884.1730 节　腹腔镜吹入器。

(a) 定义。腹腔镜吹入器是通过用气体灌充腹腔使之扩张便于使用腹腔镜的设备。

(b) 分类。(1) Ⅱ类（性能标准）。

(2) Ⅰ类，对于包括不用于影响腹腔内吹入法（气腹术）的辅助设备在内的管路与管路／过滤器装配来说。从属于段落 (b)(2) 的器械豁免于第 884.9 节的本章第 807 部分的子部分 E 中的上市前通告过程。

子部分 C——妇产科监测设备

第 884.2050 节 产科数据资料分析仪。

(a) 定义。产科数据资料分析仪（胎儿状况数据资料分析仪）是在分娩过程中，用于分析由胎儿及母体监测获得电信号数据所使用的设备。产科数据资料分析仪对胎儿状况进行临床诊断以及对分娩管理与临床干预提供建议。普通型设备可包括信号分析与显示设备，与其他设备的电子接口以及电源与附件。

(b) 分类：Ⅲ类（上市前审批）。

(c) 要求注明 PMA 日期或 PDP 结束的通告。对于在 1976 年 5 月 28 日之前进行商业销售的本节段落 (a) 中所描述的产科数据资料分析仪，或者在 2000 年 10 月 3 日之前已发现实质上与 1976 年 5 月 28 日之前进行商业销售的产科数据资料分析仪相当的设备，都要求在 2000 年 10 月 3 日之前向美国食品药品管理局提出设备 PMA 或 PDP 结束的通告。本节段落 (a) 中所描述的任何其他产科数据资料分析仪在进行商业销售之前应已批准 PMA 或宣布 PDP 结束。

第 884.2225 节 妇产科超声成像仪。

(a) 定义。妇产科超声成像仪是通过脉冲回波仪向女性患者发送超声能量以及接收超声能量的设备。本设备可用于对某些生理、人造结构或胎儿进行直观观察，从而达到在有限的时间段内进行诊断的目的。普通型设备可包括以下设备：信号分析与显示设备、与其他设备的电子接口、患者与设备支柱、耦合凝胶与附件。本类普通型设备不包括用于监测长时间段内某些生理状况改变的设备。

(b) 分类。Ⅱ类（性能标准）。

第 884.2600 节　胎心监护仪。

(a) 定义。胎心监护仪是用于确定怀孕与分娩期间胎儿心脏活动情况的设备。本设备通过分析心电图信号（由体外电极放在母亲腹部获得的心肌在收缩与放松过程中所产生的电位信号），将胎儿心脏信号与母亲心脏信号相分离。普通型设备可包括在心率超过预设的阈值时发出信号的警报器。本普通型设备包括："胎儿心率计（带传感器）"与"胎儿心电图监护仪"。

(b) 分类。Ⅱ类（性能标准）。

第 884.2620 节　胎儿脑电图监护仪。

(a) 定义。胎儿脑电图监护仪是以图形形式（分娩过程中通过经子宫颈放置在胎儿头皮上的一个或多个电极的方法）来检测、测量与记录胎儿大脑所产生的皮肤电位节律性变化的设备。

(b) 分类。Ⅲ类（上市前审批）。

(c) 要求注明 PMA 日期或 PDP 结束的通告。对于在 1976 年 5 月 28 日之前进行商业销售的胎儿脑电图监护仪，或者在 1996 年 12 月 26 日之前已发现实质上与 1976 年 5 月 28 日之前进行商业销售的胎儿脑电图监护仪相当的设备，都要求在 1996 年 12 月 26 日之前向美国食品药品管理局提出 PMA 或 PDP 结束的通告。其他的胎儿脑电图监护仪在进行商业销售之前应已批准 PMA 或宣布 PDP 结束。

第 884.2640 节　胎儿心音图监护仪与附件。

(a) 定义。胎儿心音图监护仪是以图形形式及非侵入方式来检测、测量及记录胎儿心音的设备，从而确定胎儿分娩过程中的情形。普通型设备包括下列附件 : 信号分析与显示设备、患者与设备支柱以及其他部件。

(b) 分类。Ⅱ类（性能标准）。

第 884.2660 节　胎儿超声监护仪与附件。

(a) 定义。胎儿超声监护仪是通过连续波（多谱勒）回波仪向孕妇发送超声能量以及接收超声能量的设备。本设备可用于在某段时间内（如:分娩过程中的围产期监测）或者以显而易见的形式（如:使用超声听诊器）通过测量值来表明生理状况与特点。普通型设备可包括下列附件 : 信号分析与显示设备、与其他设备的电子接口、患者与设备支柱以及附件。普通型设备不包括用于对某些相对未改变的生理结构的成像或解释某一生理状况的设备，但不包括在预设的阈值处设置为自动报警的设备。

(b) 分类。Ⅱ类（性能标准）。

第 884.2675 节　胎儿头皮圆形（螺旋）电极与敷贴器。

(a) 定义。胎儿头皮圆形（螺旋）电极与敷贴器是用于分娩过程中获取胎儿心电图的设备。它通过使用弯曲针头或直针头经由胎儿头皮的浅表皮下部位使胎儿皮肤与体外监护仪间建立电接触。普通型设备包括不可重复使用的螺旋电极与可重复使用的圆形电极。

(b) 分类。Ⅱ类（性能标准）。

第 884. 2685 节 胎儿头皮夹电极与敷贴器。

(a) 定义。胎儿头皮夹电极与敷贴器是利用不可重复使用的夹子夹住皮肤组织从而在胎儿皮肤与外部监测设备间建立起电接触的设备。本设备可用于获取胎儿心电图。普通型设备可包括夹电极敷贴器。

(b) 分类。Ⅲ类（上市前审批）。

(c) 要求注明 PMA 日期或 PDP 结束的通告。对于在 1976 年 5 月 28 日之前进行商业销售的胎儿头皮夹电极与敷贴器，或者在 1996 年 12 月 26 日之前已发现实质上与 1976 年 5 月 28 日之前进行商业销售的胎儿头皮夹电极与敷贴器相当的设备，都要求在 1996 年 12 月 26 日之前向美国食品药品管理局提出 PMA 或 PDP 结束的通告。其他的胎儿头皮夹电极与敷贴器在进行商业销售之前应已批准 PMA 或宣布 PDP 结束。

第 884.2700 节 子宫内压监测仪与附件。

(a) 定义。子宫内压监测仪是用经子宫颈放入子宫腔的导管来检测及测量子宫内压与羊水压力的设备。本设备可用于监测分娩过程中宫缩的强度、持续时间与频率。普通型设备可包括下列附件：信号分析与显示设备、患者与设备支柱以及附件。

(b) 分类。Ⅱ类（性能标准）。

第 884.2720 节 体外宫缩监测仪与附件。

(a) 定义。体外宫缩监测仪（如：分娩力计）是用于监测分娩进展情况的设备。可通过缠绕在孕妇腹部的传感器测量宫缩的持续时间、频率以及相对压力。普通型设备可包括体外压力传感器、支撑带以及其他的患者与设备支持装置。

(b) 分类。Ⅱ类（性能标准）。

第 884.2730 节　家用宫腔活动监测仪。

(a) 定义。家用宫腔活动监测仪（HUAM）是在家庭中测量分娩前的宫缩情况、将宫缩数据通过电话传送至临床部门、并在临床部门接收及显示宫缩数据的电子系统。HUAM 系统包括分娩传感器、家用记录仪、调制解调器以及接收、处理与显示数据的计算机与监测仪。本设备可用于提前分娩的妇女，以帮助进行提前分娩的监测。

(b) 分类。Ⅱ类（特殊控制）；指南文件（家用宫腔活动监测仪的Ⅱ类特殊控制指南）。

第 884.2740 节　围产期监测系统与附件。

(a) 定义。围产期监测系统是以图表的形式表示母亲分娩与胎儿心率间关系的设备，其方法是通过结合和协调宫缩和胎心监护，适当显示妊娠、分娩中的胎儿的健康状况。普通型设备可包括从属于第 884.2600 节、884.2640 节、884.2660 节、884.2675 节、884.2700 节与 884.2720 节的设备。普通型设备可包括下列附件：中央监测系统与遥控中继器、信号分析与显示设备、患者与设备支柱以及附件。

(b) 分类。Ⅱ类（性能标准）。

第 884.2800 节　计算机分娩监护系统。

(a) 定义。计算机分娩监护系统是一套专用于连续测量宫颈扩张及胎儿头部着位并显示分娩进度的系统。计算机分娩监护系统包含监护仪和超声传感器。超声传感器安放于产妇腹部、宫颈以及胎儿头皮上，可生成测量阵列并生成显示信息。

(b) 分类。Ⅱ类（特殊控制）。此项特殊管控可参考题为"行业及FDA 人员指南，Ⅱ类特殊控制指南：计算机分娩监护系统"的FDA 指南文件。请参阅第 884.1(e) 节了解该指南文件的可用性。

第 884.2900 节　胎儿听诊器。

(a) 定义。胎儿听诊器是用于听取胎儿心音的器械。它不但通过声道空气传导胎儿心音而且通过用户头部组织传导至用户的耳朵。它不使用超声能量。本设备可排除手持式传统听诊器中常见的噪音干扰。

(b) 分类。Ⅰ类（一般控制）。本设备豁免于第 884.9 节的本章第807 部分的子部分 E 中的上市前通告过程。

第 884.2960 节　产科超声传感器与附件。

(a) 定义。产科超声传感器是与产科监测仪或成像仪一同将超声能量施加至人体以及接收来自人体的超声能量的设备。本设备可通过不同于超声发生器的组件将电信号转换为超声能量，反之亦然。普通型设备可包括下列附件：耦合凝胶、前置放大器、放大器、带电源的信号调节器、连接电缆以及附件。普通型设备不包括用于产生进行应用的超声频率电信号的设备。

(b) 分类。Ⅱ类（性能标准）。

第 884.2980 节　远距离温度记录系统。

(a) 用于乳腺癌检测的辅助诊断普查或其他用途的远距离温度记录系统——(1) 定义。用于乳腺癌检测的辅助诊断普查或其他用途的远距离温度记录系统是带有测量（不接触患者皮肤）患者自发散红外辐射（可反映出患者身体表面温度的变化）探测器的电驱动设备。普通型设备可包括信号分析与显示设备、患者与设备支柱及附件。

(2) 分类。Ⅰ类（一般控制）。

(b) 仅用于乳腺癌检测的诊断普查或其他用途的远距离温度记录系统 ——(1) 定义。仅用于乳腺癌检测诊断普查或其他用途的远距离温度记录系统是带有测量（不接触患者皮肤）患者自发散红外辐射（可反映出患者身体表面温度的变化）探测器的电驱动设备。普通型设备可包括信号分析与显示设备、患者与设备支柱及附件。

(2) 分类。Ⅲ类。

(3) 要求注明 PMA 日期或 PDP 结束通告。自修订版颁布之日起（1976 年 5 月 28 日），段落 (b)(1) 中所描述的设备在进行商业销售之前，要求依照法案第 515 部分进行正式批准。见第 884.3 节。

第 884.2982 节　液晶式温度记录系统。

(a) 用于乳腺癌检测的辅助性诊断普查或其他用途的非电驱动或交流供电的液晶式温度记录系统 ——

(1) 定义。乳腺癌检测的诊断普查作为物理触诊或乳房造影的辅助方法的非电驱动或交流供电的液晶式温度记录系统，或其他用途中应用于患者皮肤的非电驱动或交流供电的设备，可显示对人体表面温度变化响应的热敏液晶的颜色模式。普通型设备可包括患者与设备支柱、确保患者皮肤与液晶间热接触的装置及部件。

(2) 分类。Ⅰ类（一般控制）。

(b) 仅用于乳腺癌检测的诊断普查或其他用途的非电驱动或交流供电的液晶式温度记录系统——

(1) 定义。仅用于乳腺癌检测的诊断普查的非电驱动或交流供电的液晶式温度记录系统，或是应用于患者皮肤的其他用途的非电驱动或交流供电的设备，可显示对人体表面温度变化响应的热敏液晶的颜色模式。本类普通型设备可包括图像显示与记录设备、患者与设备支柱、确保患者皮肤与液晶间热接触的装置及部件。

(2) 分类。Ⅲ类。

(3) 要求注明 PMA 日期或 PDP 结束通告。自修订版颁布之日起（1976 年 5 月 28 日），段落 (b)(1) 中所描述的设备在进行商业销售之前，要求依照法案第 515 部分进行正式批准。见第 884.3 节。

第 884.2990 节　乳腺病变记录系统。

(a) 定义。乳腺病变记录系统是一种在临床乳腺检查过程中用于生成乳腺表面映射图以辅助记录乳腺病变的设备。

(b) 分类。Ⅱ类（特殊控制）。此项特殊管控可参考题为"Ⅱ类特殊控制指南：乳腺病变记录系统"的 FDA 指南文件。见第 884.1 节 (e) 段了解该指南文件的可用性。

子部分 D——妇产科假体器械

第 884.3200 节　子宫颈引流管。

(a) 定义。子宫颈引流管是在骨盆手术之后为排出子宫颈的液体而提供通道的器械。

(b) 分类。II 类（性能标准）。

第 884.3575 节　阴道环。

(a) 定义。阴道环是放置在阴道内支持盆腔内器官的可拆式结构，用于治疗诸如子宫下垂、子宫后移（向后移动）或者妇产科疝气的治疗。

(b) 分类。II 类（性能标准）。

第 884.3650 节　输卵管假体。

(a) 定义。输卵管假体是用于维持输卵管不闭合（开放）的器械，可用于重建手术之后。

(b) 分类。II 类（性能标准）。

第 884.3900 节　阴道扩张器。

(a) 定义。阴道扩张器是通过拉伸使阴道扩大或在重建手术之后支撑阴道及保护移植皮肤的器械。

(b) 分类。II 类（性能标准）。

子部分 E ——妇产科手术器械

第 884.4050 节　妇科腹腔镜电动分碎控制系统。

(a) 定义。妇科腹腔镜电动分碎控制系统是一种由仪器端口和组织控制方法共同组成的处方类器械，用来在摘除（认定不含恶性肿瘤的）良性妇科组织的腹腔镜手术之后可实现电动粉碎手术的直接可视化显像。

(b) 分类。Ⅱ类（特殊控制）。对本设备的特殊控制为：

(1) 器械必须证实与患者接触的部件具备生物相容性；

(2) 标记为无菌的器械组件必须确保无菌水平达到 10^{-6}；

(3) 性能数据必须通过证实在预期货架寿命期内器械的持续无菌性或无菌组件的持续无菌性、包装完整性和器械功能性等来证明产品的货架寿命；

(4) 非临床性能数据必须能证实器械已满足全部设计规范要求和性能需求。必须对以下性能特征予以测试：

(i) 证实组织、细胞和体液等均无法渗透器械；

(ii) 证实器械在维持人工气腹的同时可允许腹腔镜器材的插入和取出；

(iii) 证实控制系统可为分碎处理提供充足的空间并为腹腔镜器材及外部脏器相关的组织样本带来充分的可视化显像；

(iv) 证实预期使用的腹腔镜器材和分碎器均不会破坏控制系统的完整性；以及

(v) 证实预期用户可将器械充分展开，对样本分碎而不破坏器械的完整性并且能够将器械取出而不造成分碎物的溅撒；

(5) 必须制定并确认相应的培训，确保用户能够使用说明书；以及

(6) 标签信息必须包含如下内容：

(i) 如果待分碎的组织已知或疑似包含恶性肿瘤时则禁止在妇科手术中使用；

(ii) 除非临床性能数据已证实子宫组织可以摘除或改造，否则应禁止对存在以下情况的患者使用本系统来摘除子宫组织：近绝经期或绝经后患者或者整块组织切除患者，例如通过阴道切除或者采用小切口剖宫切除；

(iii) 以下警告事项："警告：使用本器械时存在的手术潜在风险信息应告知患者。子宫组织可能含有未知的癌症。使用腹腔镜电动分碎器可能会造成癌症扩散。目前临床上仍未能证实本控制系统的使用可降低前述风险。"

(iv) 声明本器械仅限于完成培训项目的医生使用；以及

(v) 有效日期或货架寿命。

第 884.4100 节　内窥镜电烙器与附件。

(a) 定义。内窥镜电烙器是在内窥镜观察之下进行女性绝育的器械，可使用低压电加热的探针来凝结输卵管组织。普通型设备可包括下列附件：发电机、探针与电缆。

(b) 分类。Ⅱ类。对本设备的特殊控制为：

(1) FDA 的：

(i) "国际标准 ISO 10993 '医疗器械生物学评价——第Ⅰ部分：评价与测试，'"

(ii) "510(k) 无菌性检查指南 2/12/90 (K–90)，" 以及

(iii) "腹腔镜双极与热凝结器（及附件）的评价指南"，

(2) 国际电工委员会 IEC 60601–1–AM2(1995–03)，修订版 2，"医用电气设备——第Ⅰ部分：安全性通用要求，"
(3) 美国国家标准协会 / 美国医疗器械促进协会 HF–18，1993，"电外科设备"，
(4) 标签：

(i) 适应证：用于妇女输卵管绝育手术，以及

(ii) 使用说明：

(A) 破坏至少 2 cm 长的输卵管，

(B) 使用无阻尼正弦波，

(C) 使用最低功率 25 W，以及

(D) 对于带电表的设备：在观察到目视终点（组织烫白）或表明

组织已充分破坏的电流停止之后，继续启动电极 5 秒钟。

第 884.4120 节　妇产科电烙器与附件。
(a) 定义。妇产科电烙器是通过将组织与电加热的探针相接触的方式采用高温来破坏组织的设备。可用于切除子宫颈病变、进行活检或者在直接目视观察下治疗慢性子宫颈炎。普通型设备可包括下列附件：发电机、探针与电缆。

(b) 分类。Ⅱ类（性能标准）。

第 884.4150 节　双极内窥镜式凝结器 - 切割器与附件。
(a) 定义。双极内窥镜式凝结器 - 切割器是在内窥镜观察之下进行女性绝育及其他手术过程的设备。通过使高频电流穿过探针两个电接触点间的组织采用高温破坏组织。普通型设备可包括下列附件：发电机、探针与电缆。

(b) 分类。Ⅱ类。对本设备的特殊控制为：

(1) FDA 的：

(i) "国际标准 ISO 10993 '医疗器械生物学评价——第Ⅰ部分：评价与测试，'"

(ii) "510(k) 无菌性检查指南 2/12/90(K-90)，" 以及

(iii) "腹腔镜双极与热凝结器（及附件）的评价指南，"

(2) 国际电工委员会 IEC 60601-1-AM2(1995-03)，修订版 2，"医

用电气设备——第 I 部分：安全通用要求，"

(3) 美国国家标准协会 / 美国医疗器械促进协会 HF-18，1993，"电外科设备，"

(4) 标签：

(i) 适应证：用于妇女输卵管节育手术，以及

(ii) 使用说明：

(A) 破坏至少 2 cm 长的输卵管，

(B) 使用无阻尼正弦波，

(C) 使用最低功率 25 W，以及

(D) 对于带电表的设备：在观察到目视终点（组织烫白）或表明组织已充分破坏的电流停止之后，继续启动电极 5 秒钟。

第 884.4160 节 单极内窥镜式凝结器 - 切割器与附件。

(a) 定义。单极内窥镜式凝结器 - 切割器是使高频电流穿过加电探针与接地极板间的组织采用高频电流产生的高温破坏组织的设备。可在内窥镜观察之下进行女性绝育及其他手术。普通型设备可包括下列附件：发电机、探针与电缆以及患者接地极板。普通型设备不包括在子宫镜观察下进行女性绝育的设备。

(b) 分类。II 类（性能标准）。

第 884.4250 节　可张开子宫颈扩张器。

(a) 定义。可张开子宫颈扩张器是带有两个把手以及两个对位叶片的设备，可用于手动扩张（伸展开）子宫颈。

(b) 分类。Ⅲ类（上市前审批）。

(c) 要求注明 PMA 日期或 PDP 结束的通告。对于在 1976 年 5 月 28 日之前进行商业销售的可张开子宫颈扩张器，或者在 1996 年 12 月 26 日之前已发现实质上与 1976 年 5 月 28 日之前进行商业销售的可张开子宫颈扩张器相当的设备，都要求在 1996 年 12 月 26 日之前向美国食品药品管理局提出 PMA 或 PDP 结束的通告。其他的可张开子宫颈扩张器在进行商业销售之前应已批准 PMA 或宣布 PDP 结束。

第 884.4260 节　吸湿性海带子宫颈扩张器。

(a) 定义。吸湿性海带子宫颈扩张器是通过使用由海草（掌状昆布或海带）的根制作的圆锥型、可膨胀材料的子宫颈插入物来扩张（伸展开）子宫颈的设备。本设备可用于进行流产手术。

(b) 分类。Ⅱ类（性能标准）。

第 884.4270 节　震动式子宫颈扩张器。

(a) 定义。震动式子宫颈扩张器是通过使用震动式电驱动探针头使子宫颈扩张的设备。本设备可用于进出子宫或者进行流产，但在分娩过程中当希望胎儿存活的时候，不要使用本设备。

(b) 分类。Ⅲ类（上市前审批）。

(c) 要求注明 PMA 日期或 PDP 结束的通告。对于在 1976 年 5 月 28 日之前进行商业销售的震动式子宫颈扩张器，或者在 1996 年 12 月 26 日之前已发现实质上与 1976 年 5 月 28 日之前进行商业销售的震动式子宫颈扩张器相当的设备，都要求在 1996 年 12 月 26 日之前向美国食品药品管理局提出 PMA 或 PDP 结束的通告。其他的震动式子宫颈扩张器在进行商业销售之前应已批准 PMA 或宣布 PDP 结束。

第 884.4340 节　胎儿真空吸引器。

(a) 定义。胎儿真空吸引器是为便于分娩而使用的器械，本器械允许通过与头皮相连的吸盘（由体外真空泵提供动力）对胎儿的头部（在产道内）进行拔出。普通型设备可包括吸盘、软管、真空泵与真空调节装置。

(b) 分类。Ⅱ类（性能标准）。

第 884.4400 节　产钳。

(a) 定义。产钳是由两个叶片（带手柄）所组成的器械，可用于夹紧及拔出产道内的胎儿头部，便于分娩。

(b) 分类。Ⅱ类（性能标准）。

第 884.4500 节　产科胎儿破坏器械。

(a) 定义。产科胎儿破坏器械是用于挤压及拉住胎儿身体以便死胎或异常胎分娩的器械。普通型器械包括闭锁钳、碎颅钳、破坏钩。

(b) 分类。Ⅱ类（性能标准）。

第 884.4520 节　妇产科常用手动器械。

(a) 定义。妇产科常用手动器械是可进行简单的妇产科操作的一组器械。本类普通型器械包括：

(1) 外阴切开剪刀是一种具有两个相对剪切刀片的切割器械，用于助产中的阴道切口手术。

(2) 光纤式金属阴道内窥镜是一种具有光纤式光源的金属器械，用于露出阴道内部以及阴道内部的照明。

(3) 金属阴道内窥镜是用于露出阴道内部的金属器械。

(4) 脐带剪刀是带有两个相对剪切刀片的切割器械，用于切断脐带。

(5) 子宫夹是通过压力来托住子宫的器械。

(6) 子宫填塞器是用于将敷料导入子宫或阴道的器械。

(7) 阴道涂药器是用于将药物插入阴道的器械。

(8) 阴道牵引器是通过分开阴道的边缘以及向后拉住组织的方式来维持阴道暴露状态的器械。

(9) 妇产科纤维瘤钩是用于对纤维瘤施加牵引力的器械。

(10) 骨盆测量器（体外）是用于测量骨盆外部直径的器械。

(b) 分类。Ⅰ类（一般控制）。本设备豁免于第 884.9 节的本章第 807 部分的子部分 E 中的上市前通告过程。

第 884.4530 节　妇产科专用手动器械。

(a) 定义。妇产科专用手动器械是在妇产科中进行操作诊断与手术功能（如：扩张、夹取、测量与刮擦）中所使用的一组器械，此处结构完整性是设备性能的主要标准。本类设备由以下器械所组成：

(1) 羊膜穿破器是用于割裂胎膜的器械。

(2) 包皮环切夹是在男婴的包皮环切过程中用于敷压阴茎包皮的器械。

(3) 脐带夹是用于敷压脐带的器械。

(4) 子宫刮匙是用于刮擦及除去子宫内物质的器械。

(5) 固定尺寸的子宫颈扩张器是用于通过拉伸以扩张子宫颈所使用的一系列各种规格的探针。

(6) 子宫升降器是插入子宫内部用于提升及处理子宫所使用的器械。

(7) 妇产科手术钳是带有两个叶片与手柄，在妇产科检查过程中用于拉、抓紧或敷压的器械。

(8) 子宫颈锥型刀是用于从子宫颈处切除及除去组织所使用的切割器械。

(9) 妇产科环扎针头是用于缝合子宫颈所使用的环形器械。

(10) 钩状子宫内避孕器具 (IUD) 移去器是用于从子宫内除去 IUD 所使用的器械。

(11) 妇产科纤维瘤螺杆丝攻是用于紧紧抓住纤维瘤的器械。

(12) 子宫探针是插入子宫腔内用于确定子宫深度的器械。

(13) 子宫颈细胞刮铲是用于从子宫颈或阴道刮擦及除去细胞物质的钝型器械。

(14) 妇产科活检钳是妇产科活检过程中所使用的带有两个叶片与手柄的器械。

(15) 子宫把持钩是用于抓住及托住子宫颈或底部的钩状器械。

(16) 体内骨盆测量器是阴道内所使用的器械，用于测量骨盆的直径与容量。

(17) 非金属阴道内窥镜是用于暴露阴道内部的非金属器械。

(18) 光纤式非金属阴道内窥镜是带有光纤光源的非金属器械，用于暴露阴道内部以及阴道内部的照明。

(b) 分类。(1) Ⅱ类 (性能标准)。

(2) I 类，对羊膜穿破器、子宫刮匙、子宫颈扩张器（固定尺寸）、环扎针头、IUD 移去器、子宫探针以及妇产科活检钳来说。从属于段落 (b)(2) 的器械豁免于第 884.9 节的本章第 807 部分的子部分 E 中的上市前通告过程。

第 884.4550 节　妇产科手术激光。

(a) 定义。妇产科手术激光是连续波二氧化碳激光，用于以热的方法破坏组织或者以辐射光能的形式除去组织。本设备仅与阴道镜一同使用作为妇产科手术系统的一部分。阴道镜是用于检查阴道与子宫颈的放大透镜系统。

(b) 分类。II 类（性能标准）。

第 884.4900 节　产床与附件。

(a) 定义。产床是带有可调节装置的器械，用于在妇产科中支撑患者保持各种所要求的位置。普通型设备可包括下列附件：患者设备、支撑附件以及加温设备与处理废料的橱柜。

(b) 分类。II 类（性能标准）。

子部分 F——妇产科治疗器械

第 884.5050 节　子宫颈扩张袋－球囊流产装置。

(a) 定义。子宫颈扩张袋－球囊流产装置是用于进行流产的设备。本设备可插入子宫腔内、充气膨胀以及缓慢地拔出。球囊由子宫内拔出可引起子宫颈的扩张。普通型设备可包括压力源与压力调节。

(b) 分类。III 类（上市前审批）。

(c) 要求注明 PMA 日期或 PDP 结束的通告。对于在 1976 年 5 月 28 日之前进行商业销售的子宫颈扩张袋 – 球囊流产装置，或者在 1996 年 12 月 26 日之前已发现实质上与 1976 年 5 月 28 日之前进行商业销售的子宫颈扩张袋 – 球囊流产装置相当的设备，都要求在 1996 年 12 月 26 日之前向美国食品药品管理局提出 PMA 或 PDP 结束的通告。其他的子宫颈扩张袋 – 球囊流产装置在进行商业销售之前应已批准 PMA 或宣布 PDP 结束。

第 884.5070 节　真空式流产装置。

(a) 定义。真空式流产装置是通过使用与抽吸源相连的套管经子宫颈由子宫内抽吸怀孕的产物或月经的器械。本器械可用于终止怀孕或调节月经机制。本类设备可包括抽吸套管、真空源与真空调节器。

(b) 分类。Ⅱ类（性能标准）。

第 884.5100 节　产科麻醉器械。

(a) 定义。产科麻醉器械是抗菌剂、针头、针头导引、注射器以及其他用于麻醉药物的附件所组成的组件。本器械可用于阵痛、分娩或两者过程中的局部麻醉（如：子宫颈侧、子宫骶骨与阴部）。

(b) 分类。Ⅱ类（性能标准）。

第 884.5150 节　无源吸乳器。

(a) 定义。无源吸乳器是用于将乳汁由乳房中挤出的手动抽吸器械。

(b) 分类。Ⅰ类。本器械豁免于第 884.9 节的本章第 807 部分的子部分 E 中的上市前通告过程，如果本器械使用不产生超过 250 mmHg 柱的抽吸力的球状或可伸缩装置以及接触胸部或乳汁不产生细胞毒性、炎症或过敏反应的材料的话。

第 884.5160 节　有源吸乳器。

(a) 定义。有源吸乳器是用于将乳汁由乳房中挤出的有源抽吸器械。

(b) 分类。Ⅱ类（性能标准）。

第 884.5200 节　防痔疮压力楔件。

(a) 定义。防痔疮压力楔件可在阵痛和分娩过程中为肛周区域提供机械支撑。肛周区域的外部机械支撑旨在帮助预防阴道分娩后伴随出现的外痔。

(b) 分类。Ⅱ类（特殊控制）。对本设备的特殊控制为：

(1) 根据本章第 801.109 节的规定，本器械必须凭处方进行销售、经销和使用。
(2) 标签内必须包含具体指示说明，以指导如何正确放置并使用本器械。
(3) 器械必须证实其具备生物相容性。
(4) 材料强度的机械试验台测试必须证明器械可承受使用过程中所遇到的作用力。
(5) 安全性和有效性数据必须证明器械除常规控制之外，还可帮助自主阴道分娩的女性患者预防痔疮。

第 884.5225 节　腹部减压箱。

(a) 定义。腹部减压箱是用于降低怀孕女性腹部压力从而缓解怀孕或分娩过程中腹部疼痛的罩状器械。

(b) 分类。Ⅲ类（上市前审批）。

(c) 要求注明 PMA 日期或 PDP 结束的通告。对于在 1976 年 5 月
28 日之前进行商业销售的腹部减压箱，或者在 1996 年 12 月 26
日之前已发现实质上与 1976 年 5 月 28 日之前进行商业销售的腹
部减压箱相当的设备，都要求在 1996 年 12 月 26 日之前向美国
食品药品管理局提出 PMA 或 PDP 结束的通告。其他的腹部减压
箱在进行商业销售之前应已批准 PMA 或宣布 PDP 结束。

第 884.5250 节　子宫颈帽。

(a) 定义。子宫颈帽是套在子宫颈上的软质杯状容器，以收集月经
或辅助人工受精。普通型器械不用于避孕。

(b) 分类。Ⅱ类（性能标准）。

第 884.5300 节　避孕套。

(a) 定义。避孕套是用紧密结合的膜完全覆盖在阴茎上的护套。避
孕套可用于避孕和预防疾病的目的（预防性病的传播）。本器械
也可用于收集精液以帮助进行不孕症的诊断。

(b) 分类。(1) Ⅱ类（特殊控制），针对非天然胶乳材料制成的避孕套，
包括天然膜（皮肤）或人工合成膜。

(2) Ⅱ类（特殊控制），针对天然胶乳避孕套。以题为"Ⅱ类特殊
控制指南文件：21 CFR 884.5300 分类中天然胶乳避孕套的标签说
明"的指南文件作为特殊控制。见第 884.1 节 (e) 段了解该指南文

件的可用性。

第 884.5310 节 杀精子润滑剂的避孕套。

(a) 定义。杀精子润滑剂的避孕套是用含杀精子润滑剂（壬苯醇醚 –9）的紧密结合的膜完全覆盖在阴茎上的护套。避孕套可用于避孕和预防疾病的目的（预防性病的传播）。

(b) 分类。Ⅱ类（性能标准）。

第 884.5320 节 龟头套。

(a) 定义。龟头套是仅覆盖阴茎龟头或部分覆盖的护套，它也可覆盖龟头的直接相邻区域（龟头冠状部与小系带），但不覆盖整个阴茎。它仅用于防止怀孕而不适用于预防性传播疾病。

(b) 分类。Ⅲ类（上市前审批）。

(c) 要求注明上市前审批 (PMA) 或产品研发方案 (PDP) 结束的通告。对于在 1976 年 5 月 28 日之前进行商业销售的龟头套，或者在 2002 年 9 月 12 日之前已发现实质上与 1976 年 5 月 28 日之前进行商业销售的龟头套相当的设备，都要求在 2002 年 9 月 12 日之前向美国食品药品管理局提出设备 PMA 或 PDP 结束的通告。其他的龟头套在进行商业销售之前应已批准 PMA 或宣布 PDP 结束。

第 884.5330 节 女性避孕套。

(a) 定义。女性避孕套是衬在阴道壁内的鞘膜状器具，在性交开始之前可将其插入阴道内。适用于避孕和预防疾病（预防性传播疾病）。

(b) 分类。Ⅲ类（上市前审批）。

(c) 要求注明 PMA 日期或 PDP 结束的通告。对于在 1976 年 5 月
28 日之前进行商业销售的女性避孕套，或者 2011 年 11 月 21 日
之前已发现实质上与 1976 年 5 月 28 日之前进行商业销售的女性
避孕套相当的设备，都要求在 2011 年 11 月 21 日之前向美国食
品药品管理局提出设备 PMA 或 PDP 结束的通告。其他的女性避
孕套在进行商业销售之前应已批准 PMA 或宣布 PDP 结束。

第 884.5350 节　避孕膜与附件。

(a) 定义。避孕膜是放置在耻骨后部与阴道穹窿后部之间的紧密结
合膜。本器具完全覆盖子宫颈，可与杀精子剂一同使用以防止怀
孕。普通型器具可包括导入器。

(b) 分类。Ⅱ类（性能标准）。

第 884.5360 节　子宫内避孕器具 (IUD) 与导入器。

(a) 定义。子宫内避孕器具 (IUD) 是用于防止怀孕的器具。本器具
可放置在子宫基底的较高部位，带有一条细绳由避孕器具经子宫
颈口进入阴道内。普通型器具包括导入器，但不包括依靠药物活
性起作用的避孕 IUD，它从属于《联邦食品药品和化妆品法案》（见
第 310.502 节）的新药条款。

(b) 分类。Ⅲ类（上市前审批）。

(c) 标签。避孕 IUD 的标签要求在第 801.427 节中得以阐明。

(d) 要求注明上市前审批（PMA）或产品研发方案（PDP）结束的
通告。对于在 1976 年 5 月 28 日之前进行商业销售的 IUD 与导入
器，或者在 1986 年 8 月 4 日之前已发现实质上与 1976 年 5 月 28

日之前进行商业销售的 IUD 与导入器相当的设备，都要求在 1986
年 8 月 4 日之前向美国食品药品管理局提出设备 PMA 或 PDP 结
束的通告。其他的 IUD 与导入器在进行商业销售之前应已批准
PMA 或宣布 PDP 结束。

第 884.5380 节　避孕用输卵管栓塞器具（ TOD ）与导入器。

(a) 定义。避孕用输卵管栓塞器具（TOD）与导入器是采用机械式
结构（如：在输卵管外面的带子、夹子或者在输卵管内部的栓塞
或瓣膜）封闭输卵管的器具。本器具可用于防止怀孕。

(b) 分类。Ⅲ类（上市前审批）。

(c) 要求注明上市前审批（PMA）或产品研发方案（PDP）结束的
通告。对于在 1976 年 5 月 28 日之前进行商业销售的 TOD 与导入
器，或者在 1987 年 12 月 30 日之前已发现实质上与 1976 年 5 月
28 日之前进行商业销售的 TOD 与导入器相当的设备，都要求在
1987 年 12 月 30 日之前向美国食品药品管理局提出设备 PMA 或
PDP 结束的通告。其他的 TOD 与导入器在进行商业销售之前应
已批准 PMA 或宣布 PDP 结束。

第 884.5390 节　会阴部加热器。

(a) 定义。会阴部加热器是通过直接接触或由辐射热源处间接对会
阴（女性阴户与肛门间的区域）表面进行加热的器械，可用于在
外阴切开术（为便于助产将外阴口切开）之后减轻疼痛或辅助会
阴部愈合。

(b) 分类。Ⅱ类（性能标准）。

第 884.5400 节　月经罩。

(a) 定义。月经罩是放置在阴道内收集月经的容器。

(b) 分类。Ⅱ类（性能标准）。

第 884.5425 节　芳香型除臭月经垫。

(a) 定义。芳香型除臭月经垫是由用于吸收月经或其他阴道分泌物的纤维质或合成材料制作的衬垫。可向其内添加香味（如：芳香材料）以满足美学目的（芳香型月经垫）或除臭的目的（芳香型除臭月经垫）。普通型器具包括用于医疗指征的无菌芳香型月经垫，但不包括添加了抗菌剂或其他药物的治疗用月经垫。

(b) 分类。(1) Ⅰ类（一般控制），对由具有确定安全性的普通纤维质与合成材料制作的月经垫来说。从属于段落 (b)(1) 的器具豁免于第 884.9 节的本章第 807 部分的子部分 E 中的上市前通告过程。本豁免不包括阴唇内垫子与可重复使用的月经垫。

(2) Ⅱ类（特殊控制），对段落 (b)(1) 中未描述的材料制作的芳香型月经垫或芳香型除臭月经垫来说。

第 884.5435 节　非芳香型月经垫。

(a) 定义。非芳香型月经垫是由用于吸收月经或其他阴道分泌物的纤维质或合成材料制作的衬垫。普通型器具包括用于医疗指征的无菌非芳香型月经垫，但不包括用香味（如：芳香剂）或者添加了抗菌剂或其他药物的治疗用月经垫。

(b) 分类。Ⅰ类（一般控制）。仅当月经垫是由具有确定安全性的普通纤维质与合成材料制作时，本器具豁免于第 884.9 节的本章

第 807 部分的子部分 E 中的上市前通告过程。本豁免不包括阴唇内垫子与可重复使用的月经垫。

第 884.5460 节　芳香型或芳香型除臭月经棉球。

(a) 定义。芳香型或芳香型除臭月经棉球是由插入阴道内以用于吸收月经或其他阴道分泌物的纤维质或合成材料制作的插塞。它添加了香味（如：芳香剂）以达到美学目的（芳香型月经棉球）或除臭目的（芳香型除臭月经棉球）。普通型器具不包括添加了抗菌剂或其他药物的治疗用月经棉球。

(b) 分类。Ⅱ类（性能标准）。

第 884.5470 节　非芳香型月经棉球。

(a) 定义。非芳香型月经棉球是由插入阴道内，用于吸收月经或其他阴道分泌物的纤维质或合成材料制作的插塞。普通型器具不包括用香味（如：芳香剂）或者添加了抗菌剂或其他药物的治疗用月经棉球。

(b) 分类。Ⅱ类（性能标准）。

第 884.5900 节　治疗用阴道灌洗器。

(a) 定义。治疗用阴道灌洗器是一个带有管路与喷嘴的袋子或瓶子。本装置不包括灌洗液。本装置预计及标注用于某些医疗状况的治疗，但不包括避孕。用灌洗液注满治疗用阴道灌洗器之后，患者可直接将灌洗液冲入阴道腔内。

(b) 分类。(1) Ⅱ类（性能标准）。

(2) Ⅰ类，如果本装置是通过重力起作用，则从属于段落 (b)(2) 的器械豁免于第 884.9 节的本章第 807 部分的子部分 E 中的上市前通告过程定。

第 884.5920 节　阴道吹药器。

(a) 定义。阴道吹药器是将药物粉末由手持瓶经由内窥镜导入阴道内部治疗阴道炎的器械。

(b) 分类。Ⅰ类。本设备豁免于第 884.9 节的本章第 807 部分的子部分 E 中的上市前通告过程。

第 884.5940 节　治疗用电动阴道肌肉刺激器。

(a) 定义。治疗用电动阴道肌肉刺激器是用脉动电流直接刺激阴道肌肉的电动设备。本设备预计及标注用于治疗递进的肌肉紧张与肌力，从而治疗性功能障碍。普通型设备不包括用于治疗尿失禁的设备。

(b) 分类。Ⅲ类（上市前审批）。

(c) 要求注明 PMA 日期或 PDP 结束的通告。对于在 1976 年 5 月 28 日之前进行商业销售的治疗用电动阴道肌肉刺激器，或者在 2000 年 7 月 12 日之前已发现实质上与 1976 年 5 月 28 日之前进行商业销售的治疗用电动阴道肌肉刺激器相当的设备，都要求在 2000 年 7 月 12 日之前向美国食品药品管理局提出设备 PMA 或 PDP 结束的通告。其他的治疗用电动阴道肌肉刺激器在进行商业销售之前应已批准 PMA 或宣布 PDP 结束。

第 884.5960 节　治疗用生殖器震动器。

(a) 定义。治疗用生殖器震动器是预计及标注用于性功能障碍治疗或用于 Kegel 训练（使骨盆底肌肉绷紧，从而增加肌肉紧张度）辅助手段的电驱动式设备。

(b) 分类。Ⅱ类（性能标准）。

第 884.5970 节　阴蒂充血器具。

(a) 定义。阴蒂充血器具是用来向阴蒂施加真空的设备。可用于治疗女性性唤起障碍。

(b) 分类。Ⅱ类（特殊控制）。特殊控制是一个标题为"行业与 FDA 审查者指南：对于阴蒂充血器具的Ⅱ类特殊控制指导文件"的指导性文件。

第 884.5980 节　经阴道盆腔脏器脱垂修复用外科补片。

(a) 定义。经阴道盆腔脏器脱垂修复用外科补片是专门用于强化骨盆底软组织的处方类器械。该器械为使用人工材料、非人工材料或结合使用人工和非人工材料制成的多孔式植入物。本器械不包括其他用途的外科补片（本章第 878.3300 节的补片）。

(b) 分类。Ⅲ类（上市前审批）。

(c) 要求注明上市前审批（PMA）或产品研发方案（PDP）结束的通告。对于在 1976 年 5 月 28 日之前进行商业销售的本节段落 (a) 所述治疗外科补片，或者在 2018 年 7 月 5 日之前已发现实质上与 1976 年 5 月 28 日之前进行商业销售的本节段落 (a) 所述外科补片相当的设备，都要求在 2018 年 7 月 5 日之前向美国食品药

品管理局提出设备 PMA 或 PDP 结束的通告。其他的经阴道盆腔
脏器脱垂修复用外科补片在进行商业销售之前应已批准 PMA 或
宣布 PDP 结束。

子部分 G ——辅助生育器械

第 884.6100 节　辅助生育针。

(a) 定义。辅助生育针是在体外授精(IVF)、配子输卵管内传送(GIFT)
或其他辅助生育过程中所使用的器械，用于由人体获得配子或将
配子、受精卵、胚芽前体和 / 或胚胎导入人体内。普通型设备可
包括单腔或双腔针与附件，包含针头导引器（如：与超声一同
使用）在内。

(b) 分类。Ⅱ类（特殊控制）（小鼠胚胎化验资料、内毒素试验、
灭菌确认、设计规范、标签要求、生物相容性测试与临床测试）。

第 884.6110 节　辅助生育导管。

(a) 定义。辅助生育导管是在体外授精（IVF）、配子输卵管内传送
（GIFT）或其他辅助生育过程中所使用的器械，用于由人体获得
配子或将配子、受精卵、胚芽前体和 / 或胚胎导入人体内或由人
体内除去。普通型设备可包括导管、套管、导入器、扩张器、避
孕套、探针与附件。

(b) 分类。Ⅱ类（特殊控制）（小鼠胚胎化验资料、内毒素试验、
灭菌确认、设计规范要求、标签要求、生物相容性测试与临床测试）。

第 884.6120 节　辅助生育附件。

(a) 定义。辅助生育附件是在辅助生育过程中所使用的一组器械，

可与辅助生育针和 / 或辅助生育导管一同使用，以抽吸、孵化、灌注和 / 或维持温度。普通型设备可包括：

(1) 为进行卵子的抽吸提供低流、间歇真空的电动抽吸泵。

(2) 在辅助生育过程中用于启动注射器以灌注或抽吸小量的液体的注射器泵（电动或手动）。

(3) 收集管加温器，用于使卵子（卵母细胞）收集管的温度维持在或接近体温。盘 / 板 / 显微镜式加温器是用于在操作过程中维持卵子（卵母细胞）的温度的设备。

(4) 胚胎孵卵器，用于在人体体温附近贮藏与保存配子和 / 或胚胎。

(5) 低温贮藏器械，用于在适当的冷冻温度处容纳、冷冻及保存配子和 / 或胚胎。

(b) 分类。Ⅱ类（特殊控制）（设计规范、标签要求与临床测试）。

第 884.6130 节　辅助生育微工具。

(a) 定义。辅助生育微工具是实验室中所使用的吸液管或其他器械，以脱毛、显微操作、把持或输送人体配子或胚胎，以辅助孵化胞质内精子注射（ICSI）或其他辅助生育方法。

(b) 分类。Ⅱ类（特殊控制）（小鼠胚胎化验资料、内毒素测试、灭菌确认、设计规范要求、标签要求、生物相容性测试与临床测试）。

第 884.6140 节　辅助生育微量吸液管制作工具。

(a) 定义。辅助生育微量吸液管制作工具是用于拉、成斜角或铸造微量吸液管或针头的设备，用于胞质内精子注射（ICSI）、体外授精（IVF）或其他类似的辅助生育过程。

(b) 分类。Ⅱ类（特殊控制）（设计规范、标签要求和临床试验）。

第 884.6150 节　辅助生育显微操纵器与微量注射器。

(a) 定义。辅助生育显微操纵器与微量注射器是用于调节辅助生育微工具的位置的设备。辅助生育微量注射器是用于控制辅助生育微工具的内容物的抽吸或逐出的设备。

(b) 分类。Ⅱ类（特殊控制）（设计规范、标签要求和临床试验）。

第 884.6160 节　辅助生育实验室器皿。

(a) 定义。辅助生育实验室器皿是由实验室设备或供应品所组成，用于准备、贮藏、操作或输送人体配子或胚胎进行体外授精（IVF）、配子输卵管内传送（GIFT）或其他辅助生育过程。这些器皿包括注射器、IVF 组织培养皿、IVF 组织培养板、移液管头、盘、板及其他与配子、胚胎或组织培养基质相接触的器皿。

(b) 分类。Ⅱ类（特殊控制）（小鼠胚胎化验资料、内毒素测试、灭菌确认、设计规范要求、标签要求、生物相容性测试与临床测试）。

第 884.6165 节　阴道内培养系统。

(a) 定义。阴道内培养系统是专门在研究用体外受精或研究用阴道内培养过程中用于准备、维持和转移人体配子或胚胎的处方类器械。

(b) 分类。Ⅱ类（特殊控制）。对本设备的特殊控制为：

(1) 临床性能试验必须能够证明以下几点：

(i) 研究用阴道内培养器械的舒适性和维持性；

(ii) 与研究用阴道内培养物相关的不良阴道组织反应；

(iii) 器械能够容纳的配子和 / 或胚胎的最大数量；以及

(iv) 指定阶段内的胚胎发育率、移植率、临床受孕率、活体出生率以及任何不良事件或后果。

(2) 非临床性能试验必须证明器械在预期使用条件下能够实现预期的功能。以下性能特征必须予以证明：

(i) 评估胚胎毒性的小鼠胚胎化验测试，试验中需评价配子和胚胎接触性组件对小鼠胚胎进入囊胚期的生长及发育影响；

(ii) 器械上配子和胚胎接触性组件的内毒素试验；

(iii) 可重复使用的器械组件的清洁与消毒确认；

(iv) 器械内培养基质在阴道培养期以及后续胚胎提取时的无菌性维持情况；以及

(v) 器械能够在整个阴道培养期内实现器械内基质和外部环境之间的氧气和二氧化碳交换。

(3) 器械的患者接触性组件必须证实其具备生物相容性。

(4) 性能数据必须能够证明预期为无菌供货的器械组件的无菌性。

(5) 货架寿命测试必须能够证明器械可维持其性能特征，同时器

械组件的包装上注明无菌组件在货架寿命内可维持其完整性和
无菌性。

(6) 器械的标签说明必须包含：

(i) 具体汇总各项临床试验，包括器械有效性、器械相关并发症及
不良事件；

(ii) 可重复使用组件的二次处理说明及有效方法；

(iii) 器械可容纳的配子或胚胎的最大数量；

(iv) 警告用户在阴道内培养后需首先评价胚胎发育情况；以及

(v) 通过声明指示用户使用合法销售的辅助生育技术基质且基质内
需包含可缓解污染风险（如使用抗生素）并在阴道内培养期中支
持胚胎持续发育的要素。

(7) 必须提供患者标签且内容中必须包含：

(i) 相关警告事项、注意事项、不良副作用和并发症等说明；

(ii) 器械使用方法；

(iii) 器械使用相关的风险和受益；以及

(iv) 器械有效性主要临床结果的汇总。

第 884.6170 节　辅助生育用水与水净化装置。

(a) 定义。辅助生育用水与水净化装置是专门用于生产高质量、无菌、无热原水的设备，用于抽吸、孵化以及体外授精（IVF）或其他辅助生育过程的配子或胚胎的输送或贮藏的培养基再生。这些设备也可用于实验室器皿或将与配子或胚胎相接触的其他辅助生育设备的最终清洗。这些设备也包括来自卖方的用于再生的瓶装水，它们是专门用于抽吸、孵化以及体外授精（IVF）或其他辅助生育过程的配子或胚胎的输送或贮藏的培养基再生。

(b) 分类。Ⅱ类（特殊控制）（小鼠胚胎化验资料、内毒素试验、灭菌确认、水质量测试、设计规范要求、标签要求、生物相容性测试与临床测试）。

第 884.6180 节　生殖培养基与添加物。

(a) 定义。生殖培养基与添加物是用于辅助生育过程的产品。培养基包括与人体配子或胚胎直接接触的各种物质的液态或粉末（包括水、用于处理配子或胚胎的酸溶液、冲洗液、精液分离培养基、添加物或者用于覆盖培养基的油），从而进行准备、维持、输送或贮藏。添加物是添加至培养基以提高培养基特性的特效试剂（如：蛋白质、血清、抗生素等）。

(b) 分类。Ⅱ类（特殊控制）（小鼠胚胎化验资料、内毒素试验、灭菌确认、水质量测试、设计规范要求、标签要求、生物相容性测试与临床测试）。

第 884.6190 节　辅助生育显微镜及其附件。

(a) 定义。辅助生育显微镜及其附件（不包括显微镜加温器，其归类为辅助生育附件）是用于扩大配子或胚胎的图像的光学设备。

用于此目的的显微镜及其附件的变种显微镜将包括相差显微镜、
解剖显微镜与逆段显微镜。

(b) 分类。Ⅰ类。本设备豁免于第 884.9 节的本章第 807 部分的子
部分 E 中的上市前通告过程。

第 884.6195 节　辅助生育胚胎影像评估系统。

(a) 定义。辅助生育胚胎影像评估系统是设计用于获取并分析胚胎
发育光学显微镜影像的处方类器械。该器械所提供的信息可用
于协助从多个看似适合进行移植或冷冻的胚胎中选择用于移植
的胚胎。

(b) 分类。Ⅱ类（特殊控制）。对本设备的特殊控制为：

(1) 临床性能试验必须证实器械在预测胚胎发育的安全性和有效性
方面具备合理的保障。分类性能（灵敏度和特异性）和预测准确
性（阳性预测值和阴性预测值）必须在受体对象及胚胎层面上予
以评估。

(2) 必须提供软件的确认、验证和危害分析。

(3) 非临床试验数据必须能够证实器械的性能特征。试验必须包含
如下内容：

(i) 曝光总量和结果输出测试；

(ii) 必须根据胚胎最大曝光量（最坏情况）来开展安全性分析，其
中同样包含器械发射的光波长的安全性；

(iii) 模拟使用测试；

(iv) 小鼠胚胎化验测试，用于评估器械的运行是否会影响到小鼠胚胎至囊胚期的生长发育；

(v) 可重复使用的组件的清洁与消毒确认；

(vi) 包装完整性和运输测试；

(vii) 硬件自动防故障性能确认；

(viii) 电气设备安全性与电磁相容性测试；以及

(ix) 预测算法再现能力。

(4) 标签说明必须包含如下内容：

(i) 具体汇总每一项临床性能试验，包括任何不良事件；

(ii) 具体的指示说明、警告事项、注意事项以及安全使用器械所需的培训；

(iii) 适当的电磁相容性信息；

(iv) 可重复使用组件的二次处理说明及有效方法；以及

(v) 相容性培养器皿的识别信息并解释如何与器械结合使用。

第 884.6200 节　辅助生育激光系统。

(a) 定义。辅助生育激光系统是对用于小切向孔消融或者打薄胚胎透明袋以辅助孵化或用于其他辅助生育手术的激光束，是可以进行功率和脉冲持续时间的调整以成像、瞄准定位和控制的器械。

(b) 分类。Ⅱ类（特殊控制）。此项特殊管控可参考题为"Ⅱ类特殊控制指南文件：辅助生育激光系统"的 FDA 指南文件。见第 884.1 节 (e) 了解该指南文件的可用性。

相关法规：21 U.S.C. 351、360、360c、360e、360j、371。

来源：45 FR 12684，1980 年 2 月 26 日，除非另外标注。

第 886 部分 | 分章 H——医疗器械
眼科器械

子部分 A——通用条款

第 886.1 节　范围。

(a) 本部分阐明了进行商业销售的人体用眼科器械的分类。

(b) 本部分规章中的设备定义不是对现在或将来从属于本规章的每一设备的准确描述。依照第 807 部分，提交上市前通告提议的厂商不能仅仅表明设备在本部分规章的章节标题与定义条款下进行了精确说明，而应注明为什么从本质上来说本器械与其他器械相当，正如第 807.87 节所要求的那样。

(c) 为避免重复登记列名，具有两种或更多种用途（如：既作为诊断器械又作为治疗器械而使用）的眼科器械仅列在一个子部分中。

(d) 本部分《美国联邦法规汇编》规章管理章节参考了第 21 卷的第 I 章，除非在其他地方特别注明。

(e) 本部分的指导文件可通过互联网查询，网址：http://
www.fda.gov/MedicalDevices/DeviceRegulationandGuidance/
GuidanceDocuments/default.htm.

第 886.3 节　上市前审批的有效日期要求。

本部分归类为Ⅲ类（上市前审批）的仪器不应在对设备进行归类
的规章上所显示的日期之后进行商业销售，除非厂商得到法案第
515 部分的正式批准（除非得到本法案 520(g)(2) 授予的豁免权）。
法案第 515 部分的正式批准包括 FDA 发布一项命令批准设备的上
市前审批（PMA）或者宣布设备的产品研发方案（PDP）完成。

(a) 在 FDA 要求对修订版颁布日期之前进行商业销售的设备或者
实质上相当于这类仪器的设备获得法案第 515 部分的正式批准之
前，FDA 必须发布法案第 515(b) 部分发布一项规章要求获取此类
批准，本部分段落 (b) 与 (c) 提供的除外。法案第 515(b) 部分的规
章在其发布之后第 90 天为止的宽限期内或者在将设备归类为Ⅲ
类的规章有效之后第 30 个月的最后一天（比较晚者为准）不应
生效。见法案 501(f)(2)(B)。相应地，除非本部分归类为Ⅲ类的设
备的规章中出现了上市前审批要求的有效日期，否则设备可以不
经 FDA 发布一项批准 PMA 申请的命令或者宣布设备的 PDP 结束
而进行商业销售。如果 FDA 依照法案第 515(b) 条发布规章要求
设备的上市前审批，法案的第 501(f)(1)(A) 条适用于此设备。

(b) 任何在 1976 年 5 月 28 日之后（包括当日）投入商业销售的、
实质不等同的新设备，包括实质上已经改变的以前销售的设备，
可通过法令（法案第 513(f) 部分）不必经过宽限期而归类为Ⅲ
类，FDA 必须在设备进行商业销售之前发布批准 PMA 或宣布设
备 PDP 结束的命令，除非进行了再归类。如果 FDA 了解进行商

业销售的设备可以被本部分定义为"新"设备，因为新的预期用途或其他原因，那么 FDA 可将设备的法定分类由于其新用途而编成Ⅲ类。相应地，Ⅲ类设备的规章规定在 1976 年 5 月 28 日修订版颁布日期起，设备在进行商业销售之前必须依照法案第 515 部分进行正式批准。

(c) 本部分规章中标识的归类为Ⅲ类且可应用于法案第 520(1) 条的过渡期条款的设备可由法令自动归类为Ⅲ类，并且在进行商业销售之前必须得到法案第 515 部分的批准。相应地，Ⅲ类设备的规章法规在 1976 年 5 月 28 日修订版颁布日期起，设备在进行商业销售之前必须依照法案第 515 部分进行正式批准。

第 886.9 节　免于《联邦食品药品和化妆品法案》（简称法案）510(k) 部分的限制条件。

普通型Ⅰ类或Ⅱ类设备豁免于上市前通告（法案第 510(k) 部分）要求在普通型或在体外诊断设备情况下仅达到这样的程度即设备具有现成的或可合理预见的进行商业销售的特性，仅达到这样的程度即使用设备造成的误诊不应与高发病率或死亡率有关。相应地，FDA 已经授权豁免于上市前通告要求进行商业销售的Ⅰ类或Ⅱ类设备的厂商在对设备在各州间销售之前在以下几种情况时必须仍然向 FDA 提交上市前通告：

(a) 设备的使用不同于合法销售的普通型设备的预期用途；例如：设备计划用于不同的医疗目的或者设备计划给外行使用，早期的预期用途是仅限保健专业人士操作。

(b) 经更改的设备与合法销售的普通型设备相比采用不同的基本科学技术操作；例如：外科器械用激光束切割组织而不是锋利的金

属刀片，或者体外诊断设备利用脱氧核糖核酸（DNA）探针或核酸杂交技术检查或鉴别传染物而不是培养或免疫测定技术；或者

(c) 设备为预计用于以下方面的体外设备：

(1) 除了免疫组织化学设备之外用于肿瘤性疾病的诊断、监测或者筛选；

(2) 用于家族性或后天遗传性疾病的筛选或诊断，包括先天的新陈代谢问题；

(3) 用于测定作为威胁生命的疾病的筛选、诊断或监测的代用标记的分析物，如:获得性免疫缺陷综合征（AIDS）、慢性活动性肝炎、肺结核或者心肌梗死或监测治疗；

(4) 用于评估心血管疾病的风险度；

(5) 用于糖尿病的管理；

(6) 由临床材料直接鉴别或推测微生物的性质；

(7) 当结果为非定性或者用于确定免疫性或者定量分析计划用于不同于血清或血浆的基质时，检查不同于免疫球蛋白 G（IgG）或 IgG 检验的微生物的抗体；

(8) 用于本章第 812.3(k) 条规定的非侵入式检验；以及

(9) 用于患者旁检验（床旁检验）。

子部分 B ——诊断器械

第 886.1040 节　眼睛触觉测量器。

(a) 定义。眼睛触觉测量器是诸如单毛刷之类的器具，用于接触角膜以评估角膜的触觉灵敏度。

(b) 分类。Ⅰ类（一般控制）。本设备豁免于第 886.9 节的本章第

807 部分的子部分 E 中的上市前通告过程。

第 886.1050 节　黑暗适应测量计（光度适应计）。

(a) 定义。黑暗适应测量计（光度适应计）是可提供具有各种可调强度的刺激光源的交流供电式设备，以测量视网膜适应性（视紫红质的再生）与最低光阈值所要求的时间。

(b) 分类。Ⅰ类（一般控制）。本设备豁免于第 886.9 节的本章第 807 部分的子部分 E 中的上市前通告过程。

第 886.1070 节　色盲测定器。

(a) 定义。色盲测定器是通过展示与患者相匹配的混合光谱线的方式来测试彩色视觉异常的交流供电式设备。

(b) 分类。Ⅰ类（一般控制）。本设备豁免于第 886.9 节的本章第 807 部分的子部分 E 中的上市前通告过程。

第 886.1090 节　Haidinger 刷。

(a) 定义。Haidinger 刷是可提供两个带有顶点缝隙的圆锥形刷状图像，由患者通过尼柯耳棱镜进行观察，以评价视觉功能。该设备可包括测量斑点完整性的部件。

(b) 分类。Ⅰ类（一般控制）。本设备豁免于第 886.9 节的本章第 807 部分的子部分 E 中的上市前通告过程。

第 886.1120 节　眼科照相机。

(a) 定义。眼科照相机是用于拍摄眼睛与周围区域相片的交流供电式设备。

(b) 分类。Ⅱ类。

第 886.1140 节　眼科椅。

(a) 定义。眼科椅是在眼科检查或治疗过程中患者坐在或躺在其上且位置可调的交流驱动或手动设备。

(b) 分类。Ⅰ类。交流驱动设备与手动设备豁免于第 886.9 节的本章第 807 部分的子部分 E 中的上市前通告过程。手动设备也豁免于本章第 820 部分中的当前良好厂商实践规章的质量体系法规要求，除了第 820.180 节（关于记录的通用要求）与第 820.198 节（关于投诉文件）之外。

第 886.1150 节　视觉灵敏度测试表。

(a) 定义。视觉灵敏度测试表是诸如 Snellen 表之类带有印刷体字母或其他符号的图表，用于测试视觉灵敏度。

(b) 分类。Ⅰ类（一般控制）。本设备豁免于第 886.9 节的本章第 807 部分的子部分 E 中的上市前通告过程。本设备也豁免于本章第 820 部分中的当前良好厂商实践规章的质量体系法规要求，除了第 820.180 节（关于记录的通用要求）与第 820.198 节（关于投诉文件）之外。

第 886.1160 节　彩色视觉板光源。

(a) 定义。彩色视觉板光源为用于向彩色视觉检测板提供适当照明的交流供电式设备，可包括滤光器。

(b) 分类。Ⅰ类（一般控制）。本设备豁免于第 886.9 节的本章第 807 部分的子部分 E 中的上市前通告过程。

第 886.1170 节　彩色视觉测试器。

(a) 定义。彩色视觉测试器是由各种彩色材料（如：彩色线或彩色视觉板（为一多彩板，患有彩色视觉缺陷的患者会将其视为一个颜色））所组成的器械，用于对彩色视觉评估。

(b) 分类。Ⅰ类（一般控制）。本设备豁免于第 886.9 节的本章第 807 部分的子部分 E 中的上市前通告过程。本设备也豁免于本章第 820 部分中的当前良好厂商实践规章的质量体系法规要求，除了第 820.180 节（关于记录的通用要求）与第 820.198 节（关于投诉文件）之外。

第 886.1190 节　测距仪。

(a) 定义。测距仪是当透镜放置在适合的位置时，在光折射过程中测量角膜与校准透镜之间距离的设备，以帮助测量视觉图像的变化。

(b) 分类。Ⅰ类（一般控制）。本设备豁免于第 886.9 节的本章第 807 部分的子部分 E 中的上市前通告过程。本设备也豁免于本章第 820 部分中的当前良好厂商实践规章的质量体系法规要求，除了第 820.180 节（关于记录的通用要求）与第 820.198 节（关于投诉文件）之外。

第 886.1200 节　视动鼓。

(a) 定义。视动鼓是带有白黑条纹或图像且可在手柄上旋转的鼓状设备。本设备可用于引起以及评价患者的眼球震颤（眼球的无意快速运动）。

(b) 分类。Ⅰ类（一般控制）。本设备豁免于第 886.9 节的本章第 807 部分的子部分 E 中的上市前通告过程。本设备也豁免于本章

第 820 部分中的当前良好厂商实践规章的质量体系法规要求，除
了第 820.180 节（关于记录的通用要求）与第 820.198 节（关于
投诉文件）之外。

第 886.1220 节　角膜电极。

(a) 定义。角膜电极是直接加至角膜的交流供电式设备（通常为专
用隐形眼镜的一部分），可提供数据以表明视网膜电描记（由光
刺激）之后视网膜内电位的变化。

(b) 分类。Ⅱ类。

第 886.1250 节　直视镜。

(a) 定义。直视镜是改进的交流供电式或电池供电式的检眼镜（用
于检查眼睛内部的带有孔的镜子），可在约 30°的弧度范围之内将
明亮的光线投射在眼睛的眼底。光束的中心由覆盖中央凹（黄斑
视网膜的中央凹陷处，此处仅有视锥细胞且没有血管存在）的黑
盘所阻塞。本设备可用于治疗弱视（无明显眼疾的视觉不清楚）。

(b) 分类。Ⅰ类，对电池供电式设备来说。电池供电式设备豁免于
第 886.9 节的本章第 807 部分的子部分 E 中的上市前通告过程。
Ⅱ类，对交流供电设备来说。

第 886.1270 节　眼球突出测量器。

(a) 定义。眼球突出测量器是诸如尺子、量规或卡钳之类用于测量
眼球突出（眼球异常突出）程度的设备。

(b) 分类。Ⅰ类（一般控制）。本设备豁免于第 886.9 节的本章第
807 部分的子部分 E 中的上市前通告过程。

第 886.1290 节　固定装置。

(a) 定义。固定装置是在眼科检查过程中作为患者固定靶所使用的交流驱动设备。本装置可指引患者集中其视线，这样物体的视觉图像就落在了中央凹（眼睛黄斑视网膜的中央）。

(b) 分类。Ⅰ类（一般控制）。本设备豁免于第 886.9 节的本章第 807 部分的子部分 E 中的上市前通告过程。

第 886.1300 节　残留影像闪光器。

(a) 定义。残留影像闪光器是可自动打开与关闭的交流驱动的光源，以允许进行残留影像测试，测试过程中，在光源熄灭之后患者指出残留影像的位置。本设备可用于确定协调 / 反常视网膜的对应性（视网膜上的相应点具有同样方向性的状况）。

(b) 分类。Ⅱ类。

第 886.1320 节　穹窿镜。

(a) 定义。穹窿镜是用于向后拉起眼睑及使眼睑张开以帮助进行结膜检查的设备。

(b) 分类。Ⅰ类（一般控制）。本设备豁免于第 886.9 节的本章第 807 部分的子部分 E 中的上市前通告过程。本设备也豁免于本章第 820 部分中的当前良好厂商实践规章的质量体系法规要求，除了第 820.180 节（关于记录的通用要求）与第 820.198 节（关于投诉文件）之外。

第 886.1330 节　Amsler 栅格。

(a) 定义。Amsler 栅格是一组带有不同尺寸的栅格的图表，将其固

定在距患者 30 cm 处，用于快速检查视野内中央与近中央的不规
则性。

(b) 分类。Ⅰ类（一般控制）。本设备豁免于第 886.9 节本章第 807
部分的子部分 E 中的上市前通告过程。本设备也豁免于本章第
820 部分中的当前良好厂商实践规章的质量体系法规要求，除了
第 820.180 节（关于记录的通用要求）与第 820.198 节（关于投
诉文件）之外。

第 886.1340 节　视轴测定器。

(a) 定义。视轴测定器是由两个可移动的观察管所组成的交流供电
式设备，每个观察管均有一个幻灯片支架，有一束低强度光源用
于幻灯片的照明，一束高强度光源以产生残留影像。本设备可用
于测量斜视（眼肌不平衡）、评估两眼并用视力（使用两只眼睛看）
以及治疗弱视（无明显眼疾的视觉不清楚）。

(b) 分类。Ⅰ类（一般控制）。本设备豁免于第 886.9 节的本章第
807 部分的子部分 E 中的上市前通告过程。

第 886.1350 节　角膜镜。

(a) 定义。角膜镜是用于测量与估计眼睛角膜曲率的交流供电式或
电池供电式的设备。角膜镜内的线条和圆可用于观察角膜的反射
情况。普通型设备包括摄影角膜镜，它通过拍摄角膜的照片来记
录角膜曲率。

(b) 本设备豁免于第 886.9 节的本章第 807 部分的子部分 E 中的上
市前通告过程。电池驱动式设备豁免于本章第 820 部分中的当前
良好厂商实践规章的质量体系法规要求，除了本章第 820.180 节

（关于记录的通用要求）与第 820.198 节（关于投诉文件）之外。

第 886.1360 节 视野激光设备。

(a) 定义。视野激光设备是用于提供可视激光辐射的交流供电式设备，激光辐射可在视网膜上产生干涉图，以评价视网膜功能。

(b) 分类。Ⅱ类。

第 886.1375 节 Bagolini 透镜。

(a) 定义。Bagolini 透镜是由含有几乎不可察觉的条纹（条纹不会使观察的物体模糊）的平透镜所组成的设备。本设备可放置在试验框内，用于确定协调 / 异常视网膜的对应性（视网膜上的相应点具有同样方向性的状况）。

(b) 分类。Ⅰ类（一般控制）。本设备豁免于第 886.9 节的本章第 807 部分的子部分 E 中的上市前通告过程。本设备也豁免于本章第 820 部分中的当前良好厂商实践规章的质量体系法规要求，除了第 820.180 节（关于记录的通用要求）与第 820.198 节（关于投诉文件）之外。

第 886.1380 节 诊断用聚光镜。

(a) 定义。诊断用聚光镜是在双眼间接检眼镜检查（由眼睛产生的反向或颠倒的直接放大图像的过程）中所使用的设备，用于聚焦来自眼底的反射光。

(b) 分类。Ⅰ类（一般控制）。本设备豁免于第 886.9 节的本章第 807 部分的子部分 E 中的上市前通告过程。本设备也豁免于本章第 820 部分中的当前良好厂商实践规章的质量体系法规要求，除

了第 820.180 节（关于记录的通用要求）与第 820.198 节（关于
投诉文件）之外。

第 886.1385 节　聚甲基丙烯酸甲酯（PMMA）诊断用隐形眼镜。

(a) 定义。聚甲基丙烯酸甲酯（PMMA）诊断用隐形眼镜是 PMMA
弯曲外壳的设备，用于短时间直接施加至眼睛的眼球或角膜上，
以诊断或治疗眼内畸形。

(b) 分类。Ⅱ类。

第 886.1390 节　弹性诊断用菲涅耳透镜。

(a) 定义。弹性诊断用菲涅耳透镜是一种非常薄的透镜，透镜表面
是一系列同心的日益增加的折射区。本设备预计用于无晶状体（眼
睛内缺少晶状体）患者的眼镜片的后部。

(b) 分类。Ⅰ类（一般控制）。本设备豁免于第 886.9 节的本章第
807 部分的子部分 E 中的上市前通告过程。本设备也豁免于本章
第 820 部分中的当前良好厂商实践规章的质量体系法规要求，除
了第 820.180 节（关于记录的通用要求）与第 820.198 节（关于
投诉文件）之外。

第 886.1395 节　诊断用 Hruby 眼底透镜。

(a) 定义。诊断用 Hruby 眼底透镜是一种 55 屈光度的透镜，用于
在裂隙灯照明以及放大的情况下对玻璃体与眼底进行检查。

(b) 分类。Ⅰ类（一般控制）。本设备豁免于第 886.9 节的本章第
807 部分的子部分 E 中的上市前通告过程。本设备也豁免于本章

第 820 部分中的当前良好厂商实践规章的质量体系法规要求，除了第 820.180 节（关于记录的通用要求）与第 820.198 节（关于投诉文件）之外。

第 886.1400 节 Maddox 透镜。

(a) 定义。Maddox 透镜是一组可改变图像大小、形状与颜色的红色圆柱体的设备。本器械可用于手持或放置在试验框内，以评价眼肌的功能障碍。

(b) 分类。Ⅰ 类（一般控制）。本设备豁免于第 886.9 节的本章第 807 部分的子部分 E 中的上市前通告过程。本设备也豁免于本章第 820 部分中的当前良好厂商实践规章的质量体系法规要求，除了第 820.180 节（关于记录的通用要求）与第 820.198 节（关于投诉文件）之外。

第 886.1405 节 眼科试镜片组。

(a) 定义。眼科试镜片组是一组具有各种折光能力的透镜的设备，可手持或将其插入试镜框内进行视觉测试，从而确定折射度。

(b) 分类。Ⅰ 类（一般控制）。本设备豁免于第 886.9 节的本章第 807 部分的子部分 E 中的上市前通告过程。

第 886.1410 节 眼科试镜片夹。

(a) 定义。眼科试镜片夹是用于将棱镜、球体、圆柱体或遮光板固定在试镜框或眼镜上进行视觉测试的设备。

(b) 分类。Ⅰ 类（一般控制）。本设备豁免于第 886.9 节的本章第 807 部分的子部分 E 中的上市前通告过程。

第 886.1415 节　眼科试镜片框。

(a) 定义。眼科试镜片框是用于支撑试镜片进行视觉测试的机械式设备。

(b) 分类。Ⅰ类（一般控制）。本设备豁免于第 886.9 节的本章第 807 部分的子部分 E 中的上市前通告过程。本设备也豁免于本章第 820 部分中的当前良好厂商实践规章的质量体系法规要求，除了第 820.180 节（关于记录的通用要求）与第 820.198 节（关于投诉文件）之外。

第 886.1420 节　眼科镜片测量器。

(a) 定义。眼科镜片测量器是一种手动测量眼镜片曲率的校准设备。

(b) 分类。Ⅰ类（一般控制）。本设备豁免于第 886.9 节的本章第 807 部分的子部分 E 中的上市前通告过程。

第 886.1425 节　镜片测量仪表。

(a) 定义。镜片测量仪表是用于测量透镜、棱镜及其中心的功能的交流供电式设备（如：焦度计）。

(b) 分类。Ⅰ类（一般控制）。本设备豁免于第 886.9 节的本章第 807 部分的子部分 E 中的上市前通告过程。

第 886.1430 节　眼科隐形眼镜半径测量设备。

(a) 定义。眼科隐形眼镜半径测量设备是用于测量隐形眼睛半径的交流供电式设备（为显微镜与千分表）。

(b) 分类。Ⅰ类（一般控制）。本设备豁免于第 886.9 节的本章第

807 部分的子部分 E 中的上市前通告过程。

第 886.1435 节　Maxwell 斑点计。

(a) 定义。Maxwell 斑点计是一种带有红与蓝滤光器的交流供电式光源的设备，用于测试黄斑功能。

(b) 分类。Ⅰ类（一般控制）。本设备豁免于第 886.9 节的本章第 807 部分的子部分 E 中的上市前通告过程。

第 886.1450 节　角膜半径测量设备。

(a) 定义。角膜半径测量设备是在小的、手持式、单管、放大镜的透镜焦距处，通过将角膜图像叠加在标尺上的方式来测量角膜大小的交流供电式设备。

(b) 分类。Ⅰ类（一般控制）。只有当设备不将计算机软件包括在此装置或测量器内时，本设备才豁免于第 886.9 节的本章第 807 部分的子部分 E 中的上市前通告过程。

第 886.1460 节　立体视觉测量设备。

(a) 定义。立体视觉测量设备是通过照明放置在不同平面上的物体的方式来测量立体感的设备。

(b) 分类。Ⅰ类（一般控制）。本设备豁免于第 886.9 节的本章第 807 部分的子部分 E 中的上市前通告过程。本设备也豁免于本章第 820 部分中的当前良好厂商实践规章的质量体系法规要求，除了第 820.180 节（关于记录的通用要求）与第 820.198 节（关于投诉文件）之外。

第 886.1500 节　额镜。

(a) 定义。额镜是捆在医生头部用于在眼睛检查中反射光线的设备。

(b) 分类。Ⅰ 类（一般控制）。本设备豁免于第 886.9 节的本章第 807 部分的子部分 E 中的上市前通告过程。本设备也豁免于本章第 820 部分中的当前良好厂商实践规章的质量体系法规要求，除了第 820.180 节（关于记录的通用要求）与第 820.198 节（关于投诉文件）之外。

第 886.1510 节　眼运动监测仪。

(a) 定义。眼运动监测仪是用于测量及记录眼睛运动情况的带有电极的交流供电式设备。

(b) 分类。Ⅱ 类。

第 886.1570 节　检眼镜。

(a) 定义。检眼镜是含有照明与观察光学部件的交流供电式或电池供电式的器械，用于检查眼睛的介质（角膜、房水、晶状体以及玻璃体）与视网膜。

(b) 分类。Ⅱ 类。

第 886.1605 节　视野计。

(a) 定义。视野计是用于确定患者周边视野宽度的交流供电式或手动器械。本器械可将光线投射至曲面的各个点，患者可指出他或她是否看到了光线。

(b) 分类。Ⅰ 类（一般控制）。本设备豁免于第 886.9 节的本章第

807 部分的子部分 E 中的上市前通告过程。本设备也豁免于本章第 820 部分中的当前良好厂商实践规章的质量体系法规要求，除了第 820.180 节（关于记录的通用要求）与第 820.198 节（关于投诉文件）之外。

第 886.1630 节　交流供电式光刺激器。

(a) 定义。交流供电式光刺激器是用于提供光刺激的交流供电式设备，从而通过感觉或电学方法（如：频闪观测仪）来测量视网膜或视觉功能。

(b) 分类。Ⅱ类。

第 886.1640 节　眼科前置放大器。

(a) 定义。眼科前置放大器是用于放大视网膜电描记法（在光线刺激之后，记录来自眼球表面的视网膜作用电流）、眼动电图描记法（通过比较眼球前面与后面的静息电位来测试视网膜功能障碍）与肌电描记术（记录活动肌肉所产生的电流）中的眼睛电信号的交流供电式或电池供电式设备。

(b) 分类。Ⅱ类。

第 886.1650 节　眼科条棱镜。

(a) 定义。眼科条棱镜是由逐渐增强的融合棱镜所组成的条的设备，用于测量潜在的与明显的斜视（眼肌偏斜）或患者眼睛聚拢的能力。

(b) 分类。Ⅰ类（一般控制）。本设备豁免于第 886.9 节的本章第 807 部分的子部分 E 中的上市前通告过程。本设备也豁免于本章

第 820 部分中的当前良好厂商实践规章的质量体系法规要求，除
了第 820.180 节（关于记录的通用要求）与第 820.198 节（关于
投诉文件）之外。

第 886.1655 节　眼科菲涅耳棱镜。

(a) 定义。眼科菲涅耳棱镜是带有浮雕刻度的薄塑料片，具有棱镜
的光学效果的器械。本器械预期用于眼镜片，以给出棱镜的效果。

(b) 分类。Ⅰ类（一般控制）。本设备豁免于第 886.9 节的本章第
807 部分的子部分 E 中的上市前通告过程。本设备也豁免于本章
第 820 部分中的当前良好厂商实践规章的质量体系法规要求，除
了第 820.180 节（关于记录的通用要求）与第 820.198 节（关于
投诉文件）之外。

第 886.1660 节　前房棱镜。

(a) 定义。前房棱镜上放置在眼睛上以研究前房的棱镜的器械。本
器械具有可倾斜的镜子，以便于清楚观察前房解剖特点。

(b) 分类。Ⅰ类（一般控制）。本设备豁免于第 886.9 节的本章第
807 部分的子部分 E 中的上市前通告过程。

第 886.1665 节　眼科旋转棱镜。

(a) 定义。眼科旋转棱镜是具有不同棱镜性能的器械，可手持用于
测量潜在的或明显的斜视（眼肌偏斜）患者的视觉偏差。

(b) 分类。Ⅰ类（一般控制）。本设备豁免于第 886.9 节的本章第
807 部分的子部分 E 中的上市前通告过程。本设备也豁免于本章
第 820 部分中的当前良好厂商实践规章的质量体系法规要求，除

了第 820.180 节（关于记录的通用要求）与第 820.198 节（关于投诉文件）之外。

第 886.1670 节　眼科同位素摄取探测器。

(a) 定义。眼科同位素摄取探测器是通过放置在眼睛附近的探测器来测量肿瘤对放射性同位素（磷 –32）的摄取情况的交流供电式设备，以检测眼睛上、眼睛周围或眼睛内部的肿瘤。

(b) 分类。Ⅱ类。

第 886.1680 节　眼科投影仪。

(a) 定义。眼科投影仪是用于将图像投射至屏幕上进行视觉测试的交流供电式设备。

(b) 分类。Ⅰ类（一般控制）。本设备豁免于第 886.9 节的本章第807 部分的子部分 E 中的上市前通告过程。

第 886.1690 节　瞳孔描记仪。

(a) 定义。瞳孔描记仪是通过反射光来测量眼瞳孔及记录瞳孔反应的交流供电式器械。

(b) 分类。Ⅰ类（一般控制）。本设备豁免于第 886.9 节的本章第807 部分的子部分 E 中的上市前通告过程。

第 886.1700 节　瞳孔计。

(a) 定义。瞳孔计是通过反射光来测量眼瞳孔宽度或直径的交流供电式或手动设备。

(b) 分类。Ⅰ类（一般控制）。交流供电式与手动设备豁免于第886.9 节的本章第 807 部分的子部分 E 中的上市前通告过程。手动设备也豁免于本章第 820 部分中的当前良好厂商实践规章的质量体系法规要求，除了第 820.180 节（关于记录的通用要求）与第 820.198 节（关于投诉文件）之外。

第 886.1750 节　视网膜检影器架。

(a) 定义。视网膜检影器架是由一个架子与一套附加的各种屈光强度的验眼透镜组成，用于辅助折射。

(b) 分类。Ⅰ类（一般控制）。本设备豁免于第 886.9 节的本章第807 部分的子部分 E 中的上市前通告过程。

第 886.1760 节　眼科折射仪。

(a) 定义。眼科折射仪是由固定装置、测量与记录系统以及对准系统所组成的自动交流供电式设备，通过测量视网膜的光反射的方式来测量眼的屈光力。

(b) 分类。Ⅰ类（一般控制）。本设备豁免于第 886.9 节的本章第807 部分的子部分 E 中的上市前通告过程。

第 886.1770 节　手动验光仪。

(a) 定义。手动验光仪是一组具有不同折光能力的透镜的设备，用于测量眼睛的屈光不正。

(b) 分类。Ⅰ类（一般控制）。本设备豁免于第 886.9 节的本章第807 部分的子部分 E 中的上市前通告过程。本设备也豁免于本章第 820 部分中的当前良好厂商实践规章的质量体系法规要求，除了第 820.180 节（关于记录的通用要求）与第 820.198 节（关于投诉文件）之外。

第 886.1780 节　视网膜镜。

(a) 定义。视网膜镜是通过照亮视网膜与记录视网膜表面的光线运动方向以及通过眼睛出射光线的折射方向的方式来测量眼睛的折射情况的交流供电式或电池供电式设备。

(b) 分类。(1) Ⅱ 类（特殊控制），对交流供电式设备来说。

(2) Ⅰ 类（一般控制），对电池供电式设备来说。电池供电式的 Ⅰ 类设备豁免于第 886.9 节的本章第 807 部分的子部分 E 中的上市前通告过程。电池供电式设备也豁免于本章第 820 部分中的当前良好厂商实践规章的质量体系法规要求，除了第 820.180 节（关于记录的通用要求）与第 820.198 节（关于投诉文件）之外。

第 886.1790 节　近点刻度尺。

(a) 定义。近点刻度尺是以厘米刻度为单位用于测量聚焦近点（当聚焦最大时视线所集中的点）的器械。

(b) 分类。Ⅰ 类（一般控制）。本设备豁免于第 886.9 节的本章第 807 部分的子部分 E 中的上市前通告过程。本设备也豁免于本章第 820 部分中的当前良好厂商实践规章的质量体系法规要求，除了第 820.180 节（关于记录的通用要求）与第 820.198 节（关于投诉文件）之外。

第 886.1800 节　Schirmer 试验滤纸条。

(a) 定义。Schirmer 试验滤纸条是由滤纸或类似的材料制作的器材，用于插入患者下眼睑以刺激及评定眼泪的形成。

(b) 分类。Ⅰ类（一般控制）。如果本器材是由与 1976 年 5 月 28 日
之前在 Schirmer 滤纸条中使用的同样的材料制作的话，则本器材豁
免于第 886.9 节的本章第 807 部分的子部分 E 中的上市前通告过程。

第 886.1810 节　正面视野计屏（视野计）。

(a) 定义。正面视野计屏（视野计）是一个具有固定中央标记的大
方形布图表的交流供电式或电池供电式器械，用于在患者视野的
中央 30 度内在平坦表面绘图。普通型设备包括投影式正面视野
计屏、靶正面视野计屏与靶毡正面视野计屏以及立体视野计。

(b) 分类。Ⅰ类（一般控制）。交流供电式设备与电池供电式设备
豁免于第 886.9 节的本章第 807 部分的子部分 E 中的上市前通告
过程。电池供电式设备也豁免于本章第 820 部分中的当前良好厂
商实践规章的质量体系法规要求，除了第 820.180 节（关于记录
的通用要求）与第 820.198 节（关于投诉文件）之外。

第 886.1840 节　圆柱透镜组（包括交叉圆柱体）。

(a) 定义。圆柱透镜组（包括交叉圆柱体）是一组成对的圆柱透镜
的设备，它们可提供各种等正负的屈光强度。透镜的结构安排便
于用户改变等屈光强度的正负透镜的位置。本设备计划用于主观
屈光度（当检查人员使用不同的透镜时，患者在此屈光度处判断
焦点上给定的物体是否清晰）。

(b) 分类。Ⅰ类（一般控制）。本设备豁免于第 886.9 节的本章第
807 部分的子部分 E 中的上市前通告过程。本设备也豁免于本章
第 820 部分中的当前良好厂商实践规章的质量体系法规要求，除

了第 820.180 节（关于记录的通用要求）与第 820.198 节（关于投诉文件）之外。

第 886.1850 节　交流供电式裂隙灯生物显微镜。

(a) 定义。交流供电式裂隙灯生物显微镜为交流供电式设备（即显微镜），用于将低强度的一束光线经控制光圈投射进患者眼睛以便眼科检查。

(b) 分类。Ⅱ类。

第 886.1860 节　眼科设备台。

(a) 定义。眼科设备台是交流供电式或电池供电式器械，用于将眼科设备置于备用位置。

(b) 分类。Ⅰ类（一般控制）。交流供电式与电池供电式设备豁免于第 886.9 节的本章第 807 部分的子部分 E 中的上市前通告过程。电池供电式设备也豁免于本章第 820 部分中的当前良好厂商实践规章的质量体系法规要求，除了第 820.180 节（关于记录的通用要求）与第 820.198 节（关于投诉文件）之外。

第 886.1870 节　立体镜。

(a) 定义。立体镜是一种交流供电式或电池供电式设备，它将两个相似物体的图像相结合以产生物体三维的外观。本设备可用于测量斜视（眼肌偏斜）的角度、评价双目视觉（用两只眼睛看）以及引导患者进行眼肌矫正训练。

(b) 分类。Ⅰ类（一般控制）。交流供电式设备与电池供电式设备豁免于第 886.9 节的本章 807 部分的子部分 E 中的上市前通告过程。电池供电式设备也豁免于本章第 820 部分中的当前良好厂商实践规章的质量体系法规要求，除了第 820.180 节（关于记录的通用要求）与第 820.198 节（关于投诉文件）之外。

第 886.1880 节　立体镜靶。

(a) 定义。立体镜靶是使用立体镜（见第 886.1870 节）观察时作为观察物体而使用的器械。

(b) 分类。Ⅰ类（一般控制）。本设备豁免于第 886.9 节的本章第 807 部分的子部分 E 中的上市前通告过程。本设备也豁免于本章第 820 部分中的当前良好厂商实践规章的质量体系法规要求，除了第 820.180 节（关于记录的通用要求）与第 820.198 节（关于投诉文件）之外。

第 886.1905 节　眼球震颤带。

(a) 定义。眼球震颤带是由织物或其他软质材料制作的狭长带子，其上印有一系列物体图像。该带子用于在患者视野范围内移动以引起视动性眼球震颤（异常及不规则的眼球运动）以及对失明情况进行测试。

(b) 分类。Ⅰ类（一般控制）。本设备豁免于第 886.9 节的本章第 807 部分的子部分 E 中的上市前通告过程。本设备也豁免于本章第 820 部分中的当前良好厂商实践规章的质量体系法规要求，除了第 820.180 节（关于记录的通用要求）与第 820.198 节（关于投诉文件）之外。

第 886.1910 节　视觉分离测试装置。

(a) 定义。视觉分离测试装置是诸如 Lancaster 测试装置之类的交流供电式或电池供电式设备，它由光源与各种滤光器（通常为红色或绿色滤光器）所组成，用于对眼肌的不平衡状况进行主观测量。

(b) 分类。Ⅰ类（一般控制）。交流供电式设备与电池供电式设备豁免于第 886.9 节的本章第 807 部分的子部分 E 中的上市前通告过程。电池供电式设备也豁免于本章第 820 部分中的当前良好厂商实践规章的质量体系法规要求，除了第 820.180 节（关于记录的通用要求）与第 820.198 节（关于投诉文件）之外。

第 886.1925 节　昼夜规律记录仪系统。

(a) 定义。昼夜规律记录仪系统是整合了遥测传感器的非植入式处方类器械，通过探测眼球径变化来监测眼内压（IOP）波动的昼夜规律。

(b) 分类。Ⅱ类（特殊控制）。该器械的特殊控制有：

(1) 临床性能数据必须能够证实本器械及其全部组件在预期使用条件下能够正常工作。以下性能特征必须予以证实：

(i) 器械探测昼夜变化的能力。

(ii) 预期使用人群的角膜巩膜位置对系统的耐受能力。

(2) 非临床试验必须有效确认适当非临床试验模型的测量结果以确保能够检测出眼内压的变化。

(3) 患者接触性组件必须证实其具备生物相容性。

(4) 所有主动接触眼睛的组件都必须证实在货架寿命内能够有效保

持无菌。

(5) 必须开展软件验证、确认和危害分析。

(6) 性能测试必须证明器械的电磁兼容性和电磁干扰。

(7) 性能测试必须证明器械的电气安全性。

(8) 标签说明必须包含以下内容：

(i) 关于可能将使用者置入更大风险的活动及环境的警告说明。

(ii) 器械安全使用的具体指示说明，其中包括：

(A) 所有器械组件的描述以及器械组装说明；

(B) 所有可用程序的解释及其使用说明；

(C) 所有用户界面组件的说明和解释；

(D) 器械中所有安全特性的说明；以及

(E) 器械正确维护的指示说明。

(iii) 描述 EMC 安全注意事项的非临床试验信息汇总。

(iv) 通过临床试验获得的安全信息汇总。

(v) 患者标签说明中指示有关器械正确使用的信息。

第 886.1930 节　眼压计与附件。

(a) 定义。眼压计与附件是通过将已知的力量施加至眼球上及测量所产生的凹痕（Schiotz 型）的数量的方式测量眼内压或者通过加积夷平作用（将小平盘施加至角膜上）来测量眼内张力的手动式器械。本器械的附件可包括眼压计校准器或张力记录系统。本设备可用于青光眼的诊断。

(b) 分类。Ⅱ类。

第 886.1940 节 眼压计消毒器。

(a) 定义。眼压计消毒器是用于以加热方式对眼压计（用于测量眼内压的设备）进行消毒的交流供电式设备。

(b) 分类。Ⅰ类（一般控制）。本设备豁免于第 886.9 节的本章第 807 部分的子部分 E 中的上市前通告过程。

第 886.1945 节 透照器。

(a) 定义。透照器是交流供电式或电池供电式设备（为一束光源），用于使光线传输穿过组织以辅助对患者进行检查。

(b) 分类。Ⅰ类，对电池供电式设备来说。电池供电式设备也豁免于第 886.9 节的本章第 807 部分的子部分 E 中的上市前通告过程。Ⅱ类，对交流供电式设备来说。

子部分 C ［保留］

子部分 D——假体器械

第 886.3100 节 眼科钽夹。

(a) 定义。眼科钽夹是一种具有延展性的金属器械，用于永久性或临时植入以使伤口边缘结合在一起，从而起到辅助愈合或防止眼内小血管出血的作用。

(b) 分类。Ⅱ类（特殊控制）。本设备豁免于第 886.9 节的本章第 807 部分的子部分 E 中的上市前通告过程。

第 886.3130 节　眼科隔离体。

(a) 定义。眼科隔离体通常是由模制塑料制作的器械，可临时性插入眼球与眼睑之间，以维持眼眶内的空隙以及防止在手术后的愈合过程中的闭合与粘连。

(b) 分类。Ⅱ类（特殊控制）。本设备豁免于第 886.9 节的本章第 807 部分的子部分 E 中的上市前通告过程。

第 886.3200 节　假眼。

(a) 定义。假眼是外形与眼睛的前部分相类似的器械，通常由玻璃或塑料制成，用于插入患者眼窝前部，作为美容目的的眼窝植入物或除去内容物的眼球。本器械不能够植入人体。

(b) 分类。Ⅰ类（一般控制）。如果本器械与目前合法销售的器械一样是采用同样的材料、同样的化学组成以及采用同样的生产流程制造，则本器械豁免于第 886.9 节的本章第 807 部分的子部分 E 中的上市前通告过程。

第 886.3300 节　可吸收的植入物（巩膜扣带方法）。

(a) 定义。可吸收的植入物（巩膜扣带方法）是植入在巩膜上以辅助视网膜重附着的器械。

(b) 分类。Ⅱ类。

第 886.3320 节　眼球植入物。

(a) 定义。眼球植入物是植入眼球内以占据除去眼球内容物（巩膜保持完整）之后的空间的器械。

(b) 分类。Ⅱ类。

第 886.3340 节　眼外眼窝植入物。

(a) 定义。眼外眼窝植入物是在巩膜手术进行弯曲或建造眼底的过程中所植入的不可吸收的器械，通常与视网膜重附着一同使用。可注射的物质排除在外。

(b) 分类。Ⅱ类。

第 886.3400 节　人工角膜。

(a) 定义。人工角膜是在手术进行中或永久性的眼角膜不透明情况下用于提供透明光学路径的器械，它不是角膜移植的合理候补物质。

(b) 分类。Ⅱ类。对本器械的特殊控制是 FDA 的：

(1) "国际标准 ISO 10993 '医疗器械的生物学评价—— 第Ⅰ部分：评价与测试，'"
(2) "法案第 510(k) 条无菌性检查指南 2/12/90(K90–1)，"以及
(3) "人工角膜的法案第 510(k) 条提议指南。"

第 886.3600 节　人工晶状体。

(a) 定义。人工晶状体是由诸如玻璃或塑料之类的材料制成的器械，用于植入眼内以代替眼睛的天然晶状体。

(b) 分类。Ⅲ类。

(c) 要求注明 PMA 日期或 PDP 结束的通告。自 1976 年 5 月 28 日起，在本器械进行商业销售之前要求依照法案第 515 部分进行正式批准。请参阅第 886.3 节。

第 886.3800 节　巩膜壳。

(a) 定义。巩膜壳是由玻璃或塑料制成的器械，可短时间插入角膜上方及靠近角膜的巩膜处，以达到美容或重建的目的。在本器械上通常画上假眼。本器械不能够用于植入。

(b) 分类。Ⅱ类（特殊控制）。本设备豁免于第 886.9 节的本章第 807 部分的子部分 E 中的上市前通告过程。

第 886.3920 节　眼房水分流器。

(a) 定义。眼房水分流器是用于新生血管性青光眼或青光眼患者当药物与常规手术治疗失败时进行眼前房眼内压减压的可植入式器械。

(b) 分类。Ⅱ类。对本器械的特殊控制是 FDA 的：

(1) "国际标准 ISO 10993 '医疗器械的生物学评价 —— 第 Ⅰ 部分：评价与测试，'"

(2) "法案第 510(k) 条无菌性检查指南 2/12/90(K90–1)，"以及

(3) "眼房水分流器——法案第 510(k) 条提议"。

子部分 E ——手术器械

第 886.4070 节　电动角膜钻孔器。

(a) 定义。电动角膜钻孔器是交流供电式或电池供电式设备（即电机及钻具），用于除去眼角膜的锈环。

(b) 分类。Ⅰ类（一般控制）。当仅用于锈环清除时，本设备豁免于第 886.9 节的本章第 807 部分的子部分 E 中的上市前通告过程。

第 886.4100 节　射频电外科烧灼装置。

(a) 定义。射频电外科烧灼装置是眼睛手术过程中所使用的交流供电式或电池供电式装置，以利用高频电流进行组织凝结或止血。

(b) 分类。Ⅱ类。

第 886.4115 节　热烧灼装置。

(a) 定义。热烧灼装置是在眼睛手术过程中所使用的交流供电式或电池供电式器械，以利用经导线头传导的热来进行组织凝结或止血。

(b) 分类。Ⅱ类。

第 886.4150 节　玻璃体抽吸与切割设备。

(a) 定义。玻璃体抽吸与切割设备是电驱动设备（可使用超声），用于从玻璃体腔内除去玻璃体或者除去晶状体。

(b) 分类。Ⅱ类。

第 886.4155 节　巩膜塞。

(a) 定义。巩膜塞是眼外科手术过程中专用于巩膜切开处临时封闭
的处方类器械。这些塞可防止器材从眼内取出时发生的眼内液和
眼内压损失。巩膜塞含有一段保留预巩膜外的头部，通过夹持操
作可插入和取出，同时主轴可贴合进入巩膜切口内部。手术完成
之前可将巩膜塞取出。

(b) 分类。Ⅱ类（特殊控制）。巩膜塞的特殊控制如下：

(1) 如果器械的材料为手术级不锈钢（无论是否含有金、银或钛涂
层），则本器械豁免于第 886.9 节的本章第 807 部分的子部分 E 中
的上市前通告过程。针对手术级不锈钢制巩膜塞（无论是否含有
金、银或钛涂层）的特殊控制为：

(i) 器械必须证实其在标签所述货架寿命内保持无菌；

(ii) 器械必须证实其具备生物相容性；以及

(iii) 标签说明必须包含有效安全使用器械所需的全部信息，包括
器械选型、置放和取出的具体说明。

(2) 如果器械的构成中包含了除手术级不锈钢以外的其他材料（无
论是否含有金、银或钛涂层），则本器械不得豁免上市前通告过程。
针对其他材料制成的巩膜塞的特殊控制为：

(i) 器械必须证实其在标签所述货架寿命内保持无菌；

(ii) 器械必须证实其具备生物相容性；

(iii) 必须对器械材料开展特征分析；

(iv) 性能数据必须能够证明器械在模拟临床使用情况下包括器械
的插入和取出过程中均表现出可接受的机械性能；

(v) 性能数据必须能够证明器械的生产（或加工）过程中滤出物或
残留物的水平足够低；以及

(vi) 标签说明必须包含有效安全使用器械所需的全部信息，包括
器械选型、置放和取出的具体说明。

第 886.4170 节　眼科冷冻装置。

(a) 定义。眼科冷冻装置是一个带有小尖端的探针的设备，尖端通
过制冷剂或气体的控制使用变得极冷。本设备可由交流驱动。本
设备可通过晶体内的黏附冰球形成的方式来除去白内障、冷冻眼
睛以及附属部件（以手术除去瘢痕）以及冷冻肿瘤。

(b) 分类。Ⅱ类。

第 886.4230 节　眼科手术刀测试鼓。

(a) 定义。眼科手术刀测试鼓是用于测试眼科手术刀锋利程度的器
械，以确定是否需要对手术刀再磨锐。

(b) 分类。Ⅰ类（一般控制）。本设备豁免于第 886.9 节的本章第
807 部分的子部分 E 中的上市前通告过程。本设备也豁免于本章
第 820 部分中的当前良好厂商实践规章的质量体系法规要求，除
了第 820.180 节（关于记录的通用要求）与第 820.198 节（关于
投诉文件）之外。

第 886.4250 节　眼科电解装置。

(a) 定义。眼科电解装置是一种交流供电式或电池供电式设备，用于通过施加电流的方式来破坏眼睛毛囊。

(b) 分类。Ⅰ类，对电池供电式设备来说。Ⅱ类，对交流供电式设备来说。电池供电式设备豁免于第 886.9 节的本章第 807 部分的子部分 E 中的上市前通告过程。

第 886.4270 节　眼内气体。

(a) 定义。眼内气体是由气态的流体所组成，可将其导入眼睛内以对分离的视网膜加压。

(b) 分类。Ⅲ类。

(c) 要求注明 PMA 日期或 PDP 结束的通告。自 1976 年 5 月 28 日起，本器械在进行商业销售之前要求依照法案第 515 部分正式批准。请参阅第 886.3 节。

第 886.4275 节　眼内液体。

(a) 定义。眼内液体是由非气态的液体所组成，可将其导入眼内辅助进行手术，如：维持前室深度、保持组织完整性、保护组织豁免于手术创伤或者在视网膜再附着过程中执行填塞的功能。

(b) 分类。Ⅲ类。

(c) 要求注明 PMA 日期或 PDP 结束的通告。自 1976 年 5 月 28 日起，本器械在进行商业销售之前要求依照法案的 515 部分正式批准。请参阅第 886.3 节。

第 886.4280 节　眼内压测量设备。

(a) 定义。眼内压测量设备是用于测量眼内压的手动或交流供电式设备。也包括由 FDA 发现实质上与此设备相当的设备。本设备的附件可包括校准器或记录器。本设备可用于青光眼的诊断。

(b) 分类。Ⅲ类。

(c) 要求注明 PMA 日期或 PDP 结束的通告。自 1976 年 5 月 28 日起，本器械在进行商业销售之前要求依照法案的第 515 部分正式批准。请参阅第 886.3 节。

第 886.4300 节　人工晶状体导入器。

(a) 定义。人工晶状体导入器是在手术过程中插入眼内的器械，以导引人工晶状体的插入以及在插入过程结束之后可以除去。

(b) 分类。Ⅰ类（一般控制）。除了当作为软质或可折叠式人工晶状体的折叠器或注射器而使用时外，本设备豁免于第 886.9 节的本章第 807 部分的子部分 E 中的上市前通告过程。

第 886.4335 节　手术头灯。

(a) 定义。手术头灯是戴在用户头部的交流供电式或电池供电式器械，用于提供光源以帮助在手术、诊断或治疗过程中看得更清晰。

(b) 分类。Ⅰ类，对电池供电式设备来说。Ⅱ类，对交流供电式设备来说。电池供电式设备豁免于第 886.9 节的本章第 807 部分的子部分 E 中的上市前通告过程。

第 886.4350 节　手动眼科手术器械。

(a) 定义。手动眼科手术器械是无动力的手持式器械，以作为眼科手术过程中的辅助或主要器械。普通型器械包括人工角膜锉、眼科卡钳、眼科套管、眼皮夹、眼科肌肉夹、虹膜牵引夹、眼窝压迫器、眼科刮匙、膀胱刀、眼窝压板、泪腺扩张器、晶状体吸盘、压榨器、眼科镊子、眼科钩、眼球导入器、眼科手术刀、眼科缝合针、泪腺探针、小梁切开探针、角膜－巩膜穿孔器、眼科牵引器、眼科环、泪腺囊咬骨钳、眼科剪刀、勒除器、眼科刮勺、眼科反射镜、眼科勺、眼科铲、小梁切开刀或眼科手动环锯。

(b) 分类。I 类（一般控制）。本设备豁免于第 886.9 节的本章第 807 部分的子部分 E 中的上市前通告过程。

第 886.4360 节　眼手术冲洗器械。

(a) 定义。眼手术冲洗器械是在眼科手术过程中悬在眼睛的上方向手术视野内进行连续可调冲洗的器械。

(b) 分类。I 类（一般控制）。本设备豁免于第 886.9 节的本章第 807 部分的子部分 E 中的上市前通告过程。

第 886.4370 节　角膜刀。

(a) 定义。角膜刀是角膜的（一部分厚度）刮削组织进行薄层移植的交流供电式或电池供电式器械。

(b) 分类。I 类。

第 886.4390 节　眼科激光。

(a) 定义。眼科激光是使用激光束来凝结或切割眼睛、眼眶或周围皮肤的组织的交流供电式设备。

(b) 分类。Ⅱ类。

第 886.4392 节　晶状体后部切开术与虹膜周围切开术用 Nd:YAG 激光器。

(a) 定义。晶状体后部切开术与虹膜周围切开术用 Nd:YAG 激光器是由模式锁定或 Q– 转换的固态 Nd:YAG 激光器所组成，用于通过光学击穿来破坏晶状体囊后部或虹膜。Nd:YAG 激光器产生短脉冲、低能量、高功率、连续的光学辐射。当激光器输出与聚焦光学器件相结合时，在靶目标上的高辐照度将通过光学击穿引起组织破坏。利用可见的瞄准装置来使不可见的 Nd:YAG 激光辐照在目标组织上或附近。

(b) 分类。Ⅱ类（特殊控制）。设计参数：本设备必须发射具有以下参数的激光束：波长 =1064 nm；光点直径 =50~100 μm；脉冲宽度 =3~30 ns；每脉冲输出能量 =0.5~15 mJ；重复率 =1~10 个脉冲；总能量 =20~120 mJ。

第 886.4400 节　电子金属定位器。

(a) 定义。电子金属定位器是带有探针的交流供电式设备，用于确定眼睛内或眼眶内金属异物的位置。

(b) 分类。Ⅱ类。

第 886.4440 节　交流供电式磁体。

(a) 定义。交流供电式磁体是可产生磁场的交流供电式设备，用于由眼组织内发现及除去金属异物。

(b) 分类。Ⅱ类。

第 886.4445 节　永磁体。

(a) 定义。永磁体是可产生磁场的非电设备，用于由眼组织内发现及除去金属异物。

(b) 分类。Ⅰ类（一般控制）。本设备豁免于第 886.9 节的本章第807 部分的子部分 E 中的上市前通告过程。本设备也豁免于本章第 820 部分中的当前良好厂商实践规章的质量体系法规要求，除了第 820.180 节（关于记录的通用要求）与第 820.198 节（关于投诉文件）之外。

第 886.4570 节　眼科手术标识器。

(a) 定义。眼科手术标识器是通过使用墨水、染料或凹痕来标记眼睛或巩膜手术操作部位的器械。

(b) 分类。Ⅰ类（一般控制）。本设备豁免于第 886.9 节的本章第807 部分的子部分 E 中的上市前通告过程。

第 886.4610 节　眼睛压力施加器。

(a) 定义。眼睛压力施加器是由血压计型挤压球、刻度指示器、带子以及风箱所组成的手动器械，用于向眼睛施加压力以准备进行眼科手术。

(b) 分类。Ⅱ类。

第 886.4670 节　晶状体乳化仪。

(a) 定义。晶状体乳化仪是带有分裂针的交流供电式设备，用于白内障手术，以用超声分裂白内障以及摘取白内障。

(b) 分类。Ⅱ类。

第 886.4690 节　眼科视网膜凝固器。

(a) 定义。眼科视网膜凝固器是一种交流供电式设备，利用延伸的非相干光源的能量来闭塞视网膜、脉络膜或虹膜的血管。

(b) 分类。Ⅱ类。

第 886.4750 节　眼科护目罩。

(a) 定义。眼科护目罩是由塑料或铝遮盖物所组成的器械，用于保护眼睛或将敷料固定在其位置上。

(b) 分类。Ⅰ类（一般控制）。当仅由塑料或铝制造时，本器械豁免于第 886.9 节的本章第 807 部分的子部分 E 中的上市前通告过程。当仅由塑料或铝制造时，本器械也豁免于本章第 820 部分中的当前良好厂商实践规章的质量体系法规要求，除了第 820.180 节（关于记录的通用要求）与第 820.198 节（关于投诉文件）之外。

第 886.4770 节　眼科手术眼镜（放大镜）。

(a) 定义。眼科手术眼镜（放大镜）是由凸透镜或透镜系统所组成的设备，由医生佩戴，用于在眼科手术过程中对手术部位进行放大。

(b) 分类。Ⅰ类（一般控制）。本设备豁免于第 886.9 节的本章第 807 部分的子部分 E 中的上市前通告过程。本设备也豁免于本章第 820 部分中的当前良好厂商实践规章的质量体系法规要求，除了第 820.180 节（关于记录的通用要求）与第 820.198 节（关于投诉文件）之外。

第 886.4790 节　眼科海绵。

(a) 定义。眼科海绵是由折叠的纱布、棉花、纤维素或其他材料制作的具有吸收性的海绵衬垫，用于在眼科手术中吸收手术视野内的液体。

(b) 分类。Ⅱ类。

第 886.4855 节　眼科器械台。

(a) 定义。眼科器械台是用于放置眼科器械的交流供电式或手动设备。

(b) 分类。Ⅰ类（一般控制）。交流供电式与手动设备豁免于第 886.9 节的本章第 807 部分的子部分 E 中的上市前通告过程。手动设备也豁免于本章第 820 部分中的当前良好厂商实践规章的质量体系法规要求，除了第 820.180 节（关于记录的通用要求）与第 820.198 节（关于投诉文件）之外。

子部分 F ——治疗器械

第 886.5100 节　眼科 β 辐射源。

(a) 定义。眼科 β 辐射源是用于对良性与恶性眼睛生长情况进行浅表辐照的设备。

(b) 分类。Ⅱ类。

第 886.5120 节　低功率双目放大镜。

(a) 定义。低功率双目放大镜是由两个目镜所组成的器械，每一个目镜有一个透镜或透镜系统，用于医疗目的以放大物体的外观。

(b) 分类。Ⅰ类（一般控制）。本设备豁免于第 886.9 节的本章第 807 部分的子部分 E 中的上市前通告过程。本设备也豁免于本章第 820 部分中的当前良好厂商实践规章的质量体系法规要求，除了第 820.180 节（关于记录的通用要求）与第 820.198 节（关于投诉文件）之外。

第 886.5200 节　眼睑热度脉动系统。

(a) 定义。眼睑热度脉动系统是专门用于在眼睑位置施加局部高温和高压治疗的电动式器械。该器械可用于患有慢性眼睑囊肿病的成人患者，包括睑板腺功能异常（MGD）又称为蒸发过强性干眼或脂质缺乏干眼症。该系统的组成中包含插入眼睑周围的一套组件和一套用于控制眼睑高温和高压施加的组件。

(b) 分类。Ⅱ类（特殊控制）。该器械的特殊控制有：

(1) 适当的分析 / 试验应可确认器械的电磁兼容性（EMC）和人体接触非电离性辐射时的安全性；
(2) 设计、描述和性能数据应可确认器械在温度和压力方面提供的安全防护，包括故障状态下的防护；
(3) 性能数据应可证实患者接触性组件的无菌性以及此类组件的有效货架寿命期；
(4) 器械应可证实其生物相容性；以及
(5) 性能数据应可证实器械的任何技术变化均不会对安全性和有效性造成不良影响。

第 886.5420 节　隐形眼镜插入器 / 移去器。

(a) 定义。隐形眼镜插入器 / 移去器是一种手持式设备，用于通过表面粘连或抽吸的方式插入或除去隐形眼镜。

(b) 分类。Ⅰ类（一般控制）。本设备豁免于第 886.9 节的本章第 807 部分的子部分 E 中的上市前通告过程。

第 886.5540 节　弱视放大镜。

(a) 定义。弱视放大镜是由放大透镜所组成的器械，用于视觉减退患者使用。本器械可拿在手中或装在眼镜上。

(b) 分类。Ⅰ类（一般控制）。本设备豁免于第 886.9 节的本章第 807 部分的子部分 E 中的上市前通告过程。本设备也豁免于本章第 820 部分中的当前良好厂商实践规章的质量体系法规要求，除了第 820.180 节（关于记录的通用要求）与第 820.198 节（关于投诉文件）之外。

第 886.5600 节　上睑下垂支持器。

(a) 定义。上睑下垂支持器是安装在上睑下垂（由于发育问题或肌肉麻痹使上眼睑下垂）患者的眼镜上的器械，用于支撑上眼睑，使眼睛张开。

(b) 分类。Ⅰ类（一般控制）。本设备豁免于第 886.9 节的本章第 807 部分的子部分 E 中的上市前通告过程。本设备也豁免于本章第 820 部分中的当前良好厂商实践规章的质量体系法规要求，除了第 820.180 节（关于记录的通用要求）与第 820.198 节（关于投诉文件）之外。

第 886.5700 节　眼睑重量块。

(a) 定义。眼睑重量块是采用金、钽、铂、铱或手术级不锈钢材料制成的处方类器械，外形为长方形且轮廓形状类似眼睛。本器械主要用于兔眼症的重力辅助式治疗（眼睑闭合不完全）。

(1) 外部眼睑重量块黏附于上眼睑外皮。

(2) 植入式眼睑重量块植入上眼睑。

(b) 分类。(1) Ⅱ类（特殊控制），针对外部眼睑重量块。外部眼睑重量块豁免于第 886.9 节的本章第 807 部分的子部分 E 中的上市前通告过程。外部眼睑重量块的特殊控制有：

(i) 试验可证实器械的生物相容性；以及

(ii) 标签说明必须包含以下信息：

(A) 器械正确放置、选型和取出的具体说明；以及

(B) 警告说明，指出患者在进入磁共振环境之前需将器械取下。

(2) Ⅱ类（特殊控制），针对植入式眼睑重量块。植入式眼睑重量块的特殊控制有：

(i) 试验可证实器械的生物相容性；

(ii) 试验可证实器械的无菌性和有效货架寿命；

(iii) 评价器械磁共振环境兼容性的非临床试验；

(iv) 患者标签需说明器械在磁共振环境内的安全性和兼容性、哪种情况下患者可进行安全扫描以及医疗护理提供者如何获得磁共振安全性及兼容性等详细信息（如有需要）的方法说明。

第 886.5800 节　视力障碍阅读器。

(a) 定义。视力障碍阅读器是由放大透镜所组成的器械，供视觉减退患者使用。本器械可直接放在阅读材料上以放大印刷字。

(b) 分类。Ⅰ类（一般控制）。本设备豁免于第 886.9 节的本章第807 部分的子部分 E 中的上市前通告过程。本设备也豁免于本章第 820 部分中的当前良好厂商实践规章的质量体系法规要求，除了第 820.180 节（关于记录的通用要求）与第 820.198 节（关于投诉文件）之外。

第 886.5810 节　眼科棱镜式阅读器。

(a) 定义。眼科棱镜式阅读器是由患者在仰卧的位置时所使用的器械，可改变印刷物的角度，从而辅助阅读。

(b) 分类。Ⅰ类（一般控制）。本设备豁免于第 886.9 节的本章第807 部分的子部分 E 中的上市前通告过程。本设备也豁免于本章第 820 部分中的当前良好厂商实践规章的质量体系法规要求，除了第 820.180 节（关于记录的通用要求）与第 820.198 节（关于投诉文件）之外。

第 886.5820 节　闭路电视阅读系统。

(a) 定义。闭路电视阅读系统是由透镜、摄影机与视频监视器所组成的设备，由视力低于正常的患者所使用，以放大阅读材料。

(b) 分类。Ⅰ类（一般控制）。本设备豁免于第 886.9 节的本章第 807 部分的子部分 E 中的上市前通告过程。

第 886.5838 节　鼻泪管压迫器械。

(a) 定义。鼻泪管压迫器械是贴合于眼眶边缘的鼻道侧施加机械压力用以减少鼻泪管外流的处方类器械。

(b) 分类。Ⅰ类（一般控制）。本设备豁免于第 886.9 节的本章第 807 部分的子部分 E 中的上市前通告过程。

第 886.5840 节　放大眼镜。

(a) 定义。放大眼镜是由带有凸透镜的眼镜框所组成的器械，由视力减退患者所佩戴以放大图像。

(b) 分类。Ⅰ类（一般控制）。本设备豁免于第 886.9 节的本章第 807 部分的子部分 E 中的上市前通告过程。

第 886.5842 节　眼镜架。

(a) 定义。眼镜架是由金属或塑料制成的装置，用于固定患者所戴的眼镜片，以校正屈光异常。

(b) 分类。Ⅰ类（一般控制）。本设备豁免于第 886.9 节的本章第 807 部分的子部分 E 中的上市前通告过程。

第 886.5844 节　处方规定的眼镜片。

(a) 定义。处方规定的眼镜片是依照对患者所开的处方配制的由患者在眼睛架内佩戴的塑料或玻璃制眼镜片，以进行屈光校正。本眼镜片可进行更改以保护眼睛豁免于强阳光刺激（如：处方规定的太阳镜）。处方规定的太阳镜镜片可为反射式、彩色式、偏振式或光敏式。

(b) 分类。Ⅰ类（一般控制）。本设备豁免于第 886.9 节的本章第 807 部分的子部分 E 中的上市前通告过程。

第 886.5850 节　太阳镜（非处方规定）。

(a) 定义。太阳镜（非处方规定）是由带有吸收式、反射式、彩色式、偏振式或光敏式镜片的眼睛架或夹子所组成的器械，可保护佩戴者豁免于强烈阳光刺激，但不能够进行屈光校正。本器械通常可由用户直接购买。

(b) 分类。Ⅰ类（一般控制）。本设备豁免于第 886.9 节的本章第 807 部分的子部分 E 中的上市前通告过程。

第 886.5870 节　弱视望远镜。

(a) 定义。弱视望远镜是由一系列透镜或镜子经适当的排列而组成的器械，可由视力减退患者使用，以增大物体的外观尺寸。本类普通型设备包括手持式或眼镜式望远镜。

(b) 分类。Ⅰ类（一般控制）。本设备豁免于第 886.9 节的本章第 807 部分的子部分 E 中的上市前通告过程。本设备也豁免于本章第 820 部分中的当前良好厂商实践规章的质量体系法规要求，除了第 820.180 节（关于记录的通用要求）与第 820.198 节（关于投诉文件）之外。

第 886.5900 节　电子助视器。

(a) 定义。电子助视器是由电子传感器/换能器所组成的交流供电式或电池供电式设备，由视力减退或失明的患者使用以将物体的目视图像转换为触觉信号或听觉信号。

(b) 分类。I 类（一般控制）。本设备豁免于第 886.9 节的本章第 807 部分的子部分 E 中的上市前通告过程。

第 886.5905 节　口腔电子助视器。

(a) 定义。口腔电子助视器是包含电极刺激阵列的电池驱动式处方器械，可根据摄像头采集到的数字物体影像来生成电可感知刺激模式。该器械主要作为其他辅助手段如盲杖或导盲犬等的附加器械用于辅助永久失明患者进行定向、移动、物体识别。

(b) 分类。II 类（特殊控制）。该器械的特殊控制有：

(1) 临床性能试验必须证实器械具备可接受的不良事件特征，包括涉及口腔、舌头和牙龈等部位的不良事件，同时证明器械刺激在获得临床实用效果方面所发挥的作用。临床性能试验还必须研究预期的使用条件包括潜在的使用错误、预期的使用环境和使用持续时间等。

(2) 非临床性能试验必须证实器械在预期使用条件下工作正常，包括可模拟水侵入、器械耐久性和电池可靠性等。

(3) 必须开展软件验证、确认和危害分析。

(4) 分析 / 测试必须能够确认器械的电磁兼容性。

(5) 分析 / 试验必须有效确认器械的电气安全性。

(6) 分析 / 试验必须能够评估并确认无线共存问题。

(7) 与患者发生接触的任何元件都必须证实其生物相容性。

(8) 培训必须包含相应的要件，确保医疗护理提供者和用户能够识别出器械使用的安全环境、使用器械上的所有安全特性并在预期使用环境下对器械进行操作。

(9) 针对讲师和用户的标签说明中必须包含临床试验的汇总内容，即包括使用条件中所遇到的不良事件、研究结果和终点的汇总以及器械研究条件下的器械使用相关信息（如监控或辅助水平，以及使用环境等）。

第 886.5910 节　影像增强助视器。

(a) 定义。影像增强助视器是由缺少暗适应或视力减退的患者所使用的电池供电式设备，以增强周围的光线。

(b) 分类。Ⅰ类（一般控制）。本设备豁免于第 886.9 节的本章第 807 部分的子部分 E 中的上市前通告过程。本设备也豁免于本章第 820 部分中的当前良好厂商实践规章的质量体系法规要求，除了第 820.180 节（关于记录的通用要求）与第 820.198 节（关于投诉文件）之外。

第 886.5915 节　光学助视器。

(a) 定义。光学助视器是由带有附随的交流供电式或电池供电式光源的放大镜所组成的设备，由视力减退患者所使用，以增强物体细节的外观尺寸。

(b) 分类。Ⅰ类（一般控制）。交流供电式与电池供电式设备豁免于第 886.9 节的本章第 807 部分的子部分 E 中的上市前通告过程。电池供电式设备也豁免于本章第 820 部分中的当前良好厂商实践规章的质量体系法规要求，除了第 820.180 节（关于记录的通用要求）与第 820.198 节（关于投诉文件）之外。

第 886.5916 节　刚性透气式隐形眼镜。

(a) 定义。刚性透气式隐形眼镜是直接贴在眼睛角膜上佩戴以校正视觉状况的器械。本器械是由各种材料所制成，如：醋酸丁酸纤维素、聚丙烯酸酯 – 硅树脂或硅树脂人造橡胶，这些材料的主要聚合体分子通常不吸收或吸引水分。

(b) 分类。(1) Ⅱ 类，如果本器械仅用于日常佩戴的话。

(2) Ⅲ 类，如果本器械长期佩戴的话。

(c) 要求注明 PMA 日期或 PDP 结束的通告。自 1976 年 5 月 28 日起，本节段落 (b)(2) 中所描述的器械在进行商业销售之前要求依照法案第 515 部分进行正式批准。请参阅第 886.3 节。

第 886.5918 节　刚性透气式隐形眼镜护理产品。

(a) 定义。刚性透气式隐形眼镜护理产品是用于清洁、检验、漂洗、润滑 / 再湿润或者贮藏刚性透气式隐形眼镜的器材。它包括与刚性透气式隐形眼镜一同使用的所有溶液与药片。

(b) 分类。Ⅱ 类（特殊控制），指南性文件："隐形眼镜护理产品的上市前通告 (法案第 510(k) 条) 指南"。

第 886.5925 节　软质（亲水性）隐形眼镜。

(a) 定义。软质（亲水性）隐形眼镜是直接贴在眼睛的角膜与邻近边缘以及巩膜区上进行佩戴的器械，以校正视力状况或作为治疗绷带。本器械是由各种聚合体材料制成的，其中主要的聚合体材料可吸收或吸引一定容积的水分。

(b) 分类。(1) Ⅱ类，如果本设备仅供日常佩戴的话。

(2) Ⅲ类，如果本器械长期佩戴的话。

(c) 要求注明 PMA 日期或 PDP 结束的通告。自 1976 年 5 月 28 日起，本节段落 (b)(2) 中所描述的器械在进行商业销售之前要求依照法案第 515 部分进行正式批准。请参阅第 886.3 节。

第 886.5928 节　软质（亲水性）隐形眼镜护理产品。

(a) 定义。软质(亲水性)隐形眼镜护理产品是用于清洁、漂洗、消毒、润滑 / 再湿润或者贮藏软质（亲水性）隐形眼镜的器材。它包括与软质（亲水性）隐形眼镜一同使用的所有溶液与药片以及通过加热方式对软质（亲水性）隐形眼镜进行消毒的加热消毒装置。

(b) 分类。Ⅱ类（特殊控制），指南性文件："隐形眼镜护理产品的上市前通告 (法案第 510(k) 条) 指南"。

第 886.5933 节　[保留]。

相关法规：21 U.S.C. 351、360、360c、360e、360j、371。

来源：52 FR 33355, 1987 年 9 月 2 日，除非另外标注。

第 888 部分 | 分章 H——医疗器械
整形外科设备

子部分 A——通用条款

第 888.1 节　范围。

(a) 本部分阐明了进行商业销售的人体用整形外科设备的分类。

(b) 本部分规章中的设备定义不是对现在或将来从属于本规章的每一设备的准确描述。依照第 807 部分提交上市前通告提议的厂商不能仅仅表明设备在本部分规章的章节标题与定义条款下进行了精确说明，而应注明为什么本设备实质上与其他设备相当，正如第 807.87 节所要求的那样。

(c) 为避免重复登记列名，具有两种或更多种用途（如：既作为诊断设备又作为治疗设备而使用）的整形外科设备仅列在一个子部分中。

(d) 本部分《美国联邦法规汇编》规章管理章节参考了第 21 卷的第 I 章，除非在其他地方特别注明。

(e) 本部分的指导文件可通过互联网查询，网址：http://www.fda.gov/MedicalDevices/DeviceRegulationandGuidance/GuidanceDocuments/default.htm。

第 888.3 节　上市前审批的有效日期要求。

本部分归类为Ⅲ类（上市前审批）的仪器，在对设备进行归类的规章上所显示的日期之后不应进行商业销售，除非厂商得到法案第 515 部分的正式批准（除非获得本法案第 520(g)(2) 条授予的豁免权）。法案第 515 部分的正式批准包括 FDA 发布一项命令批准该设备的上市前审批（PMA）或者宣布该设备的产品研发方案（PDP）完成。

(a) 在 FDA 要求对修订版颁布日期之前进行商业销售的设备或者实质上等同于这类设备的设备须获得法案第 515 部分的正式批准之前，FDA 必须在法案第 515(b) 部分项下发布一项规章要求获取此类批准，本部分段落 (b) 与 (c) 提供的除外。法案第 515(b) 部分的规章在其发布之后第 90 天为止的宽限期内或者在将该设备归类为Ⅲ类的规章生效之后第 30 个月的最后一天前（比较晚者为准）不应生效。见法案的 501(f)(2)(B)。相应地，除非本部分归类为Ⅲ类的设备的规章中出现了上市前审批要求的生效日期，否则，设备可以不经 FDA 发布一项批准 PMA 申请的命令或者宣布设备的PDP 结束而进行商业销售。如果 FDA 依照法案 515(b) 发布规章要求设备的上市前审批，则法案的 501(f)(1)(A) 适用于此设备。

(b) 任何在 1976 年 5 月 28 日之后（包括当日）投入商业销售的、实质不等同的新设备，包括实质上已经改变的先前销售的设备，可通过法令（法案第 513(f) 部分）不必经过宽限期而归类为Ⅲ类，FDA 必须在设备进行商业销售之前发布批准 PMA 或宣布设备 PDP 结束的命令，除非设备进行了再归类。如果 FDA 了解进行商业销售的设备可以为本部分定义的新设备，因为新的预期用途或其他原因，那么 FDA 可将设备的法定分类由于其新用途而编成Ⅲ类。相应地，Ⅲ类设备的规章法规在 1976 年 5 月 28 日修订版颁布日期起，设备在进行商业销售之前必须获得法案第 515 部分的正式批准。

(c) 本部分规章中标识的归类为Ⅲ类且可应用于法案第 520(1) 条的过度期条款的设备可由法令自动归类为Ⅲ类，并且在进行商业销售之前必须得到法案第 515 部分的批准。相应地，Ⅲ类设备的规章法规在 1976 年 5 月 28 日修订版颁布日期起，设备在进行商业销售之前必须依照法案第 515 部分进行正式批准。

第 888.5 节　重铺面技术。

由于重铺面技术，某些关节假体比其他用于修复或代替同一关节的器械要求少得多的骨切除。骨切除的数量可以或不可以影响假体的植入的安全性与有效性。当利用重铺面技术时，假体的名称包括此信息。

第 888.6 节　约束的程度。

某些关节假体比其他的假体对关节的运动提供更多的约束。FDA 认为约束的程度是影响整形外科假体的安全性与有效性的重要因素。FDA 规定了下列术语对约束的程度进行了归类。

(a)"约束"关节假体用于关节置换以及防止在不止一个解剖面内的假体的脱臼，由单一、软质、穿过关节的部件或多于一个部件连在一起所组成。

(b)"半约束"关节假体用于部分或全部关节置换，以及经由其关节连接面的几何结构在一个或多个平面内限制平移与转动。无连接腱穿过关节。

(c)"非约束"关节假体用于部分或全部关节置换，在一个或多个平面内最低程度地限制假体的运动。其部件无穿过关节的连接腱。

第888.9节　免于《联邦食品药品和化妆品法案》（简称法案）510(k)部分的限制条件。

普通型Ⅰ类或Ⅱ类设备，仅限满足下述情形的设备豁免于上市前审批（法案第510(k)条）要求：设备具有现有的或可合理预见的进行商业销售的特性；或针对体外诊断设备，使用设备造成的误诊不应与高发病率或死亡率有关。相应地，FDA已经授权豁免于上市前通告要求进行商业销售的Ⅰ类或Ⅱ类设备的厂商在对设备在各州间销售之前在以下几种情况时必须向FDA提交上市前通告：

(a)设备的使用不同于合法销售的普通型设备的预期用途；例如：设备计划用于不同的医疗目的或者设备计划给外行使用，早期的预期用途仅限保健专业人士操作。

(b)改良设备与合法销售的普通型设备相比采用不同的基本科学技术操作；例如：外科器械用激光束切割组织而不是锋利的金属刀片，或者体外诊断设备利用脱氧核糖核酸（DNA）探针或核酸杂交技术检查或鉴别传染物而不是培养或免疫测定技术；或者

(c)设备为预计用于以下方面的体外设备：

(1) 除了免疫组织化学设备之外用于肿瘤性疾病的诊断、监测或者筛选；

(2) 用于家族性或后天遗传性疾病的筛选或诊断，包括先天的新陈代谢问题；

(3) 用于测定作为威胁生命的疾病的筛选、诊断或监测的代用标记的分析物，如：艾滋病（AIDS）、慢性活动性肝炎、肺结核或者心肌梗死或监测治疗；

(4) 用于评估心血管疾病的风险性；

(5) 用于糖尿病的管理；

(6) 由临床材料直接鉴别或推测微生物的性质；

(7) 当结果为非定性或者用于确定免疫性或者定量分析计划用于不同于血清或血浆的基质时，检查不同于免疫球蛋白 G（IgG）或 IgG 检验的微生物的抗体；

(8) 用于本章第 812.3(k) 条规定的非侵入式检验；以及

(9) 用于患者旁检验（床旁检验）。

子部分 B——诊断器械

第 888.1100 节　关节内窥镜。

(a) 定义。关节内窥镜是用于使关节内部直观可见的电驱动式内窥镜。关节内窥镜及其附件也可用于在关节内部进行手术之用。

(b) 分类。(1) Ⅱ类（性能标准）。

(2) Ⅰ类，对于下列手动关节内窥镜来说：套管、刮匙、钻孔器导引、镊子、圆凿、钳子、刀子、密闭装置、骨凿、探针、穿孔器、粗锉刀、牵引器、骨钳、缝合线导引、缝合线打结器、缝合穿孔器、转换杆以及套管针。从属于段落 (b)(2) 的这些器械豁免于第 888.9 节的本章第 807 部分的子部分 E 中的上市前通告过程。

第 888.1240 节　交流供电式测力计。

(a) 定义。交流供电式测力计是用于医疗目的的交流驱动设备，它采用测力传感器（将压力转换为电脉冲的器械）来测量患者手的握力，从而评定神经 – 肌肉功能或者神经 – 肌肉阻滞程度。

(b) 分类。Ⅱ类。

第 888.1250 节　无动力测力计。

(a) 定义。无动力测力计是用于医疗目的的设备，用来测量患者手的收缩与握紧的肌肉力量。

(b) 分类。Ⅰ类。本设备豁免于本章第 807 部分的子部分 E 中的上市前通告过程。

第 888.1500 节　测角器。

(a) 定义。测角器是通过测量与记录关节的运动、加速或所施加力的范围的方式来评定关节功能的交流供电式或电池供电式设备。

(b) 分类。(1) Ⅰ类（一般控制），对不使用电极导联线与患者电缆的测角器来说。本设备豁免于第 888.9 节的本章第 807 部分的子部分 E 中的上市前通告过程。

(2) Ⅱ类（特殊控制），对使用电极导联线与患者电缆的测角器来说。特殊控制由以下几部分组成：

(i) 依照本章第 898 部分的性能标准；

(ii) 指导文件，标题为"电极导联线与患者电缆的性能标准指南"。本设备豁免于第 888.9 节的本章第 807 部分的子部分 E 中的上市前通告过程。

第 888.1520 节　无动力测角器。

(a) 定义。无动力测角器是用于医疗目的的机械式设备，以测量关节的运动范围。

(b) 分类。Ⅰ类（一般控制）。本设备豁免于第 888.9 节的本章第 807 部分的子部分 E 中的上市前通告过程。

子部分 C　[保留]

子部分 D——假体器械

第 888.3000 节　骨帽。

(a) 定义。骨帽是由硅树脂人造橡胶或超高分子量聚乙烯制造而成的植入人体的蘑菇形器械，它可覆盖在长骨的严重一端，如：肱骨或胫骨，以控制青少年截肢者骨骼过度生长的情况。

(b) 分类。Ⅰ类（一般控制）。本设备豁免于第 888.9 节的本章第 807 部分的子部分 E 中的上市前通告过程。

第 888.3010 节　骨固定环扎器。

(a) 定义。骨固定环扎器是由合金（如：钴 – 铬 – 钼）制造的可植入人体的器械，它由金属带或平板或金属线所组成。本器械可捆扎在长骨的骨体周围、用金属线或螺丝固定骨头以及用于骨折的固定。

(b) 分类。Ⅱ类。

第 888.3015 节　骨异种移植物。

(a) 定义。骨异种移植物是由（成年）牛骨制作的可植入人体的器械，可用于在脊柱的颈区手术之后代替人骨。

(b) 分类。Ⅲ类。

(c) 要求注明 PMA 日期或 PDP 结束的通告。自 1976 年 5 月 28 日起，本器械在进行商业销售之前要求依照法案第 515 部分进行正式批准。请参阅第 888.3 节。

第 888.3020 节　髓内固定杆。

(a) 定义。髓内固定杆是由合金（如：钴－铬－钼）与不锈钢制作的杆所组成可植入人体的器械。它可插入长骨的骨髓腔内进行骨折固定。

(b) 分类。Ⅱ类。

第 888.3025 节　钝态腱假体。

(a) 定义。钝态腱假体是由硅树脂橡胶或医疗级别的硅树脂橡胶加固的聚合体制作的植入式器械，它可用于手的屈肌腱手术重建。本器械可植入人体 2~6 个月，以辅助新腱鞘的生长。本器械不作为永久植入物，也不作为韧带或肌腱的替代品而使用，也不作为软组织向内生长的架子而使用。

(b) 分类。Ⅱ类。

第 888.3027 节 聚甲基丙烯酸甲酯（PMMA）骨黏固粉。

(a) 定义。聚甲基丙烯酸甲酯（PMMA）骨黏固粉是由异丁烯酸甲酯、聚甲基丙烯酸甲酯、甲基丙烯酸酯或含有聚甲基丙烯酸甲酯与聚苯乙烯的共聚物制造而成的可植入人体的器械。本器械可用于臀部、膝部以及其他关节的关节成形过程，以对活骨进行聚合体或金属假体植入物的固定。

(b) 分类。Ⅱ类（特殊控制）。本器械的特殊控制依据 FDA 指南文件，标题"Ⅱ类特殊控制指南文件：聚甲基丙烯酸甲酯（PMMA）骨黏固粉"。

第 888.3030 节 单 / 多部件金属骨固定器具与附件。

(a) 定义。单 / 多部件金属骨固定器具与附件是由一个或多个金属部件及其金属接合件所组成的可植入人体的器械。本器械包括衬板、钉子 / 衬板结合体或者由合金（如：钴－铬－钼、不锈钢与钛）制作的叶片 / 衬板结合体，它们可用结合件（如：螺钉与钉子、或者螺栓、螺帽以及衬垫）固定在适当的位置。这些器械可用于长骨的近端或远端骨折的固定（如：关节囊内骨折、股骨转子间骨折、骨颈间骨折、髁上骨折或者髁骨折）、连接关节或者包括切割骨头在内的手术过程。本器械可经皮肤进行植入或连接，以便于牵引力可施加至骨骼系统。

(b) 分类。Ⅱ类。

第 888.3040 节 光滑型或具螺纹的金属骨固定结合件。

(a) 定义。光滑型或具螺纹的金属骨固定结合件是由合金（如：钴－铬－钼与不锈钢）制造的刚性线或杆所组成的可植入人体的器械，其外形可为外部平滑型、全部或部分有螺纹、直型或 U 型，可为

钝头、锋利头或者一端有一成形的、有槽头的。它可用于骨折的
固定、骨重建、作为其他植入物插入的导引针。或者它可经皮肤
植入，以便于向骨骼系统施加牵引力。

(b) 分类。Ⅱ类。

第 888.3045 节　可吸收式钙盐骨空气填充器械。

(a) 定义。可吸收式钙盐骨空气填充器械是专用于填充骨空隙或四
肢、脊椎及盆腔等间隙部位的可吸收植入物，而造成此类间隙或
空隙的原因为外伤或手术且不属于骨骼结构稳定性所固有的间隙
或空隙。

(b) 分类。Ⅱ类（特殊控制）。本器械的特殊控制依据 FDA 指南文
件，标题 "Ⅱ类特殊控制指南文件:可吸收钙盐骨空气填充器械"。
见本章第 888.1 节 (e) 了解该指南可用性。

第 888.3050 节　脊骨层间固定矫正器。

(a) 定义。脊骨层间固定矫正器是由合金（如：不锈钢）制成的可
植入人体的器械，它由各种钩子以及后来放置的集中杆或分散杆
所组成。本器械可植入人体（通常穿过 3 个邻近的椎骨）使脊柱
伸直或固定，这样骨移植物可将椎骨结合在一起。本器械主要用
于脊柱侧凸（脊柱的侧面弯曲）的治疗，但也可用于骨折或脊骨
脱臼、3 级与 4 级脊柱前移（脊柱脱臼）以及下背综合征的治疗。

(b) 分类。Ⅱ类。

第 888.3060 节　椎骨间体固定矫正器。

(a) 定义。椎骨间体固定矫正器是由钛制造的可植入人体的器械，

它由各种椎板组成，椎板被穿孔放入每个椎体内。眼型螺丝被插入每个椎板中央孔内。钢丝绳穿过每个眼型螺丝。钢丝绳用张力器械拉紧，且紧固或卷曲在每个眼型螺丝上。本器械可向一系列椎骨施加力以矫正"摇背"脊柱侧凸（脊柱侧弯）或其他情况。

(b) 分类。Ⅱ类。

第 888.3070 节　椎弓根螺钉脊柱系统。

(a) 定义。椎弓根螺钉脊柱系统是由各种材料（包括合金，如：316L 不锈钢、316LVM 不锈钢、22Cr–13Ni–5Mn 不锈钢、Ti–6A1–4V 以及未掺杂质的钛）制成的多部件器械，它允许医生按照患者解剖结构与生理要求建造植入系统，如:锚定件（如:螺钉、钩子和 / 或螺杆）相结合而组成的脊柱植入物；连接螺母、螺杆、套筒或螺钉的互连结构;纵向件（如:板、杆和 / 或板 / 杆结合件）;和 / 或横向连接器。

(b) 分类。(1) Ⅱ类（特殊控制），如果本器械用于骨骼成熟的患者的脊髓节段的固定，以作为下列胸椎、腰椎与骶椎的急性与慢性不稳定性或畸形治疗的辅助手段：L5–S1 椎间重度脊椎前移（3级和 4 级）、有神经损伤客观证据的退化性脊椎前移、骨折、脱臼、脊柱侧凸、驼背、脊髓肿瘤以及以前连接失败（假性关节）。椎弓根螺钉脊柱系统必须遵循下列特殊控制：

(i) 符合材料标准；

(ii) 符合机械测试标准；

(iii) 符合生物相容性标准；以及

(iv) 除了其他适当的标签信息之外，标签上还要补充以下两项：

"警告：仅对脊柱明显的机械不稳定性或畸形而要求用器械连接的情况时，才能确定椎弓根螺钉脊柱系统的安全性与有效性。这些情况是胸椎、腰椎与骶椎的明显的机械不稳定性或畸形，仅次于下列症状：L5–S1 椎间重度脊椎前移（3 级和 4 级），有神经损伤客观证据的退化性脊椎前移、骨折、脱臼、脊柱侧凸、驼背、脊髓肿瘤以及以前连接失败（假性关节）。对其他情况下，这些器械的安全性与有效性未知。"

"注意事项：仅由受过该系统的专业训练、经验丰富的脊柱外科医生才能使用椎弓根螺钉脊柱系统，因为它是有可能对患者造成严重伤害的技术性过程。"

(2) Ⅲ类（上市前审批），如果器械用于胸椎、腰椎与骶椎的脊髓节段固定和稳固，作为辅助融合治疗退化性椎间盘病变和脊椎前移，但不包括 L5–S1 椎间的重度脊椎前移（3 级和 4 级）或者存在神经损害客观证据的退化性脊椎前移。

(c) 要求注明 PMA 日期或 PDP 结束通告。本章节段落 (b)(2) 中所述器械的上市前审批要求尚未确立生效日期。请参阅第 888.3 节。

第 888.3080 节　椎间体融合器械。

(a) 定义。椎间体融合器械是植入式的单组件或多组件脊椎器械，采用多种材料制成，包括钛金属和聚合物等。本器械可插入到颈椎或腰椎的椎间体空隙内并用于椎间体融合。

(b) 分类。(1) Ⅱ类（特殊控制），针对含有骨修复材料的椎间体融合器械。此项特殊控制依据 FDA 指南文件，标题是"Ⅱ类特殊控制指南文件：椎间体融合器械"。见第 888.1 节 (e) 了解该指南文件的可用性。

(2) Ⅲ类（上市前审批），针对包含任意治疗性生物制剂（如成骨蛋白）的椎间体融合器械。含有任何治疗性生物制剂的椎间体融合器械均要求取得上市前审批。

(c) 要求注明上市前审批（PMA）日期或产品研发方案（PDP）结束通告。本章节段落 (b)(2) 中所述器械在进行商业销售之前应已批准 PMA 或宣布 PDP 结束。

第 888.3100 节　踝关节金属 / 合成半约束胶结假体。

(a) 定义。踝关节金属 / 合成半约束胶结假体是植入体内代替踝关节的器械。本器械限制经由其关节面的几何结构在一个或多个平面内平移与转动，无连接腱穿过关节。普通型设备包括由合金（如：钴 – 铬 – 钼）制作的腓骨重铺面部件以及由带碳纤维合成物的超高分子量聚乙烯制造的胫骨重铺面部件所组成的假体，这些假体仅限制用于骨黏固剂（第 888.3027 节）。

(b) 分类。Ⅱ类。

第 888.3110 节　踝关节金属 / 聚合体半约束胶结假体。

(a) 定义。踝关节金属 / 聚合体半约束胶结假体是植入体内代替踝关节的器械。本器械限制经由其关节面的几何结构在一个或多个平面内平移与转动，无连接腱穿过关节。普通型设备包括由合金（如：钴 – 铬 – 钼）制作的腓骨重铺面部件以及超高分子量聚乙

烯制造的胫骨重铺面部件所组成的假体，这些假体仅限制用于骨
黏固剂（第 888.3027 节）。

(b) 分类。Ⅱ类。

第 888.3120 节　踝关节金属／聚合体无约束胶结假体。
(a) 定义。踝关节金属／聚合体无约束胶结假体是植入体内代替踝
关节的器械。本器械可限制在一个或多个平面内最低限度地（低
于正常解剖局限性）平移，无连接腱穿过关节。普通型设备包括
由合金（如：钴－铬－钼）制造的腓骨重铺面部件以及超高分子
量聚乙烯制造的胫骨重铺面部件所组成的假体，这些假体仅限制
用于骨黏固剂（第 888.3027 节）。

(b) 分类。Ⅲ类。

(c) 要求注明 PMA 日期或 PDP 结束的通告。对于在 1976 年 5 月
28 日之前进行商业销售的踝关节金属／聚合体无约束胶结假体，
或者在 1996 年 12 月 26 日之前已发现实质上与 1976 年 5 月 28
日之前进行商业销售的踝关节金属／聚合体无约束胶结假体相
当的设备，都要求在 1996 年 12 月 26 日之前向美国食品药品管
理局提出 PMA 或 PDP 结束的通告。其他的踝关节金属／聚合体
无约束胶结假体在进行商业销售之前应已批准 PMA 或宣布 PDP
结束。

第 888.3150 节　肘关节金属／聚合体约束胶结假体。
(a) 定义。肘关节金属／聚合体无约束胶结假体是植入人体代替肘
关节的器械。它是由合金（如：钴－铬－钼）以及超高分子量聚
乙烯制成。本器械可防止在不止一个解剖面上脱臼，且它是由两

个连接在一起的部件所组成。本类普通型设备被限制用于使用骨黏固剂的假体（第 888.3027 节）。

(b) 分类。Ⅱ类。对本器械的特殊控制为：

(1) FDA 的：

(i) "国际标准 ISO 10993 '医疗器械生物学评价——第 Ⅰ 部分：评价与测试，'"

(ii) "法案第 510(k) 条无菌性检查指南 2/12/90(K90–1)，"

(iii) "改良的金属表面附着骨或骨黏固剂整形外科植入物测试指导性文件，"

(iv) "整形外科设备上市前通告（法案第 510(k) 条）申请准备指导性文件，"

(v) "非关节连接的'机械锁定式'模块化植入物测试指导性文件，"

(2) 国际标准化组织（ISO）：

(i) ISO 5832–3:1996 "外科植入物——金属材料——第 3 部分：精炼钛 6– 铝 4– 钒合金，"

(ii) ISO 5832–4:1996 "外科植入物——金属材料——第 4 部分：钴 – 铬 – 钼铸造合金，"

(iii) ISO 5832–12:1996 "外科植入物——金属材料——第 12 部分：精炼钴 – 铬 – 钼合金，"

(iv) ISO 5833:1992 "外科植入物——聚丙烯树脂接合剂，"

(v) ISO 5834–2:1998 "外科植入物——超高分子量聚乙烯——第 2 部分：模制形式，"

(vi) ISO 6018:1987 "整形外科植入物——标记、包装与标签的通用要求，"

(vii) ISO 9001:1994 "质量系统——设计 / 研制、生产、安装与维修质量保证模型，" 以及

(viii) ISO 14630:1997 "无活性外科植入物——通用要求，"

(3) 美国材料试验学会：

(i) F 75–92 "外科植入材料用钴 –28 铬 –6 钼技术规范，"

(ii) F 648–98 "外科植入用超高分子量聚乙烯粉与造模技术规范，"

(iii) F 799–96 "外科植入物用钴 –28 铬 –6 钼合金锻件技术规范，"

(iv) F 981–93 "外科植入物生物材料（无孔）相对于材料对肌肉与骨骼的影响的兼容性评定实践，"

(v) F 1044–95 "有孔金属涂层的剪切实验测试方法，"

(vi) F 1108–97 "外科植入物用钛 –6 铝 –4 钒合金铸件技术规范,"

(vii) F 1147–95 "有孔金属涂层张力实验测试方法," 以及

(viii) F 1537–94 "外科植入物用精炼钴 –28 铬 –6 钼合金技术规范。"

第 888.3160 节　肘关节金属 / 聚合体半约束胶结假体。

(a) 定义。肘关节金属 / 聚合体半约束胶结假体是植入人体代替肘关节的器械。本器械经由其关节接合表面的几何结构限制在一个或多个面内平移与旋转。无连接腱穿过关节。普通型设备包括由合金（如：钴 – 铬 – 钼）制造的肱骨重铺面部件以及由超高分子量聚乙烯桡骨重铺面部件所组成的假体。普通型设备被限制为与骨黏固剂（第 888.3027 节）一同使用的假体。

(b) 分类。Ⅱ 类。

第 888.3170 节　肘关节桡骨（半肘）聚合体假体。

(a) 定义。肘关节桡骨（半肘）聚合体假体是可植入人体的医用级硅橡胶，用来代替桡骨近端的器械。

(b) 分类。Ⅱ 类。

第 888.3180 节　肘关节肱骨（半肘）金属未胶结假体。

(a) 定义。肘关节肱骨（半肘）金属未胶结假体是可植入人体的由合金（如：钴 – 铬 – 钼）制造的器械，用于代替滑车肱骨与小头肱骨所形成的肱骨远侧。普通型设备被限制为与骨黏固剂（第 888.3027 节）一同使用的假体。

(b) 分类。Ⅲ类。

(c) 要求注明 PMA 日期或 PDP 结束的通告。对于在 1976 年 5 月
28 日之前进行商业销售的肘关节肱骨（半肘）金属未胶结假体，
或者在 1996 年 12 月 26 日之前已发现实质上与 1976 年 5 月 28
日之前进行商业销售的肘关节肱骨（半肘）金属未胶结假体相
当的设备，都要求在 1996 年 12 月 26 日之前向美国食品药品管
理局提出 PMA 或 PDP 结束的通告。其他的肘关节肱骨（半肘）
金属未胶结假体在进行商业销售之前应已批准 PMA 或宣布 PDP
结束。

第 888.3200 节　指关节金属 / 金属约束未胶结假体。

(a) 定义。指关节金属 / 金属约束未胶结假体是植入人体代替掌
指骨关节或近端指节间关节的器械。本器械可防止在不止一个解
剖面内脱臼，它由连接在一起的两个部件组成。普通型器械包括
由合金（如：钴 – 铬 – 钼）制作的假体或者由合金与超高分子
量聚乙烯制造的假体。本类普通型器械被限制为与骨黏固剂（第
888.3027 节）一同使用的假体。

(b) 分类。Ⅲ类。

(c) 要求注明 PMA 日期或 PDP 结束的通告。对于在 1976 年 5 月
28 日之前进行商业销售的指关节金属 / 金属约束未胶结假体，或
者在 1996 年 12 月 26 日之前已发现实质上与 1976 年 5 月 28 日
之前进行商业销售的指关节金属 / 金属约束未胶结假体相当的设
备，都要求在 1996 年 12 月 26 日之前向美国食品药品管理局提
出 PMA 或 PDP 结束的通告。其他的指关节金属 / 金属约束未胶
结假体在进行商业销售之前应已批准 PMA 或宣布 PDP 结束。

第 888.3210 节　指关节金属 / 金属约束胶结假体。

(a) 定义。指关节金属 / 金属约束胶结假体是植入人体代替掌指骨关节的器械。本器械可防止在不止一个解剖面内脱臼，且有多个连接在一起的部件。普通型器械包括由合金（钴 – 铬 – 钼）制作的假体。普通型器械被限制为与骨黏固剂（第 888.3027 节）一同使用的假体。

(b) 分类。Ⅲ类。

(c) 要求注明 PMA 日期或 PDP 结束的通告。对于在 1976 年 5 月 28 日之前进行商业销售的指关节金属 / 金属约束胶结假体，或者在 1996 年 12 月 26 日之前已发现实质上与 1976 年 5 月 28 日之前进行商业销售的指关节金属 / 金属约束胶结假体相当的设备，都要求在 1996 年 12 月 26 日之前向美国食品药品管理局提出 PMA 或 PDP 结束的通告。其他的指关节金属 / 金属约束胶结假体在进行商业销售之前应已批准 PMA 或宣布 PDP 结束。

第 888.3220 节　指关节金属 / 聚合体约束胶结假体。

(a) 定义。指关节金属 / 聚合体约束胶结假体是植入人体代替掌指骨关节或近端指节间关节的器械。本器械可防止在不止一个解剖面内脱臼，它由连接在一起的两个部件组成。普通型器械包括由合金（如：钴 – 铬 – 钼）及超高分子量聚乙烯制造的假体。普通型器械被限制为与骨黏固剂（第 888.3027 节）一同使用的假体。

(b) 分类。Ⅲ类。

(c) 要求注明 PMA 日期或 PDP 结束的通告。对于在 1976 年 5 月 28 日之前进行商业销售的指关节金属 / 聚合体约束胶结假体，或者在 1996 年 12 月 26 日之前已发现实质上与 1976 年 5 月 28 日之前进行商业销售的指关节金属 / 聚合体约束胶结假体相当的设备，都要求在 1996 年 12 月 26 日之前向美国食品药品管理局提出 PMA 或 PDP 结束的通告。其他的指关节金属 / 聚合体约束胶结假体在进行商业销售之前应已批准 PMA 或宣布 PDP 结束。

第 888.3230 节　指关节聚合体约束假体。

(a) 定义。指关节聚合体约束假体是可植入人体代替掌指骨关节或近端指节间关节的器械。普通型器械包括由硅树脂或聚丙烯与聚合体材料的结合物所制造的部件。弹性跨关节部件可由硅橡胶套管所覆盖。

(b) 分类。Ⅱ类。

第 888.3300 节　髋关节金属约束胶结或未胶结假体。

(a) 定义。髋关节金属约束胶结或未胶结假体是植入人体代替髋关节的器械。本器械可防止在不止一个解剖面内脱臼，它由连接在一起的多个部件组成。普通型器械包括由合金（如：钴 – 铬 – 钼）制造的部件组成的假体，预期用于有或没有骨黏固剂的假体（第 888.3027 节）。本设备不用作生物学固定。

(b) 分类。Ⅲ类。

(c) 要求注明 PMA 日期或 PDP 结束的通告。对于在 1976 年 5 月 28 日之前进行商业销售的髋关节金属约束胶结或未胶结假体，或者在 1996 年 12 月 26 日之前已发现实质上与 1976 年 5 月 28 日之前进行商业销售的髋关节金属约束胶结或未胶结假体相当的设备，都要求在 1996 年 12 月 26 日之前向美国食品药品管理局提出 PMA 或 PDP 结束的通告。其他的髋关节金属约束胶结或未胶结假体在进行商业销售之前应已批准 PMA 或宣布 PDP 结束。

第888.3310节　髋关节金属/聚合体约束胶结或未胶结假体。

(a) 定义。髋关节金属 / 聚合体约束胶结或未胶结假体是植入人体代替髋关节的器械。本器械可防止在不止一个解剖面内脱臼，它由连接在一起的多个部件组成。普通型器械包括由合金（如：钴 – 铬 – 钼）制造的股骨部件及有无金属外壳的超高分子量聚乙烯制造的髋臼部件组成的假体，该金属外壳可由合金（如钴 – 铬 – 钼和钛合金）制成。普通型器械被限制为与或不与骨黏固剂（第888.3027 节）一同使用的假体。本器械不用于生物学固定。

(b) 分类。Ⅱ类（特殊控制），本器械的特殊控制依据 FDA 指南文件，标题"Ⅱ类特殊控制指南：髋关节金属 / 聚合体约束胶结或未胶结假体"。

第 888.3320 节　髋关节金属 / 金属半约束假体（带胶结髋臼部件）。

(a) 定义。髋关节金属 / 金属半约束假体（带胶结髋臼部件）是植入人体代替髋关节的两部分器械。本器械经由其关节连接面的几何结构在一个或多个平面内限制平移与转动。无连接腱穿过关节。普通型器械包括由合金（如：钴 – 铬 – 钼）制造的股骨部件与髋臼部件所组成的假体。普通型器械被限制为与骨黏固剂（第888.3027 节）一同使用的假体。

(b) 分类。Ⅲ类。

(c) 要求注明 PMA 日期或 PDP 结束的通告。对于在 1976 年 5 月

28 日之前进行商业销售的髋关节金属 / 金属半约束假体（带胶结髋臼部件），或者在 2016 年 5 月 18 日之前已发现实质上与 1976 年 5 月 28 日之前进行商业销售的髋关节金属 / 金属半约束假体（带胶结髋臼部件）相当的设备，都要求在 2016 年 5 月 18 日之前向美国食品药品管理局提出 PMA 或 PDP 结束的通告。其他的髋关节金属 / 金属半约束假体（带胶结髋臼部件）在进行商业销售之前应已批准 PMA 或宣布 PDP 结束。

第 888.3330 节　髋关节金属 / 金属半约束假体（带未胶结髋臼部件）。

(a) 定义。髋关节金属 / 金属半约束假体（带未胶结髋臼部件）是植入人体代替髋关节的两部分器械。本器械经由其关节连接面的几何结构在一个或多个平面内限制平移与转动。无连接腱穿过关节。本类普通型器械由股骨部件与髋臼部件所组成的假体，两部分组件都是由合金（如：钴－铬－钼）制成。股骨部件可用骨黏固剂固定。髋臼部件可不使用骨黏固剂（第 888.3027 节）。

(b) 分类。Ⅲ类。

(c) 要求注明 PMA 日期或 PDP 结束的通告。对于在 1976 年 5 月 28 日之前进行商业销售的髋关节金属 / 金属半约束假体（带未胶结髋臼部件），或者在 2016 年 5 月 18 日之前已发现实质上与 1976 年 5 月 28 日之前进行商业销售的髋关节金属 / 金属半约束假体（带未胶结髋臼部件）相当的设备，都要求在 2016 年 5 月 18 日之前向美国食品药品管理局提出 PMA 或 PDP 结束的通告。其他的髋关节金属 / 金属半约束假体（带未胶结髋臼部件）在进行商业销售之前应已批准 PMA 或宣布 PDP 结束。

第 888.3340 节　髋关节金属 / 合成物半约束胶结假体。

(a) 定义。髋关节金属 / 合成物半约束胶结假体是植入人体代替髋关节的两部分器械。本器械经由其关节连接面的几何结构在一个或多个平面内限制平移与转动。无连接腱穿过关节。普通型器械包括由合金（如：钴 – 铬 – 钼）制造的股骨部件与含碳纤维合成物的超高分子量聚乙烯制造的髋臼部件所组成的假体。两个部件均可使用骨黏固剂（第 888.3027 节）。

(b) 分类。Ⅱ类。

第 888.3350 节　髋关节金属 / 聚合体半约束胶结假体。

(a) 定义。髋关节金属 / 聚合体半约束胶结假体是植入人体代替髋关节的器械。本器械经由其关节连接面的几何结构在一个或多个平面内限制平移与转动。无连接腱穿过关节。普通型器械包括由合金（如：钴 – 铬 – 钼）制造的股骨部件与超高分子量聚乙烯制造的髋臼重铺面部件所组成的假体。普通型器械被限制为与骨黏固剂（第 888.3027 节）一同使用的假体。

(b) 分类。Ⅱ类。

第 888.3353 节　髋关节金属 / 陶瓷 / 聚合体半约束胶结或 无孔未胶结假体。

(a) 定义。髋关节金属 / 陶瓷 / 聚合体半约束胶结或无孔未胶结假体是植入人体代替髋关节的器械。本器械经由其关节连接面的几何结构在一个或多个平面内限制平移与转动。无连接腱穿过关节。两部分股骨部件由合金制造的股骨杆所组成（通过使用或不使用骨黏固剂的压紧作用固定在大腿骨的髓内槽中）。股骨杆的近端逐渐变细，其表面可保证与股骨部件的圆形陶瓷（氧化铝，Al_2O_3）

头绝对锁紧。髋臼部件是由超高分子量聚乙烯或用无孔金属合金
强化的超高分子量聚乙烯制造而成，可使用或不使用骨黏固剂。

(b) 分类。Ⅱ类。

第 888.3358 节　髋关节金属 / 聚合体 / 金属半约束多孔 – 涂层的未胶结假体。

(a) 定义。髋关节金属 / 聚合体 / 金属半约束多孔 – 涂层的未胶结
假体是植入人体代替髋关节的器械。本器械经由其关节连接面的
几何结构在一个或多个平面内限制平移与转动。无连接腱穿过
关节。普通型器械有由钴 – 铬 – 钼（Co–Cr–Mo）或钛 – 铝 – 钒
（Ti–6Al–4V）制造的股骨部件与固定在 Co–Cr–Mo 或 Ti–6Al–4V
制造的金属壳内的超高分子量聚乙烯关节连接支撑表面。股骨杆
与髋臼壳有同一合金的串珠（在 Co–Cr–Mo 基底情况下）与销售
的纯钛与 Ti–6Al–4V 合金纤维（在 Ti–6Al–4V 基底情况下）所制
造的多孔涂层。多孔涂层的体积孔隙度在 30%~70% 之间，孔的
平均大小在 100~1000 μm 之间，互连多孔性与多孔涂层厚度在
500~1500 μm 之间。本类普通型器械具有不使用骨黏固剂而达到
生物学固定的设计。

(b) 分类。Ⅱ类。

第 888.3360 节　髋关节股骨（半髋部）金属胶结或未胶结假体。

(a) 定义。髋关节股骨（半髋部）金属胶结或未胶结假体是植入
人体代替髋关节一部分的器械。本类普通型器械包括具有由合金
（如：钴 – 铬 – 钼）制造的股骨部件的假体。普通型器械包括用
骨黏固剂（第 888.3027 节）固定骨骼的设计以及器械杆上大窗口

状孔及不使用骨黏固剂的设计。然而，在近期的设计中，通过骨内生长的方式没有达到器械固定的目的。

(b) 分类。Ⅱ类。

第 888.3370 节　髋关节（半髋部）髋臼金属胶结假体。

(a) 定义。髋关节（半髋部）髋臼金属胶结假体是植入人体代替髋关节一部分的器械。普通型器械包括具有由合金（如：钴 – 铬 – 钼）制造的髋臼部件的假体。普通型器械被限制为与骨黏固剂（第 888.3027 节）一同使用的假体。

(b) 分类。Ⅲ类。

(c) 要求注明 PMA 日期或 PDP 结束的通告。对于在 1976 年 5 月 28 日之前进行商业销售的髋关节（半髋部）髋臼金属胶结假体，或者在 1996 年 12 月 26 日之前已发现实质上与 1976 年 5 月 28 日之前进行商业销售的髋关节（半髋部）髋臼金属胶结假体相当的设备，都要求在 1996 年 12 月 26 日之前向美国食品药品管理局提出 PMA 或 PDP 结束的通告。其他的髋关节（半髋部）髋臼金属胶结假体在进行商业销售之前应已批准 PMA 或宣布 PDP 结束。

第 888.3380 节　髋关节股骨（半髋部）枢轴轴承金属 / 聚缩醛树脂胶结假体。

(a) 定义。髋关节股骨（半髋部）枢轴轴承金属 / 聚缩醛树脂胶结假体是植入人体代替股骨头与股骨颈的两部分器械。普通型器械包括用合金（如：钴 – 铬 – 钼）制造的金属杆所组成的假体，在适合放入器械头部隐窝内的金属杆的上端有一个完整的圆柱形枢轴轴承。器械的头部由聚缩醛树脂（聚甲醛）制造，其上覆盖金属合金(如:钴 – 铬 – 钼)。枢轴轴承允许器械的头部在其杆上旋转。假体可使用骨黏固剂（第 888.3027 节）。

(b) 分类。Ⅲ类。

(c) 要求注明 PMA 日期或 PDP 结束的通告。对于在 1976 年 5 月 28 日之前进行商业销售的髋关节股骨（半髋部）枢轴轴承金属 / 聚缩醛树脂胶结假体，或者在 1996 年 12 月 26 日之前已发现实质上与 1976 年 5 月 28 日之前进行商业销售的髋关节股骨（半髋部）枢轴轴承金属 / 聚缩醛树脂胶结假体相当的设备，都要求在 1996 年 12 月 26 日之前向美国食品药品管理局提出 PMA 或 PDP 结束的通告。其他的髋关节股骨（半髋部）枢轴轴承金属 / 聚缩醛树脂胶结假体在进行商业销售之前应已批准 PMA 或宣布 PDP 结束。

第 888.3390 节 髋关节股骨（半髋部）金属 / 聚合体胶结或未胶结假体。

(a) 定义。髋关节股骨（半髋部）金属 / 聚合体胶结或未胶结假体是植入人体代替股骨头与股骨颈的两部分器械。普通型器械包括具有由合金(如:钴 – 铬 – 钼)制造的股骨部件以及由合金(如:钴 – 铬 – 钼与超高分子量聚乙烯) 制造的咬合髋臼部件。普通型器械可用骨黏固剂（第 888.3027 节）固定在骨骼上或通过压紧植入。

(b) 分类。Ⅱ类。

第 888.3400 节 髋关节股骨（半髋部）金属重铺面假体。

(a) 定义。髋关节股骨（半髋部）金属重铺面假体是植入人体代替髋关节一部分的器械。普通型器械包括具有由合金（如:钴 – 铬 –

钼）制造的股骨重铺面部件的假体。

(b) 分类。Ⅱ类。

第 888.3410 节　髋关节金属 / 聚合体或陶瓷 / 聚合体半约束重铺面胶结假体。

(a) 定义。髋关节金属 / 聚合体或陶瓷 / 聚合体半约束重铺面胶结假体是植入人体代替髋部的关节连接面而保留股骨头与股骨颈的两部分器械。本器械经由其关节连接面的几何结构在一个或多个平面内限制平移与转动。无连接腱穿过关节。普通型器械包括由放置在为外科手术准备的股骨头上方的合金（如：钴 – 铬 – 钼）或陶瓷材料制造的股骨帽部件以及髋臼重铺面聚合体部件所组成的假体。两个部件均使用骨黏固剂（第 888.3027 节）。

(b) 分类。Ⅲ类。

(c) 要求注明 PMA 日期或 PDP 结束的通告。对于在 1976 年 5 月 28 日之前进行商业销售的髋关节金属 / 聚合体或陶瓷 / 聚合体半约束重铺面胶结假体，或者在 2005 年 1 月 3 日之前已发现实质上与 1976 年 5 月 28 日之前进行商业销售髋关节金属 / 聚合体或陶瓷 / 聚合体半约束重铺面胶结假体相当的设备，都要求在 2005 年 1 月 3 日之前向美国食品药品管理局提出 PMA 或 PDP 结束的通告。其他的髋关节金属 / 聚合体或陶瓷 / 聚合体半约束重铺面胶结假体在进行商业销售之前应已批准 PMA 或宣布 PDP 结束。

第 888.3480 节　膝关节股胫金属约束胶结假体。

(a) 定义。膝关节股胫金属约束胶结假体是植入人体代替膝关节的器械。本器械防止在不止一个解剖面内脱臼，且具有互相连在一起的部件。本器械所允许的唯一的膝关节运动是在矢状平面上。普通型器械包括在远端与近端处有髓内杆的假体。上端与下端部件可由固体螺钉或插针（带锁定螺旋的内螺纹螺钉）或者由卡簧固定的螺钉所连接。本器械的部件是由合金（如：钴－铬－钼）所制造。器械的杆部可打孔，但应与骨黏固剂（第 888.3027 节）一同使用。

(b) 分类。Ⅲ类。

(c) 要求注明 PMA 日期或 PDP 结束的通告。对于在 1976 年 5 月 28 日之前进行商业销售的膝关节股胫金属约束胶结假体，或者在 1996 年 12 月 26 日之前已发现实质上与 1976 年 5 月 28 日之前进行商业销售的膝关节股胫金属约束胶结假体相当的设备，都要求在 1996 年 12 月 26 日之前向美国食品药品管理局提出 PMA 或 PDP 结束的通告。其他的膝关节股胫金属约束胶结假体在进行商业销售之前应已批准 PMA 或宣布 PDP 结束。

第888.3490节　膝关节股胫金属/合成物非约束胶结假体。

(a) 定义。膝关节股胫金属/合成物非约束胶结假体是植入人体代替部分膝关节的器械。本器械限制在一个或多个平面内最低限度（低于正常解剖约束）平移，无连接腱穿过关节。普通型器械包括具有股骨髁重铺面部件或合金（如：钴－铬－钼）制造的部件以及由胫骨髁部件或含碳纤维合成物的超高分子量聚乙烯制造的部件的假体，它与骨黏固剂（第 888.3027 节）一同使用。

(b) 分类。Ⅱ类。

第888.3500节　膝关节股胫金属/合成物半约束胶结假体。

(a) 定义。膝关节股胫金属/合成物半约束胶结假体是植入人体代替部分膝关节的两部分器械。本器械经由其关节连接面的几何结构在一个或多个平面内限制平移与转动。无连接腱穿过关节。普通型器械包括由合金（如：钴－铬－钼）制造的股骨部件与含碳纤维合成物的超高分子量聚乙烯制造的胫骨部件所组成的假体。普通型器械被限制为与骨黏固剂（第 888.3027 节）一同使用的假体。

(b) 分类。Ⅱ类。

第 888.3510 节　膝关节股胫金属 / 聚合体约束胶结假体。

(a) 定义。膝关节股胫金属 / 聚合体约束胶结假体是植入人体代替部分膝关节的器械。本器械限制在一个或多个平面内平移或转动，有相应的部件联结在一起或受约束。普通型器械包括位于股骨干与胫骨干间的杵臼关节以及在每一对股骨与胫骨骨节间的接合关节所组成的假体。杵臼关节由一股骨干部件隆起的柱的端部的球所组成。球、柱、胫骨坪以及固定胫骨部件的干是由合金（如：钴－铬－钼）制造的。胫骨部件的球部通过股骨部件的平坦外表面固定在股骨部件的窝内。胫骨部件的平坦外表面在股骨部件的腔内以及指定的股骨部件的凸缘处邻接彼此相互平坦表面，以防止远端偏移。股骨部件的干是由合金（如：钴－铬－钼）制造的，但部件的窝部是由超高分子量聚乙烯制造的。股骨部件有金属的转子，它与压入配合至金属胫骨部件的超高分子量聚乙烯轨道排成一行。普通型器械也包括上部件与下部件与穿过大半径的轴颈轴承的固体螺钉相连接，允许在其横断面内转动，最小弧度的外展与内收。普通型器械被限制为与骨黏固剂（第 888.3027 节）一同使用的假体。

(b) 分类。Ⅱ类。

第888.3520节　膝关节股胫金属/聚合体非约束胶结假体。

(a) 定义。膝关节股胫金属 / 聚合体非约束胶结假体是植入人体代替部分膝关节的器械。本器械限制在一个或多个平面内最低限度（低于正常解剖约束）平移，无连接腱穿过关节。普通型器械包括具有股骨髁重铺面部件或合金（如：钴－铬－钼）制造的部件以及由超高分子量聚乙烯制作的胫骨部件的假体，它与骨黏固剂（第 888.3027 节）一同使用。

(b) 分类。Ⅱ类。

第888.3530节　膝关节股胫金属/聚合体半约束胶结假体。

(a) 定义。膝关节股胫金属 / 聚合体半约束胶结假体是植入人体代替部分膝关节的器械。本器械经由其关节连接面的几何结构在一个或多个平面内限制平移与转动。无连接腱穿过关节。普通型器械包括由合金（如：钴－铬－钼）制造的股骨部件与超高分子量聚乙烯制造的胫骨部件所组成的假体。普通型器械被限制为与骨黏固剂（第 888.3027 节）一同使用的假体。

(b) 分类。Ⅱ类。

第 888.3535 节　膝关节股胫（一体化）金属 / 聚合体多孔涂层未胶结假体。

(a) 定义。膝关节股胫（一体化）金属 / 聚合体多孔涂层未胶结假体是专门用于植入人体并替换部分膝关节的器械。该器械通过关节面的几何形状来限制一个或多个平面上的平移与旋转。器械无连接腱穿过关节。普通型器械在设计上可实现骨骼的生物学固定而不使用任何骨黏固剂。此项定义包含固定轴承式膝关节假体，其中的超高分子量聚乙烯胫骨轴承会与金属胫骨底板之间形成刚性固定。

(b) 分类。Ⅱ类（特殊控制）。特殊控制依据 FDA 指南："Ⅱ类特殊控制指南文件：膝关节髌骨和股胫骨金属 / 聚合物多孔涂层未胶结假体；行业与 FDA 指南"。见第 888.1 节了解该指南的可用性。

第 888.3540 节　膝关节髌骨股骨聚合体 / 金属半约束胶结假体。

(a) 定义。膝关节髌骨股骨聚合体 / 金属半约束胶结假体是在治疗髌骨股骨关节炎或软骨软化过程中植入人体代替部分膝关节的两部分器械。本器械经由其关节连接面的几何结构在一个或多个平面内限制平移与转动。无连接腱穿过关节。普通型器械包括由合金（如：钴－铬－钼或奥氏体钢）制造的部件（以对股骨远端前部的髁间凹槽（股骨沟）进行重铺面）以及由超高分子量聚乙烯制造的髌骨部件。普通型器械被限制为与骨黏固剂（第 888.3027 节）一同使用的假体。髌骨部件仅与股骨部件一起植入。

(b) 分类。Ⅱ类。对本器械的特殊控制为：

(1) FDA 的：

(i) "国际标准 ISO 10993 '医疗器械生物学评价——第Ⅰ部分：评价与测试，'"

(ii) "法案第 510(k) 条无菌性检查指南 2/12/90(K90–1)，"

(iii) "改良的金属表面附着骨或骨黏固剂整形外科植入物测试指导性文件，"

(iv)"整形外科设备上市前通告（法案第 510(k) 条）申请准备指导性文件，"

(v)"非关节连接的'机械锁定式'模块化植入物测试指导性文件，"以及

(2) 国际标准化组织（ISO）：

(i) ISO 5832—3:1996 "外科植入物——金属材料——第 3 部分：精炼钛 6- 铝 4- 钒合金，"

(ii) ISO 5832—4:1996 "外科植入物——金属材料——第 4 部分：钴 - 铬 - 钼铸造合金，"

(iii) ISO 5832—12:1996 "外科植入物——金属材料——第 12 部分：精炼钴 - 铬 - 钼合金，"

(iv) ISO 5833:1992 "外科植入物——聚丙烯树脂接合剂，"

(v) ISO 5834—2:1998 "外科植入物——超高分子量聚乙烯——第 2 部分：模制形式，"

(vi) ISO 6018:1987 "整形外科植入物—标记、包装与标签的通用要求，"

(vii) ISO 7207—2：1998 "外科植入物——部分或全部膝关节假体部件——第 2 部分：由金属、陶瓷与塑料材料制造的接合表面，"

(viii) ISO 9001:1994 "质量系统——设计 / 研制、生产、安装与维

修的质量保证模型，"以及

(3) 美国材料试验学会：

(i) F 75–92 "外科植入材料用钴 –28 铬 –6 钼合金技术规范，"

(ii) F 648–98 "外科植入物用超高分子量聚乙烯粉与制造模技术规范，"

(iii) F 799–96 "外科植入物用钴 –28 铬 –6 钼合金锻件技术规范，"

(iv) F 1044–95 "有孔金属涂层的剪切实验测试方法，"

(v) F 1108–97 "外科植入物用钛 –6 铝 –4 钒合金铸件技术规范，"

(vi) F 1147–95 "有孔金属涂层张力实验测试方法，"

(vii) F 1537–94 "外科植入物用精炼钴 –28 铬 –6 钼合金技术规范，"以及

(viii) F 1672–95 "髌骨假体重铺面技术规范。"

第 888.3550 节　膝关节髌骨股骨聚合体 / 金属 / 金属约束胶结假体。

(a) 定义。膝关节髌骨股骨聚合体 / 金属 / 金属约束胶结假体是植入人体代替膝关节的器械。本器械可防止在不止一个解剖面内脱臼以及具有连接在一起的部件。普通型器械包括全部由合金（如：钴 – 铬 – 钼）制造的股骨部件、胫骨部件、圆柱螺钉与相应的锁

定部件的假体以及由超高分子量聚乙烯制造的髌后重铺面部件。髌后重铺面部件可通过金属螺杆或骨黏固剂连接至切割的髌骨。普通型器械中所有的有干金属部件均与骨黏固剂（第 888.3027 节）一同使用。

(b) 分类。Ⅲ类。

(c) 要求注明 PMA 日期或 PDP 结束的通告。对于在 1976 年 5 月 28 日之前进行商业销售的膝关节髌骨股骨聚合体 / 金属 / 金属约束胶结假体，或者在 1996 年 12 月 26 日之前已发现实质上与 1976 年 5 月 28 日之前进行商业销售的膝关节髌骨股骨聚合体 / 金属 / 金属约束胶结假体相当的设备，都要求在 1996 年 12 月 26 日之前向美国食品药品管理局提出 PMA 或 PDP 结束的通告。其他的膝关节髌骨股骨聚合体 / 金属 / 金属约束胶结假体在进行商业销售之前应已批准 PMA 或宣布 PDP 结束。

第 888.3560 节　膝关节髌骨股骨聚合体 / 金属 / 聚合体半约束胶结假体。

(a) 定义。膝关节髌骨股骨聚合体 / 金属 / 聚合体半约束胶结假体是植入人体代替膝关节的器械。本器械经由其关节连接面的几何结构在一个或多个平面内限制平移与转动。无连接腱穿过关节。普通型器械包括由合金（如：钴 – 铬 – 钼）制造的股骨部件与超高分子量聚乙烯制造的胫骨部件以及向后髌骨重铺面部件所组成的假体。普通型器械被限制为与骨黏固剂（第 888.3027 节）一同使用的假体。

(b) 分类。Ⅱ类。

第 888.3565 节　膝关节髌骨股骨金属 / 聚合体多孔涂层未胶结假体。

(a) 定义。膝关节髌骨股骨金属 / 聚合体多孔涂层未胶结假体是专门用于植入并替换部分膝关节的器械。该器械通过关节面的几何结构来限制一个或多个平面上的平移与旋转。器械连接腱穿过关节。普通型器械在设计上可实现骨骼的生物学固定而不使用任何骨黏固剂。此项定义包含固定轴承式膝关节假体，其中的超高分子量聚乙烯胫骨轴承会与金属胫骨底板之间形成刚性固定。

(b) 分类。Ⅱ 类（特殊控制）。特殊控制依据 FDA 指南："Ⅱ 类特殊控制指南文件：膝关节髌骨股骨金属 / 聚合体多孔涂层未胶结假体；行业与 FDA 指南"。见第 888.1 节了解该指南的可用性。

第 888.3570 节　膝关节股骨（半膝盖）金属未胶结假体。

(a) 定义。膝关节股骨(半膝盖)金属未胶结假体是由合金(如：钴 – 铬 – 钼）制造的器械，用于植入人体内代替膝关节。本器械经由其关节连接面的几何结构在一个或多个平面内限制平移与转动。无连接腱穿过关节。普通型器械包括由有或无增加固定结节的股骨部件所组成的假体，并被限制用于不含骨黏固剂（第 888.3027 节）的假体。

(b) 分类。Ⅲ 类。

(c) 要求注明 PMA 日期或 PDP 结束的通告。对于在 1976 年 5 月 28 日之前进行商业销售的膝关节股骨（半膝盖）金属未胶结假体，或者在 1996 年 12 月 26 日之前已发现实质上与 1976 年 5 月 28 日之前进行商业销售的膝关节股骨（半膝盖）金属未胶结假体

相当的设备，都要求在 1996 年 12 月 26 日之前向美国食品药品
管理局提出 PMA 或 PDP 结束的通告。其他的膝关节股骨（半膝盖）
金属未胶结假体在进行商业销售之前应已批准 PMA 或宣布 PDP
结束。

第 888.3580 节　膝关节膝盖骨（半膝盖）金属重铺面未胶结假体。

(a) 定义。膝关节膝盖骨（半膝盖）金属重铺面未胶结假体是由
合金（如：钴－铬－钼）制造的器械，用于植入体内代替髌骨股
骨关节的髌后关节面。本器械限制在一个或多个平面内最低限
度（低于正常解剖约束）平移，无连接腱穿过关节。普通型器械
包括髌后重铺面部件与贯穿膝盖骨残余部分的整形外科螺杆的假
体。普通型器械被限制用于不含骨黏固剂(第 888.3027 节)的假体。

(b) 分类。(1) Ⅱ类，用于治疗退化性与外伤后膝盖骨关节炎时。

(2) Ⅲ类，用于除了退化性与外伤后膝盖骨关节炎的治疗时。

(c) 要求注明 PMA 日期或 PDP 结束的通告。对于在 1976 年 5 月
28 日之前进行商业销售的膝关节膝盖骨（半膝盖）金属重铺面未
胶结假体，或者在 1996 年 12 月 26 日之前已发现实质上与 1976
年 5 月 28 日之前进行商业销售的膝关节膝盖骨（半膝盖）金属
重铺面未胶结假体相当的设备，都要求在 1996 年 12 月 26 日之
前向美国食品药品管理局提出 PMA 或 PDP 结束的通告。其他的
膝关节膝盖骨（半膝盖）金属重铺面未胶结假体在进行商业销售
之前应已批准 PMA 或宣布 PDP 结束。

第 888.3590 节　膝关节胫骨（半膝盖）金属重铺面未胶结假体。

(a) 定义。膝关节胫骨（半膝盖）金属重铺面未胶结假体是植入人体代替部分膝关节的器械。本器械限制在一个或多个平面内最低限度（低于正常解剖约束）平移，无连接腱穿过关节。本假体是由合金（如：钴－铬－钼）制造的，用于某一胫骨骨节重铺面。普通型器械被限制用于不含骨黏固剂（第 888.3027 节）的假体。

(b) 分类。Ⅱ类。

第 888.3640 节　肩关节金属 / 金属或金属 / 聚合体约束胶结假体。

(a) 定义。肩关节金属 / 金属或金属 / 聚合体约束胶结假体是植入人体代替肩关节的器械。本器械可防止在不止一个解剖面内脱臼以及具有连接在一起的部件。普通型器械包括由合金(如:钴－铬－钼）制造的肱骨部件以及由此合金或此合金与超高分子量聚乙烯的结合物制造的关节窝部件的假体。普通型器械被限制为与骨黏固剂（第 888.3027 节）一同使用的假体。

(b) 分类。Ⅲ类。

(c) 要求注明 PMA 日期或 PDP 结束的通告。对于在 1976 年 5 月 28 日之前进行商业销售的肩关节金属 / 金属或金属 / 聚合体约束胶结假体，或者在 1996 年 12 月 26 日之前已发现实质上与 1976 年 5 月 28 日之前进行商业销售的肩关节金属 / 金属或金属 / 聚合体约束胶结假体相当的设备，都要求在 1996 年 12 月 26 日之前向美国食品药品管理局提出 PMA 或 PDP 结束的通告。其他的肩关节金属 / 金属或金属 / 聚合体约束胶结假体在进行商业销售之前应已批准 PMA 或宣布 PDP 结束。

第 888.3650 节　肩关节金属 / 聚合体非约束胶结假体。

(a) 定义。肩关节金属 / 聚合体非约束胶结假体是植入人体代替肩关节的器械。本器械限制在一个或多个平面内最低限度（低于正常解剖约束）平移，无连接腱穿过关节。普通型器械包括由合金（如：钴 – 铬 – 钼）制造的肱骨部件以及由超高分子量聚乙烯制造的关节窝重铺面部件的假体。普通型器械被限制为与骨黏固剂（第 888.3027 节）一同使用的假体。

(b) 分类。Ⅱ类。对本器械的特殊控制为：

(1) FDA 的：

(i) "国际标准 ISO 10993 '医疗器械生物学评价——第 Ⅰ 部分：评价与测试，'"

(ii) "法案第 510(k) 无菌性检查指南 2/12/90(K90–1)，"

(iii) "改良的金属表面附着骨或骨黏固剂整形外科植入物测试指导性文件，"

(iv) "整形科设备上市前通告（法案第 510(k) 条）申请准备指导性文件，"以及

(v) "非关节连接的'机械锁定式'模块化植入物测试指导性文件，"

(2) 国际标准化组织（ISO）：

(i) ISO 5832-3:1996 "外科植入物——金属材料——第 3 部分：精炼钛 6- 铝 4- 钒合金，"

(ii) ISO 5832-4:1996 "外科植入物——金属材料——第 4 部分：钴 - 铬 - 钼铸造合金，"

(iii) ISO 5832-12:1996 "外科植入物——金属材料——第 12 部分：精炼钴 - 铬 - 钼合金，"

(iv) ISO 5833:1992 "外科植入物——聚丙烯树脂接合剂，"

(v) ISO 5834-2:1998 "外科植入物——超高分子量聚乙烯——第 2 部分：模制形式，"

(vi) ISO 6018:1987 "整形外科植入物——标记、包装与标签的通用要求，"以及

(vii) ISO 9001:1994 "质量系统——设计 / 研制、生产、安装与维修的质量保证模型，"以及

(3) 美国材料试验学会：

(i) F 75-92 "外科植入材料用钴 -28 铬 -6 钼技术规范，"

(ii) F 648-98 "外科植入物用超高分子量聚乙烯粉与制造模技术规范，"

(iii) F 799-96 "外科植入物用钴 -28 铬 -6 钼合金锻件技术规范，"

(iv) F 1044–95 "有孔金属涂层的剪切实验测试方法，"

(v) F 1108–97 "外科植入物用钛 –6 铝 –4 钒合金铸件技术规范，"

(vi) F 1147–95 "有孔金属涂层张力实验测试方法，"

(vii) F 1378–97 "肩假体技术规范，" 以及

(viii) F 1537–94 "外科植入物用精炼钴 –28 铬 –6 钼合金技术
规范。"

第 888.3660 节　肩关节金属 / 聚合体半约束胶结假体。

(a) 定义。肩关节金属 / 聚合体半约束胶结假体是植入人体代替肩
关节的器械。本器械经由其关节连接面的几何结构在一个或多个
平面内限制平移与转动。无连接腱穿过关节。普通型器械包括由
合金（如：钴 – 铬 – 钼）制造的肱骨重铺面部件以及由超高分子
量聚乙烯制造的关节窝重铺面部件的假体。普通型器械被限制为
与骨黏固剂（第 888.3027 节）一同使用的假体。

(b) 分类。Ⅱ类。对本器械的特殊控制为：

(1) FDA 的：

(i) "国际标准 ISO 10993 '医疗器械生物学评价——第 Ⅰ 部分：评
价与测试，'"

(ii) "法案第 510(k) 条无菌性检查指南 2/12/90(K90–1)，"

(iii)"改良的金属表面附着骨或骨黏固剂整形外科植入物测试指导性文件，"

(iv)"整形外科设备上市前通告（法案第 510(k) 条）申请准备指导性文件，"

(v)"非关节连接的'机械锁定式'模块化植入物测试指导性文件，"

(2) 国际标准化组织（ISO）：

(i) ISO 5832–3:1996 "外科植入物——金属材料——第 3 部分：精炼钛 6– 铝 4– 钒合金，"

(ii) ISO 5832–4:1996 "外科植入物——金属材料——第 4 部分：钴 – 铬 – 钼铸造合金，"

(iii) ISO 5832–12:1996 "外科植入物——金属材料——第 12 部分：精炼钴 – 铬 – 钼合金，"

(iv) ISO 5833:1992 "外科植入物——聚丙烯树脂接合剂，"

(v) ISO 5834–2:1998 "外科植入物——超高分子量聚乙烯——第 2 部分：模制形式，"

(vi) ISO 6018:1987 "整形外科植入物——标记、包装与标签的通用要求，" 以及

(vii) ISO 9001:1994 "质量系统——设计 / 研制、生产、安装与维修

质量保证模型，"以及

(3) 美国材料试验学会：

(i) F 75–92 "外科植入材料用钴 –28 铬 –6 钼技术规范，"

(ii) F 648–98 "外科植入物用超高分子量聚乙烯粉与制造模技术
规范，"

(iii) F 799–96 "外科植入物用钴 –28 铬 –6 钼合金锻件技术规范，"

(iv) F 1044–95 "有孔金属涂层的剪切实验测试方法，"

(v) F 1108–97 "外科植入物用钛 –6 铝 –4 钒合金铸件技术规范，"

(vi) F 1147–95 "有孔金属涂层张力实验测试方法，"

(vii) F 1378–97 "肩假体技术规范，"以及

(viii) F 1537–94 "外科植入物用精炼钴 –28 铬 –6 钼合金技术规范。"

第 888.3670 节　肩关节金属 / 聚合体 / 金属非约束或半约束多孔涂层未胶结假体。

(a) 定义。肩关节金属 / 聚合体 / 金属非约束或半约束多孔涂层未胶结假体是专门用于植入人体并替换肩关节的器械。本器械在一个或多个平面内限制运动。无连接腱穿过关节。普通型器械包括由合金（如：钴 – 铬 – 钼（Co-Cr-Mo）或钛 – 铝 – 钒（Ti-6Al-4V））制造的肱骨部件以及由超高分子量聚乙烯制造的关节窝重

铺面部件的假体，或者采用关节段超高分子量轴承面固定于合金（如 Co-Cr-Mo 和 Ti-6Al-4V 等）金属壳上的组合。肱骨部件和关节窝铺面由同一合金的串珠（在 Co-Cr-Mo 基底情况下）或销售的纯钛粉末与 Ti-6Al-4V 合金或销售的纯钛的纤维或串珠（在 Ti-6Al-4V 基底情况下）或销售的纯钛粉末所制造的多孔涂层。多孔涂层的体积孔隙度在 30%~70% 之间，平均孔的大小在 100~1000 μm 之间，互连多孔性与多孔涂层厚度在 500~1500 μm 之间。普通型器械具有不使用骨黏固剂而达到生物学固定的设计。

(b) 分类。Ⅱ类(特殊控制)。该器械的特殊控制依据为 FDA 的 "Ⅱ类特殊控制指南：肩关节金属 / 聚合体 / 金属非约束或半约束多孔涂层未胶结假体"。

第 888.3680 节　肩关节窝（半 – 肩部）金属胶结假体。

(a) 定义。肩关节窝（半 – 肩部）金属胶结假体是具有由合金（如：钴 – 铬 – 钼）或含超高分子量聚乙烯的合金制造的关节窝的器械，用于植入人体代替部分肩关节。普通型器械被限制为与骨黏固剂（第 888.3027 节）一同使用的假体。

(b) 分类。Ⅲ类。

(c) 要求注明 PMA 日期或 PDP 结束的通告。对于在 1976 年 5 月 28 日之前进行商业销售的肩关节窝（半 – 肩部）金属胶结假体，或者在 1996 年 12 月 26 日之前已发现实质上与 1976 年 5 月 28 日之前进行商业销售的肩关节窝（半 – 肩部）金属胶结假体相当的设备，都要求在 1996 年 12 月 26 日之前向美国食品药品管理局提出 PMA 或 PDP 结束的通告。其他的肩关节窝（半 – 肩部）金属胶结假体在进行商业销售之前应已批准 PMA 或宣布 PDP 结束。

第 888.3690 节 肩关节肱骨（半 - 肩部）金属未胶结假体。

(a) 定义。肩关节肱骨（半 - 肩部）金属未胶结假体是由合金（如：钴 - 铬 - 钼）制造的器械。它有一髓内杆，可用于植入人体代替肱骨近端的关节表面，且可不使用骨黏固剂（第 888.3027 节）固定。本器械不用于生物学固定。

(b) 分类。II 类。

第 888.3720 节　跖趾关节聚合体约束假体。

(a) 定义。跖趾关节约聚合体束假体是由硅橡胶或聚酯强化硅橡胶制造的器械，用于植入人体代替第一个跖趾（大拇指）关节。普通型器械由单一弹性跨关节部件所组成，可防止在不止一个解剖面内脱白。

(b) 分类。II 类。

第 888.3730 节　跖趾关节指骨（半脚趾）聚合体假体。

(a) 定义。跖趾关节指骨（半脚趾）聚合体假体是由硅橡胶制造的器械，用于植入人体代替脚趾近端趾骨的起点。

(b) 分类。II 类。

第 888.3750 节　腕关节腕骨半月形聚合体假体。

(a) 定义。腕关节腕骨半月形聚合体假体是由硅橡胶制造的整块器械，用于植入人体代替手腕腕骨的月骨。

(b) 分类。II 类。

第 888.3760 节　腕关节腕骨舟骨聚合体假体。

(a) 定义。腕关节腕骨舟骨聚合体假体是由硅橡胶制造的整块器械，用于植入人体代替手腕腕骨的舟骨。

(b) 分类。Ⅱ类。

第 888.3770 节　腕关节腕骨的大多角骨聚合体假体。

(a) 定义。腕关节腕骨的大多角骨聚合体假体是由硅橡胶或硅橡胶 / 聚合体材料制造的整块器械，用于植入人体代替手腕腕骨的大多角骨。

(b) 分类。Ⅱ类。

第 888.3780 节　腕关节聚合体约束假体。

(a) 定义。腕关节聚合体约束假体是由聚合体强化硅橡胶制造的器械，用于植入人体代替腕关节。普通型器械由单一弹性跨关节部件所组成，可防止在不止一个解剖面内脱臼。

(b) 分类。Ⅱ类。

第 888.3790 节　腕关节金属约束胶结假体。

(a) 定义。腕关节金属约束胶结假体是植入人体代替腕关节的器械，本器械可防止在不止一个解剖面内脱臼，它由单一弹性跨关节部件或连在一起的两个部件所组成。普通型器械被限制为由合金（如：钴 – 铬 – 钼）所制造的器械，也被限制为与骨黏固剂（第 888.3027 节）一同使用的假体。

(b) 分类。Ⅲ类。

(c) 要求注明 PMA 日期或 PDP 结束的通告。对于在 1976 年 5 月 28 日之前进行商业销售的腕关节金属约束胶结假体，或者在 1996 年 12 月 26 日之前已发现实质上与 1976 年 5 月 28 日之前进行商业销售的腕关节金属约束胶结假体相当的设备，都要求在 1996 年 12 月 26 日之前向美国食品药品管理局提出 PMA 或 PDP 结束的通告。其他的腕关节金属约束胶结假体在进行商业销售之前应已批准 PMA 或宣布 PDP 结束。

第 888.3800 节　腕关节金属 / 聚合体半约束胶结假体。

(a) 定义。腕关节金属 / 聚合体半约束胶结假体是植入人体代替腕关节的器械。本器械经由其关节连接面的几何结构在一个或多个平面内限制平移与转动。无连接腱穿过关节。普通型器械包括具有由合金（如：钴－铬－钼，有超高分子量聚乙烯承重面）制造的单部分桡骨部件或由合金与超高分子量聚乙烯球（用耳轴承固定在辅骨部件上）制造的双部分辅骨部件的假体。双部分辅骨部件的金属部分被插入桡骨之内。这些器械具有由合金（如：钴－铬－钼）制造的掌骨部件。普通型器械被限制为与骨黏固剂（第 888.3027 节）一同使用的假体。

(b) 分类。Ⅱ类。

第 888.3810 节　腕关节尺骨（半腕部）聚合体假体。

(a) 定义。腕关节尺骨（半腕部）聚合体假体是由医用级别的硅橡胶或超高分子量聚乙烯制造的蘑菇状器械，用于植入骨的髓内槽，由缝合线进行固定。其目的是覆盖远端尺骨的切除端，以控制骨骼的过度生长，以及为桡骨与腕骨提供关节面。

(b) 分类。Ⅱ类。

子部分 E——手术器械

第 888.4150 节　临床用测径器。

(a) 定义。临床用测径器是用于测量人体某一部分的厚度或直径或者两个体表间的距离的圆规状器械，例如：测量被切除的骨骼样本以确定替换的假体的适当尺寸。

(b) 分类。Ⅰ类（一般控制）。本设备豁免于第 888.9 节的本章第 807 部分的子部分 E 中的上市前通告过程。

第 888.4200 节　骨黏固剂分配器。

(a) 定义。骨黏固剂分配器是用于将骨黏固剂（第 888.3027 节）放置至手术部位的无动力注射器状器械。

(b) 分类。Ⅰ类（一般控制）。本设备豁免于第 888.9 节的本章 807 部分的子部分 E 中的上市前通告过程。

第 888.4210 节　临床用骨黏固剂搅拌器。

(a) 定义。临床用骨黏固剂搅拌器是由用于搅拌骨黏固剂（第 888.3027 节）的容器所组成的器械。

(b) 分类。Ⅰ类（一般控制）。本设备豁免于第 888.9 节的本章第 807 部分的子部分 E 中的上市前通告过程。

第 888.4220 节　骨黏固剂单体蒸汽排出器。

(a) 定义。骨黏固剂单体蒸汽排出器是在手术过程中用于装纳或排除不需要的气体的器械,如:骨黏固剂(第 888.3027 节)单体蒸汽。

(b) 分类。Ⅰ类（一般控制）。本设备豁免于第 888.9 节的本章第
807 部分的子部分 E 中的上市前通告过程。

第 888.4230 节　骨黏固剂通风管。

(a) 定义。骨黏固剂通风管通常是由塑料制造的管状器械，它可插
入手术腔内，当将骨黏固剂（第 888.3027 节）注入手术腔时，可
由腔内排出空气或液体。

(b) 分类。Ⅰ类（一般控制）。本设备豁免于第 888.9 节的本章第
807 部分的子部分 E 中的上市前通告过程。

第 888.4300 节　临床用深度计。

(a) 定义。临床用深度计是用于各种医疗目的的测量器械，如：测
定扣紧断骨末端的螺丝钉的正确长度。

(b) 分类。Ⅰ类（一般控制）。本设备豁免于第 888.9 节的本章第
807 部分的子部分 E 中的上市前通告过程。

第 888.4540 节　整形外科手动手术器械。

(a) 定义。整形外科手动手术器械是用于医疗目的的无动力手持式
器械，在整形外科手术中可用于操作组织或与其他器械一同使用。
普通型器械包括环扎器、尖钻、折弯机、钻头架、拔髓针、圆头锉、
螺丝锥、锥口钻、钉弯折机、剪钳、假体驱动器、拔出器、锉刀、
叉子、持针器、冲击器、弯曲或描轮廓器械、挤压器械、检验器、
关节窝固定器、探针、股骨颈钻孔机、关节窝推进器、钻孔器、
骨钳、剪刀、螺丝起子、骨导轨、钉子打入工具、骨螺丝钉起动器、
外科剥离器、夯实器、骨丝锥、环锯、缠线器与扳手。

(b) 分类。Ⅰ类（一般控制）。本设备豁免于第 888.9 节的本章第 807 部分的子部分 E 中的上市前通告过程。

第 888.4580 节　声波手术器械与附件／附属装置。

(a) 定义。声波手术器械是具有各种附件或附属装置的手持式器械，如：以高频率震动的切割刀头，以及用于医疗目的的切割骨头或其他材料（如：丙烯酸）的切割刀头。

(b) 分类。Ⅱ类。

第 888.4600 节　临床用量角器。

(a) 定义。临床用量角器是用于测量骨的角度的器械，如：在 X 射线下或手术中。

(b) 分类。Ⅰ类（一般控制）。本设备豁免于第 888.9 节的本章第 807 部分的子部分 E 中的上市前通告过程。

第 888.4800 节　临床用模板。

(a) 定义。临床用模板是由用于临床目的的模型或导子所组成的器械，如：选择或固定整形外科植入物或切割前导引组织标记。

(b) 分类。Ⅰ类（一般控制）。本设备豁免于第 888.9 节的本章第 807 部分的子部分 E 中的上市前通告过程。

第 888.5850 节　无动力整形外科牵引装置与附件。

(a) 定义。无动力整形外科牵引装置与附件是由带有无动力牵引附件（如：绳索、滑轮或砝码）的刚性结构所组成的器械，这些可对骨骼系统施加治疗的牵引力。

(b) 分类。Ⅰ类（一般控制）。本设备豁免于第 888.9 节的本章第 807 部分的子部分 E 中的上市前通告过程。本器械也豁免于本章第 820 部分中的当前良好厂商实践规章的质量体系法规要求，除了第 820.180 节（关于记录的通用要求）与第 820.198 节（关于投诉文件）之外。

第 888.5890 节　非侵入式牵引部件。

(a) 定义。非侵入式牵引部件是诸如头绞索、骨盆带或牵引板之类不穿透皮肤的器械，它们可帮助将患者连接至牵引装置，这样可将治疗的牵引力施加至患者身体。

(b) 分类。Ⅰ类（一般控制）。本设备豁免于第 888.9 节的本章第 807 部分的子部分 E 中的上市前通告过程。本器械也豁免于本章第 820 部分中的当前良好厂商实践规章的质量体系法规要求，除了第 820.180 节（关于记录的通用要求）与第 820.198 节（关于投诉文件）之外。

第 888.5940 节　浇铸部件。

(a) 定义。浇铸部件是用于医疗目的的保护或支持某一铸件的器械。普通型器械包括铸跟、外包头、铸件支架以及步行铁架。

(b) 分类。Ⅰ类（一般控制）。本设备豁免于第 888.9 节的本章第 807 部分的子部分 E 中的上市前通告过程。本器械也豁免于本章第 820 部分中的当前良好厂商实践规章的质量体系法规要求，除了第 820.180 节（关于记录的通用要求）与第 820.198 节（关于投诉文件）之外。

第 888.5960 节　铸型清除器械。

(a) 定义。铸型清除器械是用于由患者处清除铸型的手持式交流供电式器械。普通型器械包括电动铸型切割器与铸型吸尘器。

(b) 分类。Ⅰ类（一般控制）。本设备豁免于第 888.9 节的本章第 807 部分的子部分 E 中的上市前通告过程。

第 888.5980 节　手动铸型施用与清除器械。

(a) 定义。手动铸型施用与清除器械是用于施用或清除铸型的无动力手持式器械。普通型器械包括铸刀、石膏拆除钳、石膏锯、石膏分配器与浇铸台。

(b) 分类。Ⅰ类（一般控制）。本设备豁免于第 888.9 节的本章第 807 部分的子部分 E 中的上市前通告过程。本器械也豁免于本章第 820 部分中的当前良好厂商实践规章的质量体系法规要求，除了第 820.180 节（关于记录的通用要求）与第 820.198 节（关于投诉文件）之外。

相关法规：21 U.S.C. 351、360、360c、360e、360j、371。

来源：52 FR 33702，1987 年 9 月 4 日，除非另外标注。

第 890 部分 | 分章 H——医疗器械
物理医学设备

子部分 A——通用条款

第 890.1 节　范围。

(a) 本部分阐明了进行商业销售的人体用物理治疗设备的分类。

(b) 本部分并没有精确描述所适用的全部器械依照第 807 部分提交上市前通告提议的厂商不能仅仅表明设备在本部分规章的章节标题与定义条款下进行了精确说明，而应说明该器械可与其他器械实质等同的依据，正如第 807.87 节所要求的那样。

(c) 为避免重复登记，具有两种或更多种用途 (如：既作为诊断设备又作为治疗设备而使用) 的物理治疗设备仅列在一个子部分中。

(d) 本部分《美国联邦法规汇编》规章管理章节参考了第 21 卷的第 I 章，除非在其他地方特别注明。

(e) 本部分的指导文件可通过互联网查询，地址：http://

www.fda.gov/MedicalDevices/DeviceRegulationandGuidance/
GuidanceDocuments/default.htm。

第 890.3 节　上市前审批要求的生效日期。

本部分归类为Ⅲ类（上市前审批）的器械不应在对设备进行归类的规章上所显示的日期之后才进行商业销售，除非厂商得到法案第 515 部分的正式批准（除非得到本法案第 520(g)(2) 条授予的豁免权）。法案第 515 部分的正式批准为 FDA 发布批准设备的上市前审批（PMA）或者宣布设备的产品研发方案（PDP）完成的命令的依据。

(a) 在 FDA 要求对修订版颁布日期之前进行商业销售的设备或者实质上相当于这类仪器的设备获得法案第 515 部分的正式批准之前，FDA 必须发布法案第 515(b) 部分要求这种批准的规章，本部分段落 (b) 提供的除外。法案第 515(b) 部分的规章在其发布之后 90 天或者在将设备归类为Ⅲ类的规章有效之后第 30 个月的最后一天在宽限期内不应生效，以较迟者为准。参见法案第 501(f)(2)(B)。相应地，除非本部分归类为Ⅲ类的设备的规章中出现了上市前审批要求的有效日期，设备可以不经 FDA 的批准命令发布或者宣布设备的产品研发方案结束而进行商业销售。如果 FDA 依照法案第 515(b) 发布规章要求设备的上市前审批，法案的第 501(f)(1)(A) 适用于此设备。

(b) 任何在 1976 年 5 月 28 日之后（包括当日）投入商业销售的、实质不等同的新设备，包括以前销售的设备实质上已经改变的，可通过法令（法案第 513(f) 部分）不必经过宽限期而归类为Ⅲ类，FDA 必须在设备进行商业销售之前发布批准 PMA 或宣布设备完成 PDP 的命令，除非进行了再归类。如果 FDA 了解进行商业销售的设备可以被本部分定义为"新"设备，因为新的预期用途或其他原因，那么 FDA 可将设备的法定分类由于其新用途而编成Ⅲ类。相应地，第Ⅲ类器械的规章规定在 1976 年 5 月 28 日修订版颁布日期起，设备在进行商业销售之前必须依照法案第 515 部分进行正式批准。

第 890.9 节　豁免《联邦食品药品和化妆品法案》（简称法案）510(k) 部分的限制条件。

当普通Ⅰ类或Ⅱ类器械达到这种程度即设备具有现成的或可合理预见的进行商业销售的特性，或者针对体外诊断器械达到这种程度即使用设备造成的误诊不应与高发病率或死亡率有关时，可免于上市前通告（法案第 510(k) 条）。相应地，FDA 已经授权豁免于上市前通告要求进行商业销售的Ⅰ类或Ⅱ类器械的厂商在对设备在各州间销售之前在以下几种情况时仍然必须向 FDA 提交上市前通告：

(a) 设备的使用不同于合法销售的设备的预期用途；例如：设备计划用于不同的医疗目的或者规定须专业人员操作的设备计划给非专业人员使用。

(b) 经更改的设备与合法销售的设备相比采用不同的基本科学技术操作；例如：外科器械用激光束而不是锋利的金属刀片切割组织，或者体外诊断设备利用脱氧核糖核酸（DNA）探针或核酸杂交技术检查或鉴别传染物而不是培养或免疫测定技术；或者

(c) 设备为预计用于以下方面的体外设备：

(1) 除了免疫组织化学设备之外用于肿瘤性疾病的诊断、监测或者

筛选；

(2) 用于家族性或后天遗传性疾病的筛选或诊断，包括先天的新陈代谢问题；

(3) 用于测定作为威胁生命的疾病的筛选、诊断或监测的代用标记的分析物，如：艾滋病（AIDS）、慢性活动性肝炎、肺结核或者心肌梗死或监测治疗；

(4) 用于评估心血管疾病的风险度；

(5) 用于糖尿病的管理；

(6) 由临床材料直接鉴别或推测微生物的性质；

(7) 当检验微生物的抗体，而不是免疫球蛋白(IgG) 或非定量检测 IgG，结果为非定性或者用于确定免疫性或者计划分析基质而不是血清或血浆时，检查不同于免疫球蛋白 G(IgG) 或 IgG 检验的微生物的抗体；

(8) 用于本章第 812.3(k) 条规定的非侵入式检验；以及

(9) 用于患者旁检验（床旁检验）。

子部分 B——物理医学诊断器械

第 890.1175 节 电极导线。

(a) 定义。电极导线是由多股绝缘的电导体铺设在中央芯线周围所组成的用于医疗目的的器具，用于联接患者的电极与诊断机器。

(b) 分类。Ⅱ类（特殊控制）。特殊控制由以下组成：

(1) 依照本章第 898 部分的性能标准，以及

(2) 指导性文件，标题为"电极导联线与患者电缆的性能标准指南"。本器械豁免于第 890.9 节的本章第 807 部分的子部分 E 中的上市前通告过程。

第 890.1225 节　时值计。

(a) 定义。时值计是用于医疗目的的器具,通过强度 – 时间曲线(为神经功能障碍的诊断及预后的基础)来测量神经 – 肌肉的兴奋性。

(b) 分类。Ⅱ类（性能标准）。

第 890.1375 节　诊断用肌电图机。

(a) 定义。诊断用肌电图机是用于医疗目的的设备，如：监测与显示肌肉产生的生物电信号、刺激末梢神经以及监测与显示神经产生的电活性，以对神经 – 肌肉疾病进行诊断与预后。

(b) 分类。Ⅱ类（性能标准）。

第 890.1385 节　诊断用肌电图机针形电极。

(a) 定义。诊断用肌电图机针形电极是插入肌肉或神经组织以检测生物电信号的单极或双极针。本器械可与肌电图机（记录骨骼肌的内在电性质）相连用于医疗目的。

(b) 分类。Ⅱ类（性能标准）。

第 890.1450 节　电动式叩诊锤。

(a) 定义。电动式叩诊锤是用于医疗目的的带有电机的器械，以引起及测定受控的深部腱反射。

(b) 分类。Ⅱ类（性能标准）。

第 890.1575 节　测力平台。

(a) 定义。测力平台是用于医疗目的的设备，它将施加在平坦表面上的压力转换为模拟的机械或电信号。本设备可用于测定地面反作用力、撞击中心、扭矩中心以及它们的幅度及方向随时间的变化。

(b) 分类。Ⅰ类（一般控制）。本设备豁免于第 890.9 节的本章第 807 部分的子部分 E 中的上市前通告过程。

第 890.1600 节　周期性压力测量系统。

(a) 定义。周期性压力测量系统是用于医疗目的的可测量的设备，如：测量体表与支撑介质间的真实压力。

(b) 分类。Ⅰ类（一般控制）。本设备豁免于第 890.9 节的本章第 807 部分的子部分 E 中的上市前通告过程。

第 890.1615 节　微型压力传感器。

(a) 定义。微型压力传感器是用于医疗目的的器械，通过将机械输入转换为模拟电信号的方式来测量器械与软组织间的压力。

(b) 分类。Ⅰ类（一般控制）。本设备豁免于第 890.9 节的本章第 807 部分的子部分 E 中的上市前通告过程。

第 890.1850 节　诊断用肌肉刺激器。

(a) 定义。诊断用肌肉刺激器是主要用于肌电图机以引起肌肉活动的器械。可用于诸如诊断运动神经或感觉神经－肌肉紊乱以及神经－肌肉功能之类的医疗目的。

(b) 分类。Ⅱ类（性能标准）。

第 890.1925 节　等速测试与评估系统。

(a) 定义。等速测试与评估系统是用于医疗目的的可复原的锻炼器械，如：测量、评估与提高肌肉的力量以及关节的运动范围。

(b) 分类。Ⅱ类（一般控制）。本设备豁免于第 890.9 节的本章第 807 部分的子部分 E 中的上市前通告过程。

子部分 C　[保留]

子部分 D——物理医学假体器械

第 890.3025 节　假体与矫形配件。

(a) 定义。假体与矫形配件是用于医疗目的的器械，用来支持、保护或辅助使用铸型、矫形器（支架）或假体。假体与矫形配件的例子包括以下部件：骨盆支搏带、浇铸鞋、铸型绷带、四肢罩、假体校准器械、术后暂用假肢、横向旋转器以及临时性训练夹板。

(b) 分类。Ⅰ类（一般控制）。本器械豁免于第 890.9 节的本章第 807 部分的子部分 E 中的上市前通告过程。本器械也豁免于本章第 820 部分中的当前良好厂商实践规章的质量体系法规要求，除了第 820.180 节（关于记录的通用要求）与第 820.198 节（关于投诉文件）之外。

第 890.3075 节　扶杖。

(a) 定义。扶杖是用于医疗目的的器械，可用于在行走过程中提供最小限度的体重支撑。扶杖的例子包括以下器械：标准扶杖、前臂扶杖以及带三脚架或者在地面端有可缩回栓钉的扶杖。

(b) 分类。Ⅰ类（一般控制）。本器械豁免于第 890.9 节的本章第 807 部分的子部分 E 中的上市前通告过程。本器械也豁免于本章第 820 部分中的当前良好厂商实践规章的质量体系法规要求，除了第 820.180 节（关于记录的通用要求）与第 820.198 节（关于投诉文件）之外。

第 890.3100 节　机械椅。

(a) 定义。机械椅是用于医疗目的的人工操作器械，可帮助残疾人做一些活动，若无机械椅，这些活动是很难做到或不可能做到的。机械椅的例子包括以下器械：用于将患者由坐的位置升至站立位置的可升降座位的椅子以及带有脚轮的椅子（患者坐着时，可由其他人将其由一个位置推至另一个位置）。

(b) 分类。Ⅰ类（一般控制）。本设备豁免于第 890.9 节的本章第 807 部分的子部分 E 中的上市前通告过程。

第 890.3110 节　电动定位椅。

(a) 定义。电动定位椅是具有电动位置控制装置的用于医疗目的的器械，可将其调整至不同的位置。本器械可用于手足徐动症（非自主肌痉挛）患者的稳定及改变姿势位置。

(b) 分类。Ⅱ类。电动定椅豁免于第 890.9 节的本章第 807 部分的子部分 E 中的上市前通告过程，同时须满足以下豁免情形：

(1) 适当的分析和非临床试验必须证实器械的安全控制措施可充分确保器械的安全使用并避免用户于器械故障时从器械上摔倒跌落；
(2) 适当的分析和非临床试验必须证实器械能够承受用户的额定重量负荷并具备适当的安全系数；

(3) 适当的分析和非临床试验必须证实器械承受外力时的长效性并为用户提供预期的器械有效使用寿命；

(4) 适当的分析和非临床试验必须证实器械寿命最大化地正确使用环境和存放环境；

(5) 适当的分析和非临床试验（如目前 FDA 认可版本的 ANSI/AAMI/ES60601-1 "医用电气设备——第 1 部分：基本安全性与基本性能的一般要求" 以及 ANSI/AAMI/IEC 60601-1-2 "医用电气设备——第 1~2 部分：基本安全性与基本性能的一般要求——并行标准：电磁干扰 – 要求与试验" 中规定的各种分析与试验）必须有效确认器械的电磁兼容性和电气安全性；

(6) 适当的分析和非临床试验（如目前 FDA 认可版本的 ANSI/AAMI/ISO 10993-1 "医疗器械生物学评价——第 1 部分：风险管理流程中的评价和测试"、ANSI/AAMI/ISO 10993-5 "医疗器械生物学评价——第 5 部分：体外细胞毒性试验" 以及 ANSI/AAMI/ISO 10993-10 "医疗器械生物学评价——第 10 部分：刺激与皮肤致敏性试验" 中规定的各种分析与试验）必须有效确认器械的皮肤接触性组件均具备生物相容性；

(7) 适当的分析和非临床试验（如目前 FDA 认可版本的 IEC 62304 "医疗器械软件——软件寿命周期" 中规定的各种分析与试验）必须有效确认软件寿命周期且所有进程、活动及任务等均已获得实施和记录；

(8) 适当的分析和非临床试验必须有效确认器械组件不可燃；

(9) 适当的分析和非临床试验必须有效确认器械内的电池（如适用）在器械的预期寿命期内能保持正常工作；以及

(10) 已向用户提供充分适当的患者标签说明，充分介绍器械的正常使用与维护以确保患者能够在预期使用环境中安全使用器械。

第 890.3150 节　拐杖。

(a) 定义。拐杖是由残疾人所使用用于医疗目的的器械，在患者行走过程中可提供最小至中度的体重支撑。

(b) 分类。Ⅰ类（一般控制）。本器械豁免于第 890.9 节的本章第 807 部分的子部分 E 中的上市前通告过程。本器械也豁免于本章第 820 部分中的当前良好厂商实践规章的质量体系法规要求，除了第 820.180 节（关于记录的通用要求）与第 820.198 节（关于投诉文件）之外。

第 890.3175 节　水衬垫。

(a) 定义。水衬垫是由塑料、橡胶或其他类型覆层所做用于医疗目的的器械，其内注满了水、空气、凝胶、泥浆或其他的物质作为悬浮介质，用在座位上以减轻出现皮肤溃疡的可能性。

(b) 分类。Ⅰ类（一般控制）。本器械豁免于第 890.9 节的本章第 807 部分的子部分 E 中的上市前通告过程。

第 890.3410 节　外用肢体矫正器具。

(a) 定义。外用肢体矫正器具是与矫正器械（支架）一同使用用于医疗目的的器械，以增加矫正器械的功能，满足患者的特殊需求。外用肢体矫正器具包括以下器械：支架安装绞扭器与体外支架 U 形夹。

(b) 分类。Ⅰ类（一般控制）。本器械豁免于第 890.9 节的本章第 807 部分的子部分 E 中的上市前通告过程。本器械也豁免于本章第 820 部分中的当前良好厂商实践规章的质量体系法规要求，除了第 820.180 节（关于记录的通用要求）与第 820.198 节（关于投诉文件）之外。

第 890.3420 节　外用肢体假体器具。

(a) 定义。外用肢体假体器具是用于医疗目的的器械，当与其他适当的部件安装在一起组成了完整的假肢。外用肢体假体器具包括以下例子：踝、脚、臀、膝盖以及关节窝部件；机械式或电动手、弯钩、腕关节、肘关节以及肩关节部件；电缆与假体抽吸阀。

(b) 分类。Ⅰ类（一般控制）。本器械豁免于第 890.9 节的本章第807 部分的子部分 E 中的上市前通告过程。本器械也豁免于本章第 820 部分中的当前良好厂商实践规章的质量体系法规要求，除了第 820.180 节（关于记录的通用要求）与第 820.198 节（关于投诉文件）之外。

第 890.3475 节　肢体矫正器械。

(a) 定义。肢体矫正器械（支架）是用于医疗目的的器械，它戴在上肢或下肢上以支持、校正或防止畸形或者矫正人体结构，达到功能改善的目的。肢体矫正器械包括如下例子：肢体与关节支架、手夹板、弹性袜、膝盖罩与校正鞋。

(b) 分类。Ⅰ类（一般控制）。本器械豁免于第 890.9 节的本章第807 部分的子部分 E 中的上市前通告过程。本器械也豁免于本章第 820 部分中的当前良好厂商实践规章的质量体系法规要求，除了第 820.180 节（关于记录的通用要求）与第 820.198 节（关于投诉文件）之外。

第 890.3480 节　电动下肢外骨骼。

(a) 定义。电动下肢外骨骼是由体外电动矫形器组成的处方类器械，可安装于患者麻痹或无力的肢体部位以实现医疗目的。

(b) 分类。II 类（特殊控制）。该器械的特殊控制如下：

(1) 器械材料中与患者发生接触的元素必须证实其生物相容性。

(2) 适当的分析 / 实验必须有效确认器械的电磁兼容性 / 干扰（EMC/EMI）、电气安全性、高温安全性、机械安全性、电池性能及其安全性、无线性能（如适用）等。

(3) 必须开展适当的软件验证、确认和危害分析。

(4) 设计特征必须确保器械的几何形状和材料构成均符合其预期用途。

(5) 非临床性能试验必须证实器械在预期使用环境下能够保持正常工作。性能试验必须包含：

(i) 机械试验台试验（包括耐用性测试），证实器械能够承受使用过程中遇到的各种外力、状况和环境；

(ii) 模拟使用试验（即周期性负荷测试），证实器械命令的性能以及最差情况下 / 耐用性测试后的安全防护性能；

(iii) 验证并确认手动覆盖控制的必要性，如有的话；

(iv) 器械特性与安全防护的准确度；以及

(v) 器械在耐火材料、防进水 / 防颗粒渗透、传感器与执行性能以及电动机性能等方面的功能性。

(6) 临床试验必须证实器械合理的安全保障和有效使用，同时采集到器械在建议的使用环境中观察到的临床使用过程中的任何不良事件，包括以下注意事项：

(i) 必要的监控等级，以及

(ii) 使用环境（如室内和／或室外），包括预期使用环境内的障碍物及代表性地形。

(7) 培训项目中必须包含充分的教育模块，确保在培训项目结束时医生、用户及患者陪护人员均可：

(i) 判别器械的安全使用环境，

(ii) 有效使用器械上的全部安全特性，以及

(iii) 在可代表预期环境及用途的模拟或实际使用环境中操作本器械。

(8) 针对医生与用户的标签中必须包含以下内容：

(i) 与器械的安全防护相关的指示说明、警告、注意、限制和信息，包括可能给用户带来更大风险的活动及环境警告提醒。

(ii) 安全使用器械所需的具体指示说明和临床培训，包括：

(A) 在所有可用结构对器械进行组装的指示说明；

(B) 患者安装指示说明；

(C) 所有可用程序的说明和解释以及如何对器械进行程控设定；

(D) 所有控制、输入与输出的说明和解释；

(E) 所有可用模式或器械状态的指示说明；

(F) 器械所有安全特性的指示说明；以及

(G) 器械正确维护的指示说明。

(iii) 证实器械具备安全性和有效性合理保障的患者人群信息。

(iv) 适当的非临床试验信息（如 EMC、电池寿命等）。

(v) 临床试验的详细汇总，包括：

(A) 使用条件中遇到的不良事件，

(B) 研究结果与终点汇总，以及

(C) 器械使用相关信息，包括器械研究的环境条件（如监控等级或保障水平、使用环境如（室内和 / 或室外）包括障碍物与地形）。

第 890.3490 节　躯干矫形器。

(a) 定义。躯干矫形器是用于医疗目的的器械，可支持或固定人体颈部或躯干部的骨折、过度疲劳或扭伤。躯干矫形器包括如下例子：腹部、颈部、胸颈部、腰部、腰骶部、肋骨骨折、骶骨间部以及胸部矫正器械与锁骨夹板。

(b) 分类。Ⅰ类（一般控制）。本器械豁免于第 890.9 节的本章第

807 部分的子部分 E 中的上市前通告过程。本器械也豁免于本章第 820 部分中的当前良好厂商实践规章的质量体系法规要求，除了第 820.180 节（关于记录的通用要求）与第 820.198 节（关于投诉文件）之外。

第 890.3500 节　外用组装下肢假体。

(a) 定义。外用组装下肢假体是用于医疗目的的器械，可为下肢预先装配外用假肢。外用已装配的下肢假体包括如下例子：膝盖 / 腿骨 / 踝部 / 脚组件以及大腿 / 膝盖 / 腿骨 / 踝部 / 脚组件。

(b) 分类。Ⅱ 类（特殊控制）。本设备豁免于第 890.9 节的本章第 807 部分的子部分 E 中的上市前通告过程。

第 890.3520 节　操练椅。

(a) 定义。操练椅是平坦的、带腿的填充板，用于医疗目的器械。可将患者放置在此器械上进行检查或治疗。

(b) 分类。Ⅰ 类（一般控制）。本器械豁免于第 890.9 节的本章第 807 部分的子部分 E 中的上市前通告过程。本器械也豁免于本章第 820 部分中的当前良好厂商实践规章的质量体系法规要求，除了第 820.180 节（关于记录的通用要求）与第 820.198 节（关于投诉文件）之外。

第 890.3610 节　充气式结构矫形器。

(a) 定义。充气式结构矫形器是用于医疗目的的器械，可通过增压服对整个人体提供支持，以帮助胸截瘫患者行走。

(b) 分类。Ⅲ 类（上市前审批）。

(c) 要求注明 PMA 日期或 PDP 结束的通告。对于在 1976 年 5 月 28 日之前进行商业销售的充气式结构矫形器，或者在 1996 年 12 月 26 日之前已发现实质上与 1976 年 5 月 28 日之前进行商业销售的充气式结构矫形器相当的设备，都要求在 1996 年 12 月 26 日之前向美国食品药品管理局提出备案 PMA 或 PDP 结束的通告。其他的充气式结构矫形器在进行商业销售之前应已批准 PMA 或宣布 PDP 结束。

第 890.3640 节　臂吊带。

(a) 定义。臂吊带是用于医疗目的来固定手臂的器械，其方式是通过悬吊在颈部的织物带。

(b) 分类。Ⅰ 类（一般控制）。本器械豁免于第 890.9 节的本章第 807 部分的子部分 E 中的上市前通告过程。本器械也豁免于本章第 820 部分中的当前良好厂商实践规章的质量体系法规要求，除了第 820.180 节（关于记录的通用要求）与第 820.198 节（关于投诉文件）之外。

第 890.3665 节　先天性髋部脱臼外展架。

(a) 定义。先天性髋部脱臼外展架是用于医疗目的的器械，用于将髋部脱臼的小孩的髋部固定在外展位置（远离中间线）。

(b) 分类。Ⅰ 类（一般控制）。本器械豁免于第 890.9 节的本章第 807 部分的子部分 E 中的上市前通告过程。本器械也豁免于本章第 820 部分中的当前良好厂商实践规章的质量体系法规要求，除了第 820.180 节（关于记录的通用要求）与第 820.198 节（关于投诉文件）之外。

第 890.3675 节　Denis Brown 夹板。

(a) 定义。Denis Brown 夹板是用于医疗目的来固定脚部的器械，适用于胫骨扭转（胫骨过度扭转）或畸形足的小孩。

(b) 分类。Ⅰ类（一般控制）。本器械豁免于第 890.9 节的本章第 807 部分的子部分 E 中的上市前通告过程。本器械也豁免于本章第 820 部分中的当前良好厂商实践规章的质量体系法规要求，除了第 820.180 节（关于记录的通用要求）与第 820.198 节（关于投诉文件）之外。

第 890.3690 节　电动带轮担架。

(a) 定义。电动带轮担架是用于医疗目的的带有轮子的电池供电式床，由不能够独立推动自己行走及由于皮肤溃疡或挛缩（肌肉收缩）必须长时间保持俯卧或仰卧位置的患者所使用。

(b) 分类。Ⅱ类（性能标准）。

第 890.3700 节　无动力通讯装置。

(a) 定义。无动力通讯装置是用于医疗目的的机械式器械，当患者受到物理损伤而不能够写字、使用电话、阅读或谈话时，本器械可起辅助交流的作用。无动力通讯装置的例子包括字母表板与翻页器。

(b) 分类。Ⅰ类（一般控制）。本器械豁免于第 890.9 节的本章第 807 部分的子部分 E 中的上市前通告过程。本器械也豁免于本章第 820 部分中的当前良好厂商实践规章的质量体系法规要求，除了第 820.180 节（关于记录的通用要求）与第 820.198 节（关于投诉文件）之外。

第 890.3710 节　有源通讯装置。

(a) 定义。有源通讯装置是用于医疗目的的交流或电池供电式器械，可用来发送或接收信息。由于物理性损伤而不能够使用正常通讯交流方法的人员使用该器械。有源通讯装置的例子包括以下器械：专用打字机、阅读机以及视频图像与文字屏。

(b) 分类。Ⅱ类（一般控制）。本器械豁免于第 890.9 节的本章第 807 部分的子部分 E 中的上市前通告过程。

第 890.3725 节　有源环境控制装置。

(a) 定义。有源环境控制装置是用于医疗目的的交流电或电池供电式器械，由患者使用执行环境控制功能。环境控制功能的例子如下：控制室温、应答门铃或电话或者发出警报声求助。

(b) 分类。Ⅱ类（一般控制）。本器械豁免于第 890.9 节的本章第 807 部分的子部分 E 中的上市前通告过程。

第 890.3750 节　机械床。

(a) 定义。机械床是用于医疗目的的器械，其平坦表面可倾斜或调整至各种位置。可由患有循环、神经或肌肉（与）骨骼的疾病的患者所使用，以增强对直立或站立姿势的耐受性。

(b) 分类。Ⅰ类（一般控制）。本器械豁免于第 890.9 节的本章 807 部分的子部分 E 中的上市前通告过程。

第 890.3760 节　电动床。

(a) 定义。电动床是用于医疗目的的器械，它是可调整至各种位置的电动平板床。可由患有循环、神经或肌肉（与）骨骼的疾病的患者所使用，以增强对直立或站立位置的耐受性。

(b) 分类。Ⅰ类（一般控制）。本器械豁免于第 890.9 节的本章第 807 部分的子部分 E 中的上市前通告过程。

第 890.3790 节　扶杖、拐杖、助步架与衬垫。

(a) 定义。扶杖、拐杖、助步架与衬垫为用于医疗目的的橡胶（或橡胶替代品）器械配件。用于移动部件的接地端以防止滑倒或者应用到器械的人体接触区内以更加舒适或作为行走辅助器械而使用。

(b) 分类。Ⅰ类（一般控制）。本器械豁免于第 890.9 节的本章第 807 部分的子部分 E 中的上市前通告过程。本器械也豁免于本章第 820 部分中的当前良好厂商实践规章的质量体系法规要求，除了第 820.180 节（关于记录的通用要求）与第 820.198 节（关于投诉文件）之外。

第 890.3800 节　机动三轮车。

(a) 定义。机动三轮车是用于医疗目的的汽油或电池驱动的器械，可由残疾人在户外运输使用。

(b) 分类。Ⅱ类（性能标准）。

第 890.3825 节　机械式助步架。

(a) 定义。机械式助步架是用于医疗目的的带金属框架的四腿器械，对患者在行走过程中提供适度重量的支撑。可由缺少力量、良好平衡能力或耐久力的残疾人所使用。

(b) 分类。Ⅰ类（一般控制）。本器械豁免于第 890.9 节的本章第

807 部分的子部分 E 中的上市前通告过程。本器械也豁免于本章第 820 部分中的当前良好厂商实践规章的质量体系法规要求，除了第 820.180 节（关于记录的通用要求）与第 820.198 节（关于投诉文件）之外。

第 890.3850 节　机械式轮椅。

(a) 定义。机械式轮椅是用于医疗目的的带有轮子的手动操纵器械，以使被限制在座位的人员运动。

(b) 分类。Ⅰ类（一般控制）。

第 890.3860 节　电动轮椅。

(a) 定义。电动轮椅是用于医疗目的的带有轮子的电池驱动器械，以使被限制在座位的人员运动。

(b) 分类。Ⅱ类（性能标准）。

第 890.3880 节　特级轮椅。

(a) 定义。特级轮椅是用于医疗目的的带有轮子的器械，以使被限制在座位的人员运动。本器械可长期使用在各种情形之下，如：截瘫患者、四肢瘫痪以及被截肢者。

(b) 分类。Ⅱ类（性能标准）。

第 890.3890 节　爬楼梯轮椅。

(a) 定义。爬楼梯轮椅是用于医疗目的的带有轮子的器械，以使被限制在座位的人员运动。该器械用来爬楼梯。

(b) 分类。Ⅱ类（特殊控制）。该器械的特殊控制如下：

(1) 器械的设计特征必须确保其几何形状和材料构成均满足预期用途。

(2) 性能试验必须证实器械在模拟使用环境条件下具备充分的机械性能。性能试验必须包含以下内容：

(i) 耐疲劳试验；

(ii) 动态负荷抗性（冲击试验）；

(iii) 制动机构的有效使用以及电子制动故障情况下器械如何停止；

(iv) 证实器械在斜面上具备充分的稳定性（前进、后退和横移）；

(v) 证实器械能够沿物体（即楼梯、路边等）安全爬上爬下；以及

(vi) 证实在异常温度下以及在异常温度和湿度条件下存放后器械依然能够有效使用。

(3) 器械的皮肤接触性组件必须证实其生物相容性。

(4) 软件设计、验证和确认必须证实器械能够有效实现预期的控制、警报和用户界面功能。

(5) 必须开展适当的分析和性能试验以验证器械的电气安全性和电磁兼容性。

(6) 性能试验必须证实器械的电池安全性并评价其长效性。

(7) 性能试验必须评价器械组件的可燃性。

(8) 患者标签必须包含安全有效使用器械所要求的全部信息，尤其需要包含以下内容：

(i) 明确描述器械的技术特性和器械的工作原理；

(ii) 明确描述器械的正确使用环境／条件，包括禁止使用的环境；

(iii) 预防性维护建议；

(iv) 器械正确使用的操作规范，例如患者体重限定、器械宽度和可操作性间隙；以及

(v) 器械相关不良事件的详细汇总以及投诉报告方式。

(9) 医生标签中必须包含本节段落 (b)(8) 中所述患者标签的全部内容，同时还必须包含以下内容：

(i) 如何识别能够有效操作器械的患者；以及

(ii) 如何安装、修改或校准器械的指示说明。

(10) 器械可用性研究必须证实患者能够在进行用户培训并了解使用说明后于预期使用环境下使用。

第 890.3900 节　直立轮椅。

(a) 定义。直立轮椅是用于医疗目的的带有轮子的器械，以使被限制在座位的人员运动。本器械可并入外用手动控制机械装置，通过升降台来将截瘫患者升至直立位置。

(b) 分类。Ⅱ类（性能标准）。

第 890.3910 节　轮椅配件。

(a) 定义。轮椅配件是用于医疗目的的器械，可单独销售，以满足使用轮椅的患者的特殊需求。轮椅配件的例子包括但不局限在以下器械:起纹板、膝板、推杆袖套、拐杖与扶杖支架、头顶悬吊索、头部与躯干部支撑、毯子以及腿搁放带。

(b) 分类。Ⅰ类（一般控制）。本器械豁免于第 890.9 节的本章第 807 部分的子部分 E 中的上市前通告过程。本器械也豁免于本章第 820 部分中的当前良好厂商实践规章的质量体系法规要求，除了第 820.180 节（关于记录的通用要求）与第 820.198 节（关于投诉文件）之外。

第 890.3920 节　轮椅部件。

(a) 定义。轮椅部件是用于医疗目的的器械，一般作为完整的轮椅部件来销售，但也可作为代换部件而单独销售。轮椅附件的例子如下：扶手、收针装置、带子、延伸刹车、控制脚扣、衬垫、防倾覆装置、歇脚板、上坡防退器、脚凳、脚环以及脚趾环。

(b) 分类。Ⅰ类（一般控制）。本器械豁免于第 890.9 节的本章第 807 部分的子部分 E 中的上市前通告过程。

第 890.3930 节　轮椅升降机。

(a) 永久性安装式轮椅平台升降机——(1) 定义。永久性安装式轮椅平台升降机是永久安装于某一地点的电动垂直升降或斜面移动平台装置，主要用于缓解因损伤或其他病变造成的人体运动能力损害，可提供引导式的平台将患者从一个水平高度移动至另一水平高度且无论是否配套使用轮椅。

(2) 分类。Ⅱ 类。永久性安装式轮椅平台升降机豁免于第 890.9 节的本章 807 部分的子部分 E 中的上市前通告过程，同时需满足以下豁免情形：

(i) 适当的分析和非临床试验（如目前 FDA 认可版本的 ASME A18.1"平台升降机和轮椅电动步梯的安全标准"中规定的分析与试验）必须证实器械具备充分的安全控制，在器械故障时可防止平台发生自由落体；

(ii) 适当的分析和非临床试验（如目前 FDA 认可版本的 ASME A18.1"平台升降机和轮椅电动步梯的安全标准"中规定的分析与试验）必须证实器械能够承受额定负荷并具备适当的安全系数；

(iii) 适当的分析和非临床试验（如目前 FDA 认可版本的 ASME A18.1"平台升降机和轮椅电动步梯的安全标准"中规定的分析与试验）必须证实器械的外壳能够防止用户从器械上跌落；以及

(iv) 适当的分析和非临床试验（如目前 FDA 认可版本的 AAMI/ANSI/IEC 60601-1-2"医用电气设备——第 1~2 部分：安全性通用要求——并行标准：电磁兼容性——要求与试验"以及 ASME A18.1"平台升降机和轮椅电动步梯的安全标准"中规定的分析与试验）必须有效确认器械的电磁兼容性和电气安全性。

(b) 便携式轮椅升降机——(1) 定义。便携式轮椅升降机是非永久性安装于某一地点的电动升降设备，主要用于缓解因损伤或其他病变造成的人体运动能力损害，可提供引导式的平台将患者从一个水平高度移动至另一水平高度（如：便携式平台升降机、陪护人员操作式爬楼梯轮椅等）。

(2) 分类。Ⅱ类。

第 890.3940 节　轮椅台秤。

(a) 定义。轮椅台秤是带有容纳轮椅的基座的器械。可称量被限制在轮椅上的患者的体重。

(b) 分类。Ⅰ类（一般控制）。本器械豁免于第 890.9 节的本章第 807 部分的子部分 E 中的上市前通告过程。本器械也豁免于本章第 820 部分中的当前良好厂商实践规章的质量体系法规要求，除了第 820.180 节（关于记录的通用要求）与第 820.198 节（关于投诉文件）之外。

子部分 E　[保留]

子部分 F——物理医学治疗器械

第 890.5050 节　日常活动辅助器械。

(a) 定义。日常活动辅助器械是用于医疗目的的经改装的接合器或器具（如：穿衣、装饰、娱乐活动、行动、吃饭或者家政服务），可帮助患者执行特定的功能。

(b) 分类。Ⅰ类（一般控制）。本器械豁免于第 890.9 节的本章第 807 部分的子部分 E 中的上市前通告过程。本器械也豁免于本章第 820 部分中的当前良好厂商实践规章的质量体系法规要求，除了第 820.180 节（关于记录的通用要求）与第 820.198 节（关于投诉文件）之外。

第 890.5100 节　浸没式水浴器。

(a) 定义。浸没式水浴器是用于医疗目的的器械，它由水搅拌器所组成，可包括被注满水的浴盆。水温可由计量器具测量。可用于水治疗过程中，以缓解疼痛与瘙痒的症状以及作为发炎与受损组织的愈合过程的辅助手段，也可作为清除受污染组织的装置。

(b) 分类。Ⅱ类（性能标准）。

第 890.5110 节　石蜡浴器。

(a) 定义。石蜡浴器是用于医疗目的的器械，它由注满液态石蜡的浴盆所组成，且维持患者肢体（如：手或手指）所保持的高温状态，以缓解疼痛与僵直。

(b) 分类。Ⅱ类（性能标准）。

第 890.5125 节　非动力坐浴盆。

(a) 定义。非动力坐浴盆是用于医疗目的的器械，它由注满了体外水治疗中所使用的水的浴盆所组成，以缓解疼痛或瘙痒，加快肛周与会阴部的发炎或受损组织的愈合。

(b) 分类。Ⅰ类（一般控制）。本器械豁免于第 890.9 节的本章第 807 部分的子部分 E 中的上市前通告过程。本器械也豁免于本章第 820 部分中的当前良好厂商实践规章的质量体系法规要求，除了第 820.180 节（关于记录的通用要求）与第 820.198 节（关于投诉文件）之外。

第 890.5150 节　带有动力装置的患者运送工具。

(a) 带有动力装置的患者轮椅升降机——(1) 定义。带动力装置的患者轮椅升降机是永久安装于某一地点的、装有座椅的动力升降设备，主要用于缓解因损伤或其他病变造成的人体运动功能损害，帮助患者上下楼梯。

(2) 分类。Ⅱ类。楼梯升降椅豁免于第 890.9 节的本章第 807 部分的子部分 E 中的上市前通告过程，同时需满足以下豁免情形：

(i) 适当的分析和非临床试验（如目前 FDA 认可版本的美国机械工程师学会 (ASME) A18.1 "平台升降机和轮椅升降机的安全标准" 中规定的分析与试验）必须证实器械具备充分的安全控制，在器械故障时可防止器械发生自由落体；

(ii) 适当的分析和非临床试验必须证实器械包括其扶手等完全能够承受额定负荷并具备适当的安全系数；

(iii) 必须提供适当的约束以防止用户从器械上跌落（如目前 FDA 认可版本的 ASME A18.1 "平台升降机和轮椅升降机的安全标准" 中规定的分析与试验）；

(iv) 适当的分析和非临床试验（如目前 FDA 认可版本的 AAMI/ANSI/IEC 60601-1-2 "医用电气设备——第 1~2 部分：安全性通用要求——并行标准：电磁兼容性——要求与试验" 以及 ASME A18.1 "平台升降机和轮椅升降机的安全标准" 中规定的分析与试验）必须有效确认器械的电磁兼容性和电气安全性；以及

(v) 适当的分析和非临床试验必须证实器械装饰材料的耐火性能。

(b) 所有其他带动力装置的患者运送装置——(1) 定义。带动力装置的患者运送装置属于动力装置，主要用于缓解因损伤或其他病变造成的人体运动功能损害，将患者从某个位置或某个高度转移至另一处如上下楼梯等（如看护人员操作的便携式爬楼梯椅）。普通型器械不包含带动力装置的三轮车或轮椅。

(2) 分类。Ⅱ类。

第 890.5160 节　空气液化床。

(a) 定义。空气液化床是通过经过滤的空气循环流经用于医疗目的的陶瓷球（小的圆形陶瓷状物体）的方式来治疗或预防压疮、治疗严重或广泛性烧伤或者辅助循环的器械。

(b) 分类。Ⅱ类（特殊控制）。本器械豁免于第 890.9 节的本章第 807 部分的子部分 E 中的上市前通告过程。

第 890.5170 节　带有动力装置的悬浮治疗床。

(a) 定义。带有动力装置的悬浮治疗床是配备了装有大量稳定流动的水、空气、泥浆或沙子的床垫的器械，可用于治疗或预防压疮、治疗严重或广泛性烧伤或者辅助循环。床垫可用电加热。

(b) 分类。Ⅱ类（特殊控制）。本器械豁免于第 890.9 节的本章第 807 部分的子部分 E 中的上市前通告过程。

第 890.5180 节　手动式患者旋转床。

(a) 定义。手动式患者旋转床是使限于斜倚位置的患者转动的器械，可用于治疗或预防压疮、治疗严重或广泛性烧伤或者辅助循环。

(b) 分类。Ⅰ类（一般控制）。本器械豁免于第 890.9 节的本章第

807 部分的子部分 E 中的上市前通告过程。

第 890.5225 节　带有动力装置的患者旋转床。

(a) 定义。带有动力装置的患者旋转床是使限于斜倚位置的患者转动的器械，可用于治疗或预防压疮、治疗严重或广泛性烧伤、尿路堵塞以及辅助循环。

(b) 分类。Ⅰ类（一般控制）。本器械豁免于第 890.9 节的本章第 807 部分的子部分 E 中的上市前通告过程。

第 890.5250 节　水蒸气室。

(a) 定义。水蒸气室是用于医疗目的的器械，可向处于封闭装置内的患者释放加热的增湿空气。用于治疗关节炎与纤维变性（纤维化组织的形成）以及促进局部血液流动。

(b) 分类。Ⅱ类（性能标准）。

第 890.5275 节　微波透热电疗机。

(a) 对所选疾病施加治疗用深部热能的微波透热电疗机——(1) 定义。对所选疾病施加治疗用深部热能的微波透热电疗机是在微波频率 915~2450 MHz 内向人体规定的区域施加电磁能的设备，可用于在人体组织内产生深部热能治疗所选的疾病，如：缓解疼痛、肌肉痉挛以及关节挛缩，但不治疗恶性肿瘤。

(2) 分类。Ⅱ类（性能标准）。

(b) 其他用途的微波透热电疗机——(1) 定义。其他用途的微波透热电疗机（除了治疗恶性肿瘤之外）是在微波频率 915~2450MHz

内向人体施加电磁能的设备，通过不同于本节段落 (a) 中所描述的产生人体组织内深部热能的方式来治疗疾病。

(2) 分类。Ⅲ类（上市前审批）。

(c) 要求注明 PMA 日期或 PDP 结束的通告。对于在 1976 年 5 月 28 日之前进行商业销售的本节段落 (b) 中所描述的微波透热电疗机，或者在 1999 年 7 月 13 日之前已发现实质上与 1976 年 5 月 28 日之前进行商业销售的本节段落 (b) 中所描述的微波透热电疗机相当的设备，都要求在 1999 年 7 月 13 日之前向美国食品药品管理局提出本节段落 (b) 中所描述的设备 PMA 或 PDP 结束的通告。其他的本节段落 (b) 中所描述的微波透热电疗机在进行商业销售之前应已批准 PMA 或宣布 PDP 结束。

第 890.5290 节　短波透热电疗机。

(a) 对所选疾病施加治疗用深部热能的短波透热电疗机——(1) 定义。对所选疾病施加治疗用深部热能的短波透热电疗机是在射频（RF）频率 13.56~27.12 MHz 内向人体规定的区域施加电磁能的设备，可用于在人体组织内产生深部热能治疗所选的疾病，如：缓解疼痛、肌肉痉挛以及关节挛缩，但不治疗恶性肿瘤。

(2) 分类。Ⅱ类（性能标准）。

(b) 非热能短波透热电疗机——(1) 定义。非热能短波透热电疗机（除了治疗恶性肿瘤之外）是在射频频率 13.56~27.12 MHz 内向人体施加电磁能的设备，通过不同于本节段落 (a) 中所描述的产生人体组织内深部热能的方式，来帮助缓解治疗术后疼痛和软组织的水肿。

(2) 分类：Ⅱ类（特殊控制）。器械归入Ⅱ类。该器械的特殊控制如下：

(i) 与人体发生接触的器械组件必须证实其生物相容性。

(ii) 适当的分析 / 试验必须证实器械在预期使用环境下具备电气安全性和电磁兼容性。

(iii) 非临床性能试验必须证实器械在预期使用条件下可正常工作。非临床性能试验必须得出器械输出波形的特征，同时证实器械符合适当的输出性能规范。输出特征以及确定这些特征所用的方法包括以下内容且必须予以确定：

(A) 峰值输出功率；
(B) 脉冲宽度；
(C) 脉冲频率；
(D) 工作循环；
(E) 可能使用的其他调制类型的特征；
(F) 射频天线 / 敷料器的平均测定输出功率；
(G) 盐水溶液凝胶测试负荷或者适当模型中的比吸收率；
(H) 各射频天线在盐水溶液凝胶测试负荷或者适当模型中的电场和磁场特征以及规定的射频天线方向 / 位置；和
(I) 盐水溶液凝胶测试负荷或者适当模型中沉积能量密度的特征。

(iv) 器械使用相关的临床试验详细汇总，以证实器械在预期用途中的有效性。

(v) 标签说明必须包含以下内容：

(A) 器械输出特征；

(B) 建议疗程，包括持续使用期；以及

(C) 器械使用相关的临床试验详细汇总以及不良事件和并发症汇总。

(vi) 在此次重新分类生效日期之前已经投放市场销售的非热能短波治疗器械必须递交原获批上市前通知（法案第 510(k) 条）的修改申请资料以证实产品符合上述特殊控制要求。

第 890.5300 节　超声透热电疗机。

(a) 对所选疾病施加治疗用深部热能的超声透热电疗机—— (1) 定义。对所选疾病施加治疗用深部热能的超声透热电疗机是在频率超过 20 kHz 处向人体规定的区域施加超声能量的设备，可用于在人体组织内产生深部热能治疗所选的疾病，如：缓解疼痛、肌肉痉挛以及关节挛缩，但不治疗恶性肿瘤。

(2) 分类。Ⅱ类（性能标准）。

(b) 其他用途的超声透热电疗机—— (1) 定义。其他用途的超声透热电疗机（除了治疗恶性肿瘤之外）是在频率超过 20 kHz 处向人体施加超声能量的设备，通过不同于本节段落 (a) 中所描述的产生人体组织内深部热能的方式来治疗疾病。

(2) 分类。Ⅲ类（上市前审批）。

(c) 要求注明 PMA 日期或 PDP 结束的通告。对于在 1976 年 5 月 28 日之前进行商业销售的本节段落 (b) 中所描述的超声透热电疗机，或者在 1999 年 7 月 13 日之前已发现实质上与 1976 年 5 月 28 日之前进行商业销售的本节段落 (b) 中所描述的超声透热电疗

机相当的设备，都要求在 1999 年 7 月 13 日之前向美国食品药品
管理局提出本节段落 (b) 中所描述的设备 PMA 或 PDP 结束的通告。
其他的本节段落 (b) 中所描述的超声透热电疗机在进行商业销售
之前应已批准 PMA 或宣布 PDP 结束。

第 890.5350 节　锻炼器械。

(a) 定义。锻炼器械是与其他锻炼方式一同使用用于医疗目的的器
械，如：重新促进肌肉运动或恢复关节活动或用作肥胖症的辅助
治疗。具体例子可包括举重、哑铃以及适应性拳击手套。

(b) 分类。Ⅰ类（一般控制）。本器械豁免于第 890.9 节的本章第
807 部分的子部分 E 中的上市前通告过程。本器械也豁免于本章
第 820 部分中的当前良好厂商实践规章的质量体系法规要求，
除了第 820.180 节（关于记录的通用要求）与第 820.198 节（关
于投诉文件）之外。

第 890.5360 节　测量用锻炼器械。

(a) 定义。测量用锻炼器械是由用于医疗目的的手动器械所组成，
如：重新促进肌肉运动或恢复关节活动或用作肥胖症的辅助治疗。
这类设备也包括心率监测仪之类设备，可提供信息用于身体状况
评价以及锻炼计划。具体例子包括带测量设备的治疗用锻炼自行
车、带测量设备的人工驱进踏车以及带测量设备的划船机。

(b) 分类。Ⅱ类（性能标准）。

第 890.5370 节　非测量用锻炼器械。

(a) 定义。非测量用锻炼器械是由用于医疗目的的器械所组成，如：
重新促进肌肉运动或恢复关节活动或者作为肥胖症的辅助治疗。

具体例子包括俯卧式踏板车、双杠、机械式踏车、锻炼台以及人工驱动锻炼自行车。

(b) 分类。Ⅰ类（一般控制）。本器械豁免于第 890.9 节的本章第 807 部分的子部分 E 中的上市前通告过程。本器械也豁免于本章第 820 部分中的当前良好厂商实践规章的质量体系法规要求，除了第 820.180 节（关于记录的通用要求）与第 820.198 节（关于投诉文件）之外。

第 890.5380 节　带动力装置的锻炼器械。

(a) 定义。带动力装置的锻炼器械是由用于医疗目的的带动力装置的器械所组成，如：重新促进关节的肌肉运动或恢复关节活动或者作为肥胖症的辅助治疗。具体例子包括：电动踏车、电动自行车、电动双杠。

(b) 分类。Ⅰ类（一般控制）。本器械豁免于第 890.9 节的本章第 807 部分的子部分 E 中的上市前通告过程。

第 890.5410 节　电动式手指锻炼器具。

(a) 定义。电动式手指锻炼器具是用于医疗目的的器械，以增强手的第二至第五个手指的关节弯曲度以及扩大关节的运动范围。

(b) 分类。Ⅰ类（一般控制）。本器械豁免于第 890.9 节的本章第 807 部分的子部分 E 中的上市前通告过程。

第 890.5500 节　红外灯。

(a) 定义。红外灯是用于医疗目的的设备，以在红外频率（约 700~50000 nm）发射能量进行局部加热。

(b) 分类。Ⅱ类（性能标准）。

第 890.5525 节　离子电渗疗设备。

(a) 用于某些指定用途的离子电渗疗设备—— (1) 定义。离子电渗疗设备是利用直流电将可溶盐或其他药物的离子引入人体内以及诱发出汗，以进行囊肿性纤维化的诊断或者用于其他用途，如果设备所使用的药物的标签有充分的使用说明的话。当用于囊肿性纤维化的诊断时，可收集汗液，测定其成分与质量。

(2) 分类。Ⅱ类（性能标准）。

(b) 用于其他目的的离子电渗疗设备—— (1) 定义。离子电渗疗设备是利用直流电将可溶盐或其他药物的离子引入人体内，用于除了本节段落 (a) 中所规定之外的其他医疗目的的处方性器械。这代表器械不是用于囊肿性纤维化的诊断以及特定的药物，也不是在该器械标签上详细说明的药。

(2) 分类。Ⅱ类(特殊控制)。器械归入Ⅱ类。该器械的特殊控制如下：

(i) 必须开展如下性能试验：

(A) 使用经批准的药物或溶液（如标签中有所注明）进行离子电渗试验以证实器械的安全使用；
(B) 器械有能力维持安全 pH 水平的试验；以及
(C) 如在耳内使用，则开展能够证明机械安全性的器械试验。

(ii) 标签说明中必须收录充分的使用说明，包括为医疗护理提供者提供充分信息用于判断确定影响药物或溶液输注的器械特征并选择合适的药物或溶液剂量进行离子电渗给药。这其中包括以下内容：

(A) 电气输出的描述和 / 或图形表示；
(B) 电极材料和 pH 缓冲液的描述；
(C) 预期用于普通药物输注时，使用标签中需提醒用户查阅离子电渗给药的药物标签，从中判定预期输注的药物是否已针对相应类型的器械取得了专门的批准并获取相关的剂量信息；以及
(D) 器械正常使用中发生的器械相关的以及手术相关的并发症详细汇总和适当的警告及禁忌说明，包括以下警告内容：

警告：使用本器械可能会产生潜在的全身不良副作用。使用本器械输注的药物或溶液可能会进入血流并引发全身副作用。请仔细阅读器械所用药物或溶液的所有标签内容，了解所有潜在的不良副作用并确保获得正确的剂量信息。如出现全身性症状表现，请查询药物或溶液标签了解正确的处理措施。

(iii) 适当的分析 / 实验必须证实器械的电磁兼容性、电气安全性、热安全性和机械安全性。

(iv) 必须开展适当的软件验证、确认和危害分析。

(v) 可能接触到患者的器械元件必须证实其生物相容性。

(vi) 可能接触到患者的器械元件必须评估其无菌性，因为器械标签中注明为无菌部件。

(vii) 性能数据必须通过标注货架寿命期内持续的包装完整性和器

械功能性证明来佐证器械元件的货架寿命期。

第 890.5575 节　带动力外用肢体超载警报设备。

(a) 定义。带动力外用肢体超载警报设备是用于医疗目的的设备，警告患者加在腿部的压力值超载或负荷不足。

(b) 分类。Ⅱ类（性能标准）。

第 890.5650 节　带动力装置的充气式管状按摩器。

(a) 定义。带动力装置的充气式管状按摩器是用于医疗目的的带有动力装置的设备，如：减轻轻微的肌肉疼痛感以及促进血液循环。可通过使用充气式压力袖带来模拟组织的按摩。

(b) 分类。Ⅱ类（性能标准）。

第 890.5660 节　治疗用按摩器。

(a) 定义。治疗用按摩器是用于医疗目的的电动式器械，如：缓解轻微的肌肉疼痛。

(b) 分类。Ⅰ类（一般控制）。本器械豁免于第 890.9 节的本章第 807 部分的子部分 E 中的上市前通告过程。

第 890.5700 节　冷裹用品。

(a) 定义。冷裹用品是由装有特别的含水的柔软硅胶的致密纤维袋的器械，能够形成人体的轮廓，对身体表面进行冷冻治疗。

(b) 分类。Ⅰ类（一般控制）。本器械豁免于第 890.9 节的本章第 807 部分的子部分 E 中的上市前通告过程。本器械也豁免于本章

第 820 部分中的当前良好厂商实践规章的质量体系法规要求，除了第 820.180 节（关于记录的通用要求）与第 820.198 节（关于投诉文件）之外。

第 890.5710 节　一次性热敷或冷敷袋。

(a) 定义。一次性热敷或冷敷袋是由装有化学品的密封塑料袋所组成的用于医疗目的的器械，化学品在活化时可对人体表面进行热治疗或冷冻治疗。

(b) 分类。Ⅰ类（一般控制）。除了用于婴幼儿之外，本器械豁免于第 890.9 节的本章第 807 部分的子部分 E 中的上市前通告过程。

第 890.5720 节　水循环式热敷袋或冷敷袋。

(a) 定义。水循环式热敷袋或冷敷袋是用于医疗目的的器械，其原理是通过泵抽吸使热水或冷水流过塑料袋而对人体表面进行热治疗或冷冻治疗。

(b) 分类。Ⅰ类（一般控制）。本器械豁免于第 890.9 节的本章第 807 部分的子部分 E 中的上市前通告过程。

第 890.5730 节　湿热袋。

(a) 定义。湿热袋是用于医疗目的的器械，由纤维容器内装硅胶所组成，用于保留升高的温度以及对人体表面进行湿热治疗。

(b) 分类。Ⅰ类（一般控制）。本器械豁免于第 890.9 节的本章第 807 部分的子部分 E 中的上市前通告过程。本器械也豁免于本章第 820 部分中的当前良好厂商实践规章的质量体系法规要求，除了第 820.180 节（关于记录的通用要求）与第 820.198 节（关于投诉文件）之外。

第 890.5740 节　电热垫。

(a) 定义。电热垫是对人体表面进行干热治疗的电器械，使用过程
中可维持升高的温度。

(b) 分类。Ⅰ类（一般控制）。本器械豁免于第 890.9 节的本章第
807 部分的子部分 E 中的上市前通告过程。

第 890.5760 节　无动力下肢压力包扎。

(a) 定义。无动力下肢压力包扎是通过缠绕包裹下肢如小腿或足部
等而施加机械压力的处方类器械，主要用于治疗原发性下肢不宁
综合征。

(b) 分类。Ⅰ类（一般控制）。本器械豁免于第 890.9 节的本章第
807 部分的子部分 E 中的上市前通告过程。

第 890.5765 节　加压器械。

(a) 定义。加压器械是用于医疗目的的器械，用来向脊柱旁组织施
加连续的压力，以进行肌肉放松与神经抑制。由带有可调整架空
配重（代替治疗人员的手来按压俯卧患者的背部）的床所组成。

(b) 分类。Ⅰ类（一般控制）。本器械豁免于第 890.9 节的本章第
807 部分的子部分 E 中的上市前通告过程。

第 890.5850 节　肌肉电刺激器。

(a) 定义。肌肉电刺激器是用于医疗目的的电器械，通过使电流流
过与人体治疗区域相接触的电极来使肌肉重复收缩。

(b) 分类。Ⅱ类（性能标准）。

第 890.5860 节　超声式肌肉刺激器。

(a) 对所选的疾病施加治疗用深部热能的超声式肌肉刺激器——
(1) 定义。对所选的疾病施加治疗用深部热能的超声式肌肉刺激器
是在频率超过 20 kHz 处向人体指定区域施加超声能量的设备，用
于在人体组织内产生深部热能来治疗所选的疾病状况，如：缓解
肌肉疼痛、肌肉痉挛以及关节挛缩，但不治疗恶性肿瘤。本设备
也使电流流过人体某区域，以刺激或放松肌肉。

(2) 分类。Ⅱ类（性能标准）。

(b) 其他用途的超声式肌肉刺激器——(1) 定义。其他用途（除了
治疗恶性肿瘤之外）的超声式肌肉刺激器是在频率超过 20 kHz 处
向人体施加超声能量与电流的设备，通过不同于在人体组织内产
生深部热能的方式来治疗疾病以及进行本节段落 (a) 中所描述的
刺激或放松肌肉。

(2) 分类。Ⅲ类（上市前审批）。

(c) 要求注明 PMA 日期或 PDP 结束的通告。对于在 1976 年 5 月
28 日之前进行商业销售的本节段落 (b) 中所描述的超声式肌肉刺
激器，或者在 1999 年 7 月 13 日之前已发现实质上与 1976 年 5
月 28 日之前进行商业销售的本节段落 (b) 中所描述的超声式肌肉
刺激器相当的设备，都要求在 1999 年 7 月 13 日之前向美国食品
药品管理局提出本节段落 (b) 中所描述的设备 PMA 或 PDP 结束的
通告。其他的本节段落 (b) 中所描述的超声式肌肉刺激器在进行
商业销售之前应已批准 PMA 或宣布 PDP 结束。

第 890.5880 节　多功能物理治疗床。

(a) 定义。多功能物理治疗床是用于医疗目的的器械，它由配备的电动床所组成，以对患者进行热治疗、牵引治疗或肌肉放松治疗。

(b) 分类。Ⅱ类（性能标准）。

第 890.5900 节　电动牵引设备。

(a) 定义。电动牵引设备是由用于医疗目的的电动设备所组成，与牵引附件（如：安全带与挽具）一同使用来对患者身体施加治疗用的牵引力。

(b) 分类。Ⅱ类（性能标准）。

第 890.5925 节　牵引配件。

(a) 定义。牵引配件是用于医疗目的的无动力装置的器械，可与电动牵引设备一同使用，以帮助向患者身体施加治疗用牵引力。普通型器械包括滑轮、皮带、头绞索以及骨盆带。

(b) 分类。Ⅰ类。本器械豁免于本章第 807 部分的子部分 E 中的上市前通告过程。本器械也豁免于本章第 820 部分中的当前良好厂商实践规章的质量体系法规要求，除了第 820.180 节（关于记录的通用要求）与第 820.198 节（关于投诉文件）之外。

第 890.5940 节　致冷装置。

(a) 定义。致冷装置是用于医疗目的的冷却设备，用于使冷敷袋变冷以及将其维持在已下降的温度。

(b) 分类。Ⅰ类（一般控制）。本器械豁免于第 890.9 节的本章第

807 部分的子部分 E 中的上市前通告过程。

第 890.5950 节　电热装置。

(a) 定义。电热装置是用于医疗目的的设备，它由装有热水的密闭舱所组成，用于对热敷袋加热以及使其维持在已升高的温度处。

(b) 分类。Ⅰ类（一般控制）。本器械豁免于第 890.9 节的本章第 807 部分的子部分 E 中的上市前通告过程。

第 890.5975 节　治疗用震荡器。

(a) 定义。治疗用震荡器是用于医疗目的的电动器械，可与各种垫子配合使用，可手持或者连接在手或床上。可用于各种用途，如：放松肌肉及缓解轻微疼痛。

(b) 分类。Ⅰ类（一般控制）。本器械豁免于第 890.9 节的本章第 807 部分的子部分 E 中的上市前通告过程。

相关法规：21 U.S.C. 351、360、360c、360e、360j、371。

来源：48 FR 53047，1983 年 11 月 23 日，除非另外标注。

第 892 部分

分章 H——医疗器械

放射医学科设备

子部分 A——通用条款

第 892.1 节　范围。

(a) 本部分阐明了商业销售的人体用放射医学科设备的分类。

(b) 本部分并没有精准描述所适用的全部医疗器械。依照第 807 部分提交上市前通告申请的制造商不能仅说明设备是通过本章节标题和本部分规章的标识条款进行精确描述的，而应按第 807.87 节要求说明设备实质上等同于其他设备的依据。

(c) 为避免重复登记列名，具有两种或多种用途（如：既作为诊断设备又作为治疗设备使用）的放射医学科设备仅列在一个子部分中。

(d) 除非另有注明，本部分《美国联邦法规汇编》规章章节参考了第 21 卷的第 I 章。

(e) 可以从以下网址获取本部分引用的指南文件：http://www.fda.gov/MedicalDevices/DeviceRegulationandGuidance/GuidanceDocuments/default.htm。

第 892.3 节　上市前审批要求的生效日期。

对于本部分中归类为Ⅲ类（要求上市前审批）的设备，在归类此设备的规章中指明的日期之后不应上市销售，除非制造商获得法案第 515 部分规定的批准（除非获得法案第 520(g)(2) 条授予的豁免权）。法案第 515 部分规定的批准包括 FDA 发布一项命令批准该设备的上市前审批（PMA）或者宣布该设备的产品研发方案（PDP）完成。

(a) 在 FDA 要求对法案修订版制定日期之前上市销售的设备或者实质上等同于该类设备的设备须获取法案第 515 部分规定的批准之前，FDA 必须在法案第 515(b) 部分项下发布一项规章要求获取此类批准，本部分第 (b) 段落规定的情形除外。法案第 515(b) 部分项下的该规章在其发布之后 90 天的宽限期内或者在将该设备归类为Ⅲ类的规章生效后第 30 个月的最后一天前(以较晚者为准)不应生效。见法案的第 501(f)(2)(B) 条。据此，除非本部分中将设备归类为Ⅲ类的规章中指明了上市前审批要求的生效日期，否则，该设备无需 FDA 发布一项批准 PMA 申请的命令或者宣布该设备的 PDP 结束即可上市销售。如果 FDA 在法案第 515(b) 部分项下发布一项规章要求设备获取上市前审批，则法案的第 501(f)(1)(A)条适用于该设备。

(b) 任何在 1976 年 5 月 28 日或之后上市销售的、无实质上等同设备的新设备，包括先前销售的、但实质上已经改变的设备，通过法令（法案第 513(f) 部分）不必经过宽限期而归类为Ⅲ类，且在

FDA 发布一项批准 PMA 申请的命令或宣布设备 PDP 结束后，方可上市销售该设备，除非设备重新分类。如果 FDA 知晓市场上销售的某设备因为新的预期用途或其他原因可以归为本部分定义的"新"设备，则 FDA 可基于该设备的新用途将其法定分类编为Ⅲ类。据此，Ⅲ类设备的规章规定自 1976 年 5 月 28 日即法案修订版制定日期起，该等设备必须获取法案第 515 部分规定的批准方可上市销售。

第 892.9 节　豁免《联邦食品药品和化妆品法案》（简称法案）510(k) 部分的限制条件。

针对普通型Ⅰ类或Ⅱ类设备，仅限满足下述情形的设备豁免于上市前通告（法案第 510(k) 部分）的要求：设备具有已上市销售的同类设备现有的或可合理预见的特性；或针对体外诊断设备，使用设备造成的误诊不应导致高发病率或死亡率。据此，针对下述情形，FDA 已经授权豁免于上市前通告要求的已上市销售的Ⅰ类或Ⅱ类设备的制造商在州际销售或计划州际销售该设备之前必须向 FDA 提交上市前通告：

(a) 设备的某项预期用途不同于已合法上市销售的同类设备的预期用途；例如：设备预期用于一个不同的医疗目的，或者设备预期给外行使用，而原预期用途仅限医疗保健专业人士操作。

(b) 改良设备与已合法上市销售的同类设备相比采用不同的基本科学技术操作；例如：某外科器械用激光束而不是锋利的金属刀片切割组织，或者某体外诊断设备利用脱氧核糖核酸（DNA）探针或核酸杂交技术或鉴别传染物，而不是培养或免疫测定技术检查；或者

(c) 设备为预期用于以下方面的体外设备：

(1) 用于肿瘤性疾病的诊断、监测或者筛查，免疫组织化学设备除外；

(2) 用于家族性或后天获得性遗传性疾病的筛查或诊断，包括先天的新陈代谢问题；

(3) 用于测定作为筛查、诊断或监测威胁生命的疾病的替代标记物的分析物，如：艾滋病（AIDS）、慢性或活动性肝炎、肺结核或心肌梗死，或者用于监测治疗；

(4) 用于评估心血管疾病的风险性；

(5) 用于糖尿病管理；

(6) 使用临床材料直接鉴别或推测微生物的性质；

(7) 用于检测除免疫球蛋白 G（IgG）以外的微生物抗体，或者用于 IgG 测定（当结果为非定性或者用于确定免疫性或者试剂盒预期用于除血清或血浆以外基质时）；

(8) 用于本章第 812.3(k) 条规定的非侵入式检验；以及

(9) 用于患者旁检验（床旁检验）。

子部分 B——诊断器械

第 892.1000 节　磁共振诊断设备。

(a) 定义。磁共振诊断设备是利用反应空间分布的图像和 / 或表现出核磁共振的原子核的频率与分布所反映的磁共振波谱来进行常规诊断的设备。也可得出由图像和 / 或波谱所导出的其他物理参数。本设备包括氢 –1（质子）成像、钠 –23 成像、氢 –1 波谱仪、磷 –31 波谱仪与化学位移成像（保留同步频率与空间信息）。

(b) 分类。Ⅱ类。

第 892.1100 节　闪烁（γ）照相机。

(a) 定义。闪烁（γ）照相机是依靠光子辐射探测器来对人体内放射性核的分布进行成像的设备。普通型设备可包括信号分析与显示设备、患者与设备支持装置、放射性核标记物以及附件。

(b) 分类。Ⅰ类（一般控制）。

第 892.1110 节　正电子照相机。

(a) 定义。正电子照相机是用于对人体内正电子发射放射性核的分布进行成像的设备。普通型设备可包括信号分析与显示设备、患者与设备支持装置、放射性核标记物以及附件。

(b) 分类。Ⅰ类（一般控制）。

第 892.1130 节　核素全身计数器。

(a) 定义。核素全身计数器是用于测量全身内放射性核数量的设备。普通型设备可包括信号分析与显示设备、患者与设备支持装置以及附件。

(b) 分类。Ⅰ类（一般控制）。基于第 892.9 节的限制，本设备豁免于本章第 807 部分的子部分 E 中的上市前通告过程。

第 892.1170 节　骨密度仪。

(a) 定义。骨密度仪是用于医疗目的的设备，它通过测量穿过骨与邻近组织的 X 射线或 γ 射线的方法来测量骨密度与矿物质含量。普通型设备可包括信号分析与显示设备、患者与设备支持装置以及附件。

(b) 分类。Ⅱ类。

第 892.1180 节　骨强度仪。

(a) 定义。骨强度仪是将超声能量传递到人体以测量骨骼声学特性的装置，其显示骨骼健康和骨折风险。设备的主要部件是电压发生器、发射换能器、接收换能器以及用于接收和处理所接收的超声波信号的硬件和软件。

(b) 分类。Ⅱ类（特殊控制）。该设备的特殊控制是 FDA 的"行业和 FDA 工作人员指南；Ⅱ类特殊控制指南文件：骨强度仪。"有关本指南文件的可用性，请参见第 892.1 节 (e)。

第 892.1200 节　发射式计算机断层扫描装置。

(a) 定义。发射式计算机断层扫描装置是检测人体内 γ 射线与正电子 – 发射放射性核的位置与分布以及通过计算机对数据重建来产生人体横断面图像的设备。普通型设备可包括信号分析与显示设备、患者与设备支持装置、放射性核自动标记器以及附件。

(b) 分类。Ⅱ类。

第 892.1220 节　荧光扫描仪。

(a) 定义。荧光扫描仪是通过将人体置于某些 X 射线或低剂量 γ 射线之内的方式来测量人体内诱发的荧光辐射的设备。普通型设备可包括信号分析与显示设备、患者与设备支持装置以及附件。

(b) 分类。Ⅱ类。

第 892.1300 节　核医学直线扫描仪。

(a) 定义。核医学直线扫描仪是利用探测器（或探测器组）相对于患者向两个方向移动的方式来进行人体内放射性核分布的成像的设备。普通型设备可包括信号分析与显示设备、患者与设备支持装置、放射性核自动标记器以及附件。

(b) 分类。Ⅰ类（一般控制）。本设备豁免于第 892.9 节的本章第807 部分的子部分 E 中的上市前通告过程。

第 892.1310 节　核医学断层成像装置。

(a) 定义。核医学断层成像装置是探测人体内的原子核辐射以及通过使其他平面内的细节模糊或消除细节的方式来进行人体特定的横断面的成像的设备。普通型设备可包括信号分析与显示设备、患者与设备支持装置、放射性核自动标记器以及附件。

(b) 分类。Ⅱ类。

第 892.1320 节　核医学摄取探测器。

(a) 定义。核医学摄取探测器是用于测量特定器官或人体部位摄取放射性核数量的设备。普通型设备可包括单或多探测器探头、信号分析与显示设备、患者与设备支持装置以及附件。

(b) 分类。Ⅰ类（一般控制）。本设备豁免于第 892.9 节的本章第807 部分的子部分 E 中的上市前通告过程。

第 892.1330 节　核医学全身扫描仪。

(a) 定义。核医学全身扫描仪是利用宽缝探测器（其位置可相对人体向一个方向移动）来对人体内放射性核的分布进行测量与成像的设备。普通型设备可包括信号分析与显示设备、患者与设备支持装置、放射性核自动标记器以及附件。

(b) 分类。Ⅰ类（一般控制）。本设备豁免于第 892.9 节的本章第 807 部分的子部分 E 中的上市前通告过程。

第 892.1350 节　核医学扫描床。

(a) 定义。核医学扫描床是在核医学检查过程中支撑患者的可调式床。

(b) 分类。Ⅰ类（一般控制）。本设备豁免于第 892.9 节的本章第 807 部分的子部分 E 中的上市前通告过程。

第 892.1360 节　放射性核剂量校准器。

(a) 定义。放射性核剂量校准器是将放射性核素注入患者体内之前对其进行定量分析的辐射探测设备。

(b) 分类。Ⅱ类。

第 892.1370 节　核医学模拟人体模。

(a) 定义。核医学模拟人体模是含有放射源或者含有可将放射样品插入的腔洞的人体组织模拟物。它可用于校准核医学摄取探测器或其他的医学设备。

(b) 分类。Ⅰ类（一般控制）。本设备豁免于第 892.9 节的本章第 807 部分的子部分 E 中的上市前通告过程。

第 892.1380 节　核医学放射源体模。

(a) 定义。核医学放射源体模是由均匀灌注了含有预期放射性核素溶液的射线可穿透容器所组成的设备，可用来校准医用 γ 照相机准直器系统的响应均匀性。

(b) 分类。Ⅰ类（一般控制）。本设备豁免于第 892.9 节的本章第 807 部分的子部分 E 中的上市前通告过程。

第 892.1390 节　放射性核素再呼吸系统。

(a) 定义。放射性核素再呼吸系统是用于盛装气态或挥发性放射性核素或标记为放射性核素的气溶胶的设备，从而允许患者在核医学换气测试（测试肺与大气间的气体交换过程）过程中呼吸这些核素。普通型设备可包括信号分析与显示设备、患者与设备支持装置以及附件。

(b) 分类。Ⅱ类。

第 892.1400 节　核医学封装校准源。

(a) 定义。核医学封装校准源是由封装的参考核素所组成的器械，用于对核医学辐射探测器进行校准。

(b) 分类。Ⅰ类（一般控制）。本设备豁免于第 892.9 节的本章第 807 部分的子部分 E 中的上市前通告过程。

第 892.1410 节　核医学心电图仪同步装置。

(a) 定义。核医学心电图仪同步装置是在原子核放射医学中所使用的设备，用于在产生动态心脏图像过程中使图像形成的时间与心动周期发生关系。

(b) 分类。Ⅰ类（一般控制）。本设备豁免于第 892.9 节的本章第 807 部分的子部分 E 中的上市前通告过程。

第 892.1420 节　放射性核素测试模型体模。

(a) 定义。放射性核素测试模型体模是由封装在固体模型内的辐射透不过或放射性材料的排列所组成的设备，以进行核医学成像设备的性能特性测试。

(b) 分类。Ⅰ类（一般控制）。本设备豁免于第 892.9 节的本章第 807 部分的子部分 E 中的上市前通告过程。

第 892.1540 节　非胎儿用超声监测仪。

(a) 定义。非胎儿用超声监测仪是将连续高频声波投射进除胎儿之外的人体组织内以测定反射波的频率变化（多普勒频移）的设备，本设备可用于非胎儿血流与其他非胎儿运动中体组织的研究。普通型设备可包括信号分析与显示设备、患者与设备支持装置、以及附件。

(b) 分类。Ⅱ类。

第 892.1550 节　超声脉冲多谱勒成像装置。

(a) 定义。超声脉冲多谱勒成像装置是将连续波多谱勒技术与脉冲回波技术的特点相结合的设备，可用于测定静态人体组织特性（如：组织分界面的深度或位置）或动态组织特性（如：血流或组织运动的速度）。普通型设备可包括信号分析与显示设备、患者与设备支持装置以及附件。

(b) 分类。Ⅱ类。

第 892.1560 节　超声脉冲回波成像装置。

(a) 定义。超声脉冲回波成像装置是将脉冲式声束投射进人体组织内以测定组织分界面的深度与位置以及测量声脉冲由发射器至组织分界面与返回接收器的持续时间的设备。普通型设备可包括信号分析与显示设备、患者与设备支持装置以及附件。

(b) 分类。II 类。

第 892.1570 节　诊断用超声传感器。

(a) 定义。诊断用超声传感器是由压电材料制造的器械，它可将电信号转换成声信号以及将声信号转换成电信号，可用于诊断超声设备中。此类设备的普通型设备的附件可包括传感器与人体表面间的声耦合输送介质，如：声凝胶、糊剂或软质液体容器。

(b) 分类。II 类。

第 892.1600 节　血管造影 X 射线系统。

(a) 定义。血管造影 X 射线系统是在注射造影剂过程中或之后使心脏、血管或淋巴系统更加清晰可见的放射类设备。普通型设备可包括信号分析与显示设备、患者与设备支持装置以及附件。

(b) 分类。II 类。

第 892.1610 节　诊断用 X 射线限束装置。

(a) 定义。诊断用 X 射线限束装置是诸如准直器、整形锥或孔径之类的设备，通过限制初级 X 射线束的大小的方式来限制 X 射线射野范围。

(b) 分类。Ⅱ类。

第 892.1620 节　电影或点片荧光照相 X 射线照相机。

(a) 定义。电影或点片荧光照相 X 射线照相机是通过影像增强器以照片形式记录 X 射线所产生的诊断图像的设备。

(b) 分类。Ⅱ类。

第 892.1630 节　静电式 X 射线成像系统。

(a) 定义。静电式 X 射线成像系统是用于医疗目的的设备，它通过穿过半导体平板、充气式电离室或其他类似装置的静电场将 X 射线辐射转换为静电图像，随后转换为可见的图像。普通型设备可包括信号分析与显示设备、患者与设备支持装置以及附件。

(b) 分类。Ⅱ类。

第 892.1640 节　X 射线照相胶片标记系统。

(a) 定义。X 射线照相胶片标记系统是用于医疗目的的设备，通过暴露于可见光的方式向 X 射线照相胶片上添加身份证明或其他信息。

(b) 分类。Ⅰ类（一般控制）。本设备豁免于第 892.9 节的本章第 807 部分的子部分 E 中的上市前通告过程。

第 892.1650 节　影像增强型荧光检查 X 射线系统。

(a) 定义。影像增强型荧光检查 X 射线系统是通过将 X 射线辐射模型经由电子放大的方式转换成可见图像的方法以使解剖结构更加清晰可见的设备。普通型设备可包括信号分析与显示设备、患者与设备支持装置以及附件。

(b) 分类。Ⅱ类。当作为本段 (a) 中所述设备的附件时，该荧光镜
压缩装置可豁免于第 892.9 节的本章第 807 部分的子部分 E 中的
上市前通告过程。

第 892.1660 节　非影像增强器型荧光检查 X 射线系统。

(a) 定义。非影像增强器型荧光检查 X 射线系统是通过荧光屏将 X
射线模型转换为可见图像的方式使解剖结构更清晰可见的设备。
普通型设备可包括信号分析与显示设备、患者与设备支持装置
以及附件。

(b) 分类。Ⅱ类。

第 892.1670 节　点片装置。

(a) 定义。点片装置是用于医疗目的的荧光检查 X 射线系统的机
电式部件，以在荧光透视过程中安放 X 射线照相暗盒，进行 X 射
线照相。

(b) 分类。Ⅱ类。

第 892.1680 节　静止式 X 射线系统。

(a) 定义。静止式 X 射线系统是永久性安装的诊断系统，用于产
生与控制 X 射线对不同的解剖部位进行检查。普通型设备可包括
信号分析与显示设备、患者与设备支持装置以及附件。

(b) 分类。Ⅱ类。

第 892.1700 节　诊断用 X 射线高压发生器。

(a) 定义。诊断用 X 射线高压发生器是用于向诊断用 X 射线球管

提供并调节电能的设备。普通型设备可包括将交流电转换为直流电的变换器、X 射线球管灯丝变压器、高压转换开关、电防护装置或其他适当的元件。

(b) 分类。Ⅰ类。本设备豁免于第 892.9 节的本章第 807 部分的子部分 E 中的上市前通告过程。

第 892.1710 节　乳腺 X 射线摄影系统。

(a) 定义。乳腺 X 射线摄影系统是用于进行乳腺 X 射线摄影的设备。普通型设备可包括信号分析与显示设备、患者与设备支持装置以及附件。

(b) 分类。Ⅱ类。

第 892.1715 节　数字乳腺 X 射线摄影系统。

(a) 定义。数字乳腺 X 射线摄影系统是旨在产生整个乳房的平面数字 X 射线图像的装置。该通用类型的设备可以包括数字乳腺 X 射线摄影采集软件、全数字图像接收器、采集工作站，自动曝光控制、图像处理和重建程序、患者和设备支架、部件和附件。

(b) 分类。Ⅱ类（特殊控制）。该设备的特殊控制是 FDA 指南文件，题为"Ⅱ类特殊控制指南文件：全数字乳腺摄影系统。"有关本指南文件的可用性，请参见第 892.1(e) 条。

第 892.1720 节　移动式 X 射线系统。

(a) 定义。移动式 X 射线系统是在 X 射线诊断过程中产生及控制 X 射线的可运输的设备。普通型设备可包括信号分析与显示设备、患者与设备支持装置以及附件。

(b) 分类。Ⅱ类。

第 892.1730 节　荧光屏图像照相 X 射线系统。

(a) 定义。荧光屏图像照相 X 射线系统是包括荧光检查 X 射线装置与照相机在内的设备，用于产生人体的荧光检查图像，然后进行照相。普通型设备可包括信号分析与显示设备、患者与设备支持装置以及附件。

(b) 分类。Ⅱ类。

第 892.1740 节　层析成像 X 射线系统。

(a) 定义。层析成像 X 射线系统是通过将人体其他层面的细节进行模糊处理或消除的方式来产生特定横断面的放射图像的 X 射线设备。普通型设备可包括信号分析与显示设备、患者与设备支持装置以及附件。

(b) 分类。Ⅱ类。

第 892.1750 节　计算机断层摄影 X 射线系统。

(a) 定义。计算机断层摄影 X 射线系统是通过在不同角度由相同的轴面获得的 X 射线传输数据进行计算机重建从而获得人体横断面图像的诊断用 X 射线设备。普通型设备可包括信号分析与显示设备、患者与设备支持装置以及附件。

(b) 分类。Ⅱ类。

第 892.1760 节　诊断用 X 射线管套组件。

(a) 定义。诊断用 X 射线管套组件是封装在防辐射外壳内用于诊断目的的 X 射线发生球管。普通型设备可包括高压变压器与灯丝变压器或其他适当的部件。

(b) 分类。Ⅰ类（一般控制）。本设备豁免于第 892.9 节的本章第 807 部分的子部分 E 中的上市前通告过程。

第 892.1770 节　诊断用 X 射线球管架。

(a) 定义。诊断用 X 射线球管架是用于支持及安装医用 X 射线照相过程的诊断用 X 射线球管壳的设备。

(b) 分类。Ⅰ类。本设备豁免于第 892.9 节的本章第 807 部分的子部分 E 中的上市前通告过程。

第 892.1820 节　气脑造影椅。

(a) 定义。气脑造影椅是在进行气脑造影术（脑的 X 射线成像）过程中支撑及安放患者的椅子。

(b) 分类。Ⅱ类。

第 892.1830 节　透视摄影床。

(a) 定义。透视摄影床是在放射诊断过程中用于使患者沿其纵向轴转动的支持设备。

(b) 分类。Ⅰ类。本设备豁免于第 892.9 节的本章第 807 部分的子部分 E 中的上市前通告过程。

第 892.1840 节　X 射线摄影胶片。

(a) 定义。X 射线摄影胶片是由一薄层单面或双面涂有照相感光乳剂的射线可透过的材料所组成，在放射诊断过程中用于记录图像。

(b) 分类。Ⅰ类。本设备豁免于第 892.9 节的本章第 807 部分的子
部分 E 中的上市前通告过程。

第 892.1850 节　X 射线摄影暗盒。

(a) 定义。X 射线摄影暗盒是在 X 射线诊断过程中所使用的器械，
用以使射线摄影胶片与 X 射线影像增强屏紧密接触以及用防光壳
使摄影胶片直接曝光。

(b) 分类。Ⅱ类。

第 892.1860 节　射线摄影胶片 / 暗盒转换。

(a) 定义。射线摄影胶片 / 暗盒转换器是在放射过程中所使用的设
备，使射线摄影胶片或暗盒在 X 射线曝光位置间运动，且在曝光
过程中使之固定。

(b) 分类。Ⅱ类。

第 892.1870 节　射线摄影胶片 / 暗盒转换程序器。

(a) 定义。射线摄影胶片 / 暗盒转换程序器是在连续医用 X 射线照
相过程中用来控制胶片或换片器运行的设备。

(b) 分类。Ⅱ类。

第 892.1880 节　壁装式放射摄影暗盒托座。

(a) 定义。壁装式放射摄影暗盒托座是用于支持与安放放射摄影暗
盒的支架，便于放射摄影曝光。

(b) 分类。I 类（一般控制）。本设备豁免于第 892.9 节的本章第 807 部分的子部分 E 中的上市前通告过程。

第 892.1890 节　放射摄影胶片照明器。

(a) 定义。放射摄影胶片照明器是内有遮蔽了半透明前罩的可见光源的设备，用于观察医疗放射摄影。

(b) 分类。I 类（一般控制）。本设备豁免于第 892.9 节的本章第 807 部分的子部分 E 中的上市前通告过程。

第 892.1900 节　自动射线摄影胶片处理器。

(a) 定义。自动射线摄影胶片处理器是用于对已曝光胶片自动及连续进行显影、定影、冲洗与干燥的设备。

(b) 分类。II 类。

第 892.1910 节　放射摄影滤线栅。

(a) 定义。放射摄影滤线栅是由射线可穿透的条纹与射线不可穿透的条纹所组成的器械，该器械放置在患者与影像接收器之间，以减少达到影像接收器的散射辐射射线的数量。

(b) 分类。I 类（一般控制）。本设备豁免于第 892.9 节的本章 807 部分的子部分 E 中的上市前通告过程。

第 892.1920 节　放射摄影头托。

(a) 定义。放射摄影头托是在放射摄影过程中安放患者头部的装置。

(b) 分类。I 类（一般控制）。本设备豁免于第 892.9 节的本章第

807 部分的子部分 E 中的上市前通告过程。本设备也豁免于本章
第 820 部分中的当前良好厂商实践规章的质量体系法规要求，除
了第 820.180 节（关于记录的通用要求）与第 820.198 节（关于
投诉文件）之外。

第 892.1940 节　放射科质量保证设备。

(a) 定义。放射科质量保证设备是用于医疗目的的设备，用来测量
与其他放射设备相关的物理特性。

(b) 分类。Ⅰ类（一般控制）。本设备豁免于第 892.9 节的本章第
807 部分的子部分 E 中的上市前通告过程。本设备也豁免于本章
第 820 部分中的当前良好厂商实践规章的质量体系法规要求，除
了第 820.180 节（关于记录的通用要求）与第 820.198 节（关于
投诉文件）之外。

第 892.1950 节　放射摄影人型体模。

(a) 定义。放射摄影人型体模是用于医疗目的的设备，以模拟人体
决定放射摄影设备的位置。

(b) 分类。Ⅰ类（一般控制）。本设备豁免于第 892.9 节的本章第
807 部分的子部分 E 中的上市前通告过程。本设备也豁免于本章
第 820 部分中的当前良好厂商实践规章的质量体系法规要求，除
了第 820.180 节（关于记录的通用要求）与第 820.198 节（关于
投诉文件）之外。

第 892.1960 节　射线摄影增感屏。

(a) 定义。射线摄影增感屏是涂有发光材料的射线可穿过的薄层，
它将入射的 X 射线光子转换成可见光，用于对射线摄影胶片进

行曝光。

(b) 分类。Ⅰ类（一般控制）。本设备豁免于第 892.9 节的本章第 807 部分的子部分 E 中的上市前通告过程。

第 892.1970 节　射线摄影 ECG/ 呼吸器同步装置。

(a) 定义。射线摄影 ECG/ 呼吸器同步装置是在心动周期或呼吸周期的预定阶段用来协调 X 射线胶片曝光与来自心电图仪（ECG）或呼吸器的信号的设备。

(b) 分类。Ⅰ类（一般控制）。本设备豁免于第 892.9 节的本章第 807 部分的子部分 E 中的上市前通告过程。

第 892.1980 节　放射摄影床。

(a) 定义。放射摄影床是用于医疗目的的设备，用于在放射检查过程中支撑患者。本床可为固定式或倾斜式且可由电驱动。

(b) 分类。Ⅱ类（特殊控制）。本设备豁免于第 892.9 节的本章第 807 部分的子部分 E 中的上市前通告过程。

第 892.1990 节　乳腺评价用瞬变显示器。

(a) 定义。乳腺评价用瞬变显示器（也称为乳腺透照仪）为电驱动设备，它利用低强度的可见光与近红外辐射光（约为 700~1050 nm）的发射穿过乳腺，使半透明组织清晰可见，用以对癌症、其他状况、疾病或畸形进行诊断。

(b) 分类。Ⅲ类（上市前审批）。

(c) 要求注明上市前审批（PMA）日期或产品研发方案（PDP）结束的通告。对于在 1976 年 5 月 28 日之前商业销售的任何乳腺评价用瞬变显示器，或者，在 2014 年 4 月 17 日或之前被发现与 1976 年 5 月 28 日之前商业销售的乳房评估透照器实质等同的乳腺评价用瞬变显示器，必须在 2014 年 4 月 17 日之前向 FDA 提交 PMA 或完成 PDP 的通知。任何其他乳腺评价用瞬变显示器在投入商业销售之前，应具有经批准的 PMA 或已宣告完成的 PDP。

第 892.2010 节　医用图像存储设备。

(a) 定义。医用图像存储设备是对医学图像进行电子存储以及检索的设备。典型例子包括应用磁光盘、磁带或数字存储器的设备。

(b) 分类。Ⅰ类（一般控制）。本设备豁免于第 892.9 节的本章第 807 部分的子部分 E 中的上市前通告过程。

第 892.2020 节　医学图像通信设备。

(a) 定义。医学图像通信设备是在医疗设备之间对医学图像进行电子传输的设备。它可包括物理通信介质、调制解调器、接口与通信协议。

(b) 分类。Ⅰ类（一般控制）。本设备豁免于第 892.9 节的本章第 807 部分的子部分 E 中的上市前通告过程。

第 892.2030 节　医学图像数字化仪。

(a) 定义。医学图像数字化仪是用于将模拟的医学图像转换为数字格式的设备。典型例子包括采用图像帧抓取器的系统与使用激光或电荷耦合装置的扫描仪。

(b) 分类。Ⅱ类（特殊控制；自动标准——医学数字成像与通信（DICOM）标准，联合图像专家组（JPEG）标准）。

第 892.2040 节　医学图像硬拷贝设备。

(a) 定义。医学图像硬拷贝设备是对医学图像与相关的标识信息进行可见打印记录的设备。典型例子包括多幅相机与激光打印机。

(b) 分类。Ⅱ类（特殊控制；自动标准——医学数字成像与通信（DICOM）标准，联合图像专家组（JPEG）标准，电影与电视工程师协会（SMPTE）测试模型）。

第 892.2050 节　图片存档及通信系统。

(a) 定义。图片存档及通信系统是具有与医学图像的接收、传输、显示、存储与数字处理相关的一种或多种性能的设备。其硬件可包括工作站、数字化仪、通信设备、计算机、视频监视器、磁光盘或其他的数字数据存储设备以及硬拷贝设备。软件可提供与图像处理、增强、压缩或量化相关的功能。

(b) 分类。Ⅱ类（特殊控制；自动标准——医学数字成像与通信（DICOM）标准，联合图像专家组（JPEG）标准，电影与电视工程师协会（SMPTE）测试模型）。

子部分 C~E ［保留］

子部分 F——治疗设备

第 892.5050 节　医用带电粒子放射治疗系统。

(a) 定义。医用带电粒子放射治疗系统是通过加速高能带电粒子

（如：电子与质子）进行放射治疗的设备。普通型设备可包括信号分析与显示设备、患者与设备支持装置、治疗计划计算机程序、零部件以及附件。

(b) 分类。Ⅱ类。当作为质量控制系统而使用时，在本节段落 (a) 中所描述的设备的附件包括的胶片剂量测定系统（胶片扫描系统）豁免于第 892.9 节的本章第 807 部分的子部分 E 中的上市前通告过程。

第 892.5300 节　医用中子放射治疗系统。

(a) 定义。医用中子放射治疗系统是用于产生高能中子进行放射治疗的设备。普通型设备可包括信号分析与显示设备、患者与设备支持装置、治疗计划计算机程序、零部件以及附件。

(b) 分类。Ⅱ类。

第 892.5650 节　手动放射性核素敷贴系统。

(a) 定义。手动放射性核素敷贴系统是用于将放射性核素源放入人体内或贴至人体表面进行放射治疗的人工操作设备。普通型设备可包括患者与设备支持装置、零部件、治疗计划计算机程序以及附件。

(b) 分类。Ⅰ类（一般控制）。本设备豁免于第 892.9 节的本章第 807 部分的子部分 E 中的上市前通告过程。

第 892.5700 节　遥控放射性核素敷贴系统。

(a) 定义。遥控放射性核素敷贴系统是能够使操作人员通过遥控的方式将放射性核素源放至人体内或贴至人体表面进行放射治疗的机电式或气动设备。普通型设备可包括患者与设备支持装置、零部件、治疗计划计算机程序以及附件。

(b) 分类。Ⅱ类。

第 892.5710 节　放射治疗射线束整形块。

(a) 定义。放射治疗射线束整形块是由高衰减材料（如：铅）制造的用于医疗目的的器械，它可对来自放射治疗源的射线束进行整形。

(b) 分类。Ⅱ类。

第 892.5730 节　放射性核素近距离治疗源。

(a) 定义。放射性核素近距离治疗源是由封装在由金、钛、不锈钢或铂制造的密封容器内的放射性核素所组成的用于医疗目的的器械，可将之放置在人体表面或体腔或组织内，作为放射性核素治疗的核素源。

(b) 分类。Ⅱ类。

第 892.5740 节　放射性核素远距离治疗源。

(a) 定义。放射性核素远距离治疗源是由封装在密封容器内的放射性核素所组成的器械。本器械可使放射源位于远离患者身体之处进行放射治疗。

(b) 分类。Ⅰ类（一般控制）。本设备豁免于第 892.9 节的本章第 807 部分的子部分 E 中的上市前通告过程。

第 892.5750 节　放射性核素放射治疗系统。

(a) 定义。放射性核素放射治疗系统是允许操作人员进行 γ 放射
治疗的设备，辐射源位于远离患者身体之处。普通型设备可包括
信号分析与显示设备、患者与设备支持装置、治疗计划计算机程
序、零部件（包括限束装置）与附件。

(b) 分类。Ⅱ类。

第 892.5770 节　电动放射治疗患者支撑设备。

(a) 定义。电动放射治疗患者支撑设备是在放射治疗过程中用于支
撑患者的电动可调节床。

(b) 分类。Ⅱ类。

第 892.5780 节　患者位置光指示器。

(a) 定义。患者位置光指示器是投射光束（不连续光或激光）的设备，
以确定患者与放射线束对准程度。可在放射手术中使用光束以保
证患者位置正确以及监测放射线束与患者解剖结构的对准程度。

(b) 分类。Ⅰ类（一般控制）。本设备豁免于第 892.9 节的本章第
807 部分的子部分 E 中的上市前通告过程。

第 892.5840 节　放射治疗模拟系统。

(a) 定义。放射治疗模拟系统是用于确定放射治疗过程中要投照部
位体积的大小与确认放射治疗辐射野的位置与大小的荧光透视或
放射照相 X 射线系统。普通型设备可包括信号分析与显示设备、
患者与设备支持装置、治疗计划计算机程序、零部件以及附件。

(b) 分类。Ⅱ类。

第 892.5900 节　X 射线放射治疗系统。

(a) 定义。X 射线放射治疗系统是产生及控制放射治疗用 X 射线的设备。普通型设备可包括信号分析与显示设备、患者与设备支持装置、治疗计划计算机程序零部件以及附件。

(b) 分类。Ⅱ类。

第 892.5930 节　治疗用 X 射线球管套。

(a) 定义。治疗用 X 射线球管套是封装在防辐射外壳内的 X 射线球管，可用于放射治疗过程。普通型设备可包括高压变压器与灯丝变压器或其他的包含在防辐射套内的部件。

(b) 分类。Ⅱ类。

子部分 G——其他设备

第 892.6500 节　个人用防护屏。

(a) 定义。个人用防护屏是用于医疗目的的设备，通过提供辐射衰减屏障来保护患者、操作人员或其他人员免受不必要的辐射。普通型设备可包括工作服、附属设施以及移动式或静止式结构。

(b) 分类。Ⅰ类（一般控制）。本设备豁免于第 892.9 节的本章第 807 部分的子部分 E 中的上市前通告过程。

相关法规：21 U.S.C. 351、360、360c、360e、360j、371。

来源：53 FR 1567，1988 年 1 月 20 日，除非另有说明。

第 895 部分 | 分章 H——医疗器械
禁用器械

子部分 A——通用条款

第 895.1 节　范围。

(a) 本部分描述了理事制定通报的程序，当人用器械出现实质性的欺骗或者不合理及本质上可引起疾病或造成伤害的危险时，将其列为禁用器械。

(b) 本部分适用于《联邦食品药品和化妆品法案》（简称法案）的第 201(h) 条定义的人体用"器械"。

(c) 按本部分列为禁用器械的器械依照法案第 501(g) 条为掺假产品。被禁用的限制性器械依照法案第 502(q) 条也为假冒产品。

(d) 虽然本部分不包括动物用的器械，但厂商、经销商、进口商或者对禁用器械负责贴标签的任何其他人员不能够将此器械重新贴标签而用于动物。被禁止人使用但对动物使用有效的器械仅在下列情形下进行销售供兽医使用：依照《联邦食品药品和化妆品法案》与本章、本器械应符合兽医用器械的全部要求，且要对本器械标注下列语句："仅供兽医使用，警告：联邦法律禁止将此器械销售供人使用"。然而，由美国食品药品管理局确定供人使用的贴标签的器械将被认为是禁用器械。在确定这样的器械是否可供人使用时，美国食品药品管理局要格外考虑本器械的最终目标。

第 895.20 节　概要。

根据所有可用的数据与资料，当理事发现器械出现实质性的欺骗或者不合理及本质上可引起疾病或造成伤害的危险时，如果本器械为限制性器械，理事确定不能够通过贴标签或更换标签或者更换广告的方式对其进行校正或排除的话，理事可发布通报，将其列为禁用器械。

第 895.21 节　禁用器械的程序。

(a) 在发布通报将某一器械列为禁用器械之前，理事应发现持续销售的器械出现实质性的欺骗或者不合理及本质上可引起疾病或造成伤害的危险。

(1) 在确定欺骗或者可引起疾病或造成伤害的危险是否真实时，理事将考虑到器械的持续销售或目前标注的器械的持续销售所造成的欺骗或危险是否为重要的，有实质性的或者其持续销售对公众健康的受益相比是否具有实际意义。

(2) 在确定某一器械是否具有欺骗性时，理事应考虑到是否器械的用户可被欺骗或者受到本器械的伤害。不要求理事确定就厂商、经销商、进口商或其他负责人员而言是故意误导或伤害器械的用户或者存在对个人进行欺骗或伤害的真实证据。

(3) 在确定某一器械是否出现欺骗或者引起疾病或造成伤害的危险时，理事要考虑到所有可用的数据与资料，包括理事可依照法案的其他条款获得的数据与资料，由器械的厂商、经销商或进口商依照第 895.22 节提供的数据与资料，由其他感兴趣人员自愿提交的数据与资料。

(b) 在发布通报将某一器械列为禁用器械之前，FDA 的理事可与依照法案第 513 部分建立的专门小组（对进行考察的器械的类型具有很强的专业知识）进行协商。可定期或专门安排与专门小组进行协商或者经与小组成员通信或电话交谈的方式来完成协商工作。理事可要求小组以书面的形式提交对所考察的器械的意见。理事应以书面备忘录的形式记录与小组或其成员的口头交流内容。

(c) 如果理事确定本器械的实质性欺骗或者可引起疾病或造成伤害的危险或者对个人健康不合理的、直接与实质性危险可经由贴标签或更换标签或者更换广告来进行校正或排除（如果本器械为限制性器械），则理事将通知负责人员依照第 895.25 节贴标签或更换标签或者更换广告。如果要求的重新贴标签或更换广告没有依照第 895.25 节完成的话，则理事可依照第 895.21 节 (d) 发布通报禁用此器械，适当时可依照第 895.30 节确定特别的有效日期。

(d) 如果理事决定发布通报将某一器械列为禁用器械的话，则在联邦公报中发布对此结果进行规章制订提议的通知。通知要简明归纳以下内容：

(1) 依照本节的段落 (a) 理事发现此器械出现实质性的欺骗或者不合理及本质上可引起疾病或造成伤害的危险，适当时，依照第 895.30 节理事的判定结果，即欺骗或者引起疾病或造成伤害的危险表现为对个人健康的不合理、直接及实质性的危险；

(2) 理事发布开启通报程序的理由；

(3) 对以下数据与资料的评估：依照法案其他条款获得的数据与资料，器械的厂商、经销商或进口商提交的数据与资料或者依照本节段落 (a)(3) 由感兴趣人员自愿提交的数据与资料；

(4) 若有的话依照本节段落 (b) 与专门小组的咨询；

(5) 至于是否为欺骗或者引起疾病或造成伤害的危险或者对个人的健康造成危害的判定可通过贴标签或更换标签或者更换广告（如果本器械为限制性器械的话）的方式来进行校正；

(6) 是否为要求的标签或更换标签或者更换广告（如果本器械为限制性器械的话）的判定，应依照本节段落 (c) 进行确定；

(7) 至于是否以及原因的判定，本禁令应适用于已进行商业销售的器械或者已卖至最终用户的器械或者为这两种情况；以及

(8) 理事认为与通报密切相关的其他数据与资料，在提议的规章出版之日起 30 日之内，通知应使所有感兴趣的人员有机会提交书面评论。本提议的决定所依据的全部非机密资料（包括专门小组的建议）应在美国食品药品管理局的记录摘要管理部门供公众查阅。

(e)(1) 如果在查阅了监管听证会的管理记录之后，在 FDA 接收到有关被提议规章的书面评论以及其他的可用数据与资料之前，理事决定禁用某一器械，对本结果的最终规章将在《联邦公报》中发布。最终规章通过增加器械的名称或说明对子部分 B 进行修改，以列出禁用器械清单。

(2) 如果理事决定不禁用某一器械的话，为此撤回与终止规章制订的通报与原因的通知应发布在《联邦公报》上。

(f) 将某一器械列为禁用器械的最终规章的有效日期，依照本节段落 (e) 中进行发布，该有效日期为最终规章在联邦公报中发布的

日期，除非理事（由于规定的原因）决定有效日期应晚于发布的日期以及在通知中对日期进行规定。每一这样的规章将规定是否对已经进行商业销售或已经销售至最终用户或者两种情况的器械进行禁用。

(g) 依照本节段落 (e) 发布的规章为最终的行政行动，服从法案第517 部分的司法审查。

(h) 如果理事发现组成禁用某一器械的规章的基础的情形不再适用时，对感兴趣人员依照本章第 10.30 节提交的请求或周密判断，理事可发布通报修订或废除禁用某一器械的规章。适当时，可在此通报中应用本节中的程序。

第 895.22 节　厂商、经销商或进口商提交的数据与资料。

(a) 可要求器械的厂商、经销商或进口商向美国食品药品管理局提交所有相关及可用的数据与资料，以使理事判定是否本器械出现了实质性的欺骗，引起疾病或造成伤害的不合理与实质性危险，或者对个人健康造成不合理的、直接与实质性的危害。理事要求的数据与资料可包括学术或实验数据、报告、记录或者其他的资料，包括器械按其预期用途使用或按指导说明使用时是否安全有效的数据与资料，本器械是否按照其申请说明以及假冒或伪劣的资料运行。自愿提交的任何相关资料也要进行检查。

(b) 本节段落 (a) 中规定的要求提交数据与资料的器械厂商、经销商或进口商将由美国食品药品管理局以书面的形式通知应提交这些数据与资料。书面通知应使器械的厂商、经销商或进口商清楚本项要求的目的是使理事能够判定本节的段落 (a) 或第 895.30 节 (a)(1) 中有关本器械的情况是否存在，以及是否发布通报将此器械列为禁用器械。当所要求的数据与资料在通知的时候可由美国食品药品管理局鉴别时，代理商应提供器械的厂商、经销商或进口商的身份证明。

(c) 自收到此要求之日起不超过 30 日，应向美国食品药品管理局提交所要求的数据与资料，除非理事决定改日提交数据与资料，同时通知厂商、经销商或进口商。此情况下，应在理事规定的日期提交数据与资料。

(d) 如果提交给美国食品药品管理局的数据与资料足以说服理事此器械表现的欺骗性或者引起疾病或造成伤害的危险或者对个人健康的危害可通过贴标签或更换标签或者更换广告（如果此器械是限制性器械）的形式进行校正或消除的话，则理事依照第 895.25 节继续进行下一步的工作。

(e) 如果提交至美国食品药品管理局的数据与资料不足以表明本器械未出现实质性的欺骗或者引起疾病或造成伤害的不合理与实质性危险，或者对个人健康造成不合理的、直接与实质性危害时，或者如果厂商、经销商或进口商未提交所要求的资料的话，理事可根据此不充分性或未提交所要求的资料来考虑是否依照第 895.21 节 (d) 发布通报将此器械列为禁用器械。适当时，依照第 895.30 节确定专门的有效日期。理事也可按照法案或本章的规定发布其他管理措施。

第 895.25 节　标签。

(a) 如果理事判定本器械表现出的实质性欺骗或者引起疾病或造成伤害的不合理与实质性危险或者对个人健康的不合理、直接与实质性危害可通过贴标签或更换标签或者更换广告（如果本器械为限制性器械）的方式来校正或消除的话，理事将向厂商、经销商、进口商或负责对本器械贴标签或广告的其他人员提交书面通知，规定如下：

(1) 引起疾病或造成伤害的欺骗或危险或者对个人健康造成的危害，

(2) 贴标签或更换标签或者更换广告（如果本器械为限制性器械），以校正欺骗或者排除或降低该危险或危害，以及

(3) 必须完成贴标签、更换标签或更换广告的时间段。

(b) 在规定贴标签或更换标签或者更换广告，以校正欺骗性或者消除或降低引起疾病或造成伤害的危险或者对个人健康造成的危害时，理事可要求厂商、经销商、进口商或负责对本器械贴标签或广告的其他人员将声明、注意或警告包括在本器械的标签内及广告内（如果本器械是限制性器械）。根据欺骗的程度、引起疾病或造成伤害的危险或者对健康的危害；器械销售的频率；投放市场时间的长短；器械的预期用途；使用方法以及理事考虑的其他相关因素，将这些声明、注意或警告在理事规定的时间段内用于标签与广告中。

(c) 理事将允许厂商、经销商、进口商或者负责标签或广告的其他人员一段合理的时间考虑本器械表现出的欺骗性或者引起疾病或造成伤害的危险或者对个人健康造成危害，在此时间内，完成所要求的标签更换以及广告更换（如果本器械为限制性器械）。然而，在由厂商、经销商、进口商或者负责器械标签或广告的其他人员完成贴标签或更换标签或更换广告之前，理事可要求不得将额外的器械引入市场销售。

(d) 如果未采取自愿措施，理事可依照法案的其他节来采取措施

以防止本器械进入市场销售。理事可考虑到厂商、经销商、进口商或者负责器械标签或广告的其他人员未依照本节完成所要求的贴标签或更换标签或者更换广告，则此可作为理事依照第 895.21 节 (d) 发布通报将此器械列为禁用器械的依据，适当时，依照第 895.30 节确定专门的有效日期。

第 895.30 节　专门有效日期。

(a) 在采取相关规章的最终措施有效日期之前，在下列情况时，理事可宣布依照第 895.21 节 (d) 提议的规章在联邦公报中在颁布时有效。

(1) 根据所有可用的数据与资料，理事判定从属于本规章的器械在使用时，欺骗性或者引起疾病或造成伤害的危险表现为对个人健康的不合理的、直接与实质性的危害，以及

(2) 在此规章颁布日期之前，理事通知器械的国内厂商与进口商所制订的规章有效。如有必要，理事也可通知经销商或其他负责人员。此外，当有国外厂商的名称与地址时，理事要尽量通知国外的厂商。

(b) 当理事判定潜在或实际的相关伤害很严重且理事认为该器械要威胁到使用或将使用本器械的个人的健康时，应采用此程序。在评定危害的程度时，理事没必要查明此危害是直接的，理事要有充分的理由判定此危害可包括严重的长期危险。

(c) 如果依照本节理事使提议的规章有效的话，则理事在联邦公报中向感兴趣人员通报此措施 (尽可能快地) 并且依照本章第 16 部分所述提供一场非正式的听证会。

(d) 在听证之后以及在考虑到对本建议的书面评论与附加的可用资

料和数据之后，理事将尽可能快地确认、修改或废除将本器械列为禁用器械的规章。如果理事决定确认或修改提议的规章以将本器械列为禁用器械的话，理事要通过增加器械的名称或说明或者两者的方式对子部分 B 进行修订以列出禁用器械。如果理事决定废除将此器械列为禁用器械的规章的话，则应在联邦公报中发布终止规章制订的通报与原因。

(e) 在依照第 895.21 节 (d) 发布规章之后，理事可宣布本节所规定的专门有效日期有效。如果根据新资料或对以前可用资料的重新考虑，理事可依照本节的段落 (a) 与 (c) 进行判定以及提交进行听证的合适的通知与机会。

(f) 依照第 895.30 节列为禁用器械以及已经销售给公众的器械可由厂商、经销商、进口商或负责本器械标签的其他人员进行重新贴标签或者满足法案 518(a) 或 (b) 条的条款。

子部分 B——禁用器械清单

第 895.101 节　发纤维假体。

发纤维假体是用于植入人头皮以模拟天然头发或遮蔽秃顶的器材。发纤维假体可由各种材料组成，如：合成纤维（如：人造纤维、聚丙烯酸与聚酯）以及天然纤维（已处理的人发），天然头发移植物不属于禁用器械，由人头皮的某一位置处的头发与其周围组织通过外科手术清掉，然后移植至人头皮的另一位置。

相关法规：21 U.S.C. 352、360f、360h、360i、371。

来源：44 FR 29221，1979 年 5 月 18 日，除非另外标注。

第 898 部分

分章 H——医疗器械

电极导联与患者
电缆的性能标准

第 898.11 节 适用性。

医疗设备用电极导联线与患者电缆应符合第 898.12 节所提出的性能标准。

第 898.12 节 性能标准。

(a) 电缆或电极导联线上与患者具有传导连接的连接器，应以遵循下列标准的第 56.3(c) 分条款的方式进行连接：

国际电工委员会（IEC）

601-1：医用电气设备

601-1 (1988) 第 1 部分：安全性通用要求

修正案 No. 1（1991）

修正案 No. 2（1995）。

(b) 通过检查以及采用本节段落 (a) 中所提出的标准的第 56.3(c) 分条款的测试要求与测试方法确定与标准的符合程度。

第 898.13 节　符合日期。

与第 898.12 节 (a) 中所提出的标准相符的日期应为如下：

(a) 对于用于或预计用于下列器械的电极导联线，所要求的符合日期为 1998 年 5 月 11 日：

要求的有效符合日期为 1998 年 5 月 11 日的器械清单

状态	产品编码	21 CFR 节	类别	器械名称
1	73 BZQ	868.2375	II	呼吸频率监护仪
1	73 FLS	868.2375	II	换气效果监护仪（呼吸暂停探测器）
1	74 DPS	870.2340	II	心电图仪
1	74 DRG	870.2910	II	生理信号射频发送器与接收器
1	74 DRT	870.2300	II	心脏监护仪（包括心率计与心率警报器）
1	74 DRX	870.2360	II	心电图仪电极
1	74 DSA	870.2900	II	电缆、传感器与电极、患者（包括连接器）
	74 DSH	870.2800	II	医用磁带记录仪
	74 DSI	870.1025	III	心律失常探测器与报警器
	74 DXH	870.2920	II	心电图电话式发送器与接收器

(b) 对于用于或预计用于其他器械的电极导联线，所要求的符合日期为 2000 年 5 月 9 日。

第 898.14 节　豁免与变动。

(a) 要求豁免或变动的请求应依照本章第 10.30 节以申请的形式进行提交，且应遵循所提出的要求。申请应包含下列内容：

(1) 器械的名称，已进行分类的类别，以及表明器械预期用途的代表性标签；

(2) 为什么符合性能标准的原因是不必要或不可行的；

(3) 可用的或申请者已采取的备选步骤的全部说明，以保证使用器械时不会由于疏忽而经由未保护的患者电缆或电极导联线将患者连至危险电压处；以及

(4) 证明豁免或变动是合理的其他信息。

(b) 在代办机构依照本章第 10.30 节 (e)(2)(i) 正式批准请求之前，豁免或变动无效。

相关法规：21 U.S.C. 351、352、360c、360d、360gg~360ss、371、374; 42 U.S.C.262、264。

来源：62 FR 25497，1997 年 5 月 9 日，除非另外标注。

第 900 部分

分章 I——乳腺造影质量标准法案

乳腺造影

子部分 A——授权

第 900.1 节 范围。

在本部分中提出的规则贯彻乳腺 X 射线摄影术质量标准法案（MQSA）（42 U.S.C. 263b)，本部分的子部分 A 建立了一个程序，机构可以此变成一个由美国食品药品管理局（FDA)认可的审核部门，并有权认可设备在进行乳腺 X 射线摄影术和诊断时是否合格。子部分 A 还为审核部门建立了必要条件和标准，使审核部门通过这些必要条件和标准能确保所有在美国管辖区域内的乳腺 X 射线摄影设备能遵照国家乳腺 X 射线摄影的标准被持续地和充分地评估。本部分的子部分 B 建立了保证乳腺 X 射线摄影设备进行安全、可靠和精确的乳腺 X 射线摄影时的最低国家标准。本部分提出的规则不适用于退伍军人事务部的设备。

第 900.2 节 定义。

以下定义适用于本部分的子部分 A、B 和 C：

(a) 审核部门是由 FDA 根据第 900.3 节 (b) 认可的可对乳腺 X 射线摄影设备进行鉴定的机关。

(b) 处置界限或作用水平是在保障质量的前提下的最大值和最小值，也可以解释为可接受性操作，如果小于处置界限的最小值或大于处置界限的最大值则意味着设备需要进行校正。处置界限或作用水平有时也称作控制范围或控制水平。

(c) 不良事件意味着在 42 U.S.C. 263b 范围内，乳腺 X 射线摄影设备操作过程中的一个不希望发生的事件。不良事件包括但并不局限于以下事件：

(1) 图像质量较差；

(2) 在 30 天内没有把乳腺 X 射线摄影的报告送给咨询医生，或没有及时地把报告送给自我转诊的患者；以及

(3) 使用人员不符合第 900.12 节 (a) 中规定的使用条件。

(d) 空气比释动能是指单位质量空气的比释动能，用以测量空气比释动能大小的单位是戈瑞 (Gy)，对于能量小于 300 keV 的 X 射线，1Gy = 100 rad。在空气中 1Gy 的吸收剂量可有 114 伦琴 (R) 的曝光剂量释放。

(e) 乳腺植入物是指移植在乳腺的一种假体器械。

(f) 季度日历是指一年中以下的任何一段时间：从 1 月 1 日到 3 月 31 日、从 4 月 1 日到 6 月 30 日、从 7 月 1 日到 9 月 30 日或从 10 月 1 日到 12 月 31 日。

(g) 分类 I 是由继续医学教育认证委员会（ACCME）、美国骨病协会（AOA）或相应的组织制定的作为分类 I 的医学教育活动。

(h) 证书，同第 900.11 节 (a) 中所述的证书。

(i) 认证是 FDA 批准一个设备能进行乳腺 X 射线摄影操作的过程。

(j) 临床图像是指乳腺 X 射线摄影。

(k) 用户是指评论或投诉关于乳腺 X 射线摄影检查的个人，包括患者或具有患者代表（例如：患者家属或咨询医生）。

(l) 继续教育单位或继续教育学分是指一个小时的面授课时培训时数的培训。

(m) 面授课时是指通过直接教育接受的一个小时的训练。

(n) 直接教育意味着：

(1) 教师和学生面对面的接触，此时教师进行授课、操作举例和检查学生的成绩；或者
(2) 教师对学生的测试进行管理和校正，并把其结果反馈给学生。

(o) 直接监督意味着：

(1) 在对乳腺 X 射线摄影联合阅片期间，监督医生对被监督医生的诊断进行检查、讨论和确认，并在结果报告上签字，然后该报告就成为患者病例的一部分；或者

(2) 在进行乳腺 X 射线摄影检查或对设备的装备和质量保证程序进行调查期间，监督者根据需要对被监督者当面进行观察和校正。

(p) 已制订的操作水平是指一个特定的质量保证参数的值，这个质量保证参数的可接受正常水平已被质量保证程序制订出。

(q) 设施是指医院、门诊部、临床、放射线检查、移动设备、医生办公室或可进行乳腺 X 射线摄影检查活动的其他设施，检查活动包括：操作设备产生乳腺 X 射线摄影、处理乳腺 X 射线摄影、乳腺 X 射线摄影的初始分析、对乳腺 X 射线摄影进行分析的条件，此术语不包括退伍军人事务部的设施。

(r) 第一允许时间是指一名住院医生被允许从 FDA 指定的授权机构中获得放射线诊断费用的最早时间。"第一允许时间"随着认证团体的变化而变化。

(s) FDA 是指美国食品药品管理局。

(t) 过渡时期规则是指题名为"乳腺 X 射线摄影设备授权机构的必要条件"（58 FR 67558~67565) 和"乳腺 X 射线摄影设备的质量标准和授权必要条件"（58 FR 67565~67572)，此规则由 FDA 于 1993 年 12 月 21 日发布，于 1994 年 9 月 30 日修正（59 RF 49808~49813)，在 1994 年 10 月 1 日至 1999 年 4 月 28 日期间，为了使乳腺 X 射线摄影设备合法使用，乳腺 X 射线摄影设备必须符合以上这些标准。

(u) 读片医生是指一个得到许可执照的医生，他能够解释乳腺 X 射线摄影并符合第 900.12 节 (a)(1) 所发布的必要条件。

(v) 比释动能是指在给定质量的物体中，由不带电粒子释放出来的带电粒子的初始能量 之和。

(w) 偏侧性是指对左侧或右侧乳腺的指定。

(x) 主任读片医生是指定的确保设备质量程序符合 900.12(d)~(f) 要求负责的读片医生，由医院机构来决定行政方面的头衔或其他监督责任。

(y) 乳腺X射线摄影是指由乳腺X射线摄影机产生的放射摄影影像。

(z) 乳腺 X 射线摄影模态是一种乳腺放射线检查技术，它在 42 U.S.C. 263(b) 范围内，例如屏幕－胶片乳腺 X 射线摄影术和乳腺平板 X 射线摄影术。

(aa) 乳腺 X 射线摄影术是指乳腺的 X 射线摄影影像，但不包括以下：

(1) 在侵入式的介入定位或穿刺期间的乳腺 X 射线检查；或者
(2) 根据本章第 812 部分中与 FDA 的科研用设备豁免条款，在相应科学研究中使用的乳腺 X 射线摄影术。

(bb) 乳腺 X 射线摄影设备评估是指医学物理师对乳腺 X 射线摄影单元或图形处理程序作出现场评估，以对此设备是否符合第 900.12 节 (b) 和 (e) 中的使用规则做出初步的决定。

(cc) 乳腺 X 射线摄影设备结果审核是指对乳腺 X 射线摄影成果进行系统的收集，并把这些成果与成果数据相比较。

(dd) 乳腺 X 射线摄影设备单元组或单元是指在乳腺 X 射线成像期间组成 X 射线设备部件的集合，至少包括：一个 X 射线发生器、一个 X 射线控制器、一个球管框架系统、一个射线束限制器和这些部件的支持结构。

(ee) 平均视觉密度是指使用 2、4、6 cm 厚的模型，并在适当的临床条件下使用与这些水模相对应的千伏峰值 (kVp) 时的平均视觉密度。

(ff) 医学物理师是指一个受过对乳腺 X 射线摄影设备的操作和设备的质量保障程序进行评估训练的人员，并且还要符合第 900.12 节 (a)(3) 中发表的医学物理师资格。

(gg) MQSA 是指乳腺 X 射线摄影设备质量标准法案。

(hh) 多人阅片是指两个或多个医生，其中一个是读片医生，对同一副乳腺 X 射线摄影进行解释。

(ii) 患者是指经历乳腺 X 射线摄影评估的一些人员，不论他们的照片结果是自我参考还是供医生参考。

(jj) 体模是指一个测试物体，它用于模拟受压的乳腺组织，包括能反映乳腺疾病和肿瘤 X 射线表现的组成部分。

(kk) 体模图像是指一个体模的 X 射线图像。

(ll) 自然科学是指物理、化学、放射学（包括医学物理学和健康物理学）和工程学。

(mm) 阳性乳腺 X 射线摄影是指一副乳腺 X 射线摄影，它能对发现的"可疑的"或"高度可疑的肿瘤"具有全面的评估价值。

(nn) 临时认证是指在第 900.11 节 (b)(2) 中描述的临时认证。

(oo) 具有资格的指导者是指一些人员，他们的训练和经验能使他们执行特殊的训练任务。符合第 900.12 节 (a) 要求的乳腺 X 射线摄影的读片医生、放射技师和放射物理师都可以看作在乳腺 X 射线摄影设备相关领域内的具有资格的指导者，以提供训练为目的的其他具有资格的指导者符合本部分的规则，但并不局限于此，如在高校以外的训练机构的指导者和生产厂家的代表。

(pp) 质量控制工程师是指符合第 900.12 节 (a)(2) 规定要求的人员，他对那些不属于读片医生核医学物理师责任的质量保证负责。

(qq) 放射性设备是指用于产生静态 X 射线图像的 X 射线设备。

(rr) 放射技师是指在使用放射设备和在放射检查时摆放患者体位等方面受过专门训练的人员，他们也必须符合第 900.12 节 (a)(2) 中发布的要求。

(ss) 严重不良事件是指能对临床成果造成显著影响的不良事件，或者是因为这个不良事件造成设备不能及时地发挥它的正确作用。

(tt) 严重投诉是指对严重不良事件的报告。

(uu) 标准乳腺是指压扁后有 4.2 cm 厚，并且是由 50% 的腺体和 50% 的脂肪组成的乳腺。

(vv) 调查是指现场医生对医学物理师所做的设备的质量保证程序进行咨询和评估。

(ww) 时间周期是指胶片的调试时间。

(xx) 国家标准可追溯是指一个设备在乳腺 X 射线摄影设备的 X 射线能量范围方面被国家标准和技术协会 (NIST) 校准过，或者在一个校准实验室中被校准过，此实验室最少每两年要参与一次 NIST 的熟练程度程序，熟练程度测试结果在 24 个校正月中与国家标准的误差不超过 ±3%。

(yy) 评论医生是指符合在第 900.4 节 (c)(5) 中发布的要求的医生，他具有代表审核部门对临床图像进行评论的资格。

(zz) 审核部门是指 FDA 根据第 900.21 节规定批准可对乳腺 X 射线摄影检查设施予以认证审核的州机关。

(aaa) 性能指标是指用于评价审核部门是否有能力开展认证、检查及合规稽查等相关工作的指标措施。

(bbb) 授权是指取得 FDA 批准，可在审核部门签发、维护和撤销证书的过程中使用新的或修改过的州法规或程序。

第 900.3 节　申请成为审核部门。

(a) 适任。符合本子部分 A 的要求的私营的非赢利性组织或国家机构对被批准为申请部门的申请。

(b) 初步批准的申请。(1) 申请人如果为申请作为审核部门而请求

FDA 初步的批准，应该通知乳腺 X 射线摄影质量与放射项目部
（DMQRP)、器械与放射健康中心（HFZ–240)、美国食品药品管理
局，通知寄送地址：1350 Piccard Dr., Rockville, MD 20850 并注明
收件人：乳腺 X 射线摄影设备标准分局，通知这些部门有关被批
准为审核部门的目的和所要求的职权范围。

(2) FDA 在签收后应向申请人提供更多的信息，以帮助他们的申
请符合被批准为审核部门的申请。

(3) 申请者必须为 FDA 提供三份申请，申请包括以下信息、原材
料和支持文件，地址在第 900.3 节 (b)(1) 中。

(i) 申请者的姓名、地址和电话号码，如果申请者不是州政府机构，
还要提供作为非营利性机构的证据（即：完成作为非营利性机构
的国家税收服务的要求）；

(ii) 鉴定合格标准的详细描述，申请者需要他们具有第 900.12 节
中需要的 FDA 标准替代品的详细证明；

(iii) 有关申请者的鉴定合格回顾和决策过程的详细描述，包括：

(A) 根据第 900.4 节 (c) 对临床图像评估的鉴定或重新鉴定的程序、
根据第 900.4 节 (f) 对任意临床图像评估、根据第 900.12 节 (j) 对
附加的乳腺 X 射线摄影的评估；
(B) 对模型成像后的图像进行评估的程序；
(C) 对乳腺 X 射线摄影设备进行评估和测量的程序；
(D) 发起和执行对设备进行现成访问的程序；
(E) 评价机构人员资格的程序；

(F) 审核部门的申请形式、指导方针、指示和其他材料的备份，这些材料包括一份授权历史（申请者必须在鉴定合格过程中把这些材料送到机构），一份声明（在申请时提交的所有精确的信息和数据），以及没有被忽略的重要事实；

(G) 通报由缺陷的机构的政策和程序；

(H) 监督由机构校正缺陷的程序；

(I) 延缓和取消机构的授权的政策和程序；

(J) 在 FDA 批准的时间段内确保授权申请和重新顺利进行的政策和程序，以及保证相关团体坚持这些政策和程序；以及

(K) 申请者对机构竞争不利的授权条件的决定的上诉程序的详细描述；

(iv) 申请者的专业人员的教育、经验和训练，包括对临床图像和体模图像的评价；

(v) 关于授权评估和决定过程的申请者的电子数据管理和分析系统的描述，以及申请者提供与 FDA 数据系统相兼容的电子数据的能力；

(vi) 能证明申请者的员工、资金和其他资源能够充分满足进行授权需要的资源分析；

(vii) 具有项目消费的费用表；

(viii) 由申请者的委员会成员、委员、职业人员（包括对临床和体模图像的评估者）、顾问和其他申请人代表共同建立的为避免利益冲突和避免显露利益冲突而制定的政策和程序声明；

(ix) 为保护商业机密信息而建立的政策和程序声明，这些机密信息是申请者作为审核部门将收集和接受的；

(x) 由申请者开发、销售或分发的成像系统、仪器的构成部分、测量设备、软件包或应用在乳腺 X 射线摄影术中的其他商业产品的泄密；

(xi) 申请者的客户申诉途径的描述；

(xii) 申请者应按照第 900.4 节的要求进行操作，并做出令人满意的保证；以及

(xiii) FDA 要求的其他信息。

(c) 延续申请的批准。一个已批准为审核部门的机构如果打算在超出目前的期限后想继续成为审核部门，他应该向 FDA 重新申请或通知 FDA 他还没有申请的计划，在申请过程中应按照以下的程序和进度表：

(1) 在机构的鉴定合格期满最少 9 个月之前，机构就应该按照第 900.3 节 (b)(1) 中的地址通知 FDA 他要进行重新申请的打算。

(2) FDA 将通知申请者一些应该遵守的重新申请的信息，这些信息是第 900.3 节 (b)(3) 中所要求的，包括有关的信息、材料和支持文件。

(3) 在机构的鉴定合格期满最少 6 个月之前，机构就应该按照第 900.3 节 (b)(1) 中的地址向 FDA 提供重新申请的三份备份，包括信息、材料和支持文件，这些文件是 FDA 根据第 900.3 节 (c)(2) 所必需的。

(4) 任何由 1993 年 12 月 31 日在《联邦公报》颁布的临时规则批

准的审核部门，如果想按照最终的规则继续作为审核部门，必须于最晚不超过 1998 年 7 月 28 日提出重新申请的请求，并且要按照本章节 (c)(1)~(c)(3) 所发布的程序进行。

(5) 在机构的鉴定合格期满最少 9 个月之前，不准备重新申请的审核部门也应该按照本章节 (b)(1) 中所给出的地址通知 FDA。

(d) 初次申请和延续申请的裁定。(1) FDA 将进行评估和检阅已决定申请者是否实际上符合本子部分的申请要求，和决定申请者需要达到的授权标准是否与本章节子部分 B 中所发布的质量标准相一致。

(2) FDA 将通知申请者在申请过程中的一些缺陷，和这些缺陷必须在一定期限内改正的要求。如果这些缺陷没有在规定的期限内被改正到使 FDA 满意，此申请成为授权的申请将被拒绝。

(3) FDA 将通知申请者他们的申请是否被批准，同时列出一些与批准相关联的条件或被拒绝的原因。

(4) 对申请的回顾包括一个 FDA 与申请者代表的会面，会面的时间和地址应使双方都可以接受。

(5) FDA 将劝告申请者其申请可能被拒签的一些情况。

(6) 在审核部门目前的期限到达之前，如果 FDA 没有根据本章节对申请者的重新申请做出最后的决定，申请将被视为延期，直到 FDA 对此申请做出最后的决定为止，除非申请者没有按照本章节 (d)(2) 中的要求在规定的时间内改正他们的缺陷。

(e) 权利撤回。一个审核部门如果决定在它的有效期内放弃认证权利，它应在放弃权利的前 9 个月按照第 900.3 节 (b)(1) 的地址通知 FDA。

(f) 传送记录。一个已到期而没有提出重新申请的审核部门、被 FDA 取消批准的机构或在任期内放弃权利的机构应该：

(1) 依照 FDA 批准的进度表将设备记录和其他相关的信息传送给 FDA。

(2) 按照 FDA 批准的方式和时间期限，通报所有已被授权的机构和准备让其授权的机构，此团体已不再有审核权利。

(g) 权力范围。一个被批准的审核部门的期限不能超过 7 年，FDA 将限制审核权利的范围。

第 900.4 节　审核部门的标准。

(a) 行动的法规和总体责任。审核部门为了确保它所鉴定的设备具有安全和精确的乳腺 X 射线摄影，必须接受以下的责任，并且要正直公平地执行这些责任。

(1) (i) 当一个审核部门收到或发现设备产生不恰当的图像或图像质量不符合 FDA 的要求时，审核部门应该检查设备的临床图像或其他方面，并帮助 FDA 确定此设备是否存在着危害人类健康的隐患，这些检查应在审核部门除对设备的初始鉴定检查和在重新申请检查之外进行。

(ii) 如果审核部门的检查不能证明设备存在着有关图像质量方面的问题，或其他不符合质量标准的问题，或不满足 FDA 要求的问题，审核部门应要求监视校正行动，或推迟或取消对此设备的鉴定。

(2) 一旦审核部门觉察到设备或操作中存在着严重危害人体健康的隐患，应在最多不超过两个工作日内尽快通知 FDA。

(3) 审核部门应该建立和管理一个质量保证 (QC) 程序，这个质量保证程序应该由 FDA 根据本章节第 900.3 节 (b) 或段落 (a)(8) 批准，并应该：

(i) 包括对临床图像和对体模图像的检查要求；

(ii) 确保临床图像和体模图像能被一致地和精确地被评估；以及

(iii) 将训练的方法和频率、对临床和体模图像的检查评估，以及取消这些检查的原因和程序进行逐一登记。

(4) 审核部门应建立一个测量标准，这个测量标准应由 FDA 根据本章节第 900.3 节 (d) 和段落 (a)(8) 批准，建立测量标准的目的是：减少利益冲突的可能性和由鉴定人员的个人行为造成的鉴定后的设备存在着的偏差。那些按照本章节段落 (c) 和 (d) 规定检查临床和体模图像的个人和按照本章节段落 (f) 规定访问过机构的个人，不应该再检查临床或体模图像，还有那些与所检查的机构保持有私人关系的个人、与机构有利益冲突的个人和对机构有偏见或有利益冲突的个人都不应再检查临床和体模图像。

(5) 审核部门需要由 FDA 批准的详细的设备性能和设计特性，但是审核部门既不用含蓄也不用明确地需要以下这些物件的用法：一些部件和图像系统的详细商标、测量仪器、软件包和其他作为团体认可条件的商业产品，除非 FDA 认为需要这些用法有益于公众健康的利益。

(i) 购买或使用特殊产品商标，这些商标根据第 900.11 节 (b) 被检验和被证明是必要的，它们的一些说明，无论是精确的还是隐含的，或者是口头的，或是商业用语，或者是表示方法的其他形式都是被禁止的，除非 FDA 批准这些说明。

(ii) 除非 FDA 批准特殊的用法和对一些特殊商业产品的宣传，所有由审核部门和与审核部门有商业和其他形式联系的组织生产、分发和销售的产品，这里的审核部门可能与它的授权功能有利益上的冲突，这些产品应该有一个免责陈述，即依照第 900.11 节 (b) 的规定，购买或使用这些产品对认证机构不是必需的。任何关于这些产品的说明应该包括一个类似的免责说明。

(6) 当一个审核部门拒绝对一个机构进行授权时，他应该用书面的形式通知机构并解释这样决定的原因，通知中应该包括机构反对此决定的申述程序。

(7) 任何审核部门都不能阻止机构根据第 900.11 节 (b) 被其他审核部门授权的行为，如果其他审核部门对这些机构是有效的，那么任何审核部门也不能阻止这些机构根据 MQSA 获得一些必要的授权。

(8) 审核部门在建议修改 FDA 根据第 900.3 节 (d) 已经接受了的标准时，应得到 FAD 的授权。

(9) 一个审核部门应该建立一个程序保护它收集或接受的商业机密。

(i) 在没有得到机构同意的情况下，审核部门已执行授权职责为目的而收集的机构的一些非公开信息，不能被用于其他目的或被公开，也不能被用于超过 FDA 和它的责任指定代表，包括政府机构在内。

(ii) 除了 FDA 的书面认可之外，由审核部门在执行授权职责时获得的机构的非公开信息，这些信息通过审核部门也被 FDA 和它的责任指定代表所了解，不能被进一步的公开。

(b) 监控机构应符合质量标准。(1) 审核部门应要求它所授权的机构符合乳腺 X 射线摄影设备的执行标准，这些标准大体上与本子部分和 B 子部分相一致。

(2) 审核部门应通报机构使之关注设备、人员和机构不符合标准的其他方面，并劝告机构的这些设备、人员和不符合标准的其他方面不能在第 900 部分中包括的活动中使用。

(3) 审核部门应该对机构的不符合标准的设备、人员和其他方面列出清单，并使缺陷得到校正，以符合正确的标准。

(4) 如果机构的缺陷没有得到及时的校正，审核部门应通报 FDA，并按照第 900.3 节 (b)(3)(iii)(I) 中的政策和程序对机构的授权进行延迟或取消。

(c) 对要求审核和复核的临床图像进行检查—— (1) 检查的频率。审核部门应对每一个已授权设备的临床图像最少每 3 年进行一次检查。

(2) 对临床图像属性的要求。如果 FDA 没有规定其他临床图像的其他属性，审核部门应要求临床图像具有以下属性：

(i) 定位。必须保障有足够的乳腺组织被成像，以确保没有因为不正确的定位而使肿瘤被遗漏。

(ii) 压迫器。压迫器必须被应用在这样一种方式：能使叠加的乳腺组织对病变的遮挡以及运动伪影降低到最小。

(iii) 曝光度。曝光度必须能使乳腺的结果充分地显示出来，使得图像既不过度曝光也不欠曝光。

(iv) 对比度。图像对比度必须使具有精细密度差别的组织在图像中区分开来。

(v) 清晰度。正常组织的边缘应被清晰地显示，而不能被模糊。

(vi) 噪声。图像中的噪声不能使图像中正常乳腺结果的显示变得模糊，或者使图像中显示出并不存在的结构。

(vii) 伪影。由衣物、操作、胶片的擦伤和其他因素造成的伪影不能使图像中正常乳腺结果的显示变得模糊，或者使图像中显示出并不存在的结构。

(viii) 检查识别信息。每一幅图像上都必须以清晰的、永久的、明确的方式显示以下参数信息，并且所置位置不能影响正常的解剖组织图像：

(A) 患者姓名和患者识别信息。

(B) 检查日期。

(C) 视野和偏侧性。这个信息应该在图像上位于靠近腋下的位置，并要根据由 FDA 按照第 900.3 节 (d) 或段落 (a)(8) 批准的标准代码表示。

(D) 机构名称和位置。位置最少要包括城市、州和机构所在地的邮政编码。

(E) 技术员识别信息。

(F) 暗盒 / 屏幕识别信息。

(G) 乳腺 X 射线摄影设备识别信息，如果机构中存在着多个乳腺 X 射线摄影设备。

(3) 对临床图像进行评分。审核部门应该建立和管理一个对临床图像进行评分的系统，临床图像需要评分的属性在段落 (c)(2)(i) 到段落 (c)(2)(iii) 中被详细描述，或者选择一个 FDA 根据第 900.3 节 (d) 或本章节段落 (a)(8) 批准的评分系统，评分系统应该包括对各个属性的评估：

(i) 审核部门应该建立和使用一个对临床图像的 8 种属性都有效的可接受或不可接受标准，就像由 FDA 根据第 900.3 节 (d) 或本章节段落 (a)(8) 批准的一种全面评价临床图像及格 – 不及格证分制的评分系统。

(ii) 所有由被审核机构向审核部门递交的临床图像都应该独立地由两个或多个检查医生检查。

(4) 需要检查的临床图像的选择。除非其他由 FDA 指定的项目，审核部门应该要求机构中的所有乳腺 X 射线摄影设备都检查临床图像：

(i) 被检查机构应该在审核部门规定的时间内向审核部门提供两个乳腺 X 射线摄影检查的颅骨尾侧 (CC) 位和侧斜 (MLO) 位视图。

(ii) 每一个要检查的乳腺 X 射线摄影术设备向审核部门提供的临

床图像中都要包括一个致密乳腺（腺体占优势的乳腺）图像和一个肥胖乳腺（脂肪占优势的乳腺）图像。

(iii) 所有递交的临床图像都应该是由读片医生解释为阴性或良性的图像。

(iv) 如果被检查的机构没有符合本章节段落 (c)(4)(i) 到段落 (c)(4)(iii) 要求的临床图像，他应该通知审核部门，审核部门应该列出另外一种临床图像的选择方法，当然这个选择方法不能以患者的健康为妥协。

(5) 检查医生。审核部门应该确保所有的检查医生满足以下条件：

(i) 必须符合在第 900.12 节 (a)(1) 中详细列出的读片医生的要求，同时也必须符合由 FDA 批准、由审核部门建立的附加要求；

(ii) 在临床图像检查程序中被训练和被评估，因为被一个检查医生、审核部门评估的临床图像的类型在医生被指定作为检查医生之前就已经存在；

(iii) 对于一些临床图像，清晰地记录其调查结果和被认为是特殊得分的原因，以及向被鉴定机构提供用于改进存在显著缺陷的属性的信息。

(6) 图像管理。审核部门的质量保证 (QA) 程序应该包括一个跟踪系统以确保所有接受的临床图像的安全性和返回机构，并确保所用临床图像能完全及时地被检查。审核部门必须在他们接收到临床图像 60 天之内把图像返回被审核机构，除非以下几种特殊情况：

(i) 如果被审核机构应为临床需要的目的提前需要临床图像，审核部门应该配合他们的需要。

(ii) 如果一个检查医生在递交的临床图像上发现一个可疑点，审核部门必须确保这个信息被提供给被检查机构，也必须确保这些临床图像被返回给机构，这些行为都必须保证在可疑点被发现后的10 个工作日之内完成。

(7) 对不符合图像质量要求的图像的通告。如果审核部门发现不符合图像质量的要求的临床图像，他们应该通知被检查机构这些问题的性质和发生问题的原因。

(d) 对要求审核或重新审核的体模图像的检查—— (1) 检查频率。审核部门应该每 3 年至少一次对被审核机构的体模图像进行检查。

(2) 所使用体模的要求。审核部门应该要求每一个被审核机构向他们递交体模图像，这些体模图像应该是由机构利用审核部门列出的、由 FDA 根据本章第 900.3 节 (d) 或段落 (a)(8) 批准的体模和方法产生的。

(3) 对体模图像进行评分。审核部门应该利用一个评分系统对体模图像进行评分，此评分系统应该是由 FDA 根据本章第 900.3 节 (b) 和 (d) 以及段落 (a)(8) 批准的。

(4) 要检查的体模图像的选择。对于被审核的机构中的任意一个乳腺 X 射线摄影设备，审核部门都要求机构在由审核部门规定的时间内使它产生体模图像，并递交给审核部门。

(5) 体模图像的检阅者。审核部门应该确保所有的体模图像的检阅者：

(i) 符合第 900.12 节 (a)(3) 中列出的要求，或者符合由审核部门建立的由 FDA 根据本章第 900.3 节和段落 (a)(8) 批准的要求。

(ii) 在体模图像检查程序中被训练和被评估，因为被一个检查医生、审核部门评估的体模图像的类型在医生被指定作为检查医生之前就已经存在。

(iii) 对于一些体模图像，应清晰地记录其调查结果和被认为是特殊得分的原因，以及向被鉴定机构提供用于改进存在显著缺陷的属性的信息。

(6) 图像管理。审核部门的质量保证 (QA) 程序应该包括一个跟踪系统以确保所有接受的体模图像的安全性，并确保所用临床图像能完全及时地被检查。所有可能导致审核失败的体模图像应该被返回机构。

(7) 对不符合图像质量要求的图像的通告。如果审核部门发现收到的体模图像不符合图像质量的要求，他们应该通知被检查机构问题的性质和发生问题的原因。

(e) 乳腺 X 射线摄影设备的评估、调查和质量控制报告。下列要求将应用于被审核机构的所用乳腺 X 射线摄影设备：

(1) 审核部门应该要求每一个申请审核的机构递交：

(i) 递交他们的初始的审核申请和乳腺 X 射线摄影设备评估，此设备评估应该是在机构提出审核申请的 6 个月之内，由医学物理师执行，此评估应该证实机构的设备符合第 900.12 节 (e) 中的要求。

(ii) 在被审核之前，机构应该在不早于机构提出审核申请的 6 个月之前执行一个调查，此调查应该对机构的标准与本章节段落 (b) 的符合性做出评估。

(2) 审核部门应该要求所有的被审核机构都要经历每年的检查，以确保机构本身与本章节 (b) 中标准的符合性，并确保对机构的质量控制进行一个连续的监控，审核部门应该要求所有的机构：

(i) 这些调查应该每年都要被执行；

(ii) 机构应该采取合理的步骤以确保他们在调查完成后 30 天之内收到这些调查的报告；以及

(iii) 机构应该最少每年一次向审核部门递交这些调查的结果和审核部门所要求的其他信息。

(3) 审核部门应该检查和分析本章节中要求的信息，以便使用这些信息鉴定机构的必要的校正措施，并决定机构是否应该保持被审核合格。

(f) 审核部门的现场调查和对临床图像的任意抽样检查。审核部门应该对被审核机构进行现场访问和对临床图像的任意抽样检查，以监督和评估他们与审核标准的符合性。审核部门应该每年向 FDA 递交 3 份总结报告，此总结报告是描述审核部门依据本章节规定对所有部门进行的当年度评估，报告递交地址于第 900.3 节 (b) (1) 给出。

(1) 现场调查——(i) 抽样范围。每年，审核部门应该最少访问它所审核的部门总数的 5%，但是访问的机构数量不能少于 5 个，也不要多于 50 个，除非本章节段落 (f)(1)(i)(B) 中发现的问题显示访问超过 50 个机构是必要的。

(A) 被选择调查的机构最少应该有 50% 的机构是随机抽样的。

(B) 其他被选择调查的机构应基于以下问题：被政府或 FDA 的检查员确认的机构；被顾客严重抱怨或申诉的机构；具有与审核标准不相符的历史的机构；审核部门、检查员或 FDA 发现有其他问题的机构。

(C) 在被检查前或被检查后，审核部门应该要求机构向他递交临床图像、体模图像或本子部分和子部分 B 中审核标准有关的信息。

(ii) 检查计划。审核部门应该根据一个检查计划对被审核机构进行现场检查，这个检查计划应该是由 FDA 根据第 900.3 节 (d) 或本章节段落 (a)(8) 批准的，除非 FDA 根据特定的环境另外制定了一个计划，这些计划最少应该提供：

(A) 此机构全面的临床图像质量保证活动的评估；

(B) 对机构的记录进行检查，以明确是否按照要求有正确的乳腺 X 射线摄影报告送给患者或参考医生；

(C) 对进行临床图像检查的图像进行抽样选择。临床图像的选择应该在一种由审核部门制定、由 FDA 批准的方式进行，并且不能由于图像被选择走而影响患者的利益；

(D) 确保机构有一个医疗审核系统，此医疗审核系统应该是具有阳性的例子的胶片和病例报告相符合；

(E) 确保被机构选择的职员实际上也具有执行被指定职责的能力；

(F) 确保被机构选择的设备实际上也具有此设备被指定的功能；

(G) 确保机构有一个顾客申诉机制，并确保机构按照它的程序执行；以及

(H) 对所有因素的回顾检查，这些因素是指在以前的审核和在本次检查中所涉及的。

(2) 对随机抽样机构的临床图像的检查 —— (i) 抽样范围。除了对所有要求审核和重新审核的机构进行临床图像检查以外，审核部门应该每年任意抽取一些机构进行临床图像检查，抽样的方法应该按照 FDA 的规定，抽取的机构必须包括审核部门所审核机构的 3%，审核部门应该知道按照本章节段落 (f)(1)(i)(A) 对所抽取的机构进行现场检查的要求，审核部门不必要知道按照本章节段落 (f)(1)(i)(B) 中所描述的机构的检查要求。

(ii) 随机临床图像的检查。在执行随机临床图像检查工作中，审核部门应该对抽样的临床图像的所有属性进行评估，这些属性在本章节段落 (c) 临床图像的审核和重新审核中应被描述。

(iii) 对于已经收到通知需要进行重新审核处理的机构，或在 6 个月之前刚刚完成一个重新审核处理的机构，审核部门不需要将它们列入随机抽样的范围之内。

(iv) 审核部门对随机抽样检查的临床图像的选择方法。临床图像被随机抽样选择应该在这样一个方式：根据本章第 900.3 节 (d) 或段落 (a)(8)，由审核部门制定、由 FDA 批准的方式，并且不能因为被选择图像的短缺而造成患者利益的损失。

(g) 消费者申诉机制。审核部门应该开发和管理一个书面的或文件记录的消费者申诉系统，已收集和解决被审核机构所不能解决的严重的申诉问题，这个申诉系统应该由 FDA 根据本章第 900.3 节 (d) 或段落 (a)(8) 批准，相应地，所有的审核部门应该：

(1) 向他们所审核的机构提供一个机制，使他们将为解决的申诉递交给审核机构；

(2) 将审核部门所收到的严重的未解决的申诉在它所审核的所用机构中保持 3 年，自收到申诉之日起算；

(h) 汇报和记录保管。所有向 FDA 的汇报（在本章节 (h)(1) 到 (h)(4) 中被详细列出）应该被准备和递交给 FDA，递交时应该按照由 FDA 规定的格式和方法，审核部门应该：

(1) 当机构被初次审核和被年审时，审核部门应该收集和向 FDA 递交每个机构的信息，此信息是 42 U.S.C. 263b(d) 所要求的，信息递交的方式和时间由 FDA 指定。

(2) 代表 FDA 接受包含临时审核信息 (42 U.S.C. 263b(c)(2) 所要求的) 和扩展临时信息（在本章第 900.11 节 (b)(3) 中列出）的申请，并通知 FDA 它收到的信息。

(3) 向 FDA 递交被审核部门否决、推迟或取消审核的机构的姓名、鉴定信息和其他与 42 U.S.C. 263b 有关的信息，并递交执行这些行动的原因。

(4) 向 FDA 递交一份年终报告，此报告中包含前一年中的对机构的申诉，和他们对申述的反应、处理方法。

(5) 向 FDA 递交已审核部门或正在被授权部门进行授权的机构的其他信息，这些信息与 42 U.S.C 263b 有关。

(i) 费用。被审核机构支付的审核费用应该是合理的，审核部门的审核活动费用根据 42 U.S.C. 263b 不应该与审核功能有关，而且审核活动费用不能通过建立审核费用得到补偿。

(1) 审核部门应该费用公开化，如果可能，他和审核费用应该随着被审核机构的不同而不同。

(2) 按照 FDA 的要求，审核部门应该向 FDA 提供它的财政记录或其他材料以帮助 FDA 确定审核部门的费用是否合理，这些材料的递交应按照 FDA 指定的方式和时间。

第 900.5 节　评估。

FDA 应该每年对每一个授权部门的成绩进行评估，这些评估应该包括一个 FDA 的评估报告和授权部门接受政府检查的评估，同时还包括一些被 FDA 认为有关的信息，这些信息由授权部门或其他部门提供。这些评估应该鉴定授权部门的成绩中是否存在重大的缺陷，如果存在缺陷而没有改正，应该根据第 900.6 节批准撤销授权部门的批准权。

第 900.6 节　撤销批准。

如果 FDA 通过第 900.5 节的评估或其他方式觉察到一个审核部门并没有实质上符合此子章节的规定，FDA 将做出以下行为：

(a) 主要缺陷。如果 FDA 觉察到一个审核部门没有令人满意地执行它的审核权利、故意忽视公众健康、违反操作法规、进行欺骗活动、或向机构传递假材料，FDA 将撤销审核部门的批准权。

(1) FDA 应该通知审核部门在何种行为和背景下它的批准权将被撤销。

(2) 如果一个审核部门的批准权已经被撤销，它应该通知它所审核过的机构或正在向它申请的机构，这个通知必须按照 FDA 规定的时间和方式进行。

(b) 较小的缺陷。如果 FDA 觉察到一个审核部门在执行它的审核权力和责任时存在一些缺陷或一些令人不满意的地方，但这些缺陷所造成的严重性没有达到本章节 (a) 段落中的程度，FDA 应该通知此审核部门在规定的时间内执行由 FDA 制定的校正措施，或向 FDA 递交审核部门自己制定的针对这些较小缺陷的校正措施计划，FDA 应该将此审核部门置于临时察看期，如果在规定的时间内此审核部门没有进行它的校正行为，FDA 将撤销它的批准权。

(1) 如果 FDA 将一个审核部门置于临时察看期，审核部门应该通知它所审核过的机构或正在向它申请的机构，这个通知必须按照 FDA 规定的时间和方式进行。
(2) 如果一个审核部门被置于临时察看期，那么此察看期直到此审核部门能证明它已经令人满意地完成了或正在按计划执行校正行为，这些校正措施能实际上消除所有已暴露的问题。
(3) 如果 FDA 察觉到一个被置于临时察看期的审核部门没有令人满意地按照计划执行它的校正措施，FDA 将撤销审核部门的批准权，审核部门应该通知它所审核过的机构或正在向它申请的机构，这个通知必须按照 FDA 规定的时间和方式进行。

(c) 撤销了批准权的审核部门的重新申请 —— (1) 如果一个被撤销了批准权的审核部门能够证明造成批准权被取消的问题已经被合理地解决，那么它可以向 FDA 递交一份有关批准权的重新申请。

(2) 如果 FDA 确定审核部门的重新申请可以证明审核部门以前不

令人满意的行为已经得到校正,FDA 可以恢复审核部门的批准权。

(3) 在 FDA 批准审核部门重新申请之前，FDA 必须要求审核部门符合附加信息和符合附加信息的条件。

(4) 如果一个审核部门被撤销批准权的原因是因为它的欺骗行为或它忽视公众的健康，FDA 将拒绝接受它的重新申请。

第 900.7 节　听证会。

(a) 根据本章节第 16 部分，FDA 驳斥不利行为的最后机会应该通过一个非正式听证会的形式传达，这些对不利行为的驳斥是有关对审核部门的批准和重新批准、撤销审核部门的批准权和拒绝审核的建议的费用等。

(b) 一个被审核部门拒绝审核的机构具有上诉的权利，但上诉的形式必须由 FDA 根据第 900.3(d) 节或第 900.4(a)(8) 节批准和由审核部门以书面的形式上缴。

(c) 一个没有获得审核的机构如果对审核部门的上诉过程不满意，它可以根据第 900.15 节向 FDA 就上诉为题提出重新考虑。

第 900.8~900.9 节　[保留]。

子部分 B——质量标准和审核认证

第 900.10 节　适应范围。

子部分 B 中的规定适用于所有受美国政府的规章制度限制的机构，

这些机构不包括退伍军人事务部，并提供乳腺 X 射线摄影设备。

第 900.11 节　审核认证要求。

(a) 摘要。从 1994 年 10 月 1 日之后，所有部分规定的从事乳腺 X 射线摄影的机构为了保证其操作的合法性，必须需要一个由 FDA 发布的审核认证，为了从 FDA 获得审核认证，机构被要求必须符合在第 900.12 节中的质量标准，而且要通过已经获得批准的审核部门或其他 FDA 指定代理机构的审核。

(b) 申请 —— (1) 审核认证。(i) 为了具有获得审核认证的资格，机构必须向已经获得批准的审核部门或其他 FDA 指定机构提出申请，机构必须向这些部门或代理机构提出 42 U.S.C. 263b(d)(1) 中所要求的信息。

(ii) 当代理机构收到审核部门对机构的认可时，如果代理机构认为机构已经满足获得认证或重新认证的要求，代理机构应该向机构颁发一个认证，或者更新机构已经存在的认证。

(2) 临时认证。(i) 一个在 1994 年 10 月 1 日之后开始操作的机构适合申请临时认证，临时认证能够使机构从事乳腺 X 射线摄影和获得的临床图像以通过审核，一个申请获得临时认证的机构应该满足 42 U.S.C. 263b(c)(2) 的要求，并且向已经获得批准的审核部门或其他 FDA 指定代理机构递交必要的信息。

(ii) 在代理机构收到审核部门的关于机构已经递交了信息的决定之后，FDA 应该根据机构已经满足第 900.11 节 (b)(2)(i) 的要求的决议，为机构颁发一个临时认证。临时认证在被颁发之日起生效，有效期为 6 个月，临时认证不能被更新，但机构可以为临时认证申请一个 90 日的延期。

(3) 延期的临时认证。(i) 为了使临时认证申请获得一个 90 日的延期，机构应该向它的授权部门或 FDA 指定的其他代理机构递交一份陈述报告，说明如果没有获得延期的话对此地区的乳腺 X 射线摄影将产生负面的影响。

(ii) 审核部门应该在他接收到机构的申请 2 个工作日之内向 FDA 转交，同时要附上它的介绍信。

(iii) 如果 FDA 认为机构的临时认证的延期符合 42 U.S.C. 263b(c)(2) 中的要求，它将为机构的临时认证发布一个 90 日的延期。

(iv) 如果临时认证超过 90 日的延期后将不能被继续使用和再延期。

(c) 复原政策。一个以前已经获得认证的机构，如果已到了它的认证期限、或重新申请被 FDA 拒绝、或它的认证被 FDA 暂停或撤销，应该申请使它的认证复原，以使机构本身被看作新的机构而获得临时认证。

(1) 除非被第 900.11 节 (c)(4) 的规定禁止，申请复原的机构应该：

(i) 与一个获得 FDA 批准的审核部门或一个 FDA 指定的其他机构联系，以确定重新申请认证的要求；

(ii) 一个以前被认证或被临时认证作为乳腺 X 射线摄影机构的历史文件记录，包括以下信息：

(A) 它以前被认证或被临时认证作为乳腺 X 射线摄影机构时的姓名和地址；

(B) 以前的机构所有人的姓名；

(C) 以前作为一个 FDA 审核部门时的鉴别号码；以及

(D) 最近一次被 FDA 认证或临时认证的期满日期；以及

(iii) 通过向审核部门或其他由 FDA 指定的机构递交一份校正措施计划来证明认证复原申请是合理的，此校正措施计划应详细说明机构如何改正那些造成失误、恢复被拒绝、认证被撤销的行为。

(2) 如果以下条件满足，FDA 应该向机构颁发一个临时认证：

(i) 审核部门或其他由 FDA 指定的机构通知代理机构：机构已经充分地改正或正在改正相关的缺陷；以及

(ii) FDA 查明机构已经充分地改正了那些造成失误、恢复被拒绝、认证被撤销的行为。

(3) 在接受到临时认证后，机构可合法地恢复它执行乳腺 X 射线摄影服务。

(4) 如果一个机构的认证被撤销的原因如 41 U.S.C. 263b(i)(1) 中所描述的一样，任何人不得在认证撤销 2 年内进行乳腺 X 射线摄影或操作乳腺 X 射线摄影设备。

第 900.12 节　质量标准。

(a) 人员。下面对人员的要求适用于与乳腺 X 射线摄影活动相关的各个方面的人员，包括设备制造、工艺处理中有关人员，乳腺 X 射线摄影读片人员，与质量保证活动相关的人员等：

(1) 读片医生。所有解读乳腺 X 射线摄影的医生要达到以下的资格要求：

(i) 初级资格证明。除去本节段 (a)(1)(iii)(A) 中提到的特例外，在独立进行乳腺 X 射线摄影读片前，初级资格读片医生必须达到以下要求：

(A) 州一级颁发的医生执业执照；

(B) (1) 通过了 FDA 指定的鉴定机构的鉴定，确认他 (她) 在某一专业领域有解读 X 射线片、包括乳腺 X 射线摄影的能力。这个鉴定机构有一套合适的鉴定程序和标准用于对这种资格进行鉴定；或者

(2) 该医生在乳腺 X 射线摄影和与乳腺 X 射线摄影技术相关的课题上得到过至少 3 个月的正规学习，而且这些学习被记录在案。学习内容有放射物理学的介绍，包括专门的乳腺 X 射线摄影、放射效应、放射防护的放射物理学课程，学习中有关乳腺 X 射线摄影的解读部分，应该是在符合本节段 (a)(1) 中要求的医生的直接监督下完成的；

(C) 受到至少 60 个小时的有关乳腺 X 射线摄影的医学教育经历，这个经历要有文件能够证明，这个教育包括：乳腺 X 射线摄影读片知识，胸部 (乳腺) 解剖学、病理学、生理学基础，乳腺 X 射线摄影的技术问题，还有乳腺 X 射线摄影中的质量保证和质量控制知识。所有这 60 个小时都是 I 类学时，在医生得到读片资格的前 3 年内至少完成了 15 个小时的学时。住院医实习期间为学习乳腺 X 射线摄影技术用去的时间可按 I 类学时计入继续医学教育学分，而且如果训练机构将这些成绩用文件做了记录，这样的

学时也可能够计入上面所述的 60 个小时的乳腺 X 射线摄影教育
经历；以及

(D) 除非具有本节段 (a)(1)(iii)(B) 条款中述及的豁免条件，要获得
初级资格认证，他必须在得到资格前的 6 个月时间内对至少 240
张的乳腺 X 射线摄影进行了解读和反复读片，而且这些读片和反
复读片活动必须是在已具备资格的读片医生的指导下进行的。

(ii) 继续教育和阅历。所有读片医生要通过完成以下目标来巩固他
的读片能力和资格：

(A) 读片医生经过一段时间达到了本章节段落 (a)(1)(i) 中的要求获
得独立读片资格，从这段时间所在的季度末开始，到第二年这个
季度末到来时，在这 24 个月内，该读片医生从事乳腺 X 射线检
查进行读片的工作量至少要达到 960 片 (读片或反复读片)。读片
医生完成这个指标后服务机构才能得到一年一次的 MQSA 检查，
MQSA 检查可以在读片医生完成这个指标后马上开始，也可以在
医生完成指标的下一季度开始。乳腺 X 射线摄影技术服务机构可
以在这两个时间内选择一个合适的时间作为该机构 24 个月周期
的起点。

(B) 读片医生达到了本章节段落 (a)(1)(i) 中的要求获得独立读片
资格后的第三年这个季度末，他应该在这 36 个月中通过学习或
教学完成了至少 15 个 I 类的乳腺 X 射线摄影技术继续医学教育
单元。读片医生完成这个指标后服务机构才能得到一年一次的
MQSA 检查，MQSA 检查可以在读片医生完成这个指标后马上开
始，也可以在医生完成指标的下一季度开始。乳腺 X 射线摄影技
术服务机构可以在这两个时间内选择一个合适的时间作为该机构

36 个月周期的起点。在这个学习过程中，读片医生在实践中接触的每种胸部透视 (照相) 特征各处至少要占 6 个 I 类继续医学教育学分。

(C) 在读片医生解读一种他 / 她以前未接触到过的乳腺 X 射线特征之前，他 / 她必须对这个新的乳腺 X 射线特征进行至少 8 个小时的学习。

(D) 读片医生通过讲授专题课程获得的学分在本章段落 (a)(1)(ii)(B) 中所述的 15 个规定的单元中只能计分一次，而不管他在过去的 36 个月时间内反复讲授这个课程多少次。

(iii) 豁免条件。(A) 在 1999 年 4 月 28 日之前根据 FDA 过渡性规定获得本节段落 (a)(1) 中所述的读片医生资格的医生，可被视为已达到了本节段落 (a)(1)(i) 中所要求的初级水平。他们要想继续进行乳腺 X 射线摄影工作，必须继续具备本节段落 (a)(1)(i)(A) 要求执照和达到本节段落 (a)(1)(ii) 的继续教育和阅历积累要求。

(B) 对于任意放射诊断住院医生的人员，如果过去的 2 年中随机的 6 个月内在读片医生的直接指导下阅读或多人阅读了至少 240 次的乳腺 X 射线摄影检查，而且这个成绩得到合法组织的在第一时间的认可，这样的医生在获取读片医生资格的过程中可以不受本节段落 (a)(1)(i)(D) 的规定的约束。

(iv) 重新获得资格。如果初级读片医生没有能够完成规定的继续教育和阅历积累，他在恢复独立乳腺 X 射线相片读片操作前要重新获得资格认证，具体步骤如下：

(A) 对于没能完成本节段 (a)(1)(ii)(A) 规定的阅历积累的读片医生，重建资格要达到以下要求：

(*1*) 在有资格的读片医生的指导下，完成了 240 片 / 次的读片指标 (读片或复读)，或者

(*2*) 在有资格的读片医生的指导下，达到在过去的 24 个月或更少的时间内累计读片 / 复读总量达 960 片 / 次的水平。

(*3*) 对本节段 (a)(1)(iv)(A)(*1*) 和段 (a)(1)(iv)(A)(*2*) 对重建资格医生的要求要在恢复独立读片实践前的 6 个月中完成。

(B) 对于未能达到本节段 (a)(1)(ii)(B) 的继续教育要求的医生，他要完成一定量的关于乳腺 X 射线摄影技术的 I 类继续医学教育学分，并要在恢复资格前的 36 个月内将学分累积达到规定要求的 15 个学分。

(2) 放射技术人员。所有的乳腺 X 射线检查都要由放射技术人员操作完成，放射技术人员要符合下面的一般规定、乳腺 X 射线放射学规定和继续教育和阅历积累要求：

(i) 一般要求。(A) 州一级颁发的通用放射操作技能执照 ; 或者

(B) 持有由 FDA 指定的组织颁发的通用证书，这个组织颁发这样的证书能够证明持证者具备了进行乳腺 X 射线检查操作的能力 ; 以及

(ii) 乳腺 X 射线摄影术要求。在 1999 年 4 月 28 日之前，根据 1993 年 12 月 21 日的 FDA 过渡性规定获得本节段 (a)(2) 中所述的放射技术人员资格，或者在一个有资格的指导人员的监督下完成了至少 40 个小时的乳腺 X 射线摄影技术专科学习，并有记录为证，

记录在案的学时至少要有以下内容：

(A) 乳腺解剖学、病理学、物理学的学习，摆位和压迫方法的学习，技师保证 / 技师控制技术，有乳腺人造器官植入的患者的成像方法；

(B) 在一个符合本节段 (a)(2) 要求资格的指导人员的监督下完成了至少 25 个的乳腺 X 射线检查；以及

(C) 对于乳腺放射实践中的每个乳腺 X 射线特征至少进行了 8 个小时的训练；以及

(iii) 继续教育要求。(A) 放射技术人员达到了本节段 (a)(2)(i) 和本节段 (a)(2)(ii) 的要求的季度末的第三年时，他应该在这 36 个月中通过学习或教学完成了至少 15 个 I 类的乳腺 X 射线摄影技术继续医学教育单元。放射技术人员完成这个指标后服务机构才能得到一年一次的 MQSA 检查，MQSA 检查可以在读片医生完成这个指标后马上开始，也可以在医生完成指标的下一季度开始。乳腺 X 射线照相技术服务机构可以在这两个时间内选择一个合适的时间作为该机构 36 个月周期的起点。

(B) 放射技术人员通过讲授专题课程获得的学分在本节段 (a)(2)(iii) (A) 中所述的 15 个规定的学分中只能计分一次，而不管他在过去的 36 个月时间内反复讲授这个课程多少次。

(C) 在本节段 (a)(2)(iii)(A) 要求继续教育中，放射技术人员在实践中接触的每种乳腺透视（照相）特征各处至少要占 6 个 I 类继续医学教育学分。

(D) 重新获得资格。如果放射技术人员没有能够达到本节段 (a)(2) (iii)(A) 规定的继续教育成绩，他要恢复独立乳腺 X 射线检查操作必须做到：在这之前的 3 年他要在继续教育的乳腺 X 射线放射学上积够至少 15 个学分，其中至少有 6 分是和他的乳腺 X 射线检查特征相关的，在上述指标没有完成之前他不能在无人指导的情况下进行乳腺 X 射线检查。

(E) 在放射技术人员对一种他／她以前未学习过的乳腺 X 射线特征进行检查之前，他／她必须对这个新的乳腺 X 射线特征进行至少 8 个小时的学习。

(iv) 阅历积累要求。(A) 放射技术人员过一段时间达到了本节段 (a)(2)(i) 和段 (a)(2)(ii) 中的要求获得独立检查操作资格，以这段时间或 1998 年 4 月 28 日所在的季度末开始，在第二年这个季度末到来时的这 24 个月内，该放射技术人员从事乳腺 X 射线检查的工作量至少要达到 200 次。放射技术人员完成这个指标后服务机构才能得到一年一次的 MQSA 检查，MQSA 检查可以在读片医生完成这个指标后马上开始，也可以在医生完成指标的下一季度开始。乳腺 X 射线摄影技术服务机构可以在这两个时间内选择一个合适的时间作为该机构 24 个月周期的起点。

(B) 重新获得资格。如果放射技术人员没有能够达到本节段 (a)(2)(iv)(A) 规定的阅历积累要求，他要恢复独立乳腺 X 射线检查操作前，必须在获得资格的放射技术人员的直接监督下完成至少 25 次乳腺 X 射线检查操作，在这个指标没有完成之前他不能在无人指导的情况下进行乳腺 X 射线检查。

(3) 医学物理师。本节段 (e) 中述及的负责执行对乳腺 X 射线摄影技术机构的审查和对乳腺 X 射线摄影技术机构进行监督的医学物理师要具备以下资格：

(i) 初级证书。(A) 具有州一级颁发的执业执照，或者通过了 FDA 指定的鉴定机构的资格认证，确认其在该专业领域有实施放射物理检查的能力。这个鉴定机构有一套合适的鉴定程序和标准用于对这种资格进行鉴定；以及

(B)(1) 同时还要有被认可的科研院所或学校获得的自然科学专业硕士学位以上的学历，大学阶段或研究生阶段在物理学科上要有不少于每学期 20 个学时或相当的时长（比如每季度 30 个学时）学习时间；

(2) 在执行对乳腺 X 射线照相技术机构检查方面受到过不少于 20 个学时的面授专业训练，而且这些学时和训练可以得到文件的证明；以及

(3) 要有至少一次执行对乳腺 X 射线检查机构进行审查的经验，要进行过总数不少于 10 次的经验。对于一个特定乳腺 X 射线设备单元审查，在 60 天的时长内，不论做了多少次，在总次数只计一次。在 1999 年 4 月 28 日后，对乳腺 X 射线检查机构进行审查时，必须有达到本节段 (a)(3)(i) 和段 (a)(3)(iii) 要求的医学物理师在场直接监督，符合这个条件的审查方可计入审查经历；或者

(ii) 同等初级证书。(A) 曾按 FDA 过渡性规则中本节段 (a)(3) 的规定通过医学物理师的资格认证，并且按照过渡性规则中的要求保持了证书、执照或资格的有效状态，维持了医学物理资格的人员；以及

(B) 在 1999 年 4 月 28 日以前，能够具有以下条件：

(1) 有在册的科研院所或学校获得的自然科学专业学士学位或更高的学历，大学阶段或研究生阶段在物理学科上要有不少于每学期 10 个学时或相当的时长学习时间；

(2) 在执行对乳腺 X 射线摄影技术机构检查方面受到过不少于 40 个学时的面授专业训练，而且这些学时和训练可以得到文件的证明；以及

(3) 要有至少一次执行对乳腺 X 射线检查机构进行审查的经验，要进行过总数不少于 20 次的经验。对于一个特定乳腺 X 射线设备单元审查，在 60 天的时长内，不论做了多少次，总次数只计一次。以上的专业训练和经历应该在达到学位要求以后再去完成。

(iii) 资格的延续。(A) 继续教育。医学物理师是由达到了本节段 (a)(3)(i) 和段 (a)(3)(ii) 的要求的季度末的第三年时，他应该在这 36 个月中通过学习或教学完成了至少 15 个学时的乳腺 X 射线摄影技术继续医学教育。医学物理师达到这个要求后可以开始对乳腺 X 射线检查机构实施一年一次的审查，审查可以在医学物理师完成这个继续教育指标后马上开始，也可以在完成指标的下一季度开始。乳腺 X 射线摄影技术服务机构可以在这两个时间内选择一个合适的时间作为该机构 36 个月周期的起点。医学物理师在落实审查和监督质量保证程序要进行评估的乳腺照相特征时，医学物理师在继续教育中要以适当的学时给予训练。医学物理师通过讲授专题课程获得的学分在上述的 15 个规定的学分中只能计分一次，不管他在过去的 36 个月周期时间内反复讲授这个课程多少次。

(B) 阅历积累要求。医学物理师在经过一段时间达到了本节段 (a)(3)(i) 和 段 (a)(3)(ii) 中的要求获得独立检查操作资格，以这段时间或 1998 年 4 月 28 日所在的季度末这两者中靠后的时刻开始，在第二年这个季度末到来时的这 24 个月内，该医学物理师执行审

查的乳腺 X 射线摄影机构要有两个以上，乳腺 X 射线设备单元审查总量要达到 6 个以上。医学物理师完成这个指标后乳腺 X 射线摄影技术机构才能得到一年一次的 MQSA 检查，MQSA 检查可以在医学物理师完成这个指标后马上开始，也可以在医学物理师完成指标的下一季度开始。乳腺 X 射线摄影技术服务机构可以在这两个时间内选择一个合适的时间作为该机构 24 个月周期的起点。在 10 个月内对一特定的乳腺 X 射线摄影技术服务机构的审查只能在审查阅历中计数一次，同样，在 60 天内对一特定乳腺 X 射线设备单元的审查也只能在阅历中计数一次。

(C) 在医学物理师对一种新的乳腺 X 射线特征进行独立审查之前，除非他 / 她在以前本节段 (a)(3)(i) 和段 (a)(3)(ii) 的医学物理师资格认证中得到过相关知识的学习，否则他 / 她必须对这个新的乳腺 X 射线特征进行至少 8 个小时的审查知识学习。

(iv) 重新获取资格。医学物理师如果没有能够按照本节段 (a)(3)(iii) 的规定延续他 / 她的资格，他 / 她将不能独立实施 MQSA 审查，必须在一个具备资格的医学物理师的监督下才能进行 MQSA 审查。在对下一家机构进行审查之前，未获得资格延续的医学物理师必须按下面的方法重新获取合格证书：

(A) 如果医学物理师没有能够达到本节段 (a)(3)(iii)(A) 规定的继续教育成绩，他要在恢复独立审查资格前的 3 年中在继续教育上积够至少 15 个学分。
(B) 如果放射技术人员没有能够达到本节段 (a)(3)(iii)(B) 规定的阅历积累要求，他要恢复独立审查前必须在具备本节段 (a)(3)(i) 和本节段 (a)(3)(iii) 的医学物理师资格的人员的直接监督下完成足够的审查项目：在恢复资格的前 24 个月中审查的机构的要达到 2 家、审查的乳腺 X 射线设备单元要达到 6 个，他要在继续教育的乳腺 X 射线放射学上积够至少 15 个学分，其中至少有 6 分是和他的乳腺 X 射线检查特征相关的，在上述指标没有完成之前他不能在无人指导的情况下进行乳腺 X 射线检查。在 60 天内对一个特定乳腺 X 射线设备单元的审查只能在整个经历中被计数一次。

(4) 人员履历的存放。乳腺 X 射线摄影技术机构应妥善保存存放在其内部工作的读片医生、放射技术员和医学物理师的资格证书的履历文件。在 MQSA 检查人员有权查阅这些文件。该机构解聘的人员的履历文件要保存到下一年度的审查完成、FDA 确认该机构符合 MQSA 审查中的对人员的要求之后方可丢弃。

(b) 设备。本章第 1020.30 节、1020.31 节及 900.12 节 (e) 对设备性能做出了规定，在对乳腺 X 射线摄影技术服务机构的设备性能进行审查时，除去特殊的要求外，也要全面考虑上述的规定。

(1) 被禁用的设备。通用 X 射线照相技术设备和专门的非乳腺用摄影（透视）手段严禁用于乳腺 X 射线摄影。这个禁用的范围包括曾经被改造或增加了特殊的附件以开展乳腺 X 射线摄影的系统。本规定的确立，也否定了本章第 1020.31 节 (f)(3) 中暗含的对这种系统接受的态度。

(2) 总述。所有用于乳腺 X 射线摄影的放射设备必须是专门为乳腺 X 射线摄影设计的，是在本章第 1020.30 节和第 1020.31 节生效后，按照本章第 1010.2 节要求达到本章第 1020.30 节和第 1020.31 节相关规定的具有生产许可的设备。

(3) 监视器图像接收器装置的移动。(i) 此装置按照设计的操作可被固定在相关的部位，按要求固定后，它就不会自己活动了。

(ii) 在出现电源断电情况时，本节段 (b)(3)(i) 中要求的机械装置要能正常运转，不能出现故障。

(4) 图像接收器的尺寸。(i) 使用屏 – 暗盒接收图像系统要能够使用 18 cm × 24 cm 和 24 cm × 30 cm 的暗盒。

(ii) 使用屏 – 片接收图像系统要装备有适合所有可使用的暗盒尺寸的活动遮线器。

(iii) 在遮线器从源像中间拿开后，产生放大功能的系统要能够运行。

(5) 照射野。对于每种乳腺 X 射线系统在其 X 射线准直器内设置了一个光源，光源发出的光束通过准直器射出，投照到距光源 100 cm 平面上或最大 SID 平面上（取距离小的平面为准）得到亮度不能小于 160 勒克斯（lux, 15 英尺的烛明）。SID 为源像距：源 – 影像接收器距离。

(6) 放大。(i) 用于实施非介入问题解决方案的系统要有能让操作者进行图像放大的功能。

(ii) 具有放大功能的系统应该能够在 1.4~2.0 的放大范围内提供一个到多个放大倍率。

(7) 焦点选择。(i) 如果系统有一个以上的焦点可供选择，系统在曝光前应该能够指示当前选择的是哪个焦点。

(ii) 如果有多种阳极靶材料可供选择，系统在曝光前应该能够指示当前选择的是哪个靶材料。

(iii) 如果按照曝光条件或测试曝光的结果通过系统内部的算法自动选择了一种阳极靶和 / 或焦点，在曝光过后，系统要将其实际采用的阳极靶材料和 / 或焦点显示出来。

(8) 压迫器。所有乳腺 X 射线机系统要装配一个压迫装置。

(i) 压迫器的使用范围。在本规定于 2002 年 10 月 28 日生效后，每个乳腺 X 射线机系统要提供：

(A) 一个基本的由电机驱动的压迫器，该压迫器可以从患者身体两侧手控启动；以及
(B) 在患者身体两侧都可以对压迫器进行微调。

(ii) 压迫器压板。(A) 系统要配备不同尺寸的压板，与系统配备的所有照射野的暗盒尺寸相互匹配，还要提供特殊用途的压板（比如进行点压的压板）包括那些小于暗盒全尺寸的压板。特殊用途的压板可以不受本节段 (b)(8)(ii)(D) 和段 (b)(8)(ii)(E) 的规定的约束。

(B) 除去本节段 (b)(8)(ii)(C) 中规定的压板外，所有压板应该是平的，压板应与胸部的支持面平行，在压迫时任意部位的距平行位的变形都不能超过 1.0 cm。
(C) 生产商设计的非平面或在压迫时与胸部支持面不平行的压板要符合生产商设计规格和保养要求。
(D) 压板靠近胸腔壁外边缘的边界要平直而且和暗盒的边缘平行。
(E) 压板的胸腔壁外沿在压迫时可以向上弯，以保证患者的舒适，但压板边沿的图像不能出现在 X 射线图片中。

(9) 技术参数选择和显示。(i) 可手动选择毫安秒 (mA·s)，并可至

少对它的一个分量（毫安 (mA) 和 / 或时间 (s)）进行手动选择。

(ii) 除去使用自动曝光控制 (AEC) 时在曝光前设置的技术参数被自动显示外，在曝光前机器要能够显示以下技术参数：以千伏 (kV) 表示的峰值管电压，以 mA 表示的管电流和以秒表示的曝光时间或以 mA · s 表示的管电流与曝光时间的乘积。

(iii) 在使用自动曝光控制模式时，系统要在曝光后显示在曝光中实际采用的千伏峰值 (kVp) 和 mAs。毫安秒 (mA · s) 可以显示为 mA 和时间。

(10) 自动曝光控制。(i) 每个屏片 X 射线系统都要能够提供自动曝光控制模式，而且可以和系统的各种设置组合工作，比如，加遮线器与不加遮线器；放大或不放大；还有其他各种阳极靶与过滤器的组合。

(ii) 探测器的定位和选择要便于在目标组织下放置探测器。

(A) 探测器的大小和位置要在胸部压迫器压板的 X 射线照射平面上能够清楚地观察到。
(B) 选中的探测器放置的位置应被清楚地标记。

(iii) 系统要提供合适的方法，让操作者可以区别基准（零值）设置和他所选择的光强度之间的差别。

(11) X 射线胶片。乳腺 X 射线摄影技术服务机构应使用由生产商明确标记适用于乳腺摄影的 X 射线胶片。
(12) 增强屏。服务机构应使用由生产商明确标记适用于乳腺摄影

的增强屏并且使用由生产商推荐的与增强屏光谱输出特性一致的
胶片。

(13) 胶片处理试剂。服务机构应使用有利于其使用的胶片成像的
化学试剂，化学试剂要达到胶片制造商提出的最低水平要求。

(14) 照明设备。服务机构要为胶片室的照明安装特殊的灯具，例
如热光源，它能提供比读片医生使用的读暗盒更强的亮度。

(15) 胶片遮挡装置。机构要为读片医生配备用于在读片时能够遮
挡 X 射线胶片的被灯光照射的区域以方便读片的装置。

(c) 病历和乳腺 X 射线检查报告——(1) 内容和术语。每个乳腺 X
射线检查机构要对在其执照规定范围内进行的每个乳腺 X 射线检
查准备一份书面的检查报告。乳腺 X 射线检查报告要包括以下内容：

(i) 患者姓名和一个额外的患者标记符；

(ii) 检查日期；

(iii) 解读乳腺 X 射线片的读片医生的姓名；

(iv) 对检查结果的最后结论，按下述几个类别进行陈述：

(A) "阴性"：无需任何意见（如果读片医生发现其他的临床症状，
即使它不影响阴性的结论也要对其给予相应的解释）；

(B) "良性"：是另一种表示阴性的结论；

(C) "可能为良性"：读片结果为高度良性表现；

(D) "可疑"：读片结果无典型的胸部肿瘤形态特征，但有明显的
恶性倾向指征；

(E) "高度恶性表现"：读片结果为高度恶性表现；

(v) 对于因为病情检查不全面而不能得出上述几种结论的 X 射线片，读片医生应出具"待查：需要进一步的影像分析"的结论，并且讲述清楚无法下结论的原因；以及

(vi) 向患者的看护人提出可行的进一步的检查建议，即使读片结论是阴性或良性，读片医生也要在报告中尽可能对患者的看护人提出的医学问题给予解答。

(2) 向患者传达乳腺 X 射线检查的结果。每个乳腺 X 射线检查服务机构要在患者进行乳腺 X 射线检查后的 30 天内、以浅显明了的语言向患者传送一个乳腺 X 射线检查报告的书面摘要报告。如果检查结论为"可疑"或"高度恶性表现"，检查机构要做出尽量的努力使报告以最快的方式传达给患者。

(i) 患者如果没有指定一个医疗服务看护人来接收乳腺 X 射线报告，检查机构要按照本节段 (c)(1) 中的要求在 30 天内将乳腺 X 射线报告原本和一个以浅显语言书写的结果通知书寄给患者。

(ii) 每个检查机构如果接收无医疗服务看护人的患者，它要建立起一个系统，这个系统在患者出现临床需要时可以随时向其提供医疗服务看护人。

(3) 向患者的医疗服务看护人传达乳腺 X 射线检查的结果。在患者向检查机构提交的医疗服务看护人情况或指定了一个医疗服务看护人时，检查机构应该做到：

(i) 及时地向医疗服务看护人提供乳腺 X 射线检查书面报告，报告要包括段 (c)(1) 中罗列的内容，最迟不得晚于进行乳腺 X 射线检

查当日后 30 天；以及

(ii) 如果检查结论为"可疑"或"高度恶性表现"，检查机构要做出尽量的努力使报告以最快的方式传达给医疗服务看护人，如果不能送达医疗服务看护人，要送达到医疗服务看护人指定的人员手中。

(4) 记录保存。每个进行乳腺 X 射线检查的机构：

(i) 除去本节段 (c)(4)(ii) 中允许的情况外，要将患者的乳腺 X 射线片和报告保存在患者的病历中，保存时间应不少于 5 年，如果该患者没有在该机构再做乳腺 X 射线检查，这个病历要保存至少10 年，如果州或地方法律有要求可能还要保存更长的时间；以及

(ii) 在患者或患者代理人的要求下，永久地或暂时地将患者报告的原本或副本转交给一个医学机构或一个医生或患者的看护人，或直接交给患者本人；

(iii) 提供在本节段 (c)(4)(ii) 述及的服务收取的费用不能超出服务中备有证明文件的费用。

(5) 乳腺 X 射线图片识别。每张乳腺 X 射线图片上要以永久、清晰、内容明确地标记上以下信息，标记的地方不能影响 X 射线片上的解剖结构：

(i) 患者姓名和一个附加患者识别符。

(ii) 检查日期。

(iii) 视角和偏侧性。这个信息被标记在腋窝附近，FDA 认可的区分视角和侧位的标准代码可以参见第 900.3 节 (b) 或第 900.4 节 (a)(8) 的内容。

(iv) 机构名称和地址。地址至少应该包括机构所在的城市、州和邮政编码。

(v) 放射技术员的识别信息。

(vi) 暗盒 / 增强屏的识别信息。

(vii) 如果机构内有不止一台乳腺 X 射线机，使用的乳腺 X 射线机的代码。

(d) 质量保证——总述。每个乳腺 X 射线检查机构必须建立和维持一个质量保证程序，以确保机构提供的乳腺 X 射线摄影服务安全性、可靠性、透明度和准确性。

(1) 责任到人。质量保证程序和程序的每一环节要落实到每个岗位人员身上，所有人员持证上岗，所有人员要有充分的时间去履行他们的职责。

(i) 主任读片医生。每个检查机构要确定一个主任读片医生，主任读片医生全面负责质量保证以达到本节段 (d) 和段 (f) 的要求。除非主任医生认为其他个人能够承担和执行质量保证任务，其他人不得承担或保有质量保证的责任。

(ii) 读片医生。所有在机构内进行乳腺 X 射线片解读工作的医生要做到：

(A) 当读到低质量的 X 射线片时，要遵守机构制定的纠错措施的步骤开展纠错，以及
(B) 参加本机构的医学成果审核活动。

(iii) 医学物理师。每个机构要拥有医学物理师岗位，从而有能力对机构内的乳腺 X 射线机设备进行审查、监督机构内与设备相关的质量保证活动。最低要求是，医学物理师要负责审查和乳腺 X 射线机设备的评估，向机构提交本节段 (e)(9) 和段 (e)(10) 中要求的报告。

(iv) 质量控制技术员。在质量控制程序中没有分配给主任读片医生和医学物理师的个体工作职责由质量控制技术员承担起来。这项工作可由质量控制员或其他有资格的人员承担。当由其他人员落实这些工作时，质量控制技术员要确保工作达到了本节段 (e) 中的要求。

(2) 质量保证记录。主任读片医生、质量控制技术员和医学物理师要将有关乳腺 X 射线摄影技术和步骤、质量控制（包括监控数据、通过分析监控数据发现的问题、纠错措施、纠错措施落实的效果）、安全性、保护水平和雇员进行质量保证的资格考核等资料妥善地保管起来，并根据情况更新内容。每次如本节段 (e) 和段 (f) 要求开展的测试的质量控制记录都要保存下来，一直保存到下一年的年度审查结束、FDA 认为机构遵守了质量保证的规定或者又重新进行了两次测试之后，具体时间以这两个时间中较长的为准。

(e) 质量保证——设备——(1) 每日质量控制测试。用于洗印乳腺

X 射线片的洗片机每日要进行调整和维护以达到所用乳腺 X 光胶片的显影技术规格要求，在使用洗片机进行洗片前，每日要对洗片机进行性能测试，测试包括使用临床应用的 X 射线胶片进行本底加雾密度、中密度和密度差异的测试。

(i) 本底加雾密度应小于设置的工作水平 +0.03。

(ii) 中密度测试的结果应在设置的工作水平 ±0.15 以内。

(iii) 密度差异测试的结果应在设置的工作水平 ±0.15 以内。

(2) 每周质量控制测试。装备有屏 – 片系统的检查机构至少每周要用 FDA 认可的体模做一次图像质量评估测试。

(i) 使用典型的临床曝光条件，对一个 FDA 认可的体模进行摄影，其成像 X 射线片的中心区域的光学密度应不小于 1.20。

(ii) 体模的 X 射线图片的光学密度对照其体模设定值的变化，应该在 ±0.20 以内。

(iii) 体模的 X 射线图片的成像总分，按照第 900.3 节 (d) 或第 900.4 节 (a)(8) 的规定，应该至少达到由 FDA 接受和由 FDA 授权的机构建立的最低分值。

(iv) 以体模为背景、以另增测试物体为主体，以背景和主体的在 X 射线照片上的密度差异来测试图像的对比度，经测算后，这个差异应该在设置工作水平 ±0.05 以内。

(3) 季度质量控制测试。装备有屏 – 片系统的检查机构至少每季度做一遍以下的质量控制测试：

(i) 胶片中的定影剂的残留。X 射线照片中定影剂的残留量不能超过 5 μg/cm^2。

(ii) 重拍分析。如果重拍率或不合格率的变化超过了预计的占受分析照片总数的 2% 的指标，要判断产生这种变化的原因。记录下所采取的纠错措施，并要对纠错措施的效果进行评估。

(4) 半年质量控制测试。装备有屏 – 片系统的检查机构至少每半年做一次以下的质量控制测试：

(i) 暗室尘雾。当检查机构使用的乳腺 X 射线胶片的中光密度值 (OD) 不大于 1.2 OD 时，将胶片背面朝下、感光乳剂面朝上放置在典型暗室条件下 2 分钟后，由于暗室尘雾在照片上产生的光学密度不应超过 0.05。如果在暗室内有一用于乳腺摄影 X 射线胶片的安全灯，在测试过程中灯要始终亮着。

(ii) 增强屏 – 片的接触。使用 40 网眼的铜屏测试屏片接触效果，对机构内用于乳腺 X 射线摄影的所有暗盒都要进行测试。

(iii) 压迫装置的性能测试。

(A) 要能够产生至少 111 N(25 lbs) 的压力。
(B) 在 2002 年 10 月 28 日后，新的规定要求基本电机驱动的压迫器产生的压力应该在 111 N(25 lbs) 到 200 N(45 lbs) 之间。

(5) 年度质量控制测试。装备有屏 – 片系统的检查机构至少每年做一次以下项目的质量控制测试 :

(i) 自动曝光控制的性能测试。(A) 当检查机构对一个使用由均匀材料制成的物体进行 X 射线摄影, 材料的厚度从 2~6 cm 不等, 在该机构平时临床使用的管电压范围内根据材料的厚度选择合适的管电压 kVp 值, 利用 AEC 曝光, 得到的 X 光片的光学密度差异应保持在 ±0.30 以内。如果达不到这个要求, 要对不同的胸腔厚度和结构编写一个合适的技术参数表 (kVp 和密度控制设置), 以使胶片密度达到使用光电管自动曝光控制时平均密度的 ±0.30 以内。

(B) 在 2002 年 10 月 28 日后, 对一个使用由均匀材料制成的物体进行 X 射线摄影, 材料的厚度从 2~6 cm 不等, 在该机构平时临床使用的管电压范围内根据材料的厚度选择合适的管电压 kVp 值, 利用 AEC 曝光, 要求得到的 X 光片的光学密度差异应达到 ±0.15 以内。
(C) 体模的中心的图像形成的胶片的光学密度应不小于 1.20。

(ii) 千伏峰峰值 (kVp) 准确度和重复性。(A) 以下位置的 kVp 值要保持在指示 kVp 值和选择 kVp 值的 ±5% 以内 :

(1) 可通过 kVp 检测装置测量到的最低临床 kVp ;
(2) 最常用的诊断 kVp ;
(3) 可以达到的最高诊断 kVp ; 以及

(B) 对于最常用的 kVp 临床设定, 其重复性的离散系数应小于或等于 0.02。

(iii) 焦点条件。在 2002 年 10 月 28 日前，焦点条件如何是通过判断系统的分辨率或测量焦点大小来评估的，在 2002 年 10 月 28 日以后，规定仅使用系统分辨率这个指标来判断焦点条件的优劣。

(A) 系统分辨率。(1) 乳腺 X 射线摄影技术服务机构的每一部用于乳腺 X 射线检查、配备有乳腺检查用透视 – 摄影装置的 X 射线机，使用一个高对比度分辨率测试条，当测试条与阴 – 阳极轴线垂直时，测得的分辨率起码要达到 11 周 / 毫米或 11 线对 / 毫米，当测试条与轴线平行时，测得的分辨率起码要达到 13 线对 / 毫米。

(2) 测试条应被放置在胸腔支持面以上 4.5 cm，定位在图像接收器的胸腔壁轮廓的中心处，测试条模板的边沿距图像接收器胸腔壁外沿以内 1 cm。

(3) 如果具有不同材料的阳极靶，要对每种材料的阳极靶的不同焦点进行本节段 (e)(5)(iii)(A) 中的分辨率测试。

(4) 如果有不同的源像距 (SID)，在最常用的 SID 下做以上的分辨率测试。

(5) 测试时，kVp 应设在平时对一标准胸部进行检查时取的值，如果有自动曝光控制 (AEC) 模式，应打开自动曝光控制 (AEC) 模式。有必要的话，可在光路上加入一合适的吸收器以增加曝光时间。机构所使用的暗盒组合应当用来检验此项要求并且应当在正常位置下用于临床操作。

(B) 焦点大小。测试得到的焦点的大小，其长度（平行于阴 – 阳极轴线的方向）和宽度（垂直于阴 – 阳极轴线的方向）要在下面

表 1 所列的允许范围以内。

表1　焦点大小允许范围

最大测量结果	标称焦点尺寸 (mm)	
	宽度 (mm)	长度 (mm)
0.10	0.15	0.15
0.15	0.23	0.23
0.20	0.30	0.30
0.30	0.45	0.65
0.40	0.60	0.85
0.60	0.90	1.30

(iv) X 射线束强度和半价层 (HVL)。半价层必须符合本章第 1020.30 节 (m)(1) 对最小半价层的要求。表 2 列出了用于乳腺 X 射线检查的半价层参数。对于未在表 2 列出的半价层参数可以用外推和内插的方法算出。

表2　X 射线球管电压（千伏峰值）和最小半价层 HVL

设计工作范围 (kV)	测定工作范围 (kV)	最小半价层 HVL（毫米厚度铝）
小于 50	20	0.20
	25	0.25
	30	0.30

(v) 胸腔吸入空气的比释动能和自动曝光控制 (AEC) 的重复性。胸腔吸入空气的比释动能和自动曝光控制中的 mAs 的离散系数应不大于 0.05。

(vi) 放射量测定。对一个 FDA 认可的仿乳腺标准体模进行单次头尾径视野摄影，每次曝光平均腺体剂量不能超过 3.0 毫戈瑞 (mGy) (0.3 rad)。在临床使用中，要从标准乳腺的技术参数和条件多方面考虑以保证这个剂量不超标。

(vii) 对 X 射线照射野 / 准直器光照射野 / 图像接收器 / 压迫器压板序列的要求。(A) 所有的系统都要有良好的限束器，保证覆盖整个胸腔的 X 射线束能够同样照射到图像接收器的胸膛片区，而且通过限束器的配合，使 X 射线束照射野超出图像接收器任一边缘的量不大于源像距 (SID) 的 2%。

(B) 如果采用了一个可见光光束通过 X 射线限束器指示 X 射线的照射野，要将 X 射线照射野和可见光照射野严格校准，保证可见光投照在 X 射线机胸腔支持面上得到的 X 射线束照射野指示的长度和宽度与实际 X 射线束照射野的长度和宽度的差异不超过源像距 (SID) 的 2%。

(C) 在测试时，将压迫器压板平行放置在胸膛支持面以上相当于标准乳腺厚度的地方，压板的边沿超过图像接收器的胸腔壁边缘的量应不大于源像距 (SID) 的 1%，压板垂直沿产生的暗影在图像上应看不出来。

(viii) 荧光屏响应速度的一致性。要对机构内使用的各种暗盒测试荧光屏响应速度的一致性，最大和最小光学密度的差异不能大于 0.30，测试时也要考虑荧光屏伪影的影响。

(ix) 系统伪影。测试系统伪影时，选取一张高级、纯净、材质均匀的薄片，薄片的面积要大于乳腺摄影用的暗盒，对其进行摄影，以观察系统伪影。测试中，要测试机构内使用的所有尺寸的暗盒，还要考虑到加入滤线栅的因素，对不同的焦点与阳极靶过滤器等临床组合也要分别进行测试。

(x) 辐射输出。(A) 系统管电压 28 kVp，摄影方式为标准乳腺摄影模式 (moly/moly)，选取系统允许的任一源像距，探测器中心位于胸腔支持面以上 4.5 cm 的地方，压迫器压板平行放置在探测器和射线源之前，启动 X 射线，探测器测得的系统每秒钟输出的辐射能应不低于 4.5 mGy 空气比释动能（513 mR/s）。在 2002 年 10 月 28 日以后，在 28 kVp 系统管电压、标准乳腺摄影模式 (moly/moly) 下系统指定工作的任何 SID 当中，探测器测得的系统每秒钟输出的辐射能应不低于 7.0 mGy 空气比释动能（800 mR/s）。

(B) 系统每 3.0 秒时间的平均辐射输出量应该能够保持规定要求的最小辐射输出量。

(xi) 压迫释放。如果设备系统装备了能够在曝光完成后或突然断电时自动释放压迫器的机械装置，要对设备的这种功能进行测试核实：

(A) 有一个强制制动功能以对压迫器进行干涉；
(B) 对这个强制功能应有一个连续的指示；以及
(C) 紧急手动压迫器释放装置。在电源故障或压迫器自动释放机构无效的情况下，可以使用手动装置释放压迫器。

(6) 质量控制测试——其他形式。对于配有非屏 - 片结构的其他形式的图像接收器的系统，它的质量控制程序可以按照图像接收器制造商的推荐程序展开，但不管其程序如何，最大允许剂量不能超过本节段 (e)(5)(vi) 中对屏 - 片结构系统所要求的最大允许剂量。

(7) 可移动的乳腺 X 射线机。乳腺 X 射线检查服务机构要保证乳腺 X 射线机在不同场所得到的乳腺 X 射线摄影都要符合本节段

(e)(1) 到段 (e)(6) 中的规定，另外，机构要核实，在每个拍片场所，在开始检查之前，都要对 X 射线机进行适当的测试，以保证获得良好的图像质量。

(8) 测试结果的使用。(i) 在完成本节段 (e)(1) 到段 (e)(7) 中的测试后，机构可以将测试结果与规定中相应的允许范围进行比较，对非屏 - 片结构的系统，机构可以将测试结果与制造商推荐的允许范围进行比较；对于搬运后或摄影前测试的可移动乳腺 X 射线机的测试结果，可以与机构自己在测试中设置的允许极限进行比较。

(ii) 如果测试结果超出了允许极限的范围，要追究产生这种问题的根源，并采取适当的纠正措施：

(A) 未能实施纠正措施之前，不能继续使用没有通过本节段 (e)(1)、(e)(2)、(e)(4)(i)、(e)(4)(ii)、(e)(4)(iii)、(e)(5)(vi)、(e)(6)、或 (e)(7) 中任一测试系统的部件进行检查或洗片；
(B) 在开展本节段 (e) 中所述的各项测试的 30 天内要采取纠正措施。

(9) 审查。(i) 每个机构每年至少要接受一次由医学物理师开展的审查，也可由其他人员进行审查，但要在医学物理师的直接监督下进行。对机构最小程度的审查包括本节段 (e)(5) 和段 (e)(6) 中的年度测试和本节段 (e)(2) 中述及每周用体模进行的成像质量测试，审查要考核机构是否达到上述测试中要求的质量保证目标。

(ii) 医学物理师在审查过程中，要对机构在进行本节段 (e)(1) 到段 (e)(7) 以及书面记录的、已采取的任何纠错措施文件和纠错措施的效果进行全面评估、分析。

(iii) 医学物理师要出具一个审查报告，总结审查内容，提出改进建议。

(iv) 审查报告要在开展审查的 30 天内送达被审查的乳腺 X 射线摄影技术服务机构。

(v) 审查报告要由展开审查的医学物理师本人或执行监督职责的医学物理师签字和填写审查日期。如果审查是完全由其他人员或部分由其他人员在医学物理师的直接监督下进行的，在审查报告中要明确说明审查人员以及他完成的部分审查工作。

(10) 乳腺 X 射线机设备评估。如果同址或异地新增乳腺 X 射线机设备或图像处理设备、拆除了某一部件或图像处理器，或者乳腺 X 射线机的或图像处理器的主要部件被更换或维修后，要对乳腺 X 射线机或图像处理器进行附加的质量评估，以核实新的或更换的设备是否符合本节段 (b) 和段 (e) 中适用的标准要求。评估期间出现的问题要在新的或更换的设备投入检查和进行洗片以前得到纠正。对乳腺 X 射线机设备的评估由医学物理师开展，也可由其他人员进行审查，但要在医学物理师的直接监督下进行。

(11) 机构的清洁卫生。(i) 乳腺 X 射线检查服务机构要建立和落实适当的制度，以保持暗室、荧光屏和观察盒的清洁卫生。

(ii) 机构要建立记录，将制度中要求的清洁周期确实落实到实处。

(12) 空气比释动能测量仪器的校准。医学物理师在每年的年度审查中用来测量乳腺 X 射线机空气比释动能或空气比释动能率的仪器至少每 2 年校准一次，仪器每次维修后也要进行校准，对仪器的校准应能够溯源到国家标准，校准后的仪器的精确度要达到乳腺 X 射线机放射能量范围的 ±6%（95% 置信水平）。

(13) 感染控制。乳腺 X 射线检查服务机构要建立和遵守一套给清洁、消毒系统，在乳腺 X 射线机受到血液或其他有潜在感染材料的沾染后，要按照制定的程序对乳腺 X 射线机设备进行清洁和消毒，系统要明确记录机构在遵守其建立的感染控制程序采用的方法，系统还要能做到：

(i) 遵守联邦、州和地方法规中就感染控制设立的法规；以及

(ii) 按照乳腺 X 射线机制造商推荐的方法和步骤对设备进行清洁和消毒；或者

(iii) 在制造商没有提供合适的清洁和消毒方法的情况下，可暂时遵循常规感染控制的原则对机器设备进行清洁和消毒，直到制造商的这些推荐方法可用时。

(f) 质量保证——乳腺 X 射线检查结果的稽查。每个乳腺 X 射线检查服务机构要建立和保持一个乳腺 X 射线检查结果的稽查程序，对给予阳性结论的乳腺 X 射线检查进行追踪，将读片医生的结论和病理学结果联系起来进行比较，这个程序的目的是为了提高对乳腺 X 射线摄影的解读的可靠性、明确性和准确性。

(1) 常规要求。每个乳腺 X 射线检查服务机构要建立一个收集和评论所有乳腺 X 射线摄影读片结果的数据资料的系统，包括对所有阳性结论的乳腺 X 射线检查处置的追踪、读片医生的乳腺 X 射线摄影读片报告和患者的病理检查结果之间的相关程度。既要对

机构内单独每个读片医生结果数据进行这样的分析，也要对机构读片医生整体的结果数据进行分析。另外，对于在该机构通过乳腺 X 射线成像检查出来的女性乳腺癌病例，在机构内得到晓喻后，机构要立即开始追踪外科手术和 / 或病理检查的结果，并检查在得到这个恶性诊断结果以前患者拍摄的乳腺 X 射线摄影。

(2) 稽查分析的周期。乳腺 X 射线检查服务机构要在它得到资质认证后的 12 个月进行它的首次稽查分析，这个 12 月的起始时间也可以是 1999 年 4 月 28 日，它和获得认证的时间哪个靠后，以哪个为起始点。稽查要在开始后的 12 个月内完成，以保证有充足的时间追踪其他诊断方法和进行数据收集，以后的稽查分析活动要求至少每 12 个月进行一次。

(3) 稽查读片医生。每所乳腺 X 射线检查服务机构要指派至少一名读片医生至少每 12 个月复查一次检查结果的稽查情况，这名读片医生要记录下这次稽查周期的日期，并且负责对稽查数据进行分析，同时他还要负责将稽查结果记录归档和向其他读片医生通告他们被稽查的结果，并向机构递交机构综合的稽查结果。如果启动了追踪程序，负责稽查的读片医生要在档案内记录追踪程序当前的状态。

(g) 对于有胸部有器官植入的患者乳腺 X 射线片成像方法。(1) 每所机构要制定问询程序，在患者得到乳腺 X 射线检查前弄清楚他是否有人工植入胸部的器官。

(2) 除去显示不当和医生专门授意修改的情况外，接受乳腺 X 射线检查的胸部有植入件的患者的乳腺 X 射线图像中可见的乳腺组织要得到最佳的图像效果。

(h) 消费者投诉机制。每所乳腺 X 射线检查服务机构应该：

(1) 建立记录消费者投诉情况和应诉解决情况的档案系统；

(2) 将他收到的每起重大投诉案件的档案记录自收到投诉后完好保存至少 3 年；

(3) 指导消费者到对乳腺 X 射线检查服务机构进行资质认证考核的部门就重大投诉案件填写备案文件，如果消费者不满意乳腺 X 射线检查服务机构对他投诉的重大案件的解决方法；

(4) 按照资质认证考核部门规定的格式和时间表向其资质认证考核部门报告未解决的重大投诉案件。

(i) 临床图像质量。得到资质认证的乳腺 X 射线检查服务机构拍摄的临床图片的质量要达到其资质认证考核部门建立的临床图像（片）质量标准。

(j) 额外的乳腺 X 射线复查和患者通知。(1) 如果 FDA 发现某一所乳腺 X 射线检查服务机构拍摄的乳腺 X 射线图像（片）的质量已经损害和危及了患者的健康，该乳腺 X 射线检查服务机构要按照 FDA 的规定提供临床图像（片）和其他资料，交给其资质认证考核部门或其他 FDA 指定的组织进行审查。这样的额外审查可以帮助 FDA 部门核实该乳腺 X 射线检查服务机构是否遵守了法案本节中所做的规定，如果有违反规定的事实，FDA 部门可以依据审查的情况确定是否通知受累的患者、受累患者的主治医生或向公众宣布，对相关的乳腺 X 射线摄影的解读是不可靠、不明确或不准确的。

(2) 不论哪所乳腺 X 射线检查服务机构是否通过了第 900.11 节中要求的资质，如果 FDA 认定他拍摄的乳腺 X 射线图像（片）质量不符合本节建立的各项质量标准，严重危害了个人和公众健康，FDA 将要求该机构通知每一位在他那里接受乳腺 X 射线检查的患者和他们的读片医生，告诉他们引起这个危害的缺陷在哪里、是什么，可能产生的不良后果，可行的补救措施，以及 FDA 要求向他们晓喻的其他信息。乳腺 X 射线检查服务机构要在 FDA 规定的时间表内、以 FDA 规定的方式发出上述通知。

第 900.13 节　撤销乳腺 X 射线检查服务机构的资格，撤销资质认证考核部门的资格。

(a) 在撤销乳腺 X 射线检查服务机构的资格后 FDA 将采取的行动。如果一所乳腺 X 射线检查服务机构的资质合格认证被其资质认证考核部门宣布撤销，FDA 部门要对撤销的原因进行调查，在调查结束后，FDA 部门要做出该机构的资格是否无效的决定或者采取其他方案或多个方案最大程度的保护公众的健康，这些方案可以是继续维持机构的资格、令其建立和执行一个纠错行动计划，该机构可通过在落实这个计划的同时申请重新获得资质认证。如果一所乳腺 X 射线检查服务机构因丢失了资格证书而丧失了资质认证就不能再从事乳腺 X 射线检查服务。

(b) FDA 撤回其对资质认证考核部门的认可。(1) 如果 FDA 按照第 900.6 节的规定撤销了其认可的资质认证部门的资格，原来由这家资质认证考核部门考核认可的乳腺 X 射线检查服务机构的资格可以在 FDA 撤销该资质认证考核部门的资格后 1 年内继续有效。但如果 FDA 从保护公众健康出发或者因为该资质认证考核部门在考核乳腺 X 射线检查服务机构中存在欺骗行为，FDA 会决定撤销部分或全部的经该资质认证考核部门考核的乳腺 X 射线检查服务机构的资格证书，或者暂时撤销乳腺 X 射线检查服务机构的资格证书，或允许其在一个比较短的时间内继续有效。

(2) 在撤销该资质认证考核部门资格 1 年以后，或者在 FDA 规定

的时限过后，受到影响的乳腺 X 射线检查服务机构可以向其他的
资质认证考核部门申请资格认证，或者通过 FDA 指定的组织获得
资格认证。

第 900.14 节　吊销资格证书。

(a) 除去本节段 (b) 中提到的情况以外，FDA 在按照本章第 16 部分
的规定向乳腺 X 射线检查服务机构的所有者和经营者发出通知，
并和他们召开非正式听证会后，如果 FDA 发现这些所有者和经营
者或他们的雇员有以下行为，FDA 可以吊销该机构的资格证书：

(1) 为获得资格证书犯下了虚假陈述的罪行；

(2) 没能达到第 900.12 节规定的标准；

(3) 没能满足遵从 FDA 部门和资质认证考核部门对记录、资料、
报告或材料的合理要求，FDA 需要这些资料来判断是否延续该机
构的合格资质，也可以判断该机构是否始终符合第 900.12 节的标
准要求；

(4) 曾经拒绝了 FDA 指派的检查官、州检查官或资质认证考核部
门的代表检查该机构或检查该机构的运营和相关记录文件的要求；

(5) 曾经违反或支持和教唆违反依照 42 U.S.C. 263b 制度的规定和
公布的条例；或者

(6) 没有完全执行 FDA 按照 42 U.S.C. 263b(h) 的规定给予该机构的
处罚。

(b) FDA 在得到本节段 (a) 中的任一考察结论和断定机构有如下行
为时，在召开听证会前将暂停该机构的资格证书：

(1) 因为没能达到规定的标准造成了对人员健康的危害；

(2) 因为拒绝接受检查，令人生疑；或者

(3) 有理由认为违法或支持和教唆违法的行为是故意行为或牵涉有欺诈行为。

(c) 如果 FDA 按照本节段 (b) 的调查结论暂停该机构的资格证书，则：

(1) FDA 要在资格证书暂停生效后的 60 天内，按照本章第 16 部分的规定，与该机构召开一个非正式听证会；
(2) 如果 FDA 核实到以下情况，将终止对机构的资格证书的暂停：

(i) 对机构的违法行为或不正当行为的指控没能得到证实；

(ii) 对规定的标准的违反行为得到了纠正，并获得了 FDA 的认可；或者

(iii) 依照本节段 (d) 的规定撤销了该机构的资格证书；

(d) 在按照本节段 (c)(1) 的要求召开听证会后，如果 FDA 得出以下结论，将撤销该机构的资格证书：

(1) 该机构不愿意或没有能力纠正导致证书暂停处罚的那些违法、违章行为；或者
(2) 该机构在获得资格认证和延续资格的行为中有欺诈行为。

第 900.15 节　对导致不能获得资质认证或重新认证的不利认证和不利再认证的决定的申诉。

(a) 本节中讲述的申诉程序适用于对已经被 FDA 认定为不能获得资格认证和重新获得资格认证的不利认证和不利重新认证认定进行申诉。FDA 的暂停或撤销资格证书的决定将按照第 900.14 节的

规定进行处理。

(b) 在某乳腺 X 射线检查服务机构没有通过资格认证或重新认证时，FDA 会通知该机构因为他的资质不合格，不能给他颁发资质证书。

(c) 一所机构在未通过资格认证或重新认证时，按照第 900.7 节的规定，他有权向资质认证考核部门要求申诉，机构首先应利用资质认证考核部门的申诉程序进行努力，然后再考虑请示 FDA 对他的资格问题进行重新审议。

(d) 如果机构没能通过资质认证考核部门的申诉程序成功解决不利认证认定问题，他有权按照本节和 42 CFR 第 498 部分的规定的程序实施进一步的申诉。

(1) 42 CFR 第 498 部分中关于卫生保健财务部 (HCFA) 的内容应为美国食品药品管理局器械与放射健康中心，乳腺 X 射线摄影质量与放射项目部 (DMQRP)。

(2) 42 CFR 第 498 部分的社会安全部申诉处理委员会应为各部门的申诉委员会。

(3) 按照 42 CFR 第 498 部分子部分 B 中提出的程序，机构未通过资格认证的机构在向资质认证考核部门提出申诉后可以要求 DMQRP 对不利认定进行重新审议。

(i) 乳腺 X 射线检查服务机构要在其资质考核部门做出不利的申诉决定的 60 天内向 DMQRP 提出重新审议的要求，可将复议要求寄到：美国食品药品管理局器械与放射健康中心，乳腺 X 射线摄影质量与放射项目部，邮寄地址：10903 New Hampshire Ave., Bldg.

66, rm. 4521, Silver Spring, MD 20993–0002。

注明：乳腺 X 射线检查服务机构资格认证复议委员会。

(ii) 要求重新审议的文件要有三套下面记录文件的副本。

(A) 资质认证考核部门原先拒绝给予合格认证的文件；

(B) 乳腺 X 射线检查服务机构递交给资质认证考核部门用于申诉程序的所有信息资料；

(C) 资质认证考核部门的不利认证申诉认定的副本；以及

(D) 乳腺 X 射线检查服务机构不同意其资质认证考核部门的决定的基本原因陈述。

(iii) DMQRP 将按照 42 CFR 第 498 部分子部分 B 中提出的程序开展复议工作。

(4) 如果乳腺 X 射线检查服务机构对 DMQRP 在复议后做出的决定并不满意，他可以有权按照 42 CFR 第 498 部分子部分 D 规定的程序召开正式的听证会。

(5) 不论是乳腺 X 射线检查服务机构还是 FDA 都可以要求对听证会主官的判定进行复议。 这个复议将由各部门的申诉委员会按照 42 CFR 第 498 部分子部分 E 的规定开展复议程序。

(6) 在为不利认证决定进行申诉期间，乳腺 X 射线检查服务机构不得从事乳腺 X 射线检查服务业务。

第 900.16 节 对认证被否认的上诉。

(a) 在本节中描述的上诉程序仅仅对那些被 FDA 否定合格认证的机构且机构已经通过审核机构的审核。这些机构的申诉由在第

900.15 节中描述的程序支配。

(b) 如果上诉机构被认为具有以下行为，FDA 将拒绝它的上诉：

(1) 机构没有按照第 900.12 节中建立的标准操作；
(2) 机构没有及时地提供记录或信息或允许检查；或者
(3) 机构在获得审核时有犯法的错误表现。

(c) (1) 如果 FDA 否认一个已经通过审核部门审核的机构的合格认证，FDA 应该向此机构提供认证被否认的原因和背景。

(2) 一个已被拒绝合格认证的机构应该根据第 900.15 节 (d) 中的合理规定，应该要求对 FDA 决定的重新考虑和对此上诉。

第 900.17 节　[保留]。

第 900.18 节　第 900.12 节质量标准的可代替要求。

(a) 可代替标准的申请标准。在设备的使用上（由一个具有资格的机构定义，在本节段落 (b) 中描述），如果一个机构确定以下事实，FDA 可以批准一个第 900.12 节质量标准的可代替标准：

(1) 计划代替的标准在确保乳腺 X 射线摄影质量方面最少应该与被代替的标准具有同样的效果，以及
(2) 计划代替的标准应该：

(i) 在证明对被代替标准的改动方面是有限的；或者

(ii) 对人类健康能提供一个预期的好处，而修改标准所需的时间反

而会给患者健康带来不合理的风险；以及

(3) 被批准的代替标准能保持 42 U.S.C. 263b 的意图。

(b) 可代替标准的申请者。(1) 乳腺 X 射线摄影机构和审核部门可能对第 900.12 节中的质量标准申请一个可代替的标准。

(2) 不是审核部门的联邦机构和州政府可能对第 900.12(a) 节中的质量标准申请一个可代替的标准。

(3) 组装乳腺 X 射线摄影设备部件的制造商可能对第 900.12 节 (b) 和 (e) 中的质量标准申请一个可代替的标准。

(c) 要求批准成为一个可代替标准的申请。要求批准成为一个可代替标准或对一个标准进行修改或扩展的申请，应该以原始申请和两份复印件的形式递交给美国食品药品管理局器械与放射健康中心乳腺 X 射线摄影质量与放射项目部主任，寄件地址：10903 New Hampshire Ave., Bldg. 66, rm. 4521, Silver Spring, MD 20993–0002。要求批准成为一个可代替标准的申请应该包括以下信息：

(1) 替代标准的原始标准识别信息以及申请者选择可代替标准的原因；
(2) 描述可代替标准与原始标准不同点的说明描述；
(3) 用数据说明可代替标准优于原始标准方面；
(4) 用数据解释可代替标准在确保质量、操作或乳腺 X 射线摄影解释方面相当于或优于原始标准；
(5) 建议可代替标准生效的时期；以及
(6) 在评估或执行可代替标准时主任所需要的其他信息。

(d) 申请的裁决。(1) FDA 将部分或全部地批准或否定要求批准成为一个可代替标准或对一个标准进行修改或扩展的申请，并以书面的形式通知申请者，这个书面的通知应该陈述可代替标准与原始标准的不同点，并总结 FDA 批准或否定此申请的原因，如果申请被批准，此书面通知应该包括批准的生效时期和终止时期、申请被批准的附加和限制条件和其他有关的信息，每一个被批准的可选择标准都被分配一个能表明身份的数字。

(2) 一个可代替标准被批准的通知应该被公布于公众摘要文件中，而且应该以通知的形式在《联邦公报》上发布，通知中应该陈述申请者姓名、对已发布机构标准的描述、对被批准的可代替标准的描述、代替标准被批准的附加条件。

(3) 被批准的可代替标准的摘要，包括他们的性质和号码应该提供给国家乳腺 X 射线摄影质量保证咨询委员会。

(4) 所有被公布于公众摘要文件中有关可代替标准的信息以及申请的所有往来信件（包括批准的书面通知）均应通过档案管理处公之于众，但患者识别信息和商业机密信息等均应剔除。

(e) 代替标准的改进和扩展。所有对可代替标准的改进和扩展的申请应该包括以下信息：

(1) 可代替标准的批准号码和有效日期；
(2) 可代替标准的改进和扩展的要求和进行改进和扩展的理由；以及
(3) 用数据解释改进和扩展的可代替标准在确保质量、操作或乳腺 X 射线摄影解释方面相当于或优于原始标准。

(f) 代替标准的适应性。(1) 除了本章节段落 (f)(2) 和 (f)(3) 所提供的以外，对代替标准以及它的改进、扩展的批准仅仅适用于那些被批准的团体。获得相似或相同批准的其他团体必须在本章节段落 (c) 的申请程序完毕后递交各自的申请。

(2) 当一个代替标准被批准适用于一个设备厂商，则任何使用此设备的机构也必须使用此代替标准。

(3) 当 FDA 人为对代替标准的扩展有益于提高乳腺 X 射线摄影术的质量时，一个机构可以将代替标准提供给其他机构使用，FDA 做出的此决定必须以适当的形式公开。

(g) 对已批准的代替要求的撤销。当使用代替标准的机构认为从保护人类的健康或其他正当的理由 (根据第 900.12 节证明是恰当的) 出发，应该对代替标准进行改进或撤销时，FDA 应该执行改进和撤销行动，此行动的生效日期应该根据对申请者的书面通知，除非 FDA 认为从防止人类的健康受到威胁的角度出发需要立即采取改正或撤销行动。

子部分 C——州审核部门

第 900.20 节　范围。

本部分中的规定已执行落实乳腺 X 射线摄影检查质量标准法案 (MQSA) (42 U.S.C. 263b)。本部分的子部分 C 明确了相关的申请程序，告知州政府机关如何申请成为 FDA 批准的审核部门并对其州内实施乳腺 X 射线摄影检查服务的机构予以认可，确保了在审核部门管辖之下的所有乳腺 X 射线摄影检查机构都能够得到充分而持续的质量标准合规性评价且在标准的严格程度上至少不低于

FDA 提出的国家质量标准。

第 900.21 节　审核部门申请的批准。

(a) 资质。州政府机关如果提出的标准在严格程度上至少不低于第
900.12 节标准并且聘请了具备资质的人员、拥有充分的资源可履
行州审核部门责任义务的，则该州政府机关可以提出成为审核部
门的审批申请，同时该机关必须与 FDA 签署协议承诺并接受相关
的责任义务。

(b) 申请的批准。(1) 向 FDA 提出申请希望成为审核部门的申请人
应当向美国食品药品管理局器械与放射健康中心乳腺 X 射线摄影
质量与放射项目部州审核部门协调员提出书面申请，申请资料的
寄件地址为：10903 New Hampshire Ave., Bldg. 66, rm. 4521, Silver
Spring, MD 20993–0002。

(2) FDA 在签收后应向申请人提供更多的信息，以帮助他们的申
请符合被批准为授权部门的申请。

(3) 申请人必须为 FDA 提供三份申请，申请包括以下信息、原材
料和支持文件，地址在本章节段落 (b)(1) 中：

(i) 申请人姓名、地址和电话号码；

(ii) 申请人将要求检查机构遵守并满足的 X 射线照相检查质量标
准的详细描述说明，以及此类标准与 FDA 质量标准之间的差异性，
在申请信息中注明此类标准在严格程度上至少不低于第 900.12 节
中的 FDA 标准；

(iii) 有关申请者的审核回顾和决策过程的详细描述，包括：

(A) 通告检查机构证书申请遭拒及其解释的政策规定和流程规定；

(B) 对检查机构不足点予以更正的监督与执行程序；

(C) 质疑或撤销检查机构认证许可的政策规定和流程规定；

(D) 确保在 FDA 允许的规定时间内处理签发证书的政策规定和流程规定；

(E) 检查机构抗议不当认证决策时的上诉程序说明；

(F) 申请人专业人员和监管人员的教育、经验和培训要求；

(G) 申请人电子数据管理与分析系统的描述说明；

(H) 收费价目表；

(I) 避免发生利益冲突的政策与程序声明；

(J) 申请人处理检查机构问询和投诉的体系机制说明；

(K) 确保经认证的乳腺 X 射线摄影检查机构将根据 MQSA (42 U.S.C. 263b) 的对应获得年审检查的计划说明以及就年审检查发现问题对检查机构予以通告的程序和政策说明；

(L) 对检查机构在年审检查或其他方式中发现的不足点予以监督更正的政策规定和流程规定；

(M) 乳腺 X 射线摄影检查的额外评审以及审核部门要求进行额外检查的政策规定和流程规定；

(N) 患者通告的政策规定和流程规定；

(O) 如果州政府机关提出的标准比第 900.12 节中的标准更加严格，则解释说明在更加严格的管理规定下会对检查机构采取哪些不同于第 900.12 节要求的严厉措施；以及

(P) FDA 认为在审批州审核部门时所必须的任何其他信息。

(c) 申请批准的裁定。(1) FDA 将开展相应的审查和评价工作以判定申请人是否满足本子部分中的适用要求、申请人的认证标准中

是否要求检查机构遵守并满足本子部分 B 中公布的质量标准或者遵守至少与子部分 B 同样严格的质量标准。

(2) 如申请资料中存在任何不足之处，FDA 都将通知申请人并要求申请人在规定时间内对不足点予以更正。如在规定时间内 FDA 对不足点的更正感到不满意，FDA 可对审核部门的审批申请予以否决。

(3) FDA 应通知申请人其申请是否获得批准。通知中应列出 FDA 的批准条件或者指明拒批的原因。

(4) 任何申请材料的审核都包含 FDA 与申请人代表的会面，会议时间和地点由 FDA 与申请人双方共同选定。

(5) FDA 将告知申请人遭拒的申请在哪种情况下可以重新提交。

(d) 授权范围。FDA 可依照 MQSA 法案规定限定州审核部门的权限范围。

第 900.22 节　审核部门的标准。

审核部门应接受以下规定的责任义务以期确保其所认证的检查机构的乳腺 X 射线摄影检查质量，同时应当履行下述责任义务以确保审核部门工作行为的正直公正：

(a) 利益冲突。审核部门应当制定并执行 FDA 根据第 900.21 节 (b) 的内容而批准的相关措施，以此减少审核部门代表人员在履行工作职责时可能出现的利益冲突或机构偏见。

(b) 认证与检查义务。乳腺 X 射线摄影检查机构的认证和检查应当符合相关的法律法规要求，且要求的严格程度应当至少与 MQSA 法案以及本部分要求相当。

(c) 质量标准的合规稽查。全面检查及相关执法行动的范围、时效性、处置方案和技术准确性等均应确保第 900.12 节中的机构质量标准得到充分的遵守。

(d) 执法行动。(1) 证书的吊销和撤销应制定适当的标准条件和程序。

(2) 对于无证经营的乳腺 X 射线摄影检查机构应当立即开展调查并采取适当的执法行动。

(e) 上诉。在向审核部门上诉无果的情况下，检查机构应可通过其他程序对检查结果、执法行动以及不利的认证决定或不利的鉴定决定等提出上诉。

(f) 乳腺 X 射线摄影检查的额外审查。审核部门应可通过相应的程序从被审核部门处要求获取额外的乳腺 X 射线检查资料用于评审乳腺 X 射线检查影像质量和临床操作规范等方面的问题。只有在认定某机构的乳腺 X 射线检查存在质量问题且对人体健康带来较大风险时，审核部门才可要求对额外的乳腺 X 射线检查资料进行审查。

(g) 患者通告。如果审核部门认定乳腺 X 射线检查质量严重下降且有可能给人身健康带来严重风险时，审核部门应可通过相应的程序来发布或要求发布患者通告。

(h) 电子数据传输。应制定相应的流程来确保检查数据电子传输的时效性和准确性且检查机构认证状态信息的格式以及时间规定均符合 FDA 的要求。

(i) 标准变更。审核部门要求被认证的检查机构遵守某一标准修改内容并以此作为认证批准或认证维持的条件时，如果该标准在未修改前已得到 FDA 的认可（依据第 900.21 节内容予以认可）的，则审核部门在做出此类要求之前需先就标准修改内容取得 FDA 的批准。

第 900.23 节 评价。

FDA 应当对各审核部门的工作情况开展年度评审。评价工作应当包含绩效指标的使用，其中强调认证、检查和执法行动等相关项目的充分性、全面性。FDA 还会考虑由审核部门提供的、或从其他来源途径获得的、或者 FDA 要求的、与 FDA 相关的其他信息并以此作为监督管理的一部分。评价工作还应当包含对第 900.21 节 (b) 和第 900.22 节所列原申请或原评审工作中标准修改或者程序修改的评审。评价工作应包括根据第 900.24 节的规定判断确定审核部门的规定或执行情况是否存在重大缺陷，如果不加以更正是否需要撤销审核部门的资质批准，是否存在需要采取更正措施的细微不足。

第 900.24 节 资质批准的撤销。

如果 FDA 在第 900.23 节规定的评价工作中或者通过其他方式确定某审核部门没有实质遵守本子部分规定的，FDA 可采取以下行动：

(a) 重大缺陷。如在发出通知并给予更正机会后，FDA 仍发现审核部门依旧对公众健康重视不足、存在欺诈行为、未能给监管工作提供充分的资源、向 FDA 提供了重大虚假声明、未能达成 MQSA 中乳腺 X 射线检查质量目标、或者未能尽职履行工作职能而给公众健康造成极大风险的，FDA 可撤销对审核部门的资质批准。FDA 应在规定时间内以 FDA 同意的方式向审核部门、所有已认证的检查机构或申请认证的机构发出通告，告知审核部门必须就重大缺陷做出更正。

(1) FDA 应当就 FDA 的措施向审核部门发出通告并告知撤销资质批准的原因依据。
(2) 已丧失资质批准的审核部门应通知已认证的检查机构或申请认证的机构以及州内具有管辖权的相关的鉴定机关，通告其资质批准已被撤销。此类通告应在规定时间内以 FDA 同意的方式发出。

(b) 细微不足。如果 FDA 确定审核部门在认证职能和义务履行方面存在瑕疵,但严重程度或不足点范围未达到本节段落 (a) 的规定，包括未能遵照执行 FDA 批准的审核部门自身程序和政策规定等，则 FDA 应通知审核部门在规定时间内采取 FDA 指定的具体更正措施，或者向 FDA 提交审核部门自行拟定的更正措施计划以便 FDA 批准，以期及时解决细微不足。如果已取得批准的更正措施在实施上无法令 FDA 满意或者未能在规定时间内完成的，FDA 可将该审核部门转入试用观察期，时长由 FDA 决定，另外也可撤销该审核部门的资质批准。

(1) 如果 FDA 将审核部门转入试用观察期，则该审核部门应当在规定时间内以 FDA 批准的方式通知已认证的检查机构或申请认证的机构，通告审核部门已列入试用观察。
(2) 在审核部门向 FDA 证明其已经在规定时间内成功执行或落实更正措施计划且更正措施能够显著消除已发现的问题之前，该机

关的试用观察持续有效，或者

(3) 如果 FDA 确定某审核部门在使用观察期内未能落实执行更正措施的或者未能在规定时间内完成整改的，FDA 可撤销对该审核部门的资质批准。该审核部门应当在规定时间内以 FDA 批准的方式通知已认证的检查机构或申请认证的机构以及州内具有管辖权的相关鉴定机关，通告其资质批准已被撤销。

(c) 记录转移。资质批准遭撤销的审核部门应根据 FDA 要求在 FDA 同意的时间内将检查机构的记录即其他相关信息转移至 FDA 的指定地点。

第 900.25 节　听证会与上诉。

(a) 根据本章节的第 16 部分，FDA 驳斥不利行为的最后机会应该通过一个非正式听证会的形式传达，这些对不利行为的驳斥是有关对审核部门的批准和重新批准、撤销审核部门的批准权和拒绝审核等。

(b) 一个被审核部门拒绝审核的机构具有上诉的权利，但上诉的形式必须由 FDA 根据第 900.21 节或第 900.22 节批准和由审核部门以书面的形式提交。

相关法规：21 U.S.C. 360i、360nn、374(e); 42 U.S.C. 263b。

来源：62 FR 55976，1997 年 10 月 28 日，除非另外标注。于 62 FR 60614 再版并校正，1997 年 11 月 10 日。

第 1000 部分

分章 J——放射学卫生

总论

子部分 A——通用条款

第 1000.1 节　概述。

除非另外注明，分章 J 对《美国联邦法规汇编》规章部分的引证明均出自第 21 卷第 I 章。

第 1000.3 节　定义。

分章 J 所采用的定义包括：

(a) 辐射事故指在电子产品的生产、测试、使用过程中对于暴露于该产品辐射中的人员造成损伤或潜在性损伤的一起或一系列事件。

(b) 法令指《联邦食品药品和化妆品法案》(21 U.S.C. 360hh~360ss)。

(c) 框架组指具有以下共同特征的一个或一组模型：

(1) 在高压、水平振荡器、电源方面电路相同；

(2) 部件失灵的最差后果相同；

(3) 相同的高压控制和安全电路；

(4) 设计和安装相同。

(d) 商务活动指：

(1) 任何一州的任一地区与其他地区的商务活动，以及

(2) 完全限于哥伦比亚特区内的商务活动。

(e) 部件，在本部分中指一个电子产品的整体或亚整体的一个基本功能单位，它能对整个产品的数量、质量和辐射产生影响。

(f) 经销商指提供并把电子产品销售给客户的人，不论此人是否主要从事此类交易，提供该类产品并出租或作为奖品或奖励的人也包括在内。

(g) 主任指器械与放射健康中心的主任。

(h) 分销商指把电器产品销售给其他商人的人，不论其是否主要从事或一惯从事此类业务。

(i) 电磁辐射包括所有波长的电磁辐射波谱。图 1 中所列的电磁波谱包括，但不仅限于，γ 射线、X 射线、紫外线、可见光、红外线、微波、无线电波和低频辐射。

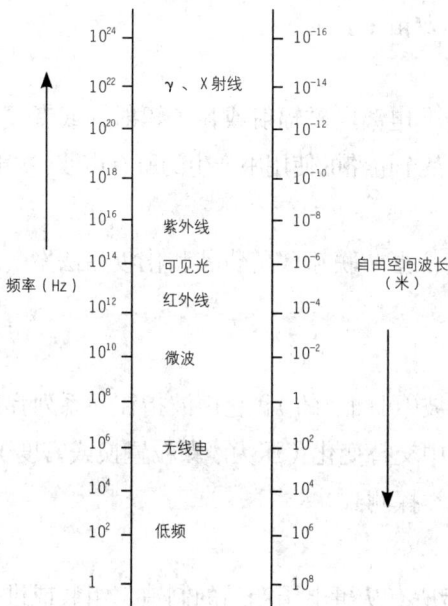

图 1 电磁波普

(j) 电子产品指：

(1) 任何生产或装配的产品，在运转中：

(i) 包含有电路或是电路的一部分，以及

(ii) 有电子产品辐射产生（或是在没有有效防护或其他控制时产生），或者

(2) 所有生产或组装的产品，用作在本章节 (j)(1) 所描述的产品的零件部件或附件以及使用中会产生辐射的产品（或是在没有有效庇护和其他控制条件下产生辐射）。

(k) 电子产品辐射指：

(1) 所有电离或非电离电磁辐射或粒子辐射，或者
(2) 在该类产品某个电路的使用中产生的所有声波、次声波、超声波。

(l) 联邦标准指依据《联邦食品药品和化妆品法案》第 534 节所颁布的执行标准。

(m) 次声波、声波（可闻及的）和超声波指在一系列弹性介质（气体、液体或固体）中交替变化（压力、颗粒置换或密度）发射的能量，可被仪器或人类探测到。

(n) 生产厂家指所有从事电子产品的制造、组装或进口的人。

(o) 样机指所有可识别的、唯一的电子产品以及与其他产品在结构和电子设计方面相同，但厂家加以特别设计而与其他产品又有所区别的电子产品。

(p) 样机族指具有类似的设计和辐射特性但生产厂家不同的多个样机。

(q) 样机改型指一个产品经过重新设计，在实际或潜在的辐射、符合标准、辐射安全性检测方面较有所变化。

(r) 粒子辐射指：

(1) 带电荷的粒子如原子、电子、α 粒子或重粒子，它们有足够的动能，而发生电离或原子、电子因分裂、电子引力或斥力而被激活，或者

(2) 不带电荷的粒子，如中子可以引起核变或释放带有足够动能的带电微粒而产生离子化或原子、电子激化。

(s) 光治疗仪器指所有紫外灯以及装有紫外灯用于照射活体任一部位起治疗作用的仪器，所用光波长在 200~400 nm 之间。

(t) 买方指获取电子产品用于赢利或用作奖品而不是用于出售的第一个人，也包括租用电子产品而不再转租的人。

(u) 州包括各个州、哥伦比亚特区、波多黎各共和国、维京群岛、关岛及美属萨摩亚。

子部分 B——政策与相关的解释

第 1000.15 节　符合 1968 年所颁发的辐射控制的卫生与安全性法案的电子产品。

如下所列的电子产品示范举例仅用于说明适用于本部分法规的电子辐射源。

(a) 释放 X 射线和其他电磁辐射、电子、中子和其他粒子辐射的电子仪器举例包括：

电离电磁辐射：

电视机
加速器
X 射线机（工业用、医疗用、科研用、教学用）

兼有粒子辐射和离子化电磁辐射：

电子显微镜

中子发生器

(b) 释放紫外线、可见光、红外线、微波、无线电波、低频电磁辐射的仪器举例：

紫外线：

生化和医学分析仪

日光浴灯和治疗灯

消毒和灭菌设备

黑光源

焊接设备

可见光：

白光设备

红外线：

报警系统

透热治疗仪

干燥机、炉子、加热器

微波：

报警系统

透热治疗仪
干燥机、炉子、加热器
医学生理学用加热器
微波能量发生设备
雷达设备
遥控设备
信号发生器

无线电波和低频波：

烧灼器
透热治疗仪
能量发生和传输设备
信号发生器
医用电子设备

(c) 激发性释放连续电磁辐射的电子产品包括：

激光：

表演、实验、教学用设备
生物医学分析仪
烧灼、燃烧、焊接设备
切割、钻孔设备
通信发射机
测距仪

微波激射器：

通信发射机

(d) 电路工作时产生次声波、声波、超声波振荡的电子产品举例包括：

次声波：

振动器

声波：

电子振荡器
扩音设备

超声波：

烧灼器
细胞与组织分解器
清洁器
诊断和无创测试设备
测距和探测设备

子部分 C——关于辐射防护

第 1000.50 节　医学 X 射线诊断操作中对患者生殖腺区加以屏蔽防护的建议。

对生殖腺定位防护的范围应略大于生殖腺本身所占区域。在许多医学 X 射线检查中生殖腺暴露于 X 射线范围或与之十分接近都可能会导致遗传变异，因此在不影响检查目的的前提下应加以保护，使生殖腺豁免于被照射。在下列情况下，应注意此类防护：

(a) 即使对射线波束已做适当的限制，生殖腺仍位于 X 射线主要照射区或距之很近（约 5 cm）。(b) 或 (c) 两段所列情况例外：

(1) 对睾丸应始终加以特别防护，因为在此类检查中，睾丸往往在 X 射线主要照射区，如对骨盆、髋部、股骨上段的检查；
(2) 其他腹部检查时，如果睾丸位于 X 射线照射区或与之很近也应保证对睾丸的防护。要根据患者体形、检查方法和所用设备做出调整。此类检查，如对腹部、腰椎、腰骶椎的检查、静脉肾盂造影、腹部钡灌肠造影及上消化道造影。对每一部 X 射线设备的工作程序、操作技巧、部件均应做出评估，制订出此类检查的睾丸防护计划。对于耻骨联合区域参与成像的所有男性患者，都应该考虑到睾丸的定位防护，并作为一个基本评判原则；
(3) 对睾丸的定位防护并不能代替给患者认真仔细的摆位、正确的操作技巧和造影程序以及适当的波束限制（即对目标区 X 射线照射范围的限制），因为这样会导致对其他敏感组织不必要的辐射，并影响成像质量；以及
(4) 生殖腺的定位防护对 X 射线的削减应至少相当于 0.25 mm 铅板所起的作用。

(b) 临床检查目的不受影响。

(1) 除了在少数情况下，如髋部的斜位像、逆行尿路造影和膀胱尿道 X 射线照射相，直肠显影以及偶尔会有的耻骨联合等，对睾丸的防护并不会对所需的检查结果造成影响。因此对于大多数接受

X 射线检查易性患者，如果睾丸暴露于光束之中或距其边源 5 cm 以内都要考虑做定位防护。但对于男性患者并不是总能做到定位防护而又不影响骨骼清晰度，所以如果盆腔骨骼均需显示，就需对防护做出仔细的评估。对某一个患者来说，是否需要防护要根据患者本人的测量数据和想从检查中获得什么信息来决定的。

(2) 目前对卵巢的防护在临床上实用价值不大，因为对卵巢的精确定位很难，而且防护会影响毗邻结构如脊柱、输尿管、大小肠显影的清晰度。但在某些只需要局部影像的检查中，对卵巢做定位防护是可行的。

(c) 患者具有一定的生育能力。

(1) 对于已经不能或不再想要孩子的患者可以不必做定位防护。

(2) 下表的统计数据是不同年龄段的人，在其余生所想要的孩子的数量，可作为 X 射线科室判断生育潜力的依据：

不同年龄、性别的人与期望拥有的孩子数量 [1]

年龄	男性	女性
胎儿	2.6	2.6
0 ~ 4	2.6	2.5
5 ~ 9	2.7	2.5
10 ~ 14	2.7	2.6
15 ~ 19	2.7	2.6
20 ~ 24	2.6	2.2
25 ~ 29	2.0	1.4
30 ~ 34	1.1	0.6
35 ~ 39	0.5	0.2
40 ~ 44	0.2	0.04

（续表）

年龄	男性	女性
45 ~ 49	0.07	0
50 ~ 54	0.03	0
55 ~ 64	0.01	0
65 岁以上	0	0

[1] 上面列表的数据来自于 1970 年 National Center for Health Statistics 出版的 "Final Natality Statistics 1970." HRA 74-1120,22 卷，12 期，1974 年 3 月 20 日。

第 1005.55 节　放射诊断机构应实行质量保证计划。

(a) 适用范围。所有放射诊断机构都应实行如本节 (c) 段所述的质量保证计划。

(b) 定义。本节所适用的定义如下：

(1) 放射诊断机构指所有用 X 射线系统以某种方式照射人体某一部位以做出诊断或形成影像的机构。私人诊所、牙科、儿科、脊柱按摩治疗室，以及活动实验室、诊所、医院都属于放射诊断机构。

(2) 质量保证指一个放射诊断机构的、有计划的、系统的活动，用以确保始终出产高质量影像，同时把患者和全体工作人员受到的辐射降至最小。质量的标准由放射诊断机构制定，质量保证既包括"质量控制"技术又包括"质量管理"方法。

(3) 质量保证计划是一个有机实体，用于为放射诊断机构提供质量保证。这项计划的性质、内容随机构大小、类别、检查类型和其他因素的不同而不同。

(4) 质量控制技术指在监测（或检验）和 X 射线系统部件保养方面的技术，质量控制技术与设备本身直接相关。

(5) 质量管理规程是指用以确保监测技术得以正确运用和评估，以及对监测结果采取必要的矫正措施的管理行为。这些规程是质量控制计划的有机框架。

(6) X 射线系统是用于产生可控制的诊断性 X 射线影像的一系列部件，至少应具有一个高压 X 射线发射器、一个 X 射线控制器、一个管球、一个光束限制器以及必需的支持部件，另外还包括影像接受器、处理器、观片箱、暗室等功能部件。

(c) 元素。一个质量保证计划应具有以下本节段 (c)(1)~(10) 所列的元素。对每一个要点所应贯彻执行的程度，可通过对机构目标以及工作人员、顾问的人才资源的分析来决定。如何贯彻这些要点，应视减少辐射、提高影像质量带来的效益、节省的费用是否能补偿计划实施所消耗的资源而定。

(1) 责任。(i) 全面质量保证计划的责任与权力以及具体的监测、评估和矫正措施的责任与权力一样，都应在质量保证手册中做出详细说明和记录。

(ii) 机构主任或主任医师对质量保证计划的实施和维护负主要责任。

(iii) 通常由主任医师委派技师负责质量保证的基本工作。如果技师在受训情况和工作经验方面合格，可负责具体的质控监测、保养技术或质量管理。此外技师还应负责识别超出其受训水平的、需做出处理的问题或隐患。技师应当把这些问题反映给主任医师本人或其代表，以便集中力量使问题得以解决。

(iv) 如果条件允许，医学物理师、主任的技术专家或质量控制技师应对质量保证计划实施中起主要作用。这些专业人员可负责日常管理，履行技师受训范围之外的监督职责，如果部门需要，可以减少技师的部分或全部职责，维修工程师也可被委以责任，负责某些预防性或修理性的保养工作。

(v) 某些质量控制技术和修理工作，也可由机构以外的合格人员，如顾问、厂家代表来负责，但要签定合同，合同中对这些服务要做出详细的说明。

(vi) 在较大的机构，应由质量保证委员会来负责质量保证目标和行动的长远规划，如本节 (c)(9) 所述。

(2) 购买协议。购买新设备之前，放射诊断机构的工作人员应以拟定出所需设备的性能规格。这些规格可能是从所需性能方面来叙述的，或者只是通知预期的卖方，设备应有什么功能并要求卖方提供其具有这些功能的设备的规格。无论哪种情况，卖方的回复应是双方考虑到现状和平衡好所需性能与预算后，达成最终购买协议的基础。应鉴定书面的购买协议，并对性能规格做出说明。最终协议达成后，还应考虑是否有有经验的维修人员提供服务，有关维修人员的所有协议都应写入购买协议中。仪器安装完毕后，用户应按照协议中的要求进行测试，以确保设备符合协议要求，包括符合相应的联邦法则和各州的法规。应在卖方把所有必要的修改都完成后，才能正式接手设备。购买协议和验收记录应与设备一起终身保存，以便与监测结果做比较，了解设备的后期性能。

(3) 监测和保养。应建立常规的、具有最新技术的质量控制监测和保养体系，并制定出日程表，以具体实施。监测的目的是，从机构制定的影像标准如本节 (c)(4) 所述，和是否符合联邦法规和州法则的方面来评估 X 射线系统的性能。保养应包括改正，即把通过监测或通过其他方法所发现的问题，在对患者造成严重损伤之

前予以消除。要充分发挥工作人员的才能，保养上应做到预防性
保养，以防止设备发生意外损伤而中断科室日常工作。

(i) 对监测所得参数，应由机构在对预期收益和消耗作出分析的基
础上指定出解决方案。对诸如机构规模、实力、实施检查的类型，
存在于本部门或其他类似部门中的质量控制问题等因素，都应在
建立监测系统时予以考虑。监测频度应按需要而定，可因参数不
同而各异。

(ii) 虽然监测参数会因机构不同而有所变化，但每一放射诊断机
构都应将以下 X 射线系统的五个重要部分纳入监测项目中：

(a) 胶片处理技术
(b) X 射线装置的基本性能特征
(c) 暗盒和滤线栅
(d) 观片箱
(e) 暗室

(iii) 上述五个部分的及其他特殊设备需要监测的参数举例如下：

(a) 胶片处理技术：

速度指标
对比度指标
胶片灰雾
溶解温度
胶片人工识别

(*b*) X 射线装置的基本性能特征：

(*1*) 透视 X 射线机

桌面曝光率
居中对准
准直
kVp 精度与重复性
mA 精度与重复性
曝光时间精度与重复性
X 射线输出的重复性
焦点大小的一致性
半值层
代表性的入射皮肤曝光剂量

(*2*) 影像增强系统：

分辨率
聚焦
畸变
眩光
低对比度性能
相机与准直透镜的物理校准

(*3*) X 射线放射摄影装置：

X 射线输出的重复性
mA 的线性与重复性

定时器的精度与重复性

kVp 的精度与重复性

放射源至胶片距离指示器的准确性

光野和 X 射线野一致性

半值层

焦点大小的一致性

代表性的入射皮肤曝光剂量

(4) 自动曝光控制设备：

重复性

kVp 补偿

射野灵敏度匹配

最小响应时间

备用定时器核准

(c) 暗盒和滤线栅：

(1) 暗盒：

胶片 / 荧光屏接触

荧光屏条件

漏光

人工鉴别

(2) 滤线栅：

对准与聚焦距离

人工鉴别

(*d*) 观片箱：

光输出的时间稳定性
光输出从一个箱转至另一个箱时的稳定性
观片箱表面状态

(*e*) 暗室：

暗室的完整性
避光条件

(*f*) 专用设备：

(*1*) X 射线断层摄影系统：

深度和断层指示器的精度
切面的厚度
曝光角度
断层摄影的完整性
断层平面的平坦度
分辨率
曝光的连续性
暗盒的平整性
代表性的入射皮肤曝光剂量

(*2*) 计算机断层扫描（CT）：

精确度（噪声）

核比度标度

高对比度与低对比度分辨率

校准

代表性的入射皮肤曝光剂量

(iv) 保养包括预防和矫正两个方面。

(a) 预防性保养。预防性保养应按照日程安排定期施行，目的在于防止监测不到的、无警报信号的故障所致的设备瘫痪。已经发现，如果把这些工作分配给工作人员来负责会更有效降低成本。通过对 X 射线系统机械和电子特性的观察来做预防性保养是可行的（包括诸如检查电缆状况，观察断层单元运动的平滑性，保持检查室和暗房的清洁，防止尘染，聆听系统活动部件的异常噪音）。要遵循厂家提供的、对系统清洗和保养的程序，定期检查、更换开关和其他常规淘汰的部件。所有工作应视工作人员的工作能力而定。显然，规模大的部门拥有自己的维修工程师，在这方面要比单独的主任医师做得更好。

(b) 矫正性保养。为取得最大效益，如在本节 (c)(5) 所述，质量保证计划应能确定是否有隐患存在，如果发现隐患或已经出现问题就应通过矫正性保养及时消除，避免给患者照护的工作造成大的损失。

(4) 影像质量的标准。应给能被接受的影像建立质量标准。理想化的标准应该是客观的 (如参数变量可接受的变化范围)，但有些可能是主观的 (例如客观指标不能确定时专业人士的意见)。根据需要，对这些标准要做常规的检查并做出重新规定，如本节 (c)(10) 所述。

(5) 评估。应从两个层次对机构的质量保证计划做出评估。

(i) 第一个层次，监测工作所及结果应当用于评判 X 射线系统的性能，明确是否需要对设备加以维修或调整，以保证影像质量符合标准。评估工作应包括对每日监测数据趋势的分析，以及根据数据判断是否需要维修。对有疑问的设备，把监测数据与购买协议中的和验收测试时的数据做比较也是有用的。

(ii) 第二个层次，标准质量保证计划应包含对其自身效果的评估程序。这些评估可以是对废片率和照片重复拍摄原因的分析研究，对设备维修、更新的消耗的检查，对所摄影像的主观评判，征求放射专家们的意见，对监测工作所及结果的趋势分析，如对感光计的研究。其中对废片率及其原因的研究通常是很有价值的，并能对第一层次的评估提供有价值的信息。这些研究可用于评估进一步提高和改进的潜力，并能确定改进措施是否有效。视机构对其分析之所需，对废片数量应做到每天或每周登记。若能确定废片原因并记录下来就更为理想。如果以现有人员和基础不能定期施行，也应在诊断程序发生较大变化之后，进行为期 2 周的研究分析，若 X 射线系统有较大改动则至少进行半年。

(6) 记录。对监测工作的成果、所遇难题、针对这些困难所采取的解决办法及其效果都应做记录并保存。记录的内容和形式，根据机构需要而定。机构应把这些记录作为使质量保证计划行之有效的工具，作为工作的起点而不是终点。例如这些记录应能促进工作人员把工作做得更好。更重要的是, 这些数据是在本节 (c)(5)、(10) 所述的评估和检查工作的基础。

(7) 工作手册。质量保证手册的编写格式应便于在需要时做出修订，

而且适于所有工作人员阅读，手册内容由机构领导确定，但下列
内容是必备的基本内容。

(i) 负责监测和保养的工作人员名单。

(ii) 需要监测的参数清单和监测频度。

(iii) 对每一项监测参数的工作标准、质量标准或可接受范围描述。

(iv) 对每一监测参数进行监测的方法简述。

(v) 对遇到难题后通知有关负责人员的程序描述。

(vi) 列有可以查到监测和保养程序详细内容的出版物的名单。应
有可供全体工作人员阅读的此类出版物的副本，但应与工作手册
相区别。（通常可以从 FDA 或其他和私人处获取该类出版物，即
使是想做出修改以更满足所需。）

(vii) 机构规定的应当保存的记录（附标准格式）的清单。部门主
任应当明确每类记录应保存的时间期限。

(viii) 新购设备的购买协议副本以及验收测试结果。

(8) 培训。质量保证工程应包括对全体人员进行适当的质量保证责
任培训，包括履行职责前的岗前培训以及更新知识的继续教育。
在资深教员的指导下，获及有关工作的实践经验是培训的理想模
式。如果没有条件，可以利用合适的自学材料替代教学。

(9) 委员会。对较大规模的机构，难以做到使每一个员工都能按计划行事，应当考虑成立质量保证委员会，其主要职能就是沟通各组之间在质量保证、影像制作方面的交流及做好解释工作。为起到最大的沟通作用，有 X 射线设备的每一部门都应有代表参加委员会，委员会还负有制定政策的职责，如下所述的部分或全部：

委派质量保证职责；维护质量标准；定期检查工作效果等。该委员会的部分职责可由业已存在的其他委员会如放射安全委员会承担。在较小的机构中，每一员工都应参与委员会的工作。质量委员会应直接向放射机构领导报告。对有多个 X 射线设备运行的机构，应向医疗主任报告。委员会应定期召开会议。

(10) 总结。应由质量保证委员会或主任的执业医师对质量保证计划做出总结，以期进一步提高效益。总结中应包括以下内容：

(i) 关于检测和保养技术的报告，以明确这些工作被有效地按计划施行。至少应每一季度对这些报告总结一次。

(ii) 检测和保养方法及其日程表，以确保其适用性，且与质量保证的最新进展同步。其内容应至少每年更新一次。

(iii) 影像质量标准，以确保这些标准与学科现状同步，与部门需求一致。这些标准至少每年评估一次。

(iv) 质量保证工作效果的评估结果；以确定是否做出修改，至少一年进行一次。

(v) 对质量保证手册至少应每年做一次评估，以确定是否需要修订。

第 1000.60 节　牙科 X 射线检查的管理性建议。

(a) 美国食品药品管理局规定，必须在认真考虑过患者在牙科和其他方面的健康所需之后，即患者的牙医和医师认为，在诊断、治疗或预防疾病方面确有必要之后才能进行牙齿的 X 射线检查。行政性牙齿 X 射线检查，指应关系较远的第三方之需，而不是患者牙科疾病即时之需的 X 射线检查。这些检查对患者来说通常是受到不必要的辐射的原因之一。基于应避免一切不必要的辐射的原则，第三方不应提出 X 射线检查要求，除非能证明这些检查对患者有直接的临床效益，而且患者的牙医或医生同意。

(b) 以下是一些行政性 X 射线检查的例子，出于这些目的的检查，第三方不能提出：

(1) 为监督保险索赔或查明欺诈；

(2) 为达到退还的条件；

(3) 为了训练或实习提供机会；

(4) 为证明资格或出于竞争目的。

(c) 本建议并不排斥根据患者的病史和查体情况，由经管医生决定做的 X 射线检查，以及那些针对选择性人群、用于查明诊断不明的疾病的检查，也不排斥基于患者临床需要，由其牙医或医师决定交由第三方使用的 X 射线影像。

相关法规：21 U.S.C. 360hh~360ss。

来源：38 FR 28624，1973 年 10 月 15 日，除非另外标注。

第 1002 部分

分章 J——放射学卫生

记录和报告

子部分 A——通用条款

第 1002.1 节　范围。

本部分的条款适用于以下情况：

(a) 所有的电子产品厂家均应遵守第 1002.20 节条款。

(b) 电子产品生产厂家、经销商、发行商均应遵守本节表 1 所列条款。但 (c) 段所述例外，此外第 1002.50、1002.51 节准允的例外情况也不包括在内。

(c) 如表 1 所示第 1002 部分的条款，不适用于以下情况：

(1) 生产厂家所生产的电子产品是用于出口，并贴有标签或明确注明该产品符合进口国的所有条件。

(2) 生产商生产的电子产品（如本节表 1 所列）专供其他厂商，作为用于销售的电子产品的零部件，除非这些厂商可以证明 X 射线诊断系统的部件符合本章第 1020.30 节 (c) 的条款。

(3) 生产厂家所造产品交由美国政府使用，其功能和设计出于国家安危考虑不能公开并获得政府国防分类。

(4) X 射线诊断设备的组装者，其组装的 X 射线设备符合本章第 1020.30 节 (d) 的条件，并且已经呈交了第 1020.30 节 (d)(1) 或 (2) 所要求的报告，并保留副本 5 年（从呈交之日起）。

表 1 产品记录与报告要求

产品	制造商					经销商与分销商	
	产品报告第 1002.10 节	补充报告第 1002.11 节	省略报告第 1002.12 节	年度报告第 1002.13 节	测试记录第 1002.30 节 (a) [1]	销售记录第 1002.30 节 (b) [2]	销售记录第 1002.40 节和第 1002.41 节
诊断用 X 射线 [3]（第 1020.30、1020.31、1020.32、1020.33 节）计算机断层扫描	X	X		X	X	X	X
X 射线系统 [4]	X	X		X	X	X	X
球管套件	X	X		X	X	X	X
X 射线控制	X	X		X	X	X	X
X 射线高压发生器	X	X		X	X	X	X
X 射线床或摇篮			X		X	X	X
X 射线换片机			X		X	X	X
固定在固定位置的垂直暗盒架与带前面板的暗盒架			X		X	X	X
限束装置	X	X		X	X	X	X
1977 年 4 月 26 日后生产的点片装置与影像增强器	X	X		X	X	X	X
1978 年 2 月 25 日之后生产的头部测量装置			X		X	X	X
1978 年 9 月 5 日之后生产的乳腺 X 射线机影像接收装置柜式 X 射线机（第 1020.40 节）			X		X	X	X

（续表）

产品	制造商					经销商与分销商	
	产品报告第1002.10节	补充报告第1002.11节	省略报告第1002.12节	年度报告第1002.13节	测试记录第1002.30节(a)[1]	销售记录第1002.30节(b)[2]	销售记录第1002.40节和第1002.41节
行李检查	X	X		X	X	X	X
其他							
其他用于产生特定辐射X射线的产品（非诊断用X射线）	X	X		X	X	X	
医疗			X	X	X	X	
分析			X	X	X	X	
工业			X	X	X	X	
电视（第1020.10节）<25 kV 及 <0.1mR/h			X	X[6]			
IRLC[5][6] [gteqt]25kV 及 <0.1mR/h IRLC 5	X	X		X			
[gteqt]0.1mR/h IRLC[5]	X	X		X	X	X	
微波 /RF							
微波炉（第1030.10节）	X	X		X	X	X	
微波透热疗法			X				
微波加热、干燥、稳定装置			X				
RF 密封器、电磁诱发及加热设备、电介质加热器(2~500 MHz)			X				
光学							
光治疗产品	X	X					
激光产品（第1040.10、1040.11节）							
I 类激光及含激光的产品[7]	X			X	X		
I 类激光产品（含 IIa、II、IIIa 激光）[7]	X			X	X	X	
IIa、II、IIIa 类激光及不同于 I 类激光的	X	X		X	X	X	X

（续表）

产品	制造商					经销商与分销商	
	产品报告第1002.10节	补充报告第1002.11节	省略报告第1002.12节	年度报告第1002.13节	测试记录第1002.30节(a)[1]	销售记录第1002.30节(b)[2]	销售记录第1002.40节和第1002.41节
产品[7]							
IIIb与IV类激光产品[7]	X	X		X	X	X	X
日光灯产品（第1040.20节）							
仅有灯	X						
日光灯产品	X	X		X	X	X	X
水银蒸汽灯（第1040.30节）							
T灯	X	X		X			
R灯			X				
声学							
超声治疗法（第1050.10节）	X	X		X	X	X	X
诊断超声			X				
不同诊断或治疗的医用超声	X	X					
非医用超声			X				

[1] 保留检查所有有关制造商一致性测试程序文件的权利。

[2] 如果可行的话，要求包括第1002.31与1002.42节。

[3] 诊断X射线部件要求的套件报告（源自FDA 2579）;请参阅21 CFR 1020.30(d)(1)至(d)(3)。

[4] 如果制造商进行选择且按21 CFR 1020.30(c)确认装置,则要求装置记录与报告。

[5] 确定按III段测试条件（第1020.10节(c)(3)(iii)）使用等曝光率限制曲线（IRLC）。

[6] 仅要求产品状态信息的年度报告。

[7] 根据激光产品可能出现的最坏的情况确定激光产品的种类应用报告。

第 1002.2 节 ［保留］。

第 1002.3 节 给用户的关于性能和技术数据的通报。

器械与放射健康中心主任和副主任经授权可要求生产带有辐射的电子产品的生产厂家向最终的买方提供中心主任和副主任认定必要的、与产品安全有关的性能和技术资料。

第 1002.4 节 信息保密。

如果所接到的报告或其本人所得到的信息，涉及或有关商业机密和联邦法规第第 18 篇 1905 部分的有关事项，部长或其代表均不得有任何泄露，除非是告知本部门其他职员或雇员，以及符合法令条件的其他机构的人员。部长及其属下的所有官员或雇员均无权扣留，应向国会授权的委员会报告的信息。

第 1002.7 节 递交资料和报告。

本部分（第 1002 部分）要求的或是自愿递交的报告、测试数据、产品说明书和其他资料，在交给器械与放射健康中心主任时，都应按其规定根据副本的编号入档，并由递交人签字。递交报告应寄送至美国食品药品管理局器械与放射卫生中心，收件地址：Electronic Product Reports, Document Mail Center, 10903 New Hampshire Ave., Bldg. 66, rm. G609, Silver Spring, MD 20993–0002。

(a) 所有呈交给器械与放射健康中心主任的材料，除了需符合本部分的条件外，其呈交还要符合本章第 20 部分公共信息的条款。

(b) 本部分所要求提交的资料，如检测数据、产品报告、简报、补充报告、年度报告等，须符合主任规定的报告书写指南和说明的要求。如果按报告书写指南和说明去做不可行或是不适当，提交人可以用另一种格式来替代，只要提交人能给出充分的解释和理由。如果器械与放射健康中心主任认定这些理由不充足，并且按报告书写指南和说明去做是可行的、合适的，提交人须按要求重新提交。

(c) 对同一系列的多个样机或样机组，如果所递交的质量控制和检测资料是一致的，可以只提供一份归纳类同资料的"共性报告"。

子部分 B——厂家须提交的在编电子产品的报告

第 1002.10 节　产品报告。

在一个产品或部件上市之前，其生产厂家需提交一份第 1002.1 节表 1 所列的产品报告给美国食品药品管理局器械与放射健康中心，地址：Electronic Product Reports, Document Mail Center, 10903 New Hampshire Ave., Bldg. 66, rm. G609, Silver Spring, MD 20993-0002。报告应在显要处标明"×××（厂家名称）辐射安全产品报告"，并符合下列要求：

(a) 标明所报告的在编产品的名称。

(b) 标明报告中产品的每一个样机及其涉及厂家编码或其他标记系统的详实资料，以使主任能确定其产地。

(c) 包括所报产品所有部件、附件的有关资料，因其可对放射物的剂量、性质和方向产生影响。

(d) 要对所报产品的每一个样机的功能，影响辐射的操作特征，预期的和已知的用途做出描述。

(e) 阐明每一个样机在电子产品辐射安全性方面的标准和设计特性，如果适用，可参照联邦标准。

(f) 对每一个样机，都要描述其所具有的物理和电子特征，如防护电路，以期能符合 (e) 段所报的标准或规格。

(g) 描述电子产品辐射安全的检验和测量中所使用的方法、手段，包括对不必要的、继发的、泄漏的电子产品辐射的控制，适用于每一个样品的质量控制方法，以及选用这些检查和质量控制方法的依据。

(h) 随着老化，产品辐射也会增大。应描述为保持产品在辐射安全方面的持久性和稳定性而采用的方法、手段、检查频度。包括选用这些方法、手段的依据，或是不必做检查和质量控制的依据。

(i) 使用 (g)、(h) 段所述的检查、测量和质量控制方法所得结果，要做到充分表述，以使主任明确此类检查方法和手段的效果。

(j) 报告中应包括每个样机的、与电子产品辐射安全有关的警报信号、标签以及安装、操作、使用方法介绍。

(k) 按主任的合理要求提供其所需资料，以使其明确厂家做的或正在做的符合法案及其规定的标准，并贯彻法案的精神。

第 1002.11 节　补充报告。

第 1002.1 节表 1 所列的产品，须有符合第 1002.10 节要求的报告。一个样机组或框架组中的新型或改型的样机上市之前，每一个厂家都应递交一份报告，详细说明新机型或改型机所有不同于以前之处。报告人应写入以下方面的变化：

(a) 对实际的或潜在辐射有影响。

(b) 对符合标准的程度或对辐射安全检查的方法有影响。

第 1002.12 节　简要报告。

厂家在介绍产品之前应按第 1002.1 节表 1 所述递交一份简要报告，报告应明确"辐射安全简报"且包括：

(a) 公司和样机的标识。

(b) 对影响辐射的产生、发射、泄漏和曝光控制的运行特征做简要的描述。

(c) 关于用途的目录。

(d) 辐射产生、发射和泄漏的水平。

(e) 若有必要还需有其他信息，以确定符合法案及第 1002 部分的要求。

第 1002.13 节　年度报告。

(a) 每一厂家都须提交一份如第 1002.1 节表 1 所列的年度报告，总结第 1002.30 节 (a) 所要求履行的记录，并提供所生产、出售和安装的产品的数量。

(b) 报告应在每年 9 月 1 日前提交，所含时间为本年度 6 月 30 日之前的 12 个月。

(c) 对系列产品中的新产品，如果不涉及辐射和某个性能指标的改变就不需要在上市前提交补充报告。这些产品的号码应每季度更新，写入年度报告。

子部分 C——生产厂家对辐射事故的报告

第 1002.20 节　对辐射事故的报告。

(a) 上市或准备上市的电子产品，在生产、检验、使用过程中，若发生或可能发生辐射事故时，其生产厂家一旦获知此类情况，应立即向器械与放射健康中心主任报告，一切有利于判断辐射事故的相关信息均应在报告内容之列，包括本行业的、科学的、医学方面的事实依据与鉴定意见等。

(b) 厂家的报告寄往器械与放射健康中心主任，寄件地址：Accidental Radiation Occurrence Reports, Document Mail Center, 10903 New Hampshire Ave., Bldg. 66, rm. G609, Silver Spring, MD 20993–0002；同时报告及信封上注明"第 1002.20 节相关报告"，报告厂家已知的信息内容如下：

(1) 辐射事故的性质；

(2) 辐射事故的发生地点；

(3) 生产厂家，相关电子产品的型号；

(4) 发生辐射事故时的外部情况，包括诱发原因；

(5) 涉及人员（或受累人员）的人数，人员暴露于辐射中的情况，对其产生的不良影响或损害，影响（或损害）的特征与严重程度。若器械与放射健康中心主任要求厂家提供相关人员姓名，厂家应一并提供；

(6) 为了控制、纠正辐射事故和消除诱因、预防再发，厂家所采取

的相关措施；以及

(7) 其他辐射事故相关信息。

(c) 生产厂家按本节 (a) 条规定上报辐射事故时，若发现本章第
803 部分亦有相同上报规定时，应按第 803 部分条款规定上报，
若第 803 部分条款无相关规定，则应按 (a) 条规定上报。若辐射
事故与产品存在缺陷或质量问题相关，且其处理本章第 1003.10
节中有所规定，厂家需按本节 (a) 条规定上报，无需分别上报。

子部分 D——生产厂家记录

第 1002.30 节　生产厂家应进行的相关记录。

(a) 生产第 1002.1 节表 1 所列电子产品的厂家，应按下述内容对
其产品进行相关的记录。

(1) 对电子产品辐射安全性的质量控制程序的叙述。

(2) 电子产品辐射安全性检验结果的记录，内容包括对电子产品产
生的多余的（指正式用途之外的）、继发的辐射或辐射泄漏的控
制情况，检验的实验方法、仪器设备、实验过程及选择上述方法、
仪器的依据。

(3) 若产品老化会增加辐射的产生，此类产品应进行耐用性及稳定
性检验，对检验结果进行记录，并同时记录采用上述检验方法的
依据。

(4) 经销商、批发商、购买者与生产厂家之间交换的辐射安全性相
关的书面文件，包括投诉（或意见）、调查结果、建议、影响产品
使用、修理、调试、维护、检验的解释说明等，应制作副本供检查。

(5) 如果可能，对生产、销售数量进行记录。

(b) 作为本节 (a) 条规定的补充，生产第 1002.1 节表 1 所列产品的厂家应按下述内容进行记录。

(1) 电子产品的销售范围，通过批发商和直接从厂家进货的经销商，便于对某些特定产品或产品批次进行追踪。

(2) 批发商、经销商依照第 1002.41 节条款向厂家提供的反馈信息。

第 1002.31 节　记录的保管与检查。

(a) 每一个生产厂家均应按此条款对相关记录进行保管，这些记录也包括按照第 1002.41 节规定获得的记录，记录自登记日期起，应被保存 5 年。

(b) 依照相关部门的通知，生产厂家应允许该部门指派的官员或雇员对其相关登记、记录、文件、文献进行检查，以判断厂家是否按照相关联邦标准进行工作。

(c) 依照器械与放射健康中心主任的要求，生产第 1002.1 节表 1 所列产品的厂家，应按要求呈交第 1002.30 节 (b) 所规定记录的复印件。

子部分 E——经销商与分销商进行的相关记录子部分

第 1002.40 节　经销商与分销商应进行的记录。

(a) 电子产品有执行标准且零售价在 50 U.S.D.（包括 50）以上，属于第 1002.1 节表 1 所列品种，经销商与分销商应收集、记录产品的第一位使用者（顾客）的相关信息，以便于联系查找。

(b) 具体记录内容包括：

(1) 经销商、分销商、购买本产品顾客的姓名、通信地址。

(2) 产品的标识号与商品名。

(3) 产品的型号、序号和其他便于认定产品的号码。

(4) 产品被售出、转让、租借的日期。

(c) 按本款规定收集的信息，应立即寄往生产厂家，或按第 1002.41 节规定进行保存。

第 1002.41 节　经销商与分销商所获记录的处置。

(a) 经销商与分销商按第 1002.40 节规定获得相关信息后，应立即寄往生产厂家，但以下情况除外。

(1) 经销商与分销商按相应规定（法案第 535 部分）对所获得记录进行选择和保存，若生产厂家或器械与放射健康中心主任提出寄出要求，经销商与分销商将按要求将记录立即寄给生产厂家。

(2) 经销商与分销商按本节 (a)(1) 段规定进行信息选择与保存时，应马上以书面形式将处理情况通知厂家，并注明分销商、批发商、电子产品种类和收集的信息种类。

(b) 经销商与分销商按第 1002.40 节规定收集相关信息并记录保存，自产品售出、转让、租借之日起保存 5 年或者直至经销商或分销商不再经营此类产品为止，以先到为准。若按第 1002.40 节规定经销商不再经营此类产品，此类记录应在停止经营前或停止经营时寄送给厂家。

第 1002.42 节　经销商与分销商寄往厂家的相关记录应保密。

经销商和分销商按规定寄往厂家的记录，厂家应作为保密材料进行管理，只有在按法案第 535 部分规定需通知具体顾客时才可查阅。

子部分 F——记录与报告要求的豁免

第 1002.50 节　特别豁免。

(a) 生产电子产品的厂家，可以向主任申请豁免第 1002.1 节表 1 所列某一项或数项监管程序，与申请表一同递交的应包括申请豁免监管的理由与依据，申请必须明确指出所申请豁免项目，申请所列依据应能证明其产品（或某型产品）不会对公众健康造成威胁，并且至少满足下述标准中的一条：

(1) 产品结构坚固或具有足够的品质，在工作、维护、服务、质量不合格时等任何环境中均不会发生辐射泄漏而造成危害。

(2) 生产量小。

(3) 产品由受过严格训练的人员使用并由同一厂家内部使用，或用于研究、调查或训练。

(4) 产品按常规设计，由受过严格训练的人员操作，操作人员对产品可能造成的危害很熟悉；或者

(5) 相关规定不适用于某类产品或对其不必要。

(b) 主任应本着保护公共健康的原则，依据本节 (a) 段的相关规定或其他依据，批准生产厂家部分或全部豁免记录和上报等监管程序，如果主任认定此类豁免符合法案规定精神。

(c) 若厂家申请未获通过，主任应向厂家发出书面通知，并告知申请未获通过的原因，若豁免申请获得批准，主任向厂家发出书面通知，内容包括：

(1) 豁免记录与上报监管的电子产品或产品；

(2) 豁免记录与上报监管程序的要求；以及

(3) 上述决定是本着维护公共健康与安全的原则作出的。豁免记录副本可申请获取，申请地址：美国食品药品管理局，器械与放射健康中心，乳腺 X 射线摄影质量与放射项目。

(d) 在公共健康得到保障的前提下，中心可依据自身决定（或决议），豁免第 1002.1 节表 1 所列对某一类型电子产品的上报管理规定。

(e) 若厂家生产的某型产品符合下列条件，可豁免第 1002.1 节表 1 所列出的所有上报管理规定：本章第 1020~1050 部分条款内容中，没有适用于其产品的执行标准并且按照第 812.30 节条款规定，研究用仪器豁免上报管理的申请已被批准；按照第 814.44 节 (d) 的相关规定，上市前审批已被通过。

第 1002.51 节　美国政府专门采购的产品厂家豁免。

根据生产商的申请，对于美国政府机关或部门所使用的任何电子产品，器械与放射健康中心主任可豁免其生产商在本部分中的相关记录要求，但前提为美国政府机关或部门已经提出了管理电子产品辐射发射的采购规范，并且单独规定了此类产品仅能由美国政府机关或部门永久使用。

相关法规：21 U.S.C. 352、360、360i、360j、360hh~360ss、371、374。

来源：38 FR 28625，1973 年 10 月 15 日，除非另外标注。

第 1003 部分

分章 J——放射学卫生
产品缺陷与质量问题的通知

子部分 A——通用条款

第 1003.1 节 范围。
本规定适用于 1968 年 10 月 18 日以后生产的电子产品。

第 1003.2 节 电子产品的缺陷。
若电子产品存在下述情况时，由于辐射的泄漏将对产品的使用安全产生相关影响，将被认定为产品存在缺陷：

(a) 辐射的产生不是用于满足产品的使用目的，辐射的产生是意外的和非预期的，是由产品的设计、生产、组装存在缺陷造成的；

(1) 电子产品产生的辐射造成损害健康的危险，包括对遗传物质、对任何人的损害，或者
(2) 产品不能达到设计规范中对电子辐射控制要求。

(b) 产品通过产生辐射达到其使用目的，辐射的产生是使用所要求

的，是设计、生产或组装的结果；

(1) 产品不能达到设计规范中电子产生辐射的要求；或者

(2) 在产品的设计规范之外，电子产生不必要的辐射未满足主要用途而造成或损害健康的危险，包括对任何人的遗传物质的损害；或者

(3) 产品不能满足使用要求。

第 1003.5 节　与其他法规的关系。

本条款所做出的规定，是对其他法规的补充，不能替代其他法规，任何人不能因为本规定而逃避其他法规对其规定的责任。

子部分 B——产品缺陷与质量问题的发现

第 1003.10 节　厂家发现产品缺陷与质量问题；通知要求。

任何厂家用发现其生产、组装、进口和与其有关系的电子产品存在缺陷或质量不能达到联邦标准者，应立即采取以下措施：

(a) 按第 1003.20 节相关规定立即通知部长，并且

(b) 除第 1003.30 节授权外，厂家应合理迅速地通知下列人员：

(1) 由厂家供货的经销商与批发商；以及

(2) 该产品的购买人和任何受让人（厂家记录的或通过向分销商、批发商、购买人查询获知的正在使用该产品的人员）。

(c) 若厂家按本节 (a) 段规定向部长发出了通知，同时也被要求向 FDA 发出通知，厂家应按第 803 部分要求向 FDA 上报。若厂

家按本节 (a) 条款规定向部长发出通知而第 803 部分未按要求向 FDA 上报，厂家按本节 (a) 向部长发出通告即可。

第 1003.11 节　部长对产品缺陷和质量问题的判断。

(a) 部长通过测试、检验、研究或考核厂家报告文件或其他数据，判断任一电子产品的质量不能达到适用的联邦标准或存在缺陷，应立即以书面形式通知生产厂家，内容包括：

(1) 产品存在的缺陷或产品不能达到联邦标准的具体项目；
(2) 部长发现的问题和发现这些问题的依据，如测试、检查、研究、结果与报告等；
(3) 部长给予一个期限，允许厂家陈述自身意见，表明产品无质量问题、部长提出的质量问题不存在，或质量问题不会造成辐射而影响产品的使用安全。

根据本章第 16 部分规定，厂家有权力向 FDA 提出申诉。

(b) 厂家收到部长按本节段落 (a) 的规定发出通知后，应立即以书面形式向部长报告该产品的总生产量和大致的出厂数量。

(c) 超过通知规定期限过后，部长认为产品存在缺陷或质量不能达到联邦标准，且厂家未提出豁免通知受影响人员的请求，管理部门应指令厂家按第 1003.10 节 (b) 的规定，向有关人员发出通报，通报内容应符合第 1003.21 节的规定。厂家应在接到指令后 14 天内发出上述通报。

子部分 C——通知

第 1003.20 节　厂家递交部长的通知。

厂家按第 1003.10 节 (a) 段要求向部长送交书面通知，同时附带部长可能需要的其他信息，内容包括：

(a) 产品标识号或所涉及产品；

(b) 该型产品的总生产量和大致的出厂数量；

(c) 厂家所知的产品的预期用途；

(d) 对产品缺陷或质量问题（不能达到联邦标准）的详细描述；

(e) 对由于产品缺陷或质量问题可能造成的危害的评估；

(f) 对为弥补产品缺陷或提升产品质量以达到联邦标准采取的措施的陈述；

(g) 发现产品缺陷时的相关数据和外部环境情况；以及

(h) 指出厂家需要保护的行业机密。

第 1003.21 节　厂家发送给受到影响人员的通知。

(a) 厂家向第 1003.10 节 (b) 段规定的人员发送书面通知，同时按部长要求提供相关信息，内容包括：

(1) 第 1003.20 节 (a)、(d) 段要求提供的信息，同时在产品缺陷得到纠正之前，厂家对用户使用该产品的建议；

(2) 对产品缺陷或质量问题可能带来的危害，使用非专业名词向相关人员作出明确的解释与评估；以及

(3) 对下述内容进行陈述：

厂家将按照美国卫生及公共服务部部长批准的计划无条件地采取措施以弥补产品缺陷或使产品质量达到联邦标准，该计划的细节将由随后的信件通知给受到影响的人员。

在本通知发出之前若部长已经批准产品的修理、调换或退款计划，本通知将认同被批准的计划的内容，并以其代替前面的声明。

(b) 邮寄通知的信封内不得夹带广告和其他无关材料，并按下述要求制作邮件：

(1) 使用 10 号信封，并将厂家的名称与通信地址填写于信封的左上角。

(2) 下列声明出现在封面第三部分的最左端，在反面打印出所标注的类型与大小，位于宽 $3\frac{3}{4}$ 英寸 × 高 $2\frac{1}{4}$ 英寸的红色方形的中央：

重要——电子产品辐射警告。

声明应为三行，全部为大写字母，且位于中央。"重要"应为 36 点的哥特式黑体类型。"电子产品"与"辐射警告"应为 36 点的哥特式压缩字体。

(3) 厂家不得使用本部分规定相似的信封邮寄其他信件。

(c) 通知按下述规定发出：

(1) 通过挂号信将通知发送给购买者或接受产品转让的使用者。

(2) 通过挂号信或其他更快捷的方式发送给经销商、批发商。

(d) 如果厂家不直接负责产品的销售，应该根据代理商的销售记录通知相关人员。

第 1003.22 节　发送给购买者、经销商、批发商的信函的复印件。

(a) 产品存在缺陷、质量问题的生产厂家，应将其发送给经销商、批发商、购买者（或接受产品转让的人员）的所有通知、公告和其他信函的复印件呈送给部长。

(b) 如果部长认为上述通知内容不足以保护公众健康和安全，部长可以要求厂家发出追加的通知，或通过其他部长认为适宜的方式通知相应人员。

子部分 D——通知要求的豁免

第 1003.30 节　豁免向受到影响人员发出通知的申请。

(a) 生产厂家在依据第 1003.20 节部长提供书面报告时，或在接到部长依据第 1003.11 节 (a) 段发送给厂家的通知的 15 天内，可以提出豁免向相关人员（见第 1003.10 节 (b) 段）发出通知的申请。

(b) 申请内容应该包括第 1003.20 节规定的内容，并且进一步解释提出申请的依据。

第 1003.31 节　豁免申请的批准。

(a) 部长若认为厂家依据第 1003.30 节上交的申请提出了豁免发布

通知的恰当理由，应以书面形式通知厂家，在一定期限内，厂家可以表述其观点及提供支持其申请的依据。

(b) 针对产品缺陷或质量问题是否会对任何人的健康（包括遗传物质）造成显著的危害，厂家应陈述其观点和提供依据。相关文件应以书面形式上交（除非得到部长允许，不得以口头方式陈述）。厂家提供的依据包括非临床的实验室研究结果，该研究应符合本章第 58 部分的规定，若不符合此规定，厂家应简要陈述原因。若厂家提供的依据内容包含临床研究结果，其研究涉及人体研究，其试验应符合本章第 56 部分的规定，若试验不符合第 56.104 节或第 56.105 节的规定，厂家应说明试验符合本章第 50 部分之规定。

(c) 厂家通过陈述其观点和依据，证明其产品缺陷和质量问题不会对任何人的健康（包括遗传物质）造成明显的损害，若此观点得到部长认可，部长应以书面的形式通知厂家，豁免其执行发布通知的责任，通知内容应包括：

(1) 豁免发布通知的电子产品或产品；
(2) 为了保护公共健康与安全,管理部门采取的相关措施是必要的。

(d) 厂家豁免通知的申请若未被部长批准，若有人存在不同意见，根据本章第 16 部分规定，可向 FDA 提出申诉。

相关法规 : 21 U.S.C. 360hh~360ss。

来源 : 38 FR 28628，1973 年 10 月 15 日，除非另外标注。

第 1004 部分

分章 J——放射学卫生

电子产品的更换、修理或调换

第 1004.1 节 厂家负有对其生产的电子产品进行修理、调换、退款的责任。

(a) 若电子产品存在质量问题，不能达到联邦标准提出的质量要求，或其产品存在缺陷，厂家已按第 1003.10 节 (b) 段的要求发出的通知，厂家应按以下要求采取措施；

(1) 厂家应无条件地使其产品质量达到标准所要求或弥补其产品存在的缺陷，其产品在运输和修理等方面 (包括将产品修复为复合规范或修复缺陷的费用) 全部由厂家担负；或者
(2) 使用功能相近、质量符合联邦标准、使用安全的产品替换存在问题的产品；或者
(3) 向购买者退款。

(b) 厂家应按计划实施相应措施，该计划应由部长按第 1004.6 节规定批准。

第 1004.2 节　电子产品的修理计划。

厂家为了使其产品质量达到联邦标准或弥补产品缺陷，应制订相应计划，并以书面形式上交给部长，同时提供部长可能要求提供的其他相关信息，具体如下：

(a) 产品的标识号。

(b) 存在问题的产品的大致出厂数量。

(c) 为了使产品达到质量标准和弥补缺陷，厂家将对其产品进行具体的修理措施，如调试、校正、更换配件等。

(d) 厂家完成 (c) 段所述修理措施的具体方式，如修理计划的启动与完成，进行修理的场所等。

(e) 证明修理工作有效性的技术数据、检测结果、研究结果等。

(f) 综合考虑外部环境条件，完成上述工作的期限。

(g) 在使产品质量达到标准、弥补产品缺陷的工作中，厂家补偿相关运输费用的途径与方式。

(h) 按第 1003.10 节 (b) 段规定的相关人员，厂家向这些人员发送的信件或说明应包括以下信息：

(1) 由厂家出资修理相关产品，
(2) 厂家开展和进行修理工作的方法，
(3) 在修理过程中，厂家将补偿产品的运输费用，以及

(4) 补偿费用的支付方式。

(i) 厂家向部长提供修理计划有效执行进度报告，包括已经修理的
电器数量。

第 1004.3 节　电子产品的调换计划。

厂家使用相似的，功能相当的电器调换出现问题的产品，调换计
划以书面形式递交给部长，同时提供部长可能要求提供的其他相
关信息，具体如下：

(a) 被替代的产品的识别信息。

(b) 替代产品的具体性质，以说明其与被替换产品相似或功能相当。

(c) 存在缺陷的产品的大致出厂数量。

(d) 开展调换工作的具体方法与过程。

(e) 综合考虑外部环境因素，完成调换工作的期限。

(f) 存在缺陷的产品，在其质量完全达到联邦标准之前和影响使用
安全的缺陷得到弥补之前，厂家对防止此类产品再次进入流通市
场采用的措施。

(g) 在产品调换过程中，厂家补偿运输费用的方式。

(h) 制造商将发送至本章第 1003.10 节 (b) 段规定的人员的声明的
内容，通知这些人员：

(1) 制造商自费调换所涉及的电子产品，

(2) 制造商获取产品所有权与调换效果的方法，

(3) 制造商将偿付这些人与影响调换效果有关的运输费用，以及

(4) 进行偿付的方式。

(i) 制造商向部长提供计划有效性的进展报告的承诺，包括所调换的电子产品的数量。

第 1004.4 节　电子产品的退款计划。

电子产品退款的每一计划应以书面形式提交给部长，同时提供部长可能要求提供的其他相关信息，具体如下：

(a) 所涉及的产品的标识号。

(b) 已经从生产地点发货的有缺陷产品装置的近似数量。

(c) 包括获取进行退款的产品的所有权在内的进行退款的方式。

(d) 制造商将要采取的步骤，以保证有缺陷产品在其达到联邦标准以及没有与其用途相关的安全性缺陷之前不能够重新投入市场。

(e) 根据环境具有合理的时间限制，以获取产品进行退款。

(f) 制造商将要对产品进行退款以及制造商在确定退款数量的资料的声明。

(g) 制造商将发送至本章第 1003.10 节 (b) 段规定的人员的声明的内容，通知这些人员：

(1) 制造商自费调换所涉及的电子产品的费用以及运送费用。

(2) 除了运送费用之外的要退款的数目。

(3) 制造商获取产品所有权与调换效果的方法。

(h) 制造商向部长提供计划有效性的进展报告的承诺，包括退款的数目。

第 1004.6 节　计划的批准。

如果在检查了按照本子章节提交的计划之后，部长确定了制造商所采取的措施将迅速而有效地完成第 1004.1 节中的制造商的义务，使公众对此提议积极响应，部长将向制造商发送对计划进行批准的书面通知。该批准可被限制为部长认为对保护公众健康与安全性必要的附加术语。按照本章第 16 部分，任何对计划有争议的人员在美国食品药品管理局采取行动之前有机会参与监管性听证。

相关法规：21 U.S.C. 360hh~360ss。

来源：38 FR 28629，1973 年 10 月 15 日，除非另外标注。

第 1005 部分

分章 J——辐射健康

电子产品的进口

子部分 A——通用条款

第 1005.1 节　适用性。

(a) 本章第 1005.1~1005.24 节的规定适用于符合本分章规定的标准并被用于进口至美国的电子产品。

(b) 本章第 1005.25 节适用于出口电子产品至美国的电子产品制造商。

第 1005.2 节　定义。

本部分所用的：

业主或代销人指的是拥有 1930 年颁布的关税法案（修订案 19 U.S.C. 1483, 1484, 1485）第 483、484 及 485 部分赋予代销人权利的人员。

第 1005.3 节　禁止进口不符合要求的商品。

任何符合《联邦食品药品和化妆品法案》（法案）第 534 部分

(21 U.S.C. 360kk) 描述规范的电子产品，必须以标签或附签形式
粘贴该产品符合法案第 534(h) 部分 (21 U.S.C. 360kk) 的证明，否
则不允许进入美国。除非有及时和足够的进入申请，并且按照第
1005.21 和 1005.22 节的规定批准产品符合规定并存档后，否则将
按照财政部长制定的规则对该商品进行销毁或退回。

子部分 B——检查和测试

第 1005.10 节　取样通知。

如果部长要求提供待进口商品的样品，在产品到岸后，有控制货
物运送权限的地方海关主任应取得样品并立即给业主或代销人下
发有关递交样品或递交样品给部长的通知。如果通知有这样的要
求，在从部长那里收到声明产品符合法案要求的样品测试报告前，
业主或代销人应停止运送和发放货物。地方海关主任将得到测试
结果。如果部长通知地方海关主任产品不符合法案的要求，地方
海关主任应根据海关法要求货物离岸或销毁货物。

第 1005.11 节　样品费用的支付。

如果样品符合《联邦食品药品和化妆品法案》（前身为 1968 年颁
布的《健康和安全辐射控制法案》）分章 C ——电子产品辐射控
制的要求，美国健康与人类服务部将支付所有因测试而不能再销
售的进口电子产品样品的费用，或者对样品进行销售所需再包装
支付合理费用。

业主或代销人应向器械与放射健康中心（5600 Fishers Lane,
Rockville, MD 20857）提交报销单如果发现样品不符合法案的
要求，将不支付样品的费用，即使后来样品经过改进达到了 第
1005.22 节中发布的准入通知规定的要求。

子部分 C——保金和一致性程序

第 1005.20 节　听证。

(a) 如果从样品检查结果或其他渠道确定产品可能被拒绝进入，部长应以书面形式通知业主或代销人拒绝的原因。通知中应规定一个地点和时间期限，如果业主或代销人打算改进产品以使其符合要求，那么业主或代销人应在规定期限内在指定地点提供证据。及时申请，此期限和地点可以更改。证据可以是口头或书面形式，只限于与产品准入有关的内容。

(b) 如果业主或代销人递交或打算递交提供证据的申请以使产品符合法案的要求，那么申请应包含第 1005.21 节中要求的信息。

(c) 如果没有在听证时或听证前递交申请，部长可以允许合理期限进行申请归档。

第 1005.21 节　认可产品符合要求的申请。

允许采取使产品达到法案要求所必需行动的申请只能由业主、代销人或制造商提出，并且除了部长所合理要求的任何其他信息外，申请应：

(a) 包含使产品符合法案要求的详细建议；

(b) 规定采取和完成这些行动的地点和时间以及完成的大致时间；以及

(c) 确定第 1005.23 节要求存档的合约。

第 1005.22 节　准予认可产品符合要求。

(a) 当第 1005.21 节预期的许可获批后，部长应以书面形式通知申请人，详细说明：

(1) 随后进行的程序；

(2) 遭拒产品或部分的处置；

(3) 应在美国卫生及公共服务部代表的监督下采取行动；

(4) 完成行动的合理时间限制；以及

(5) 必须对产品进行足够监督和控制的此类其他情况。

(b) 在收到为使产品达到要求请求延长完成这些行动的期限的申请后，部长可以批准他认为必要的延长时间；

(c) 在提出合理理由和将部长许可的修订许可申请存档后，可以修正许可通知。

(d) 如果在完成通知中指定的行动前许可通知涉及产品的所有权发生改变，那么产品的原业主应根据合约继续承担责任，除非新业主按海关单据 7601 签定了取代合约并得到新通知。

(e) 部长将通知对涉及货物拥有管辖权限的地方海关主任有关产品是否符合法案的决定。

第 1005.23 节　保金。

法案第 360(b) 条中要求的保金应由业主或代销人按照适当保金（海关单次购买保金，海关单据 7551，或定期保金，海关单据 7553 或 7595）执行，包含（根据地方海关主任的要求）货物重新交付或某些部分不符合控制货物进入美国市场的法律和规则的情况，并包含为使产品符合所有适用法律法规所需采取的任何行动的规定。保金应由海关地方主任归档。

第 1005.24 节　许可产品符合要求的费用。

按照第 1005.21 节进行申请并按照法案 360(b) 条履行合约的业主或代销人应支付监督为使产品达到法案要求而采取的必要行动的费用。这类费用应包括：

(a) 监督员的差旅费用；

(b) 按法律规定，监督员离开本站后每天的生活费用；

(c) 劳务费:(1) 监督员的劳务费（应包括行政补助）应按小时计算，每小时的费用相当于正常支付给 GS–11/4 级别雇员的费用的 2.66 倍，除非这些服务是由海关人员提供或受 1911 年 2 月 13 日颁布的法案（修正案 Stat.901 第 5、36 部分，修正案 19 U.S.C. 267）的管制，这些人员的费用按照该法案的规定进行计算。

(2) 分析员的劳务费（应包括行政和实验室补助）应按小时计算，每小时的费用相当于正常支付给 GS–12/4 级别雇员的费用的 2.66 倍。

(3) 相当于每小时正常支付给监督员 (GS–11/4) 和分析员 (GS–12/4) 费用的 2.66 倍的费用计算方法如下：

	小时
每周 40 小时，52 周的总工时	
少于	2,080

（续表）

9 个法定公共假日——新年、华盛顿诞辰纪念日、美国对阵亡战士的纪念日、美国独立日、劳动节、哥伦布纪念日、美国退伍军人节、感恩节、圣诞节	72
年假 – 26 天	208
病假 – 13 天	104
总计	384
年净工时	1,696
每周 40 小时，52 周的总工时	2,080
工时相当于政府按雇员年收入的 8 1/2% 计算的为雇员退休、人寿保险、健康福利分担的费用	176
等值年工时	2,256
等于一人一年工作量所需的补助	2,256
食品及药品拨款支付的等值年总工时	4,512

(d) 监督员的最低劳务费不能少于一个工时的费用，超出一小时，无论是否少于半小时，超出的时间都应按一小时计算。

第 1005.25 节　制造商相关的代理劳务。

(a) 在将产品出口到美国前，每个电子产品的制造商都应任命一家常驻美国的机构作为其代理，由该代理代表其处理所有程序、通告、命令、决定及《联邦食品药品和化妆品法案》（前身为 1968 年颁布的《健康和安全辐射控制法案》）(21 U.S.C. 360mm(d)) 分章 C——电子产品辐射控制的第 536(d) 部分和本节规定的对制造商的要求。代理可以是一个个人、一家公司或一家美国国内公司。为了达到本节的目的，多家制造商可以任命同一个代理。

(b) 任命代理的制造商必须将任命书邮寄到器械与放射健康中心 (10903 New Hampshire Ave., Document Mail Center--WO66-G609, Silver Spring, MD 20993-0002)。任命书必须是书面形式并标明日期，所有签字必须用墨水书写。任命书必须按要求的合法形式制定以使其有效，并使制造商受限于法律、公司规章制度或任命书制定的地点和时间对管理任命书制定的其他要求，签署任命书的人应证明任命书是按以上要求制定的。

任命书必须指明制造商的完整合法名称（制造商以该名称进行贸易），如果可行，还应指明主要营业地及通信地址。如果制造商的任何产品没有使用制造商的合法名称，任命书必须确定商标、贸易名或用于这些产品的其他任命书。任命书必须规定除非制造商撤销或更换任命书，否则任命书一直有效，并附有指定代理正式签字接受任命的声明。应声明代理的完整合法名称和通信地址。除非被部长驳回，否则即使并未符合本节的所有要求，任命书也对制造商具有约束力。指定的代理不能将任命书规定的职能指配给别人。

(c)《联邦食品药品和化妆品法案》（前身为 1968 年颁布的《健康和安全辐射控制法案》）(21 U.S.C. 360mm(d)) 分章 C——电子产品辐射控制的第 536(d) 部分中规定的任何程序、通知、命令、要求或决定等劳务必须通过要求回邮收据的挂号信或保证邮件邮寄给代理或以其他法律认可的方式完成。如果没有这样的任命书或无论任何原因指定代理的劳务没有实现，劳务将按法案第 536(d) 部分的规定在器械与放射健康中心主任的办公室通过邮寄这些程序、通知、命令、要求或决定来完成，并发布通知声明这些劳务已在《联邦公报》中完成。

相关法规：21 U.S.C. 360ii、360mm。

来源：38 FR 28630，1973 年 10 月 15 日，除非另有说明。

第 1010 部分 | 分章 J——辐射健康
电子产品性能标准：通用

子部分 A——通用条款

1010.1 节　范围。

本分章中列出的标准是依照《联邦食品药品和化妆品法案》（前身为 1968 年颁布的《健康和安全辐射控制法案》）(21 U.S.C. 360kk) 分章 C——电子产品辐射控制的第 534 部分规定的，适用于此处指定的电子产品以控制此类产品的电子产品辐射。这样规定的标准受制于修正案或撤销，并且可以规定附加标准，如果这些标准被认为对保护公共健康和安全是必要的。

第 1010.2 节　证明。

(a) 对于一种电子产品，如果本分章中适用于该产品的标准仍然有效，那么该电子产品的制造商向经销商交付该产品时，应该同时提供产品符合本分章所有适用标准的证明。

(b) 除非适用标准规定了其他形式的证明，否则证明应以标签或附签的形式永久粘贴或铭刻在产品上，以便产品完全装配后投入使用时能够清晰可见。所有此类标签或附签应以英语书写。

(c) 此类证明应以符合标准的测试以及与适用于该产品的个别条款的测试为基础，或以符合良好生产规范的测试程序为基础。如果不能确保有足够的电子产品防辐射危险的防护措施或不能确保电子产品符合本分章规定的标准，那么器械与放射健康中心主任可以不批准这样的测试程序。

(d) 如果无法按 (b) 段中的规定为某产品提供证明，在制造商提出申请后，器械与放射健康中心主任可以批准采用替代方法提供证明。

第 1010.3 节　鉴定。

(a) 如果本分章中有适用于某电子产品的标准，那么该电子产品的制造商应列出本节 (a)(1) 和 (2) 中指定的信息。这些信息应以附签或标签的形式永久粘贴或铭刻在产品上，以便产品完全装配后投入使用时清晰可见，这些信息也可以按适用标准规定的其他形式列出。除本节 (a)(1) 中认可的外语同义缩写外，所有标签或附签都应用英语书写。

(1) 产品制造商的完整名称和地址；可以使用 "Co." "Inc." 或外语同义词及个人的首个和中间的大写字母。

在产品以不同于产品制造商的名称销售的情况下，如果这些个人或公司此前已经提供给器械与放射健康中心主任鉴别产品制造商所需的足够信息，那么可列出以其名称销售产品的个人或公司的完整名称和地址。

(2) 生产地点和生产年月：

(i) 如果制造商此前向器械与放射健康中心主任提供了此类代码的密钥，那么生产地点可以用代码表示。

(ii) 生产年月应清晰、易读、不采用缩写形式并且年用四位数字表示，例如：

生产日期：（插入生产年月）。

(b) 如果无法按本节 (a) 段中的规定为某产品粘贴鉴定标签，在制造商提出申请后，器械与放射健康中心主任可以批准采用替代方法提供鉴定。

(c) 如果本分章中有适用于某个电子产品的标准，那么该产品制造商应向器械与放射健康中心主任提供一份鉴别每个商标名称的列表，这些商标名称与其个人或公司的完整名称和地址一起用于产品。

第 1010.4 节　差异。

(a) 差异标准。(1) 制造商（包括装配商）提出申请后，美国食品药品管理局器械与放射健康中心主任可以同意与本节分章 J 中适用于某电子产品的任何性能标准的一项或多项规定的差异，条件是他确定同意该差异符合《联邦食品药品和化妆品法案》（前身为 1968 年颁布的《健康和安全辐射控制法案》）分章 C——电子产品辐射控制的目的，并且：

(i) 申请的差异范围局限于其适用性，而不是用于证明对标准进行这样的修正是合理的；或

(ii) 没有足够时间颁布标准修正案。

(2) 差异的发布应基于下列内容的确定：

(i) 产品使用替代方法保障辐射安全或防护的效果相当于或优于符合适用标准所有要求的产品的防护效果，或

(ii) 如果按要求符合适用标准，则产品的某一功能或预期目的不能执行或实现，同时提供确保辐射安全和防护的合适方法，或

(iii) 适用标准的一项或多项要求不适当，同时提供了确保辐射安全和防护的合适方法。

(b) 差异申请。如果要递交差异或者修正或扩展的差异申请，必须向美国食品药品管理局卷宗管理处 (HFA–305) (5630 Fishers Lane, rm. 1061, Rockville, MD 20852) 递交申请的原件和两份复印件。

(1) 差异申请应包含下列信息：

(i) 产品及其预期用途的描述。

(ii) 关于适用标准对产品的限制或不适合产品预期用途的解释。

(iii) 拟采用的偏离适用标准要求的方式描述。

(iv) 此类偏离所致益处的描述。

(v) 如何提供替代性或适当辐射防护方法的解释。

(vi) 希望得到的差异有效时间，若适用，给出申请者希望生产的产品数量。

(vii) 对于原型或试验设备，给出每台设备计划放置的地点。

(viii) 法规或器械与放射健康中心主任要求的用于评价和处理申请的其他此类信息。

(ix) 对于申请中包含的每项非临床实验室研究，给出声明：研究按照本章第 58 部分列出的实验室管理规范法规进行，或者，如果研究没有按照此类法规要求进行，给出非合规性原因的简要陈述。

(x) [保留]。

(xi) 如果电子产品用于包括人类受试者的临床研究，则该电子产品应遵守本章第 56 部分列出的机构审查要求和本章第 50 部分列出的知情同意要求，研究应按照这些要求进行。

(2) 差异的修正或扩展申请应包含下列信息：

(i) 差异编号和有效期；

(ii) 请求的修正或扩展及其根据；

(iii) 修正或扩展对产品辐射防护的影响描述；

(iv) 如何提供替代性或适当防护的方法解释。

(c) 申请裁决。(1) 器械与放射健康中心主任可以全部或部分批准或拒绝申请的差异或任何修正与扩展，并将此裁决结果以书面形式通知申请者。书面通知应陈述差异不同于标准的方式、差异的生效日期和截止日期、差异的附带要求和条件概要、与申请或差异有关的其他任何信息，若适用，还应包括产品数量或差异被批准的其他类似限制。应为每项差异分配一个鉴别编号。

(2) 无论何时器械与放射健康中心主任确定为了保护公众健康或本分章中合理认定的其他原因有必要修正或撤销某差异，那么他可以修正或撤销该差异。此类行为在发给申请者的书面通知中规定的日期生效，除非当主任确定为了预防即将来临的健康危险有必要立即执行时，行为在通知申请者后生效。

(3) 所有差异及其修正、扩展的申请和所有与这些申请相关的通信（包括批准的书面通知）都应在卷宗管理处对公众公开，法案第537(e) 部分中规定的机密信息除外。

(d) 差异覆盖设备的证明。授予差异的任何产品制造商应修改附签、标签或第 1010.2 节中要求的其他证明，以声明：

(1) 除差异覆盖的特征外，产品符合适用标准；
(2) 产品符合差异规定；及
(3) 差异的分配编号和生效日期。

第 1010.5 节　豁免预期用于美国政府的产品。

(a) 豁免标准。制造商（包括装配商）或美国政府部门或机构提出申请后，当美国食品药品管理局器械与放射健康中心主任确定某个或某类电子产品预期用于美国政府部门或机构并且符合本节 (a)

(1) 或 (2) 段中所列标准，则可以批准该电子产品或电子产品类别豁免本章分章 J 中本该用于该电子产品或电子产品类别的任何性能标准。

(1) 采购机构应为产品或产品类别规定采购规范，控制电子产品辐射量，并且该产品或类别是仅仅或主要用于美国政府部门或机构的一种产品。

(2) 该产品或产品类别预期用于探索、调查、研究、示范、培训或国家安全动机。

(b) 采购机构与美国食品药品管理局之间的磋商。无论何时本分章所含电子产品辐射安全标准规定的产品或产品类别偏离使用标准或与其冲突时，预期采购或生产此产品或产品类别的美国政府部门或机构应与美国食品药品管理局器械与放射健康中心进行磋商。此类磋商应在规范制定阶段尽早进行。政府部门或机构应将与产品特殊或独特用途无冲突或适当的此类标准所有要求纳入规范之中。采购机构如果希望得到豁免的批准、修正或撤销通知，应向器械与放射健康中心提出。

(c) 豁免申请。如果要递交豁免或者其修正或扩展的差异申请，必须向美国食品药品管理局卷宗管理处 (HFA–305) (5630 Fishers Lane, rm. 1061, Rockville, MD 20852) 递交申请的原件和两份复印件。对于本节 (a)(1) 段中规定标准下的豁免，其申请应包含本节 (c)(1) ~ (c)(13) 规定的信息。对于本节 (a)(2) 段中规定标准下的豁免，其申请应包含本节 (c)(3) ~ (c)(13) 段规定的信息。豁免及其修正、扩展的申请及与此类申请相关的信息都应在卷宗管理处对公众公开，根据本章第 20 部分递交的机密信息和专利信息除外。国家安全原因类信息不应包含在申请中。除本段中指出的信息外，豁免申请应包含下列内容：

(1) 控制电子产品辐射量的产品或产品类别的采购规范。

(2) 证明产品或产品类别是仅仅或主要用于美国政府部门或机构的一种产品的证据。

(3) 证明此产品或产品类别预期用于美国政府部门或机构的证据。

(4) 产品或产品类别及其预期用途的描述。

(5) 关于适用标准对产品的限制或不适合产品预期用途的解释。

(6) 对产品或产品类别提出的应偏离适用标准要求的方式描述。

(7) 此类偏离所致益处的解释。

(8) 当产品或产品类别偏离适用标准要求时，就提供适当辐射防护方法的解释。

(9) 希望得到的豁免有效时间，若适用，给出豁免条件下生产的产品数量。

(10) 制造商或其代理的名称、地址和电话号码。

(11) 购买产品或产品类别的美国政府部门或机构的有关办公室的名称、地址和电话号码。

(12) 法规或器械与放射健康中心主任要求的用于评价和处理申请的其他此类信息。如果这些信息包含非临床实验室研究，则对于每项非临床研究，信息应包括：每项研究按照本章第 58 部分所列要求进行的声明；如果研究没有按照这些法规要求进行，应详细描述研究实践与法规要求的区别。如果此类信息包括具有人类受试者的临床研究，对于每项临床研究，信息应包括：每项研究按照本章第 56 部分所列要求进行的声明，或该研究根据第 56.104 或 56.105 节不受此类要求管制的声明，以及每项研究按照本章第 50 部分所列要求进行的声明。

(13) 对于申请中包含的每项非临床实验室研究，给出声明：研究按照本章第 58 部分列出的要求进行，或者，如果研究没有按照此类法规要求进行，给出非合规性原因的简要陈述。

(d) 豁免的修正或扩展：豁免根据其原始申请中的信息被批准。因此，如果需要为产品或其用途或相关辐射控制程序修改辐射安全规范，原始申请中的这类信息对辐射安全来说不再恰当，申请者应在修改前递交豁免修正申请。如有必要，他也可以在豁免到期前至少 60 天内递交豁免扩展申请。豁免的修正或扩展申请应包含下列信息：

(1) 豁免编号和有效期。

(2) 请求的修正或扩展及其根据。

(3) 如果产品或产品类别的辐射安全规范或用途或相关辐射控制程序与原始申请中的描述不同，给出这些变更的描述。

(e) 申请裁决。(1) 器械与放射健康中心主任可以批准一项豁免，并以书面形式通知申请者，通知中应包括对保护公众健康和安全必要的条件和条款。豁免的条件或条款可包括关于《美国联邦法规汇编》第 41 篇 C 部分中提供的产品或产品类别的生产、使用、控制和处理过量或多余产品。应为每项豁免分配一个鉴别编号。

(2) 无论何时器械与放射健康中心主任确定为了保护公众健康或根据法案或本分章规定中合理认定的其他原因有必要修正或撤销此行为，那么他可以修正或撤销该豁免。此类行为在发给申请者的书面通知中规定的日期生效，除了当主任确定为了预防即将来临的健康危险有必要采取此类行为时，行为将立即生效。

(f) 豁免覆盖设备的鉴定。获得豁免的任何产品的制造商应提供以下鉴定，以附签或标签的形式永久粘贴或铭刻在产品上，以便产品完全装配后投入使用时清晰可见，这些信息也可以按豁免规定的其他形式列出：

注意

该电子产品已被美国食品药品管理局豁免《美国联邦法规汇编》第 21 卷第 I 章分章 J 规定的辐射安全性能标准。豁免编号_____，获准时间_____。

子部分 B——替代测试程序

第 1010.13 节　特殊测试程序。

如果器械与放射健康中心主任确定某产品不能通过标准中程序进行满意的测试并且替代测试程序可以确保符合标准，那么根据制造商的书面申请，他可以批准与本分章电子产品标准中所列测试程序不同的测试程序。

子部分 C——电子产品的出口

第 1010.20 节　预期出口的电子产品。

本分章规定的性能标准不适用于任何预期仅供出口的电子产品，如果：

(a) 这些产品及其用于出口的运输外包装上应以附签或标签形式标明这些产品预期用于出口，以及

(b) 这些产品符合其预期进口国家的所有适用要求。

相关法规：21 U.S.C. 351、352、360、360e~360j、360hh~360ss、
371、381。

来源：38 FR 28631，1973 年 10 月 15 日，除非另有说明。

第 1020 部分

分章 J——辐射健康

电离辐射发射设备的性能标准

第 1020.10 节 电视接收机。

(a) 适用范围。本节的规定适用于 1970 年 1 月 15 日后生产的电视接收机。

(b) 定义。(1) 外表面指厂商作为接收机的一部分提供的机壳或外壳。如果没有作为接收机的一部分提供机壳或外壳，可认为外表面是一个假想的机壳，机壳的平面尽量靠近底盘放置以便有足够的空间放入接收机的所有构件，但阴极射线管的颈部和插座除外，这些部分通常伸出外壳的平面之外。

(2) 如果接收机的设计电源电压为 110~120 V 的有效值电压，那么最大测试电压指 130 V 的有效值电压。如果接收机的设计电源电压不是 110~120 V 的有效值电压，那么最大测试电压指厂商规定的电源有效值电压的 1.1 倍的有效值电压。

(3) 服务性调节指厂商提供正常使用时用户不能对接收机进行的调节。

(4) 电视接收机指的是一种设计用于接收和播放通过广播、电缆或闭路电视传输的电视画面的电子产品。

(5) 有效画面指同步并传输可见信息的画面。

(6) 用户调节指厂商为了调节目的而规定的用户对电视接收机进行的调节，一台完全装配好的接收机在正常使用时，用户能够进行这类调节。

(c) 要求 ——(1) 辐射率的限制。按照本节规定的测量方法在距离电视接收机外表面上任何一点 5 cm 处测得的辐射率不能超过 0.5 mR/h。

(2) 测量方法。测量辐射率是否符合本节 (c)(1) 段的规定时，应在与接收机外表面平行的辐射敏感区横截面上取一个 10 cm^2 尺寸、各边不超过 5 cm 的区域进行测量。由于辐射场的空间不均匀性，用其他区域对设备测得的结果必须经过校正，以获得 10 cm^2 尺寸区域的平均辐射率。

(3) 测试条件。所有测试必须在接收机播放有效画面、电源电压达到接收机的最大测试电压的情况下进行，如果可行，还应在下列规定条件下进行：

(i) 对于 1970 年 1 月 15 日后生产的电视接收机，测试时应调节所有用户调节使接收机的 X 射线辐射量达到最大。

(ii) 对于 1970 年 6 月 1 日后生产的电视接收机，测试时应同时调节所有用户调节和服务性调节使接收机的 X 射线辐射量达到最大。

(iii) 对于 1971 年 6 月 1 日后生产的电视接收机，测试应在本节 (c) (3) (ii) 段中描述的条件下进行，并且应在使 X 射线辐射量达到最大的组件或电路故障的情况下进行。

(4) 关键组件警告。厂商应以将维修时清晰可见的警告标签永久粘贴或写在所有电视接收机上，声明如果组件发生故障、不正确的调节或对电路或防护组件的不正确的更换将使电视接收机的辐射率超过本节的要求。警告标签应包括高电压操作的详细说明及如何将高电压调节高规定值的方法。

第 1020.20 节　冷阴极气体放电管。

(a) 适用范围。本节的规定适用于设计用于证实电子的流动效果或这里指定的 X 射线产生的冷阴极气体放电管。

(b) 定义。射束阻挡器指冷阴极气体放电管外壳的一个活动或可移动的部分，它可以打开或关闭从而允许或阻止射出射束。

冷阴极气体放电管指的是一种电子设备，在冷阴极气体放电管中通过气体原子的电离及离子轰击阴极产生并维持电子流。

射出射束指的是由打开射束阻挡器导致的从射束阻挡器缝隙中射出的部分放射线。

曝光指的是当某一空气体积元素内的光子释放出的所有电子在空气中完全停止时被空气体积元素的质量分开的同一符号的电荷的总和。曝光的专用单位是伦琴（R）。1 R=2.58 × 10^{-4} C/kg。

(c) 要求——(1) 辐射率的限制。(i) 按本节规定的测量方法在距离

冷阴极气体放电管外表面上任意一点 30 cm 处测得的冷阴极气体
放电管产生的放射线曝光率应不超过 10 mR/h。

(ii) 设计主要用于证实 X 射线效果的冷阴极气体放电管的射出射
束的散度，在射束阻挡器的开口部应不超过 (Pi) 球面度。

(2) 测量方法。(i) 测量是否符合本节 (c)(1)(i) 段中规定的曝光率限
制时，应在一个 100 cm^2 尺寸并且任何边的长度不超过 20 cm 的
区域内测量的平均值。

(ii) 对于装在外壳里的冷阴极气体放电管，如果不破坏其功能就不
能将其取出，那么它的曝光率的测量应在距离外表面上任意一点
30 cm 处测量，如果：

(a) 包含在外壳内的冷阴极气体放电管主要用于证实 X 射线的产
生，测量应在射束阻挡器处进行，或

(b) 包含在外壳内的冷阴极气体放电管主要用于证实电子流的效
果，测量时应将外壳的活动或可移动部分调到使外部曝光水平最
高的位置。

(3) 测试条件。(i) 测量应在厂商提供的说明书中规定的使用条件下
进行。

(ii) 测量应在冷阴极气体放电管在向前或相反极性下工作的情况下
进行。

(4) 说明书、标签及警告。(i) 厂商应为每个本部分适用的冷阴极气

体放电管提供适当的安全指导、使用说明书及其使用电源的详细说明。

(ii) 应在每个冷阴极气体放电管或外壳上写上或永久粘贴附签或标签，确定接线端的极性，并且：

(a) 如果冷阴极气体放电管主要用于证实发热效果、荧光效果或磁效果，应包含这样的警告：使用电压超过规定值将使 X 射线的产生量超过允许的界限；(b) 如果冷阴极气体放电管主要用于证实 X 射线的产生，应包含这样的警告：该设备供电后将产生 X 射线。

(iii) 本段要求的附签或标签应置于冷阴极气体放电管或外壳上，以便产品完全装配好投入使用时清晰可见。

第 1020.30 节　诊断用 X 射线系统及其关键组件。

(a) 适用性。(1) 本节的规定适用于：(i) 诊断用 X 射线系统的下列组件：

(A) 球管安置套件、X 射线控制器、X 射线高压发生器、X 射线支撑床、支架、换片器、安装在固定位置的垂直暗盒托架及带有前面板的暗盒托架以及 1974 年 8 月 1 日前生产的射束限制设备。

(B) 1974 年 8 月 1 日之后和 1977 年 4 月 26 日之前或 2006 年 6 月 10 日之后生产的透视成像套件。

(C) 点片设备和 1977 年 4 月 26 日后生产的影像增强器。

(D) 1978 年 2 月 25 日后生产的头部测量设备。

(E) 1978 年 9 月 5 日后生产的乳腺 X 射线系统的影像接收器的支撑设备。

(F) 2006 年 6 月 10 日或之后生产的 X 射线系统电力供电或连接的影像接收器。

(G) 2006 年 6 月 10 日或之后生产的荧光空气比释动能显示设备。

(ii) 除了计算机断层摄影术 X 射线系统外的诊断用 X 射线系统由一个或多个以上组件组成。不管怎样，只要求这些 X 射线系统符合本节及第 1020.31 和 1020.32 节中与按照本节段落 (c) 鉴别并安装到系统中的组件有关的规定。

(iii) 1984 年 11 月 29 日前生产的计算机断层摄影术 (CT) X 射线系统。

(iv) 1985 年 9 月 3 日后生产的 CT 机架。

(2) 本节和第 1020.33 节中的下列规定适用于 1984 年 11 月 29 日后生产或改造的 CT X 射线系统：

(i) 第 1020.30 节 (a) 段；

(ii) 第 1020.30 节 (b) 段中的"技术因素"；

(iii) 第 1020.30 节 (b) 段中的"CT""剂量""扫描时间"及"X 射线断层照片"；

(iv) 第 1020.30 节 (h)(3)(vi) ~ (h)(3)(viii) 段；

(v) 第 1020.30 节 (n) 段；

(vi) 第 1020.33 节 (a) 段和 (b) 段；

(vii) 影响第 1020.33 节 (c)(2) 段的 第 1020.33 节 (c)(1) 段；以及

(viii) 第 1020.33 节 (c)(2) 段。

(3) 本节和第 1020.33 节中的全部规定（包括本节 (a)(2) 段中的规定），适用于 1985 年 9 月 3 日后（包含这一天）生产或改造的 CT X 射线系统。CT 系统的生产日期以 CT 机架的生产日期为准。

(b) 定义。本节和第 1020.31、1020.32 及 1020.33 节中使用的一些术语的定义如下：

可接近表面指的是厂商提供的外壳或外罩的外表面。

附件指的是：

(1) 与诊断用 X 射线系统一起使用的组件，如支架或胶片换片器。系统是否符合本分章的规定与该组件无关，但是要求这些组件与系统兼容；或

(2) 使系统符合本分章的规定必需的组件，但该组件可与类似的兼容组件互换却不影响系统与规定的一致性，如可互换的射束限制设备；或

(3) 可能使用的与所有 X 射线系统兼容的组件，不要求兼容性和

安装说明，如检查台面暗盒托架。

空气比释动能指的是空气中的比释动能（参见比释动能定义）。

空气比释动能率 (AKR) 指的是每单位时间的空气比释动能。

等价铝指的是在指定条件下与某材料具有相同衰减程度的 1100 号铝合金 [1] 的厚度。

铰接关节指的是连接检查台面的两个单独部分的关节。该关节使一个部分沿直线与另一部分连接。

装配员指的是从事装配、更换或安装诊断用 X 射线系统或子系统的一个或多个组件的工作的人员。包括 X 射线系统的业主及他（她）的装配组件到用于提供专业或商业服务的系统的雇员或代理。

衰减块指的是 1100 号铝合金块或堆，或与体积为 20 cm × 20 cm × 3.8 cm 的 1100 号铝合金具有相同衰减程度的其他铝合金块或堆。

自动曝光控制器 (AEC) 指的是一种可以自动控制一个或多个技术参数以便在选定位置获得要求的射线剂量的设备。

自动曝光率控制器 (AERC) 指的是一种可以自动控制一个或多个技术参数以便在选定位置获得每单位时间所需射线剂量的设备。

射束轴指的是从 X 射线源到 X 射线射野中心的直线。

射束限制设备指的是一种限制 X 射线射野尺寸的设备。

C 臂荧光检查仪指的是连接或协调影像接收器和 X 射线球管安置套件以维持空间关系的荧光 X 射线系统。这类系统可以在不移动患者的情况下改变相对于患者的射束轴方向。

悬臂工作台指的是无支撑部分至少可以延伸出支撑部分 100 cm 的工作台。

暗盒托架指的是在 X 射线曝光期间支撑和 / 或固定 X 射线暗盒的设备，它不同于点片设备。

头部测量设备指的是设计用于人的头部 X 射线照相并测量其尺寸的设备。

偏差系数指的是一群观测对象的平均值的标准偏差的比率。它可用以下公式估算：

$$C = \frac{s}{\overline{X}} = \frac{1}{\overline{X}} \left[\sum_{i=1}^{n} \frac{(X_i - \overline{X})^2}{n-1} \right]^{1/2}$$

式中　　s——估算的人口标准偏差；

　　　　$\overline{X}$——观察样本的平均值；

　　　　X_i——第 i 个样本的值；

　　　　n——观察样本的数。

计算机断层摄影术 (CT) 指的是通过接收和计算机处理 X 射线的传输数据产生 X 射线断层照片的设备。

控制台指的是 X 射线控制器的一个部分，控制台上安装有开关、旋钮、按钮和其他手工设置技术参数必需的硬件。

冷却曲线指的是贮存的热量与冷却时间的图形关系。

支架指的是：

(1) 将患者支撑并限制在 X 射线检查台上的可移动设备；或

(2) 一种有下列特征的设备：

(i) 正规使用时患者支撑结构位于患者和影像接收器之间；

(ii) 装备有限制患者的方法；以及

(iii) 可以绕其长（纵）轴转动。

CT 机架指的是球管安置套件、射束限制设备、探测器及支撑结构、框架和支撑和 / 或封装这些组件的外罩。

累积空气比释动能是指从检查或手术开始累积的总空气比释动能（包括荧光检查和放射照相照射的累积量）。

诊断源套件指的是球管安置套件及其附带的射束限制设备。

诊断用 X 射线系统指的是为了诊断或观察目的、设计用于照射人体任何部分的 X 射线系统。

剂量指的是国际放射线单位及测量委员会定义的吸收剂量。吸收剂量 D 是 de 除以 dm 所得的商，其中 de 是电离辐射给予质量为

dm 的物质的平均能量。因此 $D = de/dm$，以 J/kg 为单位，其中吸收剂量单位的专用名为戈瑞 (Gy)。

设备指的是 X 射线设备。

曝光 (X) 指的是 dQ 除以 dm 所得的商，dQ 是当质量为 dm 的空气体积元素内的光子释放出的所有电子（正电子和负电子）在空气中完全停止时产生的同一符号的离子的电荷总和。因此 $X = dQ/dm$，以 C/kg 为单位。曝光还指 X 射线管产生 X 射线辐射的过程或条件。

野发射设备指的是一种使用 X 射线球管的设备，在该球管中阴极发出的电子只作用于一个电野。

荧光空气比释动能显示设备指的是提供第 1020.32 节 (k) 段所需的 AKR 显示和累积空气比释动能的设备、子系统或组件。包括辐射探测器（若有）、电子和计算机组件、相关的软件和数据显示器。

荧光影像套件指的是 X 射线光子产生荧光影像或荧光影像接收器记录 X 射线照相影像的子系统。它包括影像接收器、电子联锁以及连接影像接收器和诊断源套件的结构材料。

荧光照射时间指的是操作者对设备施加连续压力（使得能够在任何透视操作模式下进行 X 射线管激活）的检查或手术期间的累积持续时间。

荧光透视法指的是产生 X 射线图像并以可视图像同时连续呈现的技术。此术语与国际电工委员会标准中的"放射线透视"一词含义相同。

常规照相 X 射线系统指的是任何设计用于不限于对特定解剖学区域进行照相检查的照相 X 射线系统。

半衰层 (HVL) 指的是使放射线射束的曝光率衰减到其初始值的一半的指定物质的厚度。在该定义中，不包括除起初存在于射束中的散射外的所有散射的影响。

影像增强器指的是一种安装在其护盖内，即时将 X 射线转化成相应的高能量密度的光学影像的设备。

影像接收器指的是一些设备，如荧光屏、X 射线照相胶片、固体探测器或气体探测器，它们将 X 射线光子转变成可见影像或通过进一步转变可变成可见影像的其他形式。如果提供了预先选定影像接收器的一部分方式，那么影像接收器指该设备的预先选定部分。

乳腺 X 射线系统的影像接收器支撑设备，指的是系统中设计用于在乳腺检查过程中支撑影像接收器并提供主要保护屏障的部分。

等中心指的是设备通过其公共中心的全部旋转范围移动时光束轴通过的最小球体中心。

比释动能指的是国际放射线单位及测量委员会定义的数量。比释动能是 dE_{tr} 除以 dm 所得的商，其中 dE_{tr} 是质量为 dm 的物质内不带电的粒子释放所有带电粒子的初始动能的总和；因此 $K = dE_{tr}/dm$（以 J/kg 为单位），其中比释动能单位的特殊名称为戈瑞 (Gy)。该物质为空气时，这个数量被称为"空气比释动能"。

最终图像保持 (LIH) 射线照片指的是通过在透视曝光结束时保留

一个或多个荧光影像（可能是暂时集成的）获得的图像，或者通过立即自动启动单独独特的放射线照射结合透视曝光的终止来获得的图像。

侧面荧光检查仪指的是双平面系统中专用于侧面投影的 X 射线管和图像接收器组合。包括相对于检查台固定在 X 射线光束轴平行于检查台平面位置的侧面 X 射线球管安置套件和侧面影像接收器。

辐射泄露指的是放射线从诊断源套件中发射出来，下列情况除外：

(1) 有用射束；以及
(2) 曝光开关闭合且定时器还未开始工作时产生的放射线。

泄露技术参数指的是与诊断源有关的技术参数中用于测量辐射泄露的那些技术参数。它们的定义如下：

(1) 对于设计用于能量存储设备的诊断源套件，指球管的最大额定峰值电压和工作在最大额定峰值电压下、每次曝光的电荷量为 10 mC（或 10mA·s）与可从该设备获得的最小值二者之间的最大值时每小时的最大额定曝光次数；
(2) 对于设计用于脉冲工作的射野发射设备的诊断源套件，指球管的最大额定峰值电压和工作在球管最大额定峰值电压时每小时的最大额定 X 射线脉冲个数；
(3) 对于所有其他诊断源套件，指在最大额定峰值管电压下工作时的最大额定持续管电流。

光野指的是从射束限制设备发出的光束与和影像接收器所在平面平行的平面族（包括影像接收器所在平面）的相交部分，其周界是一些点的轨迹，这些点上的照明度是相交部分照明度的最大值的四分之一。

线电压变动指的是无负载和有负载时线电压的差别，表示为有负载时的线电压的百分比；即：

$$线电压变动百分比 = 100(V_n - V_i)/V_i$$

式中　　V_n——无负载时的线电压，V；

　　　　V_i——有负载时的线电压，V。

最大线电流指的是一台 X 射线机工作在其最大额定电流时供电线上的最大有效值电流。

操作模式指的是由厂商提供的一种用于透视系统的荧光透视或射线照相的独特方法，使用与模式唯一相关的技术因素集或其他控制设置进行选择。可以通过单个控制操作来选择模式的不同技术因素和控制设置。不同操作模式的示例包括正常荧光透视（模拟或数字）、高级控制荧光透视、放射性电影照相术（模拟或数字）、数字减影血管造影术、使用荧光影像接收器的电子射线照相术和光斑记录。特定的操作模式中，影响空气比释动能、AKR 或图像质量的某些系统变量（例如摄影倍率、X 射线射野尺寸、脉冲速率、脉冲持续时间、脉冲数，源 - 影像接收器距离 (SID) 或光学孔径）可能可调节或可变化；它们的变化本身不包括不同于已选模式的操作模式。

可动检查台面指的是装配好使用时可以在检查台面平面内相对于其支撑结构移动的检查台面。

无影像增强器的荧光透视指的是仅使用荧光屏的荧光透视。

峰值管电压指的是曝光期间加在 X 射线球管上的最大电压。

主要保护屏障指的是为了保护目的放在有用射束前以减少辐射暴露的物质，不包括滤线器。

脉冲模式指的是通过 X 射线控制器供给 X 射线球管脉冲电流以产生曝光时间少于半秒的一次或多次曝光的 X 射线系统工作模式。

快速更换 X 射线球管指的是在其关联的护盖内使用的 X 射线球管，以便：

(1) 不能以导致系统不符合本节 (k) 段和 (m) 段的要求的方式将球管放入到护盖中；
(2) 焦点位置不会导致系统与第 1020.31 节或 1020.32 节中的规定不符；
(3) 不能更换球管护盖内的屏蔽；
(4) 将球管装入护盖时移动或更换射束限制设备不会导致系统不符合适用射野的限制和第 1020.31 节与第 1020.32 节中的要求。

放射治疗模拟系统指的是用于定位在放射治疗过程中照射的体积或确定治疗射野的位置和尺寸的 X 射线照相或透视 X 射线系统。

射线照相术指的是用于产生和记录 X 射线模式以便在曝光结束后向用户提供图像的技术。

额定线电压指的是厂商指定的供电线路的电压范围（以伏特为单

位), X 射线机在此电压下工作。

额定输出电流指的是 X 射线高压发生器的最大允许负载电流。

额定输出电压指的是 X 射线高压发生器输出端的最大允许峰值电压 (以伏特为单位)。

额定指的是厂商指定的工作限制。

记录指的是生成由 X 射线光子产生的影像的永久形式 (如胶片和磁带)。

扫描指的是为生成 X 射线断层影像进行的收集 X 射线传输数据的全过程。可为生成一幅或多幅 X 射线断层影像同时在一次单独扫描中收集数据。

扫描时间指的是一次单独扫描中 X 射线传输数据积累从开始到结束的时间。

固态 X 射线成像设备指的是截取 X 射线光子并将光子能量转换成代表成像设备区域上 X 射线强度的调制电子信号的组件 (通常为矩形面板结构)。然后，电子信号用于创建影像显示和 / 或存储。

源指的是 X 射线球管的焦点。

源到影像接收器的距离 (SID) 指的是源到影像接收器输入平面的中心的距离。

源皮距 (SSD) 指的是在与患者皮肤表面相切平面中源到入射 X 射线射野中心的距离。

点片设备指的是在 X 射线源和荧光影像接收器之间传送和 / 或定位 X 射线照相影像接收器的设备。它包括一个将暗盒位于影像增强器输入端上方以得到 X 射线照片的设备。

固定检查台面指的是不能在检查台面所在平面内相对于其支撑结构移动的已装配好投入使用的检查台面。

技术参数指的是下列工作条件：

(1) 对于电容储能设备，指峰值管电压 [以千伏 (kV) 为单位] 和电荷量 [以毫安 – 秒 (mA・s) 为单位] ；
(2) 对于用于脉冲工作方式的射野发射设备，指峰值管电压（以 kV 为单位）和 X 射线脉冲的数量 ；
(3) 对于工作于脉冲方式的 CT 设备，指峰值管电压（以 kV 为单位）、扫描时间（以秒为单位）、管电流 [以毫安 (mA) 为单位]、X 射线脉冲宽度（以秒为单位）、每次扫描的 X 射线脉冲数或管电流与 X 射线脉冲宽度和 X 射线脉冲数的乘积（以 mA・s 为单位）；
(4) 对于不以脉冲方式工作的 CT 设备，指峰值管电压（以 kV 为单位）、管电流（以 mA 为单位）和扫描时间（以秒为单位）或管电流和曝光时间的乘积（以 mA・s 为单位）以及扫描时间和曝光时间相等时的扫描时间 ；
(5) 对于所有其他设备,指峰值管电压（以 kV 为单位）、管电流（以 mA 为单位）、曝光时间（以秒为单位）或管电流与曝光时间的乘积（以 mA・s 为单位）。

X 射线断层照片指的是人体某一部分对 X 射线的衰减作用的
表示方法。

球管，除非另有说明，否则球管指 X 射线球管。

球管安置套件指的是安装了球管的球管护盖。它包括高压和 / 灯
丝变压器和球管护盖包含的其他适当组件。

球管额定图指的是用技术参数详细说明球管额定工作限制的曲线。

有用射束指的是当曝光开关闭合或定时器开始工作穿过球管护盖
和射束限制设备的缝隙的放射线。

可变缝隙射束限制设备指的是一种射束限制设备，它可以在给定
SID 处对 X 射线射野尺寸进行无级调节。

可见区域指的是影像接收器输入表面的一部分，该部分的 X 射线
光子生成可见影像。

X 射线控制器指的是控制 X 射线高压发生器和 / 或 X 射线球管的
输入能源的设备。它包括定时器、自动曝光调整装置、自动亮度
稳定器及类似设备，它控制 X 射线曝光的技术参数。

X 射线设备指 X 射线系统、子系统或其组件。X 射线设备有以
下几种类型：

(1) 移动 X 射线设备，装配好后永久安装在带有轮子和 / 或轮脚的
底座上以便移动；

(2) 便携式 X 射线设备，设计用于手提的 X 射线设备；

(3) 固定 X 射线设备，安装在固定地点的 X 射线设备。

X 射线射野指的是有用射束与任何一个和影像接收器所在平面平行的平面族（包括影像接收器所在平面）的相交部分，其周界是一些点的轨迹，这些点上的照明度是相交部分照明度的最大值的四分之一。

X 射线高压发生器指的是一种将 X 射线控制器提供的电压转变成球管工作电压的设备。该设备也包括将交流电转变成直流电的设施、X 射线球管灯丝变压器、高压开关、电子保护装置和其他适当设施。

X 射线子系统指的是有两个或两个以上的 X 射线系统组件的结合，本节以及第 1020.31 节和第 1020.32 节中对其要求进行了规定。

X 射线系统指的是控制 X 射线的产生的组件装配而成的系统。它主要包括一个 X 射线高压发生器、一个 X 射线控制器、一个球管安置套件、一个射束限制设备以及必要的支撑结构。与系统一起发挥作用的额外组件被认为是系统的构成部分。

X 射线检查台指的是一种患者支撑设备，照相和 / 或透视时其支撑部分（检查台面）位于患者和影像接收器之间。它包括但不限于任何装有射线可穿透的面板的担架、任何装有暗盒托盘、暗盒通道、影像增强器或检查台面下装有点片设备的检查台。

线球管指的是任何设计用于将电子能转化为 X 射线能的电子管。

(c) 厂商的职责。属于第 1020.30 ~ 1020.33 节规定的产品的厂商应证明他们的每件产品在按说明安装成诊断用 X 射线系统后都符合所有适用要求。这种证明应按本章 第 1010.2 节规定的形式进行。如果两个或两个以上组件从器械与放射卫生中心通信、教育和辐射方案办公室主任那里获得了书面形式的预先授权，那么厂商应证明这些组件的结合体。如果不一致是由其他人对产品的错误安装或装配造成的，那么厂商不对此不一致负责；然而，厂商应负责提供足够的说明以确保其组件符合第 1020.30 ~ 1020.33 节中的适用规定。

(d) 装配员的职责。安装一个或多个按本节段落 (c) 的要求证明过的组件的装配员，应该安装证明过的第 1020.31、1020.32、1020.33 节中要求的类型的组件，根据组件各自的厂商提供的说明书装配、安装、调试和测试证明过的组件。如果按组件厂商提供的说明书装配了该组件，那么装配员不对该组件的不一致负责。

(1) 装配报告。安装证明过的组件的所有装配员都应写一份装配报告，本节段落 (d)(2) 中规定的情况除外。装配报告可被解释为装配员的证明和本章第 1010.2 节和第 1010.3 节中的辨别。装配员应在报告中确认装配是按厂商的说明书进行的或装配到系统中的证明过的组件符合第 1020.30~1020.33 节中的所有适用规定。所有装配报告应采用器械与放射健康中心 (CDRH) 主任规定的格式。完成的报告必须在装配完成后的 15 天内交给主任、购买者，如果可行，还应交给负责辐射防护的国家机构。
(2) 不要求报告的情况。下列情况下不用递交装配报告：

(i) 重装或更换已安装或新装配到已经存在的 X 射线系统中的球管安置套件；

(ii) 证明已在本章第 1020.10 节中要求的报告中鉴别为 CDRH 规定的附件；

(iii) 修理组件，不管在修理过程中是否将其移出系统并重装，如果组件初始安装入系统已经报告过；

(iv) (A) 安装暂时安装组件以代替暂时移出 X 射线系统进行修理的组件，如果暂时安装的组件可根据带有下列信息的附签或标签识别：

暂时安装组件
该组件已被我按照厂商提供的说明书进行装配、安装、调试和测试。
签名
公司名称
街道地址，P.O.Box
城市，国家，邮政编码
安装日期。

(B) 用不同于移出系统进行修理的组件的另一组件更换暂时安装组件，应按本节段落 (d)(1) 的规定报告。

(e) X 射线组件的鉴别。除了本章第 1010.3 节中要求的鉴别外，属于第 1020.31、1020.32 和 1020.33 节中的规定的组件（包含在球管安置套件内的高压发生器和作为球管安置套件的构成部分的射束限制设备除外）的厂商，应该在产品上铭刻或粘贴产品的型号和序列号，以便清晰可见。"型号"或"类型"应作为证明过的 X 射线组件的鉴别信息的一部分。如果由两个或多个组件组成的系统或子系统的证明已按本节段落 (c) 的规定获得认可，

那么可以用包含型号和序列号的一个单独的铭刻、附签或标签
鉴别该产品。

(1) 球管安置套件。球管安置套件的厂商也应以类似的方法铭刻或
粘贴球管的厂商名称、型号和序列号。

(2) 更换球管。除了本节段落 (e)(3) 的规定外，更换按本节段落 (c)
证明过的以前生产的球管安置套件中的球管构成新球管安置套
件，厂商应服从本节段落 (e)(1) 中的规定。该厂商应移去、覆盖
或磨损以前铭刻或粘贴的任何不再适用的铭刻、附签或标签。

(3) 快速更换 X 射线球管。本节段落 (e)(2) 中的规定不适用于设计
为或其原始厂商指定为包含快速更换 X 射线球管的球管安置套
件。快速更换球管套件的厂商应为每个更换球管提供一个包含球
管厂商名称、X 射线球管型号和序列号的标签。球管的厂商应指
导安装新球管的装配员为球管安装套件粘贴标签并移去、覆盖或
磨损以前铭刻或粘贴的任何不再适用的铭刻、附签或标签。

(f) [保留]

(g) 应提供给装配员的信息。本节段落 (a)(1) 中列出的组件的厂商
应向属于本节 (d) 的装配员提供装配、安装、调节和测试这些组
件的足够指导以确保产品按指导装配、安装、调节和测试后符合
本节和第 1020.31、1020.32 及 1020.33 节的规定。在申请的情况
下，也可向其他人员以不超过出版和发行价的价格提供以上指导
信息。这些指导说明应该包括与待安装组件兼容（这种兼容性决
定系统或子系统的一致性）的其他组件的技术规格。这些指导说
明应描述组件的相关物理特性并 / 或由厂商列出兼容组件的型号
和序列号。对于在 1994 年 5 月 3 日后生产的 X 射线控制器和发
生器，其厂商应提供：

(1) 额定线电压和在最大线电流下工作时线电压变动的范围的声明；

(2) 基于最大属于电压的 X 射线系统的最大线电流和与 X 射线控制器及高压发生器的额定输出电压和额定输出电流的特性一致的球管安置套件的输出电流特性的声明。如果 X 射线控制器和高压发生器的厂商不知道球管安置套件的额定输入电压和电流特性，他应向装配员提供必要的信息以确定特殊球管安置套件的最大线电流；

(3) 造成本节段落 (g)(2) 中描述的最大线电流情况的技术参数的声明。

(h) 为用户提供的信息。X 射线设备的厂商应为购买者（在申请的情况下也可以以不超过出版和发行价的价格向其他人员）提供操作手册和说明书，操作手册或说明书应包含下列技术和安全信息：

(1) 所有 X 射线设备。对于本节和第 1020.31、1020.32 及 1020.33 节适用的 X 射线设备，应提供：

(i) 有关辐射安全程序和设备的独特特性要求的必要防范的足够指导；

(ii) 使设备符合本节和第 1020.31、1020.32 及 1020.33 节的规定必需的维护日程表。

(2) 球管安置套件。对于每一球管安置套件，应提供：

(i) 所有球管安置套件的组合的辐射泄露技术参数、球管安置套件厂商声明兼容的射束限制设备、以等价铝 (mm) 表示的对有用射束的固定最小过滤及获得等价铝的峰值球管电压的声明；

(ii) 阳极和球管护盖的冷却曲线；

(iii) 球管额定图。如果球管设计用于同不同类型的高压发生器（如单相自整流、单相半波整流、单相全波整流、三相六脉冲、三相十二脉冲、恒定电压、电容储能）一起工作或在影响其额定值的模式（如变焦点尺寸或变阳极旋转速度）下工作，应给出不同额定值的特定鉴别方法。

(3) X 射线控制器和发生器。对于 X 射线控制器及其相关 X 射线高压发生器，应提供：

(i) 额定线电压和在最大线电流下工作时线电压变动的范围的声明；

(ii) 基于最大属于电压的 X 射线系统的最大线电流和与 X 射线控制器及高压发生器的额定输出电压和额定输出电流的特性一致的球管安置套件的输出电流特性的声明。如果 X 射线控制器和高压发生器的厂商不知道球管安置套件的额定输入电压和电流特性，他应向装配员提供必要的信息以确定特殊球管安置套件的最大线电流；

(iii) 造成本节段落 (h)(3)(ii) 中描述的最大线电流情况的技术参数的声明；

(iv) 如果发生器由电池供电，正常工作必需的最小电量的说明；

(v) 高压发生器的额定值和占空比；

(vi) 与标签中给定的技术参数的预先设置值或照相或 CT 曝光时（设备连接到本段描述的供电设备）指示器的指示值的最大偏差的声明。如果技术参数固定，则应声明与每个参数的固定值的最大偏差；

(vii) 当设备连接到本段描述的供电设备，与透视曝光期间 X 射线球管电压和电流的持续指示值的最大偏差；

(viii) 描述本节 (h)(3)(iii)、(h)(3)(vi) 及 (h)(3)(vii) 中用到的技术参数的测量标准的声明；如，对于电压波形的某一固定百分比测得的曝光时间的起点和终点。

(4) 射束限制设备。对于每个缝隙可变的射束限制设备，应提供：

(i) 所有球管安置套件和厂商声明兼容的射束限制设备的组合的辐射泄露技术参数的声明；

(ii) 有用射束通过部分的最小等价铝厚度和获得等价铝厚度的 X 射线球管电压的声明。如果设备包含两个或多个滤线器，那么声明中应包括每个滤线器的等价铝厚度。

(5) 成像系统信息。对于 2006 年 6 月 10 日或之后生产的使用荧光影像接收器产生图像的 X 射线系统，应在使用说明书的单独单节或专门针对此信息的单独手册中提供以下信息：

(i) 对于每种操作模式，详细说明有关该模式的描述以及如何啮合和退出该模式。模式描述应通过选择操作模式（包括自动调整的控制方式）来确定固定或自动调整的技术因素和系统控制。此信息应包括操作员如何识别启动 X 射线产生前已经选择了哪种操作模式。

(ii) 对于每种操作模式，为该模式推荐或设计特定临床程序或成像任务的描述性示例以及如何使用每种模式。这些建议并不妨碍其他临床用途。

(6) 显示 AKR 和累积空气比释动能的值。对于 2006 年 6 月 10 日或以后生产的荧光 X 射线系统，应提供以下内容：

(i) 为了将 AKR 和累积空气比释动能显示维持在第 1020.32 节 (k)(6) 段以及，如果提供显示屏用户校准能力，此类校准的适当说明中规定的容许不确定度限制内所必需的与空气比释动能信息显示相关的任何系统仪器维护计划；

(ii) 识别沿光束轴的距离：

(A) 从焦点到等中心，以及

(B) 根据第 1020.32 节 (k)(4) 段参考从焦点到参考位置 AKR 和累积空气比释动能的显示值。

(iii) 当根据第 1020.32 节 (k)(4) (ii) 段进行替代说明时，根据参考照射位置的原理，替代参考位置应距离沿射束轴朝向 X 射线源的等中心 15 cm。

(i) [保留]

(j) 警告标签。包含电源主开关的控制面板上应粘贴清晰可见的警告声明：

"警告：除非遵守安全曝光参数和操作说明，否则本 X 射线系统可能会给患者和操作人员带来危险。"

(k) 诊断源套件的辐射泄露。当 X 射线球管在泄露技术参数条件下工作时，任何方向距离源 1 m 处测得的 1 小时的诊断源套件辐射泄露应不超过 0.88 mGy 的空气比释动能（相当于 100 mR 曝光）。如果球管安置套件的最大额定峰值电压高于诊断源套件的最大额定峰值电压，应提供将 X 射线球管最大电压限制在诊断源套件的最大电压的明确方法。一致性应通过测量 100 cm² 尺寸并没有大于 20 cm 的边的区域的平均值来确定。

(l) 除诊断源套件外的其他组件的辐射泄露。当一个非诊断源套件的组件在一个装配好的 X 射线系统中在其设计工作条件下工作时，在距离该组件的任何可接触表面 5 cm 处测得的 1 小时的辐射泄露应不超过 18 microGy 的空气比释动能（相当于 2 mR 曝光）。一致性应通过测量 100 cm² 尺寸并没有大于 20 cm 的边的区域的平均值来确定。

(m) 射束质量——(1) 半衰层 (HVL)。对于"指定牙科系统"下 1980 年 12 月 1 日之后生产的与口腔影像接收器一起使用的牙科 X 射线系统、"Ⅰ——其他 X 射线系统"下 1980 年 12 月 1 日或之前生产的与口腔影像接收器一起使用的牙科 X 射线系统以及"Ⅱ——其他 X 射线系统"下 2006 年 6 月 10 日之前生产且属本节规定的所有其他 X 射线系统以及除与口腔影像接收器一起使用的牙科 X 射线系统和 2006 年 6 月 10 日或之后生产且属本节规定的所有其他 X 射线系统外的所有 X 射线系统，给定球管电压下有用射束的 HVL 应不小于本节段落 (m)(1) 表 1 中的相应值。如果有必要确定本节段落 (m)(1) 表 1 中没有列出的某一 射线球管电压下的 HVL，可能要使用线性内插或外推。应提供明确方法 2 确保每次曝光时有用射束中存在为达到以上射束质量要求必需的最小过滤。以下为表 1：

表 1　在给定球管电压下有用射束的最小 HVL

X 射线球管电压 （峰值，kV）		最小 HVL（最小铝厚度）		
设计工作范围	测得的工作电压	指定的牙科系统 [1]	I——其他 X 射线系统 [2]	II——其他 X 射线系统 [3]
51 以下	30	1.5	0.3	0.3
	40	1.5	0.4	0.4
	50	1.5	0.5	0.5
51～70	51	1.5	1.2	1.3
	60	1.5	1.3	1.5
	70	1.5	1.5	1.8
70 以上	71	2.1	2.1	2.5
	80	2.3	2.3	2.9
	90	2.5	2.5	3.2
	100	2.7	2.7	3.6
	110	3.0	3.0	3.9
	120	3.2	3.2	4.3
	130	3.5	3.5	4.7
	140	3.8	3.8	5.0
	150	4.1	4.1	5.4

[1] 1980 年 12 月 1 日之后生产的与口腔影像接收器一起使用的牙科 X 射线系统。
[2] 1980 年 12 月 1 日或之前生产的与口腔影像接收器一起使用的牙科 X 射线系统以及 2006 年 6 月 10 日之前生产且属本节规定的所有其他 X 射线系统。
[3] 除与口腔影像接收器一起使用的牙科 X 射线系统和 2006 年 6 月 10 日或之后生产且属本节规定的所有其他 X 射线系统外的所有 X 射线系统。

(2) 可选过滤。对于 2006 年 6 月 10 日或之后生产的透视系统（包括连续输出 1 kW 或更高的 X 射线管和 1 百万热单位或更高的阳极储热容量），除满足第 1020.30 节 (m)(1) 段的 HVL 规定所需的量外，还应向诊断源组件提供添加 X 射线过滤的选项。这种额外的 X 射线过滤选择应是用户的选择或是所选操作模式的一部分。

应提供指示 X 射线射束中其他过滤组合的方法。

(3) 一致性测量。对于电容储能设备,一致性由每次曝光可选择的最大电荷量确定。

(n) 患者和影像接收器之间的物质的等价铝厚度。除用于 CT X 射线系统外,本节段落 (n) 中表 2 列出的位于患者和影像接收器之间的各种设备的等价铝厚度应不超过规定值。一致性确定应在下列条件下进行:由峰值电压为 100 kV 进行的 X 射线测量和本节有关电位的段落 (m)(1) 表 1 中规定具有 HVL 的 X 射线射束。此要求适用于暗盒托架的前面板和厂商提供的用于支撑患者和防止外部物体侵入的换片器。不适用于荧光屏及其机械支撑面板或栅格。以下为表 2。

表 2　位于患者和影像接收器之间的各种设备的最大等价铝厚度

项目	最大等价铝厚度(mm)
1. 暗盒托架的前面板(所有)	1.2
2. 换片器的前面板(所有)	1.2
3. 支架	2.3
4. 无铰接关节的固定检查台面	1.2
5. 无铰接关节的可动检查台面(包括固定垫底)	1.7
6. 带有射线可穿透面板和一个铰接关节的检查台面	1.7
7. 带有射线可穿透面板和两个或多个铰接关节的检查台面	2.3
8. 悬臂检查台面	2.3
9. 放射治疗模拟器检查台面	5.0

(o) 电池电量指示器。对于电池供电发生器，应在控制面板上提供指示电量是否足够正常工作的电量指示器。

(p) [保留]

(q) 对已注册的诊断用 X 射线组件或系统的变更。(1) 除非符合本章 第 1010.4 节的不一致或按照《联邦食品药品和化妆品法案》第 534(a)(5) 或 538(b) 部分进行的免除已被认可，否则按照本章第 1010.2 节鉴定的诊断用 X 射线组件或系统不能进行导致组件或系统不符合本章任何使用规定的改进。

(2) 如果改进不会导致系统或组件不符合本节或第 1020.31、1020.32 及 1020.33 节的适用要求，那么将诊断用 X 射线系统用于专业或商业领域的系统的业主可以进行这样的改进。如果业主记录了改进日期和改进的详细信息，并且对 X 射线系统进行的改进不会导致系统不符合第 1020.31、1020.32 及 1020.33 节的适用要求，那么进行这种改进的业主不需要递交本章第 1002 部分子部分 B 要求的报告。

第 1020.31 节　射线照相设备。

本节的规定适用于除用于荧光影像或记录来自透视影像接收器影像的设备或者 1984 年 11 月 29 日或之后生产的计算机断层摄影 X 射线系统外的射线照相设备。

(a) 技术参数的控制和指示——(1) 可见指示器。曝光时使用的技术参数应在曝光开始前指示出来，除非使用了自动曝光控制器，在这种情况下应指示出预先设置的技术参数。对于技术参数固定的设备，可用永久标记达到该要求。从操作人员所在的位置应能看到技术参数指示器，但透视师拍摄点片的情况除外。

(2) 定时器。应提供达到预先设置的时间间隔、电流和时间的乘积、脉冲数或影像接收器的曝光辐射量时终止曝光的方法。

(i) 除了在连续照相期间外，操作人员应可以在时间长于半秒的曝光期间的任何时刻终止曝光。除牙科全景照相外，终止曝光应使定时器自动复位到其初始设置或零。当定时器设置到零或"关"位置时，应不能进行曝光。

(ii) 在连续照相期间，操作人员应可以在任何时刻终止 X 射线曝光，但是应提供容许完成正在进行的曝光序列中任意一次单独曝光的方法。

(3) 自动曝光控制器。当提供自动曝光控制器时：

(i) 当选择了某种操作方式后，控制面板上应有响应的指示；

(ii) 当 X 射线球管电压等于或大于 51 kVp 时，用于脉冲工作的射野发射设备的最小曝光时间应不大于两个脉冲间的间隔时间，所有其他设备的最小曝光时间应不大于 1/60 秒与 5 mA·s 辐射量要求的时间间隔二者的较大值；

(iii) 每次曝光的 X 射线球管峰值电压与曝光时间的乘积应不大于 60 kW·s，X 射线球管的电流与曝光时间的乘积应不大于 600 mA·s，除非球管峰值电压小于 51 kVp，这时每次曝光的 X 射线球管电流与曝光时间的乘积应不大于 2000 mA·s；

(iv) 在达到本节段落 (a)(3)(iii) 中描述的限制，曝光终止时应显示一个可见信号，在进行下一自动定时曝光前可以进行手工设置。

(4) 精度。技术参数与指示值的偏差应不超过按第 1020.30 节 (h)(3) 段提供的信息中规定的限制；

(b) 再现性。按照第 1020.30 节 (h)(3) 段中的要求设备在厂商规定的供电设备提供充足的能源下工作时，下列要求适用：

(1) 变动系数。对于选定技术参数的任何特定组合，空气比释动能的估计变动系数应不大于 0.05。

(2) 一致性测量。应根据在 1 小时内连续测量 10 次的结果确定一致性。1978 年 9 月 5 日后生产的设备应满足额外要求，即改变技术参数的所有控制器应调整到交替的设定并在每次测量结束后恢复到测试设定。应为每次测量确定线电压变动百分比。线电压变动百分比的所有值应在所有测量的平均值左右 ±1 的范围内。对于有自动曝光控制器的设备，确定一致性时应使用足够厚度的有用射束衰减物质以便将技术参数调整到使脉冲工作的射野发射设备实现至少 12 个脉冲的单独曝光或使其他设备完成每次曝光时间不少于 1/10 秒的曝光。

(c) 线性。对于任何固定 X 射线球管电压在最大额定电压的 40%~100% 范围内的设备，按照第 1020.30 节 (h)(3) 段中的要求在厂商规定的供电设备提供的能源下工作时，下列要求适用：

(1) 可自由选择 X 射线球管管电流 (mA) 的设备。在两个连续的电流设置下获得的空气比释动能与指示的毫安 – 秒乘积的平均比率 $[mGy/(mA \cdot s)]$ 与它们的和的差应不大于和的 0.10 倍，即：$X_1 - X_2$

[le]0.10($X_1 + X_2$)；其中 X_1 和 X_2 是在两个连续 mA·s 选择器设置的每一个或在 mA·s 选择器提供的连续选择不大于 2 倍的设置下获得的平均 mGy/(mA·s) 值。

(2) 可选 X 射线管电流暴露时间乘积 (mA·s) 的设备。对于 1994 年 5 月 3 日后生产的设备，在两个连续 mA·s 选择器设置下获得的空气比释动能与指示的毫安 – 秒乘积的平均比率 [mGy/(mA·s)] 不大于其和的 0.10 倍，即：$X_1 - X_2$ [le]0.10($X_1 + X_2$)；其中 X_1 和 X_2 是在两个连续 mA·s 选择器设置的每一个或在 mA·s 选择器提供的连续选择不大于 2 倍的设置下获得的平均 mGy/(mA·s) 值。

(3) 一致性测量。一致性的确定应基于两种设置的每一设置下在 ±1 小时内进行 10 次曝光测量的结果。这两种设置可包括两种焦点尺寸，除非一个小于等于 0.45 mm 而另一个大于 0.45 mm。为满足该要求，焦点尺寸指的是 X 射线球管厂商规定的焦点尺寸。应为每次测量确定线电压变动百分比。技术参数的任意一种组合的线电压变动百分比的所有值应在这些技术参数下进行的所有测量的平均值左右 ±1 的范围内。

(d) 移动、便携及固定普通 X 射线系统的射野的限制和对准。除非使用点片设备或乳腺 X 射线系统的特定附件，否则移动、便携及固定普通 X 射线照相系统应符合下列要求：

(1) 可变 X 射线射野的限制。应提供一种无级调节 X 射线射野尺寸的方法。在 SID 为 100 cm 处最小射野的每条边都应不大于 5 cm。
(2) 视觉确定。(i) 应提供通过视觉确定 X 射线射野边界的方法。通过视觉确定的射野各条边沿视长或宽方向与 X 射线射野各边的总的不重合量应不超过当射野所在平面与 X 射线射束的垂直时源到视觉确定的射野中心的距离的 2%。

(ii) 如果使用光定位器确定 X 射线射野，100 cm 和最大 SID 二者的较小距离处的平均照明度应不小于 160 lux（15 尺烛光）。平均照明度应以在光野的每个象限的中心处的测量结果为基础。放射治疗模拟系统不受此要求的约束。

(iii) 100 cm 和最大 SID 二者的较小距离处的光野的边界处应有与环境灯光的对比度，对于固定系统使用的射束限制设备，对比度应不小于 4；对于移动和便携系统使用的射束限制设备，对比度应不小于 3。对比度定义为 I_1/I_2，其中 I_1 是从光野边界朝向光野中心方向 3 mm 处的照明度，I_2 是从光野边界背离光野中心方向 3 mm 处的照明度。应以 1 mm 缝隙测量来确定一致性。

(e) 固定普通 X 射线系统的光野指示和对准。除非使用点片设备或乳腺 X 射线系统的特定附件，否则固定普通 X 射线照相系统除应符合本节段落 (d) 中描述的要求外，还应符合下列要求：

(1) 提供指示 X 射线射束的轴与影像接收器所在平面垂直、将 X 射线射野与影像接收器的中心对准（误差不超过 SID 的 2%）及指示 SID（误差不超过 SID 的 2%）的方法；
(2) 射束限制设备应以数字方式指示调节射束限制设备时影像接收器所在平面上的射野尺寸；
(3) 射野尺寸和 SID 的指示应以厘米和 / 或英寸为单位，并且当指示射束的轴与影像接收器所在平面垂直时调节缝隙导致的在影像接收器所在平面上的 X 射线射野的尺寸与射束限制设备的指示值之间的误差应在 SID 的 2% 的范围内；
(4) 一致性测量应在下列条件下进行：在离散的 SID 处、影像接收器的尺寸为普通临床使用时的尺寸（SID 为 100、150、200 cm 或 36、40、48、72 英寸，影像接收器的尺寸为 13、18、24、30、

35、40、43 cm 或 5、7、8、9、10、11、12、14、17 英寸)、或射束限制设备及其关联的 X 射线系统独特工作的特定尺寸。

(f) 不同于普通 X 射线照相系统的 X 射线照相设备的射野的限制——(1) 与口腔影像接收器一起使用的设备。与口腔影像接收器一起使用的 X 射线照相设备应提供限制 X 射线射束的方法,以便:

(i) 如果最小源皮距 (SSD) 是 18 cm 或更大,最小 SSD 处的 X 射线射野应包含在一个直径不大于 7 cm 的圆内;

(ii) 如果最小 SSD 小于 18 cm,最小 SSD 处的 X 射线射野应包含在一个直径不大于 6 cm 的圆内。

(2) 使用一种尺寸的影像接收器的 X 射线系统。在固定 SID 处只使用一种尺寸的影像接收器的 X 射线系统应提供将影像接收器所在平面上的射野尺寸限制为不大于影像接收器的尺寸,并将 X 射线射野中心与影像接收器的中心对准（误差不超过 SID 的 2%) 的方法；或者提供限制尺寸和对准 X 射线射野的方法,以使位于影像接收器所在平面上的 X 射线射野不超出影像接收器的任何边界。

(3) 乳腺 X 射线照相系统——(i) 1977 年 11 月 1 日或之后以及 1999 年 9 月 30 日之前生产设计用于乳腺 X 射线照相射线照相系统和通用射线照相系统,当乳腺 X 射线照相的特殊附件处于服务中时,应提供限制有用射束的方法,影像接收器所在平面上的 X 射线射野不会延伸超过任何指定 SID 图像接收器的任何边界,除了影像接收器边界被设计来邻近胸腔,其中 X 射线射野超出任何边界的部分不大于 SID 的 2%。按本节段落 (f)(4)(i)、(f)(4)(ii) 和 (f)(4)(iii) 描述工作的系统符合该要求。射束限制设备和影像接收器支

撑设备设计用于乳腺 X 射线照相期间固定乳房且 SID 可变时，本
节段落 (f)(4)(ii) 和 (f)(4)(iii) 中指定的 SID 指示应为射束限制设备或
缝隙设计的最大 SID。

(ii) 1999 年 9 月 30 日或之后生产的乳腺 X 射线照相系统的射束
限制设备，应提供限制有用射束的方法，以使位于影像接收器所
在平面上的 X 射线射野超出影像接收器的任何边界的部分不大于
SID 的 2%。按本节段落 (f)(4)(i)、(f)(4)(ii) 和 (f)(4)(iii) 描述工作的系
统符合该要求。对于允许改变 SID 的系统，本节段落 (f)(4)(ii) 和
(f)(4)(iii) 中指定的 SID 指示应为射束限制设备或缝隙设计的最大
SID。

(iii) 1977 年 11 月 1 日或之后生产用于安装在乳房 X 射线照相系
统上的每个影像接收器支撑设备应具有说明其设计影像接收器尺
寸的永久清晰的标记。

(4) 其他 X 射线系统。本节段落 (d)、(e)、(f)(2)、(f)(3) 和 (h) 中没有
包括的与本节段落 (f)(1) 中包括的口外影像接收器一起使用的 X
射线照相系统，与口外影像接收器一起使用时，应提供限制位于
影像接收器所在平面上的 X 射线射野的方法，以使 X 射线射束
的轴与影像接收器所在平面垂直时 X 射线射野超出影像接收器的
任何边界的部分不大于 SID 的 2%。另外，应提供将 X 射线射野
中心与影像接收器的中心对准（误差不超过 SID 的 2%）的方法，
或者提供限制尺寸和对准 X 射线射野的方法，以使位于影像接收
器所在平面上的 X 射线射野不超出影像接收器的任何边界。下列
系统或设备符合这些要求：

(i) 按照本节段落 (d) 和 (e) 的规定工作的系统；或当提供了对准方

法后也符合要求的系统；

(ii) 足以符合对设备设计使用的影像接收器尺寸和 SID 尺寸的每一组合的要求的可动且固定缝隙的射束限制设备。这样的设备应有一个清晰的永久标记说明其设计使用的影像接收器和 SID 的尺寸；

(iii) 足以符合对设备设计使用的影像接收器尺寸和 SID 尺寸的每一组合的要求的有多个固定缝隙的射束限制设备。应有永久清晰可读的标签说明每个缝隙设计使用的影像接收器和 SID 的尺寸并指示那个缝隙处在使用位置。

(g) 完全射束限制 (PBL)。本段中的要求适用于包含 PBL 的 X 射线照相系统。

(1) 射野尺寸。在下列情况下，提供 PBL 的系统应能阻止 X 射线的产生：

(i) 位于影像接收器所在平面上的 X 射线射野的长度或宽度与影像接收器尺寸的差超过 SID 的 3%；或

(ii) 不考虑标记本节段落 (g)(1) (i) 中长度差与宽度差的总和大于 SID 的 4%。

(iii) 射束限制设备位于 PBL 不能测量尺寸的 SID 处。

(2) PBL 的条件。当满足下列条件时，PBL 应能按本节段落 (g)(1) 中的描述发挥作用：

(i) 影像接收器已插入到永久固定的暗盒托架中；

(ii) 影像接收器的长度和宽度小于 50 cm；

(iii) X 射线射束的轴位于垂直方向 ±3° 的范围内并且 SID 介于
90~130 cm；或 X 射线射束的轴位于水平方向 ±3° 的范围内并且
SID 介于 90~205 cm；

(iv) X 射线射束的轴位于垂直于影像接收器所在平面的方向 ±3°
的范围内；

(v) 没有进行断层或立体定位摄影。

(3) 一致性测量。确定与本节段落 (g)(1) 中的要求的一致性的测量
应在下列条件下进行：设备指示射束的轴垂直于影像接收器所在
平面并且满足本节段落 (g)(2) 中的规定。一致性测量应在插入影
像接收器至少 5 秒后进行。

(4) 操作人员造成的射野偏小。操作人员随意确定的射野可能小于
影像接收器的尺寸，PBL 系统应能通过无级调节将射野调整到影
像接收器的尺寸。SID 为 100 cm 处的最小射野的每一边应不大于
5 cm。当影像接收器的尺寸或 SID 发生改变后，应能自动重新实
现本节段落 (g)(1) 中描述的 PBL 功能。

(5) 使 PBL 无效。当系统出现故障或系统维修时，应提供一种使
PBL 无效的能力。该能力可用于所有 SID 尺寸和影像接收器尺寸。
操作人员可实施的任何使 PBL 无效的能力都需要一把钥匙，当
PBL 无效时不能将该钥匙移开。每个这类钥匙开关或钥匙都应粘

贴清晰经久的标签，标签包含以下信息：

用于系统故障时的 X 射线射野限制

如果操作手册或为操作人员提供的其他资料中引用了使 PBL 无效的能力，或者它位于某一位置从而使操作人员认为它是操作控制器的一部分，那么操作人员可以实施该能力。

(h) 点片设备的射野限制和对准。除非点片设备用于放射治疗模拟系统，否则下列要求适用于点片设备：

(1) 应提供一种在源和患者之间将位于影像接收器所在平面上的 X 射线射野的尺寸调节到在点片选择器选择的影像接收器的尺寸的方法。当位于影像接收器所在平面上的 X 射线射野的大于所选影像接收器的尺寸时，该调节应自动进行。如果 X 射线射野小于所选影像接收器的尺寸，射野不会自动打开到所选影像接收器的尺寸，除非操作人员已经选择了这种工作方式。

(2) 当调节到完全覆盖所选影像接收器时，位于影像接收器所在平面上的 X 射线射野的长度或宽度与所选影像接收器的差不能超过 SID 的 3%。不考虑标记时长度及宽度的差的总和不能超过 SID 的 4%。对于 1978 年 2 月 25 日后生产的点片设备，如果射束轴可与影像接收器成某一角度，那么应提供指示 X 射线射束的轴与影像接收器所在平面垂直的方法，并且一致性应在射束轴指示为与影像接收器所在平面垂直时确定。

(3) 位于影像接收器所在平面上的 X 射线射野的中心应与所选影像接收器的中心对准，误差不能超过 SID 的 2%。

(4) 应提供缩小位于影像接收器所在平面上的 X 射线射野使其小于所选影像接收器的尺寸，以便：

(i) 对于用于不要求对 X 射线射野进行无级调节的且 SID 固定的 X 射线透视系统的点片设备，SID 最大处的最小射野不超过 125 cm^2；或

(ii) 对于用于要求对 X 射线射野进行无级调节且 / 或 SID 可变的 X 射线透视系统的点片设备，SID 最大处的最小射野可以包含在 5 cm × 5 cm 的矩形内。

(5) 应提供在系统出现故障时使对 X 射线射野的尺寸进行自动调节无效的能力。如果提供了该能力，则应提供一个在透视师的位置可以看见的信号指示对 X 射线射野的尺寸进行自动调节无效。每个系统出现故障时的无效开关应粘贴清晰经久的标签，标签包含以下信息：

用于系统故障时的 X 射线射野限制

(i) 源皮距 ——(1) 与口内影像接收器一起使用的 X 射线系统应提供限制源皮距的方法。源皮距的限制范围如下：

(i) 工作电压高于 50 kVp 时，不小于 18 cm；或

(ii) 工作电压不高于 50 kVp 时，不小于 10 cm。

(2) 非牙科用移动和便携 X 射线系统应提供限制源皮距不小于 30 cm 的方法。

(j) 射束 – 开指示器。产生 X 射线时，X 射线控制器应提供可见指示信号及一个操作人员可听见的指示曝光结束的信号。

(k) 多球管。如果一个曝光控制开关控制两个或多个球管，应在曝光开始前明确显示选择的球管。该显示信号可在 X 射线控制器上或选择的球管安置套件上或其附近。

(l) 电容储能系统的辐射量。X 射线球管发出的辐射量应不超过：

(1) 当射束限制设备完全打开、系统完全充电、曝光开关及定时器或所有放电装置没被激活时，距离诊断源套件的任何可接触表面 5 cm 处 1 分钟内的空气比释动能为 0.26 microGy（相当于 0.03 mR 曝光）。一致性应通过测量 100 cm² 尺寸并没有大于 20 cm 的边的区域的平均值来确定；并且

(2) 当射束限制设备完全打开、使用放电开关或切断输入电源使系统通过 X 射线球管手动或自动完全充电时，距离 X 射线源 100 cm 处 1 小时内的空气比释动能为 0.88 mGy（相当于 100 mR 曝光）。一致性应通过每次放电的最大空气比释动能测量值乘以 1 小时（工作周期）内的放电总次数来确定。测量结果应取 100 cm² 且任何一边不大于 20 cm 的区域的平均值。

(m) 乳腺照相 X 射线系统的主要防护屏障 ——(1) 对于 1978 年 9 月 5 日之后和 1999 年 9 月 30 日之前生产的乳腺照相 X 射线系统，应将穿透系统提供的任何影像接收器支持的主要射束限制为：每次管激活时，距离影像接收器支撑设备平面外任意可接触表面 5 cm 处的空气比释动能不超过 0.88 microGy（相当于 0.1 mR 曝光）。

(2) 对于 1999 年 9 月 30 日及以后生产的乳腺照相 X 射线系统：

(i) 在可进行曝光的任何 SID 处，影像接收器支撑设备应提供阻止除穿过胸腔边界内以外的有用射束的主要防护屏障。

(ii) 除非放置了适合阻止本节段落 (m)(2)(i) 要求的有用射束的屏障，否则 X 射线球管不允许曝光。

(iii) 应将穿透主要防护屏障的有用射束限制为：每次管激活时，距离主要防护屏障平面外任意可接触表面 5 cm 处的空气比释动能不超过 0.88 microGy（相当于 0.1 mR 曝光）。

(3) 确定穿透一致性的测量应根据本节段落 (m)(1) 和 (m)(2)(iii) 中的要求进行：最小 SID、最大额定峰值管电压、最大额定峰值管电压下的最大额定 X 射线管电流与曝光时间的乘积 (mA·s)，测量值取尺寸为 100 cm² 且任何一边不大于 20 cm 区域的平均值。辐射量敏感测量设备不应放在主要防护屏障沿胸腔边沿的边界外。

第 1020.32 节　透视设备。

本节的规定适用于 1984 年 11 月 29 日后生产的透视设备和除计算机断层摄影 X 射线系统外的通过荧光影像接收器记录影像的设备。

(a) 主要保护屏障 ——(1) 有用射束的限制。透视影像设备应提供在任意 SID 处阻止有用射束的完整横截面的主要防护屏障。除非阻止全部有用射束的屏障处在适当的位置，否则用于透视系统的 X 射线球管应不产生 X 射线。在影像接收器所在平面外距离影像接收器任意可接触表面 10 cm 处由有用射束穿过带有衰减块的屏障和荧光影像套件产生的 AKR 应不超过入口 AKR 的 $3.34 \times 10^{-3}\%$。如果放射治疗模拟系统仅用于遥控操作并且厂商为装配员列出了作为第 1020.30 节 (g) 段中要求信息的一部分控制位置的用法说明，那么放射治疗模拟系统不受此要求约束。另外，厂商应按照第 1020.30 节 (h)(1)(i) 段的规定为用户提供有关遥控操作重要性的警告信息。

(2) 一致性测量。AKR 应按照本节段落 (d) 中的要求进行测量。由穿过主要防护屏障的有用射束和影像增强器产生的 AKR 应根据尺寸为 100 cm^2 且任何一边不大于 20 cm 的区域的平均测量值确定。如果源位于检查台面下方，测量应在透视影像套件位于检查台面上方 30 cm 时进行。如果源位于检查台面上方并且 SID 可变，测量应在射束限制设备或隔离物的末端尽量靠近（但距离不能小于 30 cm）桌面时进行。测量时应将移动栅格和压缩设备移开。对于所有测量，衰减块应放在有用射束中距离入口 AKR 测量点 10 cm 处并位于该点和透视影像套件的输入面之间。

(b) 射野限制 ——(1) 夹角。对于 1978 年 2 月 25 日后生产的透视设备，影像接收器与 X 射线射束光束轴之间的夹角可变时，应提供指示 X 射线光束轴与影像接收器所在平面垂直的方法。与本节段落 (b)(4) 和 (b)(5) 中的一致性应在光束轴指示为与影像接收器所在平面垂直时确定。

(2) 进一步限制的方法。应提供进一步将 X 射线射野尺寸限制为小于段落 (b)(4) 和 (b)(5) 中限制的方法。1979 年 5 月 22 日之后生产并纳入具有可变 SID 和 / 或可见面积大于 300 cm^2 能力的射束限制设备，应为其提供 X 射线射野无级调节的方法。应为 SID 固定且可见面积不大于 300 cm^2 的设备提供 X 射线射野无级调节的方法或者进一步将影像接收器平面上的 X 射线射野尺寸限制为 125 cm^2 或更小的方法。无级调节应（以最大 SID）提供连续射野尺寸，从最大可获得尺寸到 5 cm×5 cm 中可容纳的射野尺寸。本段不适用于无影像增强器的透视设备。

(3) 无影像增强器的透视设备。无影像增强器的透视设备产生的 X 射线射野应不超出影像接收器的全部可见区域。应提供无级调节射野尺寸的方法。最大 SID 处的最小射野应可以包含在一个 5 cm × 5 cm 的矩形内。

(4) 使用具有固有圆形影像接收器的荧光影像套件的荧光透视和射线照相。(i) 对于 2006 年 6 月 10 日前生产的透视设备，除放射治疗模拟系统外，以下适用：

(A) 通过可视区域中心测量的影像接收器的可见区域的每个线性尺寸在任何方向上小于或等于 34 cm 时，至少 X 射线射野面积的 80% 与影像可见区域重叠。

(B) 对于与圆形影像接收器一起使用的矩形 X 射线射野，对准误差应沿着穿过影像接收器可见区域中心的 X 射线射野的长度和宽度尺寸确定。

(ii) 对于 2006 年 6 月 10 日或之后生产的透视设备，除了放射治疗模拟系统外，影像接收器平面中 X 射线射野的最大面积应符合以下要求之一：

(A) 通过可视区域中心测量的影像接收器的可见区域的任一线性尺寸在任何方向上小于或等于 34 cm 时，至少 X 射线射野面积的 80% 与影像可见区域重叠，或

(B) 通过可视区域中心测量的影像接收器的可见区域的任一线性尺寸在任何方向上大于 34 cm 时，沿着与影像接收器可见区域的最大未对准方向测量的 X 射线射野不得超过影像接收器可见区域边缘 2 cm。

(5) 使用具有固有矩形影像接收器的荧光影像套件的荧光透视和射线照相。对于 2006 年 6 月 10 日或之后生产的 X 射线系统，适用于以下情况：

(i) 影像接收器平面上 X 射线射野的长度和宽度都不得超过影像接收器可见面积 SID 的 3%。超出长度和超出宽度之和应不大于 SID 的 4%。

(ii) 对准误差应沿着穿过影像接收器可见区域中心的 X 射线射野的长度和宽度尺寸确定。

(6) 使无效的能力。如果随着 SID 或影像接收器尺寸改变自动调整荧光 X 射线射野尺寸，应提供在系统故障的情况下使自动调整无效的能力。如果提供了该能力，每当场自动调整无效时应在透视师的位置提供一个可见信号进行指示。每个系统出现故障时的无效开关应粘贴清晰经久的标签，标签包含以下信息：

用于系统故障时的 X 射线射野限制

(c) 激活管。在荧光模式下的 X 射线产生应由曝光期间需要操作者持续施加压力的设备控制。在记录来自透视影像接收器的放射摄影影像间，操作人员应可以在任何时刻终止 X 射线曝光，但是应提供容许完成正在进行的曝光序列中任意一次单独曝光的方法。

(d) 空气比释动能率。对于透视设备，以下要求适用：

(1) 1995 年 5 月 19 日之前生产的透视设备——(i) 提供自动曝光率控制 (AERC) 的设备不能以任何管电压和电流组合进行操作，这将导致除第 1020.32 节 (d)(1)(v) 段中的规定外，第 1020.32 节 (d)(3) 段中指定测量点的 AKR 超过每分钟 88 mGy（相当于 10 R/min 曝光率）。

(ii) 无 AERC 的设备不能以任何管电压和电流组合进行操作，这将导致除第 1020.32 节 (d)(1)(v) 段中的规定外，第 1020.32 节 (d)(3) 段中指定测量点的 AKR 超过每分钟 44 mGy（相当于 5 R/min 曝光率）。

(iii) 提供 AERC 模式和手动模式的设备不能以任何管电压和电流组合进行操作，这将导致除第 1020.32 节 (d)(1)(v) 段中的规定外，第 1020.32 节 (d)(3) 段中指定测量点的 AKR 超过每分钟 88 mGy（相当于 10 R/min 曝光率）。

(iv) 可根据第 1020.30 节 (q) 段改进设备以符合第 1020.32 节 (d)(2) 段。设备改进后，应附有标明改进日期和声明的标签：

改进后符合 21 CFR 1020.32(h)(2)。

(v) 例外：

(A) 记录透视图像期间，或
(B) 操作模式有高级控制可选时，在这种情况下，该模式不能以任何管电压和电流组合进行操作，除非已激活高级控制，否则这将导致第 1020.32 节 (d)(3) 段中指定测量点的 AKR 超过第 1020.32 节 (d)(1)(i)、(d)(1)(ii) 或 (d)(1)(iii) 规定的速率。需要激活高级控制的特殊方法。只有操作者提供连续手动启动时才能进行高级控制。应使用透视师可听见的连续信号表明正在使用高级控制。

(2) 1995 年 5 月 19 日或之后生产的透视设备——(i) 如果可以任何管电压和电流组合进行操作，可配备 AERC，这将导致第 1020.32 节 (d)(3) 段中指定测量点的 AKR 大于每分钟 44 mGy（相当于 5 R/min 曝光率）。可能提供手动选择技术因素的规定。

(ii) 不能以任何管电压和电流组合进行操作将导致除第 1020.32 节 (d)(2)(iii) 中的规定外，第 1020.32 节 (d)(3) 中指定测量点的 AKR 超过每分钟 88 mGy（相当于 10 R/min 曝光率）。

(iii) 例外：

(A) 对于 2006 年 6 月 10 日之前生产的设备，当 X 射线源以脉冲模式运转时，使用照相胶片或摄像机记录来自荧光影像接收器的影像期间。
(B) 对于 2006 年 6 月 10 日或之后生产的设备，为了在曝光结束后向用户提供记录图像，记录来自荧光影像接收器的影像期间。这种记录不包括由未记录的最终图像保持功能生成的图像。
(C) 操作模式有高级控制可选且被激活时，在这种情况下，设备不能以任何管电压和电流组合进行操作，这将导致第 1020.32 节 (d) (3) 中指定测量点的 AKR 超过每分钟 176 mGy（相当于 20 R/min 曝光率）。需要激活高级控制的特殊方法。只有操作者提供连续手动启动时才能进行高级控制。应使用透视师可听见的连续信号表明正在使用高级控制。

(3) 一致性测量。与本节段落 (d) 中的规定的一致性应按以下方法确定：

(i) 如果源位于 X 射线检查台下方，AKR 应在检查台面或支架上方 1 cm 处测量。

(ii) 如果源位于 X 射线检查台上方，AKR 应在检查台面上方 30 cm 处测量，同时应尽量使射束限制设备或隔离物的末端靠近测量点。

(iii) 对于 C 形臂荧光屏，AKR 应在距离透视影像套件的输入表面 30 cm 处测量，同时使源位于任意可变 SID 处但是射束限制设备或隔离物的末端与透视影像套件的输入表面的距离应不小于 3 cm。

(iv) 对于 SID 小于 45 cm 的 C 臂荧光检查仪，AKR 应在最小 SSD 处测量。

(v) 对于侧面荧光屏，空气比释动能应在距离 X 射线检查台的中线 15 cm 的点测量，并且在 X 射线源方向使射束限制设备或隔离物的末端尽量靠近测量点。如果检查台可动，应使它尽量靠近侧面 X 射线源，但是射束限制设备或隔离物的末端与 X 射线检查台的中心线的距离应不小于 15 cm。

(4) 免除。透视放射治疗模拟系统不受本节段落 (d) 中列出要求的约束。

(e) [保留]

(f) 电压和电流指示器。在透视和荧光电影摄影期间，应显示 X 射线球管的电压和电流值。电压和电流与显示值的偏差应不超过厂商依照第 1020.30 节 (h)(3) 的规定声明的最大偏差。

(g) 源皮距。(1) 应提供将固定荧光屏的源皮距限制为不小于 38 cm、将移动和便携荧光屏的源皮距限制为不小于 30 cm 的方法。另外，设计用于本段规定的源皮距禁止的外科应用的荧光屏，应提供在较小的源皮距（不小于 20 cm）下工作的规定。如果提供了这样的规定，厂商应列出除第 1020.30 节 (h) 中要求的信息外的有关调节间隔的可选方法的警告。

(2) 对于 2006 年 6 月 10 日或之后生产最大源 – 影像接收器距离小于 45 cm 的静态、移动或便携式 C 臂透视系统，应提供限制源皮距不小于 19 cm 的方法。此类系统应标注为仅限极限使用。另外，设计用于本段规定的源皮距禁止的外科应用的这些系统，应提供在较小的源皮距（不小于 10 cm）下工作的规定。如果提供了这样的规定，厂商应列出除第 1020.30 节 (h) 中要求的信息外的有关调节间隔的可选方法的警告。

(h) 荧光照射时间、显示和信号。(1)(i) 2006 年 6 月 10 日前生产的透视设备应提供预设荧光管累积照射时间的方法。不重新设定的情况下，定时装置的最大累积时间不得超过 5 分钟。透视师可听见的指示预设累积照射时间完成的信号。产生 X 射线时这种信号将继续发声，直到定时装置复位。可根据第 1020.30 节 (q) 对透视设备进行改进，从而符合第 1020.32 节 (h)(2) 的要求。设备改进后，应附上标明声明的标签：

改进后符合 21 CFR 1020.32(h)(2)。

(ii) 作为本段要求的替换，放射治疗模拟系统可提供指示产生 X 射线的累积曝光时间的总和的方法，在两次 X 射线检查之间可对其复位。

(2) 对于 2006 年 6 月 10 日或之后生产的 X 射线控制，应为每个荧光管提供：

(i) 显示荧光师工作位置的荧光照射时间。此显示应独立于第 1020.32 节 (h)(2)(ii) 中描述的可听信号。以下要求适用：

(A) 当 X 射线管被激活时，应以每 6 秒 / 次对荧光照射时间（以分钟和零点几分钟为单位）进行连续显示和更新。
(B) 荧光照射时间也应在曝光结束后 6 秒内显示，保持显示直到复位。
(C) 新的检查或手术开始前，应提供将显示重置为零的方法。

(ii) 检查或手术期间，透视师可听见的信号应在每次 5 分钟的荧光照射时间内发出声音。信号将持续发出声音，直到手动复位或自动复位（至少发出声音 2 秒钟）。

(i) 移动和便携荧光屏。除本节的其他要求外，移动和便携式透视设备应提供不只包含一个简单荧光屏的影像接收器。

(j) 显示最终图像保持 (LIH)。2006 年 6 月 10 日或以后生产的透视设备应配备透视曝光结束后显示 LIH 影像的方法。

(1) 对于通过保留提前终止透视图像获得的 LIH 图像，如果图像数量和组合图像方法可由用户选择，那么启动透视曝光之前应显示选择。
(2) 对于通过荧光成像终止时启动单独的射线照相曝光获得的 LIH 图像，透视曝光前应可选 LIH 图像的技术因素，并且应在启动透视曝光前显示所选组合。
(3) 应提供向用户清楚表明所示图像是 LIH 射线照片还是荧光透视

的方法。除非单独显示 LIH 射线照片和透视图像，否则重新开始透视曝光的同时使用荧光透视代替 LIH 射线照片。

(4) 用于生成 LIH 射线照片的预定或可选选项应在第 1020.30 节 (h) 所要求的信息中进行描述。这些信息应包括适用于选定选项的任何技术因素的描述以及图像特性可选选项的影响和辐射发射幅度。

(k) 显示 AKR 和累积空气比释动能的值。在 2006 年 6 月 10 日或之后生产的透视设备应在荧光透视仪工作位置显示 AKR 和累积空气比释动能。以下要求适用于检查或手术期间使用的每个 X 射线管：

(1) 当 X 射线管被激活且每单位时间产生的图像数量大于每秒 6 个图像时，AKR（以 mGy/min 为单位）应连续显示，并且至少每秒更新一次。

(2) 以 mGy 为单位的累积空气比释动能应在曝光结束后 5 秒内显示或连续显示，至少每 5 秒更新一次。

(3) 应清楚区分显示 AKR 和累积空气比释动能。

(4) AKR 和累积空气比释动能应表示根据荧光屏类型指定的以下参考位置之一的自由空气照射条件的值。参考位置应根据第 1020.30 节 (h)(6)(iii) 提供给用户的信息进行具体识别和描述。

(i) 对于 X 射线源位于 X 射线检查台下方的荧光屏、X 射线源位于 X 射线检查台上方的荧光屏或者侧面荧光屏，参考位置应为第 1020.32 节 (d)(3)(i)、(d)(3)(ii) 或 (d)(3)(v) 中规定用于测量符合空气比释动能率限值的位置。

(ii) 对于 C 臂荧光屏，参考位置应距离沿射束轴朝向 X 射线源的等中心 15 cm。或者，参考位置应位于厂商指定以表示 X 射束与患者皮肤交叉的位置。

(5) 新的检查或手术开始前，应提供将累积空气比释动能显示重置
为零的方法。

(6) 显示的 AKR 和累积空气比释动能在 6 mGy/min 和 100 mGy 范
围内的实际值分别不得偏离超过 AKR 和累积空气比释动能最大
指示值的 ±35%。应以超过 3 秒的照射时间来确定一致性。

1020.33 节　计算机 X 射线断层摄影 (CT) 设备。

(a) 适用性。(1) 除段落 (b)、(c)(1) 和 (c)(2) 外，本节的规定适用于
这里说明的 1985 年 9 月 3 日后生产或改装的 CT X 射线系统。

(2) 段落 (b)、(c)(1) 和 (c)(2) 的规定适用于 1984 年 11 月 29 日后生
产或改装的 CT X 射线系统。

(b) 定义。本节用到的定义如下：

(1) 计算机 X 射线断层摄影剂量指数 (CTDI) 指剂量曲线沿垂直于
断层平面的直线的积分除以断层厚度与一次扫描产生的断层数的
乘积所得的商。即：+73"

$$CTDL = 1/nT \int_{-7T}^{+7T} D(z)\,dz$$

式中　　z ——垂直于断层平面的直线上的位置；

　　　　$D(z)$ ——位置 z 处的吸收剂量；

　　　　T ——断层厚度；

　　　　n ——一次扫描产生的断层数。

该定义假定：剂量曲线分布以 $z=0$ 处为中心，并且对于多层扫描

系统，相临扫描间的扫描增量为 nT。

(2) 对比度标度指（相对于水的）CT 值变化一个单位对应的线性衰减系数的变化值，即：

$$对比度标度 = \frac{(\mu_x - \mu_w)^2}{(CT)_x - (CT)_w}$$

式中　　μ_w——水的线性衰减系数；

　　　　μ_x——感兴趣物质的线性衰减系数；

　　　　$(CT)_w$——水的 CT 值；

　　　　$(CT)_x$——感兴趣物质的 CT 值。

(3) CT 工作条件指控制 CY X 射线系统工作的所有可选参数，包括断层厚度、过滤和第 1020.30 节 (b)(36) 中定义的技术参数。

(4) CT 值用来表示与 CT 影像每一基本单元对应的 X 射线的衰减程度。

(5) [保留]

(6) CT 放射量测量体模用于测量 CT X 射线系统发出的放射剂量。体模可以是一个由密度为（1.19 ± 0.01）g/cm^3 的聚丙烯－异丁烯酸构成的直圆柱体。体模的长度至少为 14 cm，用于测试全身 CT 系统的体模（全身扫描仪）直径应为 32.0 cm，测试头颅 CT 系统或工作于头部扫描方式的全身 CT 系统的体模（头部扫描仪）直径应为 16.0 cm。体模应提供沿其旋转轴或平行于旋转轴的直线体模内距离体模表面 1.0 cm 处放置放射量测量器的方法。为了方便，应提供放置放射量测量器方法或在其他位置的对准设备。放置放射量测量器（即开孔尺寸）的方法以及放射量测量器的类型由厂商确定。矫正报告数据时，应考虑移去部分体模物质（为了放置放射量测量器）对剂量测量结果的影响，并包括有关使用体模测得的结果的最大偏差的声明。

(7) 剂量曲线指的是剂量作为一条直线上的点的位置的函数。

(8) 调制传输函数指的是系统脉冲响应的傅里叶变换的模数。

(9) 多层系统指的是在一次扫描中可以同时获得用于产生多幅 X 射线断层影像的 X 射线传输数据的 CT X 射线系统。

(10) 噪声指的是 CT 值波动的标准偏差，用水的衰减系数的百分比来表示，用下面的公式计算噪声的估计值 (S_n)：

$$S_n = \frac{100 \times CS \times s}{\mu_w}$$

式中　　 CS——对比度标度；

μ_w——水的线性衰减系数；

s——CT 影像特定区域像素的 CT 值的估计标准偏差。

(11) 断层厚度指的是收集 X 射线传输数据的 X 射线穿透部分身体的中心处的灵敏度曲线的半高全宽。

(12) 像素指的是断层影像的基本组成部分。

(13) 重新制造指的是对 CT 系统进行改进，改进后的系统的剂量和影像性能与原始厂商在 1984 年 11 月 29 日后生产的 CT X 射线系统完全相同。本节对"制造""厂商"或"制造业"的任何引用分别包括改造、改造商或改造业。

(14) 扫描增量指的是两次连续扫描之间患者沿位移方向的相对位移量。

(15) 扫描序列指的是一组预先设定的在预先选好的 CT 工作条件下进行的连续两次（或多次）扫描。

(16) 灵敏度曲线指的是 CT X 射线系统的相对灵敏度是垂直于断层平面的直线上的点的位置的函数。

(17) 单层系统指的是在一次扫描中只能获得产生一幅断层影像的

X 射线传输数据的 CT X 射线系统。

(18) 断层平面指的是厂商指定的输出断层影像相应的几何平面。

(19) 断层区指的是物体的一部分，断层影像反映该部分的 X 射线衰减特性。

(c) 提供给用户的消息。除第 1020.30 节 (h) 段中的规定外，CT X 射线系统的厂商应给用户（在申请的情况下，也可向其他人员以不超过出版和发行价的价格）提供下列技术和安全信息。这些信息应作为用户操作手册的一个独立部分或一份独立手册。

(1) 工作条件。用于提供本节段落 (c) (2) 和 (3) 要求的信息的 CT 工作条件的详细说明。

(2) 剂量信息。使用 CT 放射量测量体模获得的下列剂量信息。对于全身 CT X 射线系统，应为每种应用（头部和体部）提供独立的剂量信息。测量剂量时，应将 CT 放射量测量体模放在检查台或不包含额外衰减物质的支撑设备上。

(i) 放射量测量体模的下列位置处的 CTDI：

(a) 沿体模的旋转轴。

(b) 沿平行于旋转轴的直线、放射量测量器放在体模内距离体模表面 1.0 cm 处以便在该深度获得最大 CTDI。

(c) 沿平行于旋转轴的直线，体模内距离体模表面 1.0 cm、与本节段落 (c)(2)(i)(b) 中的位置的夹角为 90°、180°、270° 处放置放射量测量器。CT 工作条件应为厂商为头部 CT 或全身 CT 建议的典型值。厂商应给出本节段落 (c)(2)(i)(b) 中说明的 CTDI 取最大值的点相对于扫描装置的机架或 CT 系统的其他容易辨别的部分的位置。给出该位置的方法应能允许按此方向放置放射量测量器。

(ii) 每一可选的 CT 工作条件下随 X 射线曝光率和曝光时间变化的放射量测量体模中心的 CTDI。该 CTDI 可用一个规格化为从本节段落 (c)(2)(i) 中测得的放射量测量体模中心的 CTDI 的值来表示，本节 (c)(2)(i) 中的 CTDI 的值为 1。当一个 CT 工作条件发生变化时，其他独立的 CT 工作条件应保持本节段落 (c)(2)(i) 描述的典型值。这些数据应包括厂商声明的适合于头部或全身 CT 的每个 CT 工作条件。如果可以选择三种以上 CT 工作条件，应至少提供 CT 工作条件取最小值、最大值和中间值时的规格化 CTDI。

(iii) 每个可选的峰值球管电压下放射量测量体模内 1 cm 与最大 CTDI 一致的位置处的 CTDI。如果可以选择三种以上峰值球管电压，应至少提供峰值球管电压取最小值、最大值和典型值时的规格化 CTDI。该 CTDI 可用一个规格化为从本节段落 (c)(2)(i) 中测得的放射量测量体模中心的 CTDI 的值来表示，本节段落 (c)(2)(i) 中的 CTDI 的值为 1。

(iv) 每一可选择的断层厚度的放射量测量体模中心的剂量曲线。如果可以选择三种以上断层厚度，应至少提供断层厚度取最小值、最大值和中间值时的信息。剂量曲线可用与本节段落 (c)(3)(iv) 中要求的相应灵敏度曲线相同的图形和坐标刻度来表示。

(v) 与按本节段落 (c)(2) (i)、(ii)、(iii) 和 (iv) 的要求提供的信息给定的值的最大偏差的声明。实际值的偏差应不超过这些限制。

(3) 影像性能信息。应为 CT 工作条件提供下列信息数据，用于提

供本节段落 (c)(2)(i) 要求的信息。收集数据的其他方面的信息（包括断层区物质的 X 射线衰减特性）应与按段落 (c)(2)(i) 的要求提供剂量信息的信息相似。对于任何头部和全身 CT X 射线系统，应为每种应用提供独立的影像性能信息。

(i) 噪声的声明。

(ii) 调制传输函数的图示，该函数是用在噪声声明中使用的同一图像处理显示模式。

(iii) 断层厚度的声明。

(iv) 为按照本节段落 (c)(2)(iv) 的规定给出剂量曲线的每一断层厚度提供相应于放射量测量体模中心的位置的灵敏度曲线的图形表示。

(v) 用于确定规范的体模或设备及测试协议或测试程序的描述及与按本节段落 (c)(3) (i)、(ii)、(iii) 和 (iv) 的要求提供的规范的最大偏差的声明。实际值的偏差应不超过这些限制。

(d) 质量保证。任何 CT X 射线系统的厂商应为每一系统提供下列信息。

(1) 本子部分要求的信息应作为用户操作手册的一个独立部分提供。

(2) 可用于测量对比度、噪声、断层厚度、系统对低对比度和高对比度物质的空间分辨力及水或参考物质的平均 CT 值的体模。

(3) 体模的使用说明，包括适合于系统的测试时间表，测试结果的允许误差、存储记录的方法及质量保证数据。

用本节段落 (c)(3) 为系统在相同模式下正常工作规定的处理方式及 CT 工作条件获得的典型影像。典型影像应为以下两种形式：

(i) 从影像显示设备获得的影像的影像备份。

(ii) 存储在与 CT X 射线系统兼容的存储介质上的数字影像。CT X 射线系统应提供在影像显示设备上显示这些影像的方法。

(e) [保留]

(f) 工作条件控制和指示——(1) 可见指示。一次扫描或一个扫描序列使用的 CT 工作条件应在扫描或扫描序列开始前指示出来。对于全部或部分工作条件是固定值的设备，可用永久标记满足该要求。在可以启动扫描的位置应能看见 CT 工作条件的指示。

(2) 定时器。(i) 应提供在系统发生影响数据收集的故障时通过断开 X 射线源的电源或关闭 X 射线射束快门自动终止 X 射线曝光的方法。这样的终止应在一个时间间隔内发生，在该时间间隔内通过使用回溯定时器或监控系统性能的装置将扫描总时间限制为不超过其预设值的 110%。在启动另一扫描前应有一个可见信号指示已经通过这些手段或手工重新设置 CT 工作条件终止 X 射线曝光。

(ii) 应提供在一次扫描或一个扫描序列进行期间的任意时刻操作人员借助 X 射线系统控制器在长于半秒的时间内终止 X 射线曝光的方法。终止 X 射线曝光后启动下一扫描前必须重新设置 CT 工作条件。

(g) 断层平面指示及对准。(1) 对于单层系统，应提供允许通过观察确定断层平面或偏移断层平面的参考平面的方法。

(2) 对于多层系统，应提供允许通过观察确定参考平面的位置的方法。除第 1020.30 节 (h) 中要求提供的信息外，还应向用户提供参考平面与断层平面之间的关系的信息。参考平面可以偏移断层平面所在位置。

(3) 断层平面或参考平面的指示位置与其实际位置的偏差应不超过 5 mm。

(4) 对于任何偏移对准系统，除第 1020.30 节 (h) 段中要求提供的信息外，厂商应提供有关使用该系统对患者进行定位的特别说明。

(5) 如果使用发光装置来满足本节段落 (g)(1) 和 (2) 的要求，光源应允许在环境照明度达到 500 lux 时通过观察确定参考平面的位置。

(h) 射束 – 开和快门状态指示。(1) 应在控制台上或扫描装置机架附近提供可见指示信号，指示 X 射线产生，如果可能，还应指示快门的状态（开或关）。如果产生 X 射线的时间少于半秒，X 射线产生的指示信号应持续半秒。应能辨别位于扫描装置机架上或其附近的指示信号应该可以在机架的患者开口（人体的任意部分在此处插入主要射束中）外的任意一点辨别。

(2) 对于允许连续供给 X 射线球管高压并用快门控制 X 射线的发射的系统，快门关闭时距离扫描装置外表面 5 cm 的任意一点处 1 小时的辐射量应不超过 0.88 mGy（相当于 100 mR 曝光）。一致性应通过测量 100 cm^2 尺寸并没有大于 20 cm 的边的区域的平均值来确定。

(i) 扫描增量精度。扫描增量的指示值与其实际值的偏差应不超过 1 mm。应按下列方法确定一致性：扫描增量指示值与实际值的偏差应以对放在患者支撑结构上的质量为 100 kg 或小于 100 kg 的物体的测量为基础。患者支撑结构应从典型起始位置移动最大增量距离与 30 cm 二者间的较小距离，然后返回起始位置。扫描增量的实际值与指示值的偏差可在该移动区间的任意一点获得。

(j) CT 值的平均值与标准偏差。(1) 应提供计算影像任何位置的像素阵列的 CT 值的平均值和标准偏差的方法。阵列包含的像素个数（即阵列的尺寸）由用户确定。

(2) 除第 1020.30 节 (h) 段中要求提供的信息外，厂商应提供有关用来计算 CT 值的平均值与标准偏差的方法的用法的特别说明。

第 1020.40 节　柜式 X 射线系统。

(a) 适用范围。除了适用于检查携带行李的 X 射线系统的规定（这些规定适用于 1974 年 4 月 25 日后生产或装配的该类 X 射线系统）外，本节的规定适用于 1975 年 4 月 10 日后生产或装配的柜式 X 射线系统。本节的规定不适用于对物质进行微观检查的专用系统（如 X 射线衍射设备、分光镜和电子显微镜）或故意使人暴露于 X 射线中的系统。

(b) 定义。本节用到的定义如下：

(1) 入口面板指的是任何屏障或面板，打开或移去它们后可对设备进行维护和维修，要求使用工具打开它们，允许接近柜内结构。

(2) 缝隙指的是机柜外表面上的开口，它不同于端口，产生 X 射线辐射时它保持打开状态。

(3) 柜式 X 射线系统指的是一种 X 射线系统，X 射线球管安装在一个外壳（下文中称为柜）内，它独立于除地板（可将其放在地板上）

外的现有建筑结构，至少包含物体的被照射部分，提供辐射衰减，产生 X 射线辐射期间将人排除在外。包括主要用于在机场、火车站、汽车站和类似场所检查携带行李的所有 X 射线系统。在建筑物的一个屏蔽部分内使用的 X 射线球管及暂时或偶尔与便携屏蔽一起使用的 X 射线系统不被当作柜式 X 射线系统。

(4) 门指的是出于常规操作目的设计的可以活动或打开的屏障，打开它通常不需要工具，允许接近柜内结构。为了达到本节段落 (c) (4)(i) 的目的严格附着于门上的固定组件被认为是门的一部分。

(5) 曝光量指的是 dQ 除以 dm 得到的商。其中 dQ 是当质量为 dm 的空气体积元素内的光子释放出的所有电子（正电子和负电子）在空气中完全停止时产生的同一符号的离子的电荷总和的绝对值。

(6) 外表面指的是柜式 X 射线系统的外部表面，包括高压发生器、门、入口面板、门插销、控制旋钮、其他永久固定组件及越过任何缝隙或端口的平面。

(7) 基底指的是柜子的下方外表面。

(8) 接地故障指的是电导体的接地电故障。

(9) 端口指的是 X 射线产生期间保持打开的位于外表面上的开口，用于将被照射物质输送进/出柜内，或当物体太大不能完全插入柜内时用于将其部分插入以进行照射。

(10) 主要射束指的是直接从靶发出穿过 X 射线球管窗口的 X 射线。

(11) 安全联锁指的是一种当人体的任何部分通过门或入口面板进入柜式 X 射线系统内部时用于阻止 X 射线的产生的设备。

(12) X 射线系统指的是控制 X 射线的产生的组件装配而成的系统。

(13) 线球管指的是任何设计用于将电子能转化为 X 射线能的电子管。

(c) 要求——(1) 辐射量限制。(i) 柜式 X 射线系统发射的在距离外表面 5 cm 的任何一点处 1 小时的辐射量应不超过 0.5 mR。

(ii) 与本节段落 (c)(1)(i) 中的辐射量限制的一致性应根据尺寸为 10 cm² 且任何一边不超过 5 cm 的横截面区域的平均测量值来确定，测量时柜式 X 射线系统应工作在使散射在外表面产生最大 X 射线辐射量的球管电压、电流几束束方向的组合下，同时将门和入口面板完全关闭或固定在允许 X 射线产生的任何位置。

(2) 基底。柜式 X 射线系统应有一个永久基底。永久附着于柜式 X 射线系统支撑面被认为是系统的基底。

(3) 端口和缝隙。(i) 人体的任何部分应不能通过任何端口插入到主要射束中。

(ii) 人体的任何部分应不能通过任何缝隙插入到主要射束中。

(4) 安全联锁。(i) 柜式 X 射线系统的每扇门应至少有两把安全联锁。其中一个应该是这样的：开门导致高压发生器的供电电路物理断开，除门之外的其他任何部分的移动不会导致这种断开。

(ii) 每个入口面板应至少有一把安全联锁。

(iii) 任何安全联锁发生作用使 X 射线的产生终止后，必须使用按本节段落 (c)(6)(ii) 的要求提供的控制装置恢复 X 射线的产生。

(iv) 柜式 X 射线系统的任何单个组件的故障应不能导致两把以上安全联锁发生故障。

(5) 接地故障。接地故障会导致不能产生 X 射线。

(6) 柜式 X 射线系统的控制器和指示器。本节适用的所有系统应提供：

(i) 一个钥匙开动控制器，以确保钥匙移开后不能产生 X 射线。

(ii) 启动和终止 X 射线的产生的控制器（不是安全联锁或电源控制器）。

(iii) 两种仅指示正在产生 X 射线的独立方法，除非 X 射线的产生时间少于半秒，在这种情况下，指示信号应维持半秒，并且在可以启动 X 射线产生的任何位置都能辨别该指示。柜式 X 射线系统的任何单个组件的故障应不能导致两个指示器都不能发挥作用。本子部分要求的两个指示器中的一个可以是一个指示 X 射线球管电流的毫安表。所有其他指示器应清晰地标明"X 射线开"。

(iv) 除毫安表外的另一个指示器仅当 X 射线产生时才指示，除非 X 射线的产生时间少于半秒（在这种情况下，指示信号应维持半秒）。要求从门、入口面板和端口处至少可看见一个指示器，并清晰地标明"X 射线开"。

(7) 设计为允许用于人的柜式 X 射线系统的额外控制器和指示器。允许用于人的柜式 X 射线系统应提供：

(i) 位于柜内阻止和终止 X 射线的产生的控制器，从柜外不能使其复位、无效或旁路。

(ii) 从柜内不能启动 X 射线的产生。

(iii) 位于柜内的听觉和视觉警告信号，在关闭允许人进出的门后 X 射线的产生启动前这些信号应至少持续 10 秒钟。柜式 X 射线系统的任何单个组件的故障应不能导致听觉和视觉警告信号同时出现故障。

(iv) 当且仅当 X 射线产生期间，柜内的一个视觉警告信号应保持有效，除非 X 射线的产生时间少于半秒（在这种情况下，警告信号应维持半秒）。

(v) 按本节段落 (c)(7) (iii) 和 (iv) 的要求提供的警告信号的含义的指示信号及按包含本节段落 (c)(7)(i) 的要求提供的控制器的使用说明的信号。当主电源控制器位于位置"开"时，这些信号应清晰、可见并被照亮。

(8) 警告标签。(i) 应在柜式 X 射线系统的任何可用于启动 X 射线产生的控制器上永久铭刻或粘贴一个清晰、可读、可见包含以下声明的标签：

注意：激发时产生 X 射线

(ii) 应在柜式 X 射线系统的靠近端口的位置永久铭刻或粘贴一个清晰、可读、可见包含以下声明的标签：

注意：系统被激发时不要插入身体的任何部位——X 射线辐射危险

(9) 用法说明。(i) 柜式 X 射线系统的厂商应为购买者（在申请的情况下，也可向其他人员以不超过准备和发行价的价格）提供操作手册或用法说明书，它们应至少包括以下技术和安全信息：电压、电流、X 射线产生装置的工作循环率；有关放射线安全程序和由于系统特有特性变得必要的预防的足够说明；保持系统符合本节要求必需的维护时间表。

(ii) 由购买者装配或安装的柜式 X 射线系统的厂商应为柜式 X 射线系统的装配、安装、调试和测试提供足够的说明，以确保系统按指导完成装配、安装、调试和测试后符合本节的要求。

(10) X 射线行李检查系统的额外要求。用于在机场、火车站、汽车站和类似场所检查携带行李的所有 X 射线系统，应提供本节段落 (c)(10) (i) 和 (ii) 规定的方法，以确保位于控制区域的人员在 X 射线产生期间可以监视端口和门。

(i) 应提供使操作人员能够在曝光时间大于或等于半秒的曝光或预设的连续曝光期间的任何时刻终止曝光的方法。

(ii) 在曝光时间小于半秒的曝光或预设的连续曝光期间，应提供使操作人员允许完成正在进行的曝光而阻止另外曝光的方法。

(d) 对鉴定过的系统的改进。从事制造、装配或改进柜式 X 射线系统的任何人员对以前按照第 1010.2 节的规定鉴定过的柜式 X 射线系统进行的改进，如果该改进影响了本节有适用要求的系统性能的任何方面，可以根据法案解释为制造。进行这类改进的厂商应按照本章第 1010.2 节和第 1010.3 节的规定重新证明和鉴定该系统。

相关法规：21 U.S.C. 351、352、360e~360j、360hh~360ss、371、381。

来源：38 FR 28632，1973 年 10 月 15 日，除非另有说明。

第 1030 部分 | 分章 J——辐射健康
微波与射电频率发生产品的性能标准

第 1030.10 节　微波炉。

(a) 适用范围本标准规定适用于 1971 年 10 月 6 日后生产的微波炉。

(b) 定义——(1) 微波炉指的是通过应用电磁能量，以美国联邦通信委员会指定的频率在介于 890~6000 MHz 的标准 ISM 加热波段中对食品进行加热、烹调或干燥的装置。按照本标准的定义，"微波炉"仅限指生产用于家庭、饭店、食品供应或服务性企业、州际列车及其他类似场所的微波炉。

(2) 炉腔指的是微波炉的一部分，在该部分内可对食品进行加热、烹调或干燥。

(3) 炉门指的是微波炉工作时阻止接近炉腔的可动屏障，它的作用是防止电磁能从进入炉腔的通路或开口处泄露。

(4) 安全联锁指的是一个装置或装置系统，预期用于可进入炉腔时阻止电磁能的产生。

(5) 维修调节或维修程序指的是制造商为某一特定产品型号规定的维修方法。

(6) 搅拌器指的是微波炉的一种特性，它旨在通过不断改变炉腔内的驻波模式或移动负荷使负荷均匀加热。

(7) 外表面指的是由制造商提供的、作为微波炉一个部分的机柜外表面或外壳，包括炉门、门把手、门插销及控制旋钮。

(8) 等效平面波功率密度指的是电场强度均方根除以自由空间阻抗 (377 Ω) 得到的商。

(c) 要求——(1) 功率密度限制。购买者获得微波炉之前在接近微波炉外表面距离微波炉外表面至少 5 cm 的任意一点处测量的等效平面波功率密度应不超过 1 mW/cm^2，之后应不超过 5 mW/cm^2。

(2) 安全联锁。(i) 微波炉应至少有两个有效的安全联锁。完全装配好的微波炉应至少有一个有效安全联锁不能被人体的任何部分或可插入直线长度为 10 cm 的任何物品操作。除非可以接触联锁时禁止启动，否则这样的联锁也必须隐蔽。在不拆卸微波炉或炉门的情况下，预防安全联锁启动的任何可见制动器必须不能移动。只有当微波炉上通过重力或其自身吸引力固定到位的测试磁铁不能操作该安全联锁时，才认为磁操作安全联锁是隐蔽的，或其启动是受到阻止的。当测试磁铁的磁铁面（位于测试位置时朝向安全联锁）拉动大小为 80 mm × 50 mm × 8 mm 的低碳钢电枢的大表面之一时，气隙为零时，测试磁铁应能垂直提起至少 4.5 kg 重的物体；气隙为 1 cm 时，应能提起至少 450 g 重的物体。

(ii) 微波炉的任何单个机械或电子部件的故障不应使全部安全联锁同时不能工作。

(iii) 微波炉的维修调节和维修程序应不导致安全联锁不能工作，或者使微波辐射量超过本节规定的功率密度限制。

(iv) 炉门关闭时，将一条绝缘线通过完全装配好的微波炉的外表面上的任意开口插入到炉腔、波导管或其他含微波能量的空间中，假如插入后的绝缘线形成夹角大于 170° 的两条线段时，所产生的微波辐射量应不超过本节 (c)(1) 段中规定的限制。

(v) 一个（主）所需安全联锁应防止微波辐射量超过本节 (c)(1) 段中规定的限制要求；另一个（次）所需安全联锁应防止距离微波炉外表面至少 5 cm 处的微波辐射量超过 5 mW/cm^2。应在微波炉的维修说明书中指明两个所需安全联锁的主次关系。

(vi) 应提供监控一个或两个所需安全联锁的手段，假如所需安全联锁不能执行本节规定的功能时，该手段将使微波炉不能工作直到修好安全联锁。联锁故障应不能破坏监控手段。

(3) 测量及测试条件。(i) 功率密度与本节 (c)(1) 段中规定限制的一致性应根据以下测量确定：系统接受阶梯函数信号时，用一个可 3 秒内达到 90% 稳定读数的装置测量等效平面波功率密度。一致性测试应考虑所有测量误差和不确定性以确保等效平面波功率密度不超过本节 (c)(1) 段中规定的限制。

(ii) 将所有测量误差和不确定性考虑在内并在至少一个搅拌周期内进行测量，如果在微波辐射量最大处测得的最大读数不超过本节

(c)(1) 段中规定的限制，那么微波炉应与功率密度限制一致。根据本章第 1010.13 节中的规定，如果微波炉的搅拌器特性使得该微波炉不能用本段描述的程序进行测试，制造商可以申请替代测试程序。

(iii) 进行测量时，微波炉应工作在最大输出条件下，并且在炉腔内制造商提供的负荷平面的中心处放置（275±15）ml 初始温度为（20±5）℃ 的自来水。盛水容器应是一个用不导电物质（如玻璃或塑料）制成的、内径大约为 8.5 cm 的 600 ml 低温型大口杯。

(iv) 测量时应将门完全关好以及固定在允许微波炉工作的任何位置。

(4) 使用说明。本节适用的微波炉制造商应为每台微波炉提供，或令其提供，辐射安全说明书，该说明书应：

(i) 占用一个独立部分并且是常规提供的用户手册和食谱的一个组成部分，如果单独提供，则应放在可引起用户注意的位置。

(ii) 和其他说明书一样耐久、清晰，并强调标题（如用粗体字、高对比颜色、粗线边框及类似方法）以引起用户的注意。

(iii) 包含以下语句：

避免可能暴露于过量微波能量的预防措施

(a) 由于门未关闭时运行可能导致微波能量的有害暴露，所以开门时请勿尝试运行微波炉。重要的是，请勿损坏安全联锁。

(b) 请勿将任何物品放在微波炉的前面板与炉门之间，或使污垢或清洁剂残余积聚在密封面上。

(c) 微波炉损坏时请勿运行。尤其重要的是将门完全关好并且下列部件没有损坏：(1) 炉门（弯曲）、(2) 铰链和插销（断裂或松动）、(3) 炉门的密封条和密封面。

(d) 除完全合格的专业维修人员外，其他人员不得调节或修理微波炉。

(iv) 包括其他辐射安全预防措施或说明，如果器械与放射健康中心的主任或制造商确定它们对于特殊设计或型号的微波炉是必要的。

(5) 维修说明。适用本节的微波炉制造商应提供，或令其提供，每一型号微波炉的维修调节和维修程序充分说明，以及辐射安全说明给维修商、经销商或其他申请人。这些说明应：

(i) 占用一个独立部分并且是常规提供的维修手册的一个组成部分，并应放在可引起用户注意的位置。

(ii) 和其他说明书一样耐久、清晰，并强调标题（如用粗体字、高对比颜色、粗线边框及类似方法）以引起用户的注意。

(iii) 包含以下语句：

维修前和维修时查阅的避免可能暴露于过量微波能量的预防措施

(a) 炉门未关闭时请勿操作微波炉或容许其运行。

(b) 启动磁电管或其他微波源之前对微波炉进行下列安全检查，必要时进行修理：(1) 联锁操作、(2) 适当关门、(3) 密封条和密封面（弯曲、磨损或其他损坏）、(4) 铰链和插销损坏或松动、(5) 坠落或滥用迹象。

(c) 为了在微波产生舱内进行任何维修测试或检查而启动微波功率前，检查磁电管、波导或传输线和炉腔的对准、完整性和连接是否适当。

(d) 联锁、监控器、炉门密封、微波发生和传输系统的任何缺陷或误调部件应在微波炉发放给其所有者之前，按照本手册中的程序进行修理、更换或调节。

(e) 在将每台微波炉发放给其所有者之前，应进行微波泄露检查，以核实其是否符合联邦性能标准。

(iv) 包括其他辐射安全预防措施或说明，如果器械与放射健康中心的主任或制造商确定他们对于特殊设计或型号的微波炉是必要的。

(6) 警告标签。除本节 (c)(6)(iv) 段中规定的要求外，微波炉还应有下列警告标签：

(i) 一个永久附着或铭刻在微波炉上的标签，在微波炉正常使用期间应清晰易读、具有强调标题并位于可引起用户注意的位置。标签应包含以下警告声明：

避免可能暴露于过量微波能量的安全使用预防措施

下列情况下请勿试图操作微波炉：

(*a*) 物品卡在炉门上。

(*b*) 炉门未完全关闭。

(*c*) 炉门、铰链、插销或密封面损坏。

(ii) 一个永久附着或铭刻在微波炉外表面上的标签，在微波炉维修期间应清晰易读、具有强调词语"注意"并位于可引起维修人员注意的位置。标签应包含以下警告声明：

注意：该设备只能由具备维修资格的人员维修。查阅维修手册中的适当维修程序以确保与联邦微波炉性能标准及避免可能暴露于过量微波能量应采取的预防措施持续保持一致。

(iii) 根据本节 (c)(6)(i) 段和 (ii) 段提供的标签应只包含相应段落中规定的声明，除非是器械与放射健康中心主任或制造商认为对于特殊设计或型号的微波炉是必要的其他辐射安全警告或说明。

(iv) 如果厂商提出申请，美国食品药品管理局器械与放射健康中心主任可以批准豁免本节 (c)(6)(i) 段中的一项或多项声明（辐射安全警告）。只有主任认为申请豁免的微波炉型号在这些防范声明中说明的不利使用条件下仍然符合本节 (c) (1)、(2) 和 (3) 段的要求，才可以批准豁免。应向美国食品药品管理局卷宗管理处 (HFA–305) (5630 Fishers Lane, rm. 1061, Rockville, MD 20852) 递交申请原件和两份复印件。申请的书写部分（包括支持数据和信息）的复印件以及主任对申请采取的行动应由公共审查机构保留。申请应包括：

(*a*) 申请豁免的特定微波炉型号。

(*b*) 申请豁免的特定辐射安全警告。

(*c*) 明确说明本节 (c)(6)(i) 段中的一项或多项辐射安全警告对特定型号微波炉没有必要的数据和信息。

(*d*) 法规或器械与放射健康中心主任要求的用于评价和处理申请的其他此类信息和使用产品样品。

相关法规：21 U.S.C. 351、352、360,、360e~360j、360hh~360ss、371、381。

第 1040 部分

分章 J——辐射健康
发光产品的性能标准

第 1040.10 节　激光产品。

(a) 适用性。本节和第 1040.11 节的规定，在修正后，适用于规定内列举的所有 1976 年 8 月 1 日以后生产或装配的激光产品，但对下列情况例外：

(1) 该激光产品是被销售给了某电子产品的制造商，作为该电子产品的一个组件（或替代件）；

(2) 或者是，该激光产品是被销售给了某电子产品的制造商，作为制造该电子产品的一个组件（或替代件），或者某电子产品的制造商向外销售其产品时，激光产品是该产品的一个组件（或替代件），这种激光产品要符合以下条件：

(i) 激光产品上要有一个常规警告，警告内容：在技术资料中要提供安全安装方面足够的指导信息，按照该节 (h)(2)(ii) 段中的条款，激光产品的整机制造商要提供这方面的资料，且电子产品制造商要遵守此警告内容。

(ii) 在这种激光产品上要标明它是专门作该电子产品的部件使用，这样就不必遵循本节和第 1040.11 节中关于激光器整机产品的相关规定；以及

(iii) 这种激光产品不是像本节 (c)(2) 条款中描述的可移动的激光器系统；以及

(3) 如果这样的激光产品是在 1986 年 8 月 20 日以后制造的，其制造商要做到：

(i) 注册该产品，按照已生产这种激光产品的类型列出产品的名称、型号和激光器媒质或发射波长及制造商的名称和地址。制造商必须要将这些注册和列表文件递交给美国食品药品管理局器械与放射健康中心合规办公室主任，地址是：10903 New Hampshire Ave., Bldg. 66, rm. 3521, Silver Spring, MD 20993–0002。

(ii) 保存并允许他人使用任何能够确定这种激光产品的购买者的销售、装运或分布记录，记录要包含购买者的姓名和地址，产品的型号，销售的数量，销售的日期 (或出货的日期)。遵循第 1002.31 节的规定保存并开放这些记录。

(b) 定义。在本节和第 1040.11 节中使用的一些术语，定义如下：

(1) 可耐受辐射水平是指根据本节 (e) 段中的测试方法在一特定点测得的特定波长和发射时长的可耐受激光辐射或伴随辐射量。可耐受激光或伴随辐射是指人类可以接受的辐射，具体定义见本节 (b)(12)、(15) 和 (22) 段中的条款。

(2) 可耐受辐射极限是指本节 (c)、(d) 和 (e) 段中提出的每一特定等

级所允许的最大可耐受辐射水平。

(3) 孔径是指激光产品保护机壳或其他外罩上的任何开口，激光或伴随辐射通过这个开口发射出来，从而辐射到人体上。

(4) 光圈是用来限制测量辐射用层面的尺寸并确定该层面的形状的开口。

(5) Ⅰ类激光产品是指任何在操作时允许的激光辐射不超过本节 (d) 段表Ⅰ所列的可耐受辐射极限的激光产品。1

(6) Ⅱa 类激光产品是指任何在操作时允许对人体的可见激光辐射超过表Ⅰ所列的可耐受辐射极限，但在操作时允许对人体的激光辐射不超过本节 (d) 段中表Ⅱ-A 内所列的可耐受辐射极限的激光产品。2

(7) Ⅱ类激光产品是指任何在操作时允许对人体的可见激光辐射超过表Ⅱ-A 所列的可耐受辐射极限，但在操作时允许对人体的激光辐射不超过本节 (d) 段中表Ⅱ内所列的可耐受辐射极限的激光产品。3

(8) Ⅲa 类激光产品是指任何在操作时允许对人体的可见激光辐射超过表Ⅱ所列的可耐受辐射极限，但在操作时允许对人体的激光辐射不超过本节 (d) 段中表Ⅲ-A 内所列的可耐受辐射极限的激光产品。4

(9) Ⅲb 类激光产品是指任何在操作时允许对人体的激光辐射超过表 Ⅲ-A 所列的可耐受辐射极限，但在操作时允许对人体的激光辐射不超过本节 (d) 段中表 Ⅲ-B 内所列的可耐受辐射极限的激光产品。5

(10) Ⅲ类激光产品是指任何Ⅲa 类或Ⅲb 类激光产品。

(11) Ⅳ类激光产品是指任何在操作时允许对人体的激光辐射超过本节 (d) 段表Ⅲ-B 所列的可耐受辐射极限的激光产品。6

(12) 伴随辐射是指在操作激光器或激光器任一操作必需组件时除激光器辐射外任何由激光产品发射的电子产品辐射。

(13) 演示类激光产品是指任何为演示、娱乐、广告展示或艺术组合而生产、设计、订做或改进的激光产品。术语"演示类激光产品"不适用于虽以上述目的进行使用或显示其他应用范围但不以上述目的生产、设计、订做或改进的激光产品。

(14) 放射持续时间是指以秒钟计量的激光的一个脉冲、一系列脉冲或连续工作持续的时间，在这个时长内，对此激光产品进行操作、维护和维修时的激光辐射和伴随辐射不会对人体造成危害。

(15) 人体接受是指人体任何部位吸收激光或伴随辐射的容量。对于达到Ⅲb类或Ⅳ类激光辐射水平的激光产品，"人体接受"也指人体接受的通过产品内部任一单引入平面直接反射并从产品保护罩的开口发射的激光辐射。

(16) 积分辐射指在发射单位立体角内单位辐射面积上的辐射能，计量单位为焦耳每平方厘米每立体弧度 $J/(cm^2 \cdot sr)$。

(17) 不可见辐射指波长范围在 [180 nm, 400 nm] 内或 (710 nm, 1.0×10^6 nm] 内（1 mm）的激光辐射或伴随辐射。

(18) 辐射强度是指在一段时间内入射到某物质平面上的平均辐射功率，单位是瓦特/平方厘米 (W/cm^2)。

(19) 激光器是指任何在波长大于 250 nm 小于或等于 13,000 nm 时以受控激发辐射产生或放大电磁辐射的设备，这个波长区间在 1986 年 8 月 20 日后被更改为大于或等于 180 nm 但小于或等于 1.0×10^6 nm。

(20) 激光能源是指任何旨在与激光器共同使用为操作激光器提供能源的设备。一般的能源如电力供电干线或电池不应在激光能源之列。

(21) 激光产品是指任何构成、加入了激光器或激光器系统或准备加入激光器或激光系统的产品或装配件。作为电子产品部件的激光器或激光系统本身也应被看作是激光产品。

(22) 激光辐射是指本节 (b)(19) 段规定的光谱范围内激光产品发射

且作为受控激发辐射的或通过本节 (e) 段中规定的恰当的光圈、合适的可耐受立体角内产生的可用发射检测的所有电磁辐射。

(23) 激光系统是指可有其他附加部件的带有适当激光能源的激光器。参见本节 (c)(2) 段中对"可移动激光系统"术语的解释。

(24) 维护是指为保障产品的正常运行，根据激光产品制造商提供的用户信息，自行开展的对激光器的调整或处置。它并不包括在本节 (b)(27) 和 (38) 段中定义的操作或维修行为。

(25) 最大输出是指激光产品恰当运行时发射的最大辐射功率及每脉冲可耐受激光辐射脉冲的最大辐射能，参见本节 (e) 段中的定义。

(26) 医用激光产品是指任何在 21 U.S.C 321(h) 上定义的医用设备，生产、设计、策划或推广的目的都是为了在人体任一部分实施体内激光辐射，达到以下目的：(i) 诊断、手术或治疗；(ii) 人体相对定位。

(27) 运行是指激光产品对其全部功能的执行。不包括本节 (b) (24) 和 (38) 段中定义的维护和维修。

(28) 保护罩是指激光产品中用于防止人体受到过量激光辐射和伴随辐射的部件，过量的标准参见本节和第 1040.11 节中各条件下的可耐受辐射极限。

(29) 脉冲持续时间是指在脉冲上升沿和下降沿上的半峰值功率点间测得的时间增量。

(30) 辐射率指在发射单位立体角内单位辐射面积上时均辐射功率，计量单位为瓦特每平方厘米每立体弧度 $W/(cm^2 \cdot sr)$。

(31) 辐射能是指以辐射形式发射、传送或接收到的能量，单位为焦耳 (J)。

(32) 辐射曝光量是指在入射到某物质单位面积上的辐射能量，计量单位是焦耳 / 平方厘米 (J/cm^2)。

(33) 辐射功率是指以辐射形式发射、传送或接收到的时均能量，

单位为瓦特 (W)。

(34) 远端互锁连接器是一种电子连接器，用于和外部的远端互锁器进行连接。

(35) 安全互锁是一个与激光产品的保护罩相关的设备，用于防止人体受到过量的辐射，达到本节 (f)(2) 段的要求。

(36) 采样间隔是指测量仪器对可耐受激光和伴随辐射进行采样测量的时间间隔。采样间隔以符号 t 表示，计量单位为秒 (s)。

(37) 扫描激光辐射是指相对于一个固定的参照系，这种辐射具有随时间变换方向、来源和传播方式的特点。

(38) 维修是指根据制造商提供的维修手册对设备进行的处理和调整操作，这种操作会对本节和第 1040.11 节中提出要求的性能指标产生影响。不包括在 (b) (24) 和 (27) 段中定义的维护和运行。

(39) 测量、定标或定位激光器产品是指为以下一种或多种用途生产、设计、策划或推广的激光产品：

(i) 通过角度测量来确定和描绘点、面或多面体的形状、区域或位置。

(ii) 定位或调整零部件的相互位置。

(iii) 确定平面、水平、高度或直线。

(40) 可见辐射是指波长大于 400 nm 且小于等于 710 nm 的激光辐射或伴随辐射。

(41) 警示标识是指本节 (g) 段图 1 或图 2 中给出的标识。
波长是指电磁辐射在空气中的传播波长。

(c) 激光产品的分类 ——(1) 所有激光产品。应根据本节 (b) (5) 至 (11) 段中的规定将各激光产品划分为 Ⅰ 类、Ⅱ a 类、Ⅱ 类、Ⅲ a 类、Ⅲ b 类或 Ⅳ 类。根据本节 (d)、(e) 和 (f)(1) 段的规定，产品分类应基于设备运行时人体最高可耐受的激光辐射水平。

(2) 可移动激光系统。可移动激光系统是指一个被装配到受本节要求约束的激光产品内的系统。它在被拆除下来后，不需任何变动，仍能独立产生激光辐射，这个系统本身也应被视作为激光产品，应按照它的等级独立地受到本分章节中对激光产品要求的约束。移走后应根据可耐受激光辐射量进行分类。

(d) 可耐受辐射极限。各等级激光防辐射的可耐受辐射极限参见本段表 I 、II–A、II、III–A 和 III–B。因素 k_1 和 k_2 随波长和辐射持续时间变化。本段表IV中给出这些参数，本段表V中给出选定的不同的数值。本段表VI中给出了伴随辐射的可耐受极限。

表 [I 类激光辐射的可耐受辐射极限

波长 (nm)	放射持续时间 (s)	I 类可耐受辐射极限		
		（值）	（单位）	（参量）**
[180, 400]	$\leqslant 3.0 \times 10^4$	$2.4 \times 10^{-5} k_1 k_2*$	J*	辐射能
	$> 3.0 \times 10^4$	$8.0 \times 10^{-10} k_1 k_2*$	W*	辐射功率
(400, 1400]	$(1.0 \times 10^{-5}, 2.0 \times 10^{-5})$	$2.0 \times 10^{-7} k_1 k_2$	J	辐射能
	$(2.0 \times 10^{-5}, 1.0 \times 10^1)$	$7.0 \times 10^{-4} k_1 k_2 t^{3/4}$	J	辐射能
	$(1.0 \times 10^1, 1.0 \times 10^4)$	$3.9 \times 10^{-3} k_1 k_2$	J	辐射能
	$> 1.0 \times 10^4$	$3.9 \times 10^{-7} k_1 k_2$	W	辐射功率
	参见本章节段落 (d)(4)			
	$(1.0 \times 10^{-9}, 1.0 \times 10^1)$	$10 k_1 k_2 t^{1/3}$	$J/(cm^2 \cdot sr)$	累积辐射
	$(1.0 \times 10^1, 1.0 \times 10^4)$	$20 k_1 k_2 t$	$J/(cm^2 \cdot sr)$	累积辐射
	$> 1.0 \times 10^4$	$2.0 \times 10^{-3} k_1 k_2$	$W/(cm^2 \cdot sr)$	辐射
(1400, 2500]	$(1.0 \times 10^{-9}, 1.0 \times 10^{-7})$	$7.9 \times 10^{-5} k_1 k_2$	J	辐射能
	$(1.0 \times 10^{-7}, 1.0 \times 10^1)$	$4.4 \times 10^{-3} k_1 k_2 t^{1/4}$	J	辐射能
	$> 1.0 \times 10^1$	$7.9 \times 10^{-4} k_1 k_2$	W	辐射功率
(2500, 1.0×10^6]	$(1.0 \times 10^{-9}, 1.0 \times 10^{-7})$	$1.0 \times 10^{-2} k_1 k_2$	J/cm^2	辐射曝光量
	$(1.0 \times 10^{-7}, 1.0 \times 10^1)$	$5.6 \times 10^{-1} k_1 k_2 t^{1/4}$	J/cm^2	辐射曝光量
	$> 1.0 \times 10^1$	$1.0 \times 10^{-1} k_1 k_2 t$	W/cm^2	辐射曝光量

* 波长范围在 [180 nm, 400 nm] 之间的 I 类激光的可耐受辐射极限不能超过波长范围在 (1400 nm, 10^6 nm] 之间的 I 类激光的可耐受辐射极限，在 k_1 和 k_2 为 1.0 有类似采样间隔时。

** 测量参数和试验条件应符合本章段落 (d)(1)、(2)、(3)、(4)、(e)。

表 II-A IIa 类激光辐射的可耐受辐射极限

除以下波长范围和放射持续时间外，IIa 类和 I 类可耐受辐射极限值相同			
波长 (nm)	放射持续时间 (s)	IIa 类可耐受辐射极限		
		（值）	（单位）	（参量）*
(400, 710]	$> 1.0 \times 10^3$	3.9×10^{-6}	W	辐射功率

* 测量参数和试验条件应符合本章段落 (d)(1), (2), (3), (4), (e)。

表 II II 类激光辐射的可耐受辐射极限

除以下波长范围和放射持续时间外，II 类和 I 类可耐受辐射极限值相同			
波长 (nm)	放射持续时间 (s)	II 类可耐受辐射极限		
		（值）	（单位）	（参量）*
(400, 710]	$> 2.5 \times 10^{-1}$	1.0×10^{-3}	W	辐射功率

* 测量参数和试验条件应符合本章段落 (d)(1), (2), (3), (4), (e)。

表 III-A IIIa 类激光辐射的可耐受辐射极限

除以下波长范围和放射持续时间外，IIIa 类和 I 类可耐受辐射极限值相同			
波长 (nm)	放射持续时间 (s)	IIIa 类可耐受辐射极限		
		（值）	（单位）	（参量）*
(400, 710]	$> 3.8 \times 10^{-4}$	5.0×10^{-3}	W	辐射功率

* 测量参数和试验条件应符合本章段落 (d)(1), (2), (3), (4), (e)。

表 III-B IIIb 类激光辐射的可耐受辐射极限

波长 (nm)	放射持续时间 (s)	IIIb 类可耐受辐射极限		
		（值）	（单位）	（参量）*
$\geqslant 180$ $\leqslant 400$	$\leqslant 2.5 \times 10^{-1}$ $> 2.5 \times 10^{-1}$	$3.8 \times 10^{-4} k_1 k_2$ $1.5 \times 10^{-3} k_1 k_2$	J W	辐射能 辐射功率
> 400 $\leqslant 1400$	$(1.0 \times 10^{-9},$ $2.5 \times 10^{-1})$ $> 2.5 \times 10^{-1}$	$k_1 k_2 t^{1/3}$ 至最大值 10 5.0×10^{-1}	J/cm^2 J/cm^2 W	辐射曝光量 辐射曝光量 辐射功率
> 1400 $\leqslant 1.0 \times 10^6$	$(1.0 \times 10^{-9},$ $1.0 \times 10^1)$ 1.0×10^1	10 5.0×10^{-1}	J/cm^2 W	辐射曝光量 辐射功率

* 测量参数和试验条件应符合本章段落 (d)(1), (2), (3), (4), (e)。

表Ⅳ 波长相关校正因子 k_1 和 k_2 的值

波长 (nm)	k_1	k_2		
(180，302.4)	1.0	1.0		
(302.4，315)	$10^{[\frac{\lambda-302.4}{5}]}$	1.0		
(315，400)	330.0	1.0		
(400，700)	1.0	1.0		
(700，800)	$10^{[\frac{\lambda-700}{515}]}$	if : $t \leqslant \frac{10100}{\lambda-699}$ then k_2=1.0	if : $\frac{10100}{\lambda-699}<t\leqslant 10^4$ then : $k_2=\frac{t(\lambda-699)}{10100}$	if : $t > 10^4$ then : $k_2=\frac{\lambda-699}{1.01}$
(800，1060)	$10^{[\frac{\lambda-700}{515}]}$	if : $t \leqslant 100$ then : k_2=1.0	if : $100 < t \leqslant 10^4$ then : $k_2=\frac{t}{100}$	if : $t > 10^4$ then : $k_2=100$
(1060，1400)	5.0			
(1400，1535)	1.0	1.0		
(1535，1545)	$t \leqslant 10^{-7}$ k_1=100.0 $t > 10^{-7}$ k_1=1.0	1.0		
(1545，1.0×10^6)	1.0	1.0		

注：表达式中的变量（t）是采样间隔的量，以秒为单位，波长（λ）的单位是纳米。

表Ⅴ k_1 和 k_2 的可选数值

波长 (nm)	k_1	k_2				
		$t \leqslant 100$	t=300	t=1000	t=3000	$t > 10000$
180	1.0					
300	1.0					
302	1.0					
303	1.32					
304	2.09					
305	3.31					
306	5.25		1.0			
307	8.32					
308	13.2					
309	20.9					
310	33.1					
311	52.5					
312	83.2					

（续表）

波长 (nm)	k_1	k_2				
		$t \leqslant 100$	$t=300$	$t=1000$	$t=3000$	$t > 10000$
313	132.0					
314	209.0					
315	330.0					
400	330.0			1.0		
401	1.0					
500	1.0					
600	1.0					
700	1.0					
710	1.05	1	1	1.1	3.3	11.0
720	1.09	1	1	2.1	6.3	21.0
730	1.14	1	1	3.1	9.3	31.0
740	1.20	1	1.2	4.1	12.0	41.0
750	1.25	1	1.5	5.0	15.0	50.0
760	1.31	1	1.8	6.0	18.0	60.0
770	1.37	1	2.1	7.0	21.0	70.0
780	1.43	1	2.4	8.0	24.0	80.0
790	1.50	1	2.7	9.0	27.0	90.0
800	1.56	1	3.0	10.0	30.0	100.0
850	1.95	1	3.0	10.0	30.0	100.0
900	2.44	1	3.0	10.0	30.0	100.0
950	3.05	1	3.0	10.0	30.0	100.0
1000	3.82	1	3.0	10.0	30.0	100.0
1050	4.78	1	3.0	10.0	30.0	100.0
1060	5.00	1	3.0	10.0	30.0	100.0
1100	5.00	1	3.0	10.0	30.0	100.0
1400	5.00	1	3.0	10.0	30.0	100.0
1500	1.0					
1540	100.0*			1.0		
1600	1.0					
1.0×10^6	1.0					

* 当 $t \leqslant 10^{-7}$ 时，k_1=100.0；当 $t > 10^{-7}$ 时，k_1=1.0。

注：变量（t）是采样间隔的量，以秒为单位。

表Ⅵ 激光产品伴随辐射的可耐受辐射极限

1. 伴随辐射波长范围在 $(180 \text{ nm}, 1.0 \times 10^6]$ 之间的可耐受辐射极限与Ⅰ
类激光辐射的可耐受辐射极限相同，值可参照本段表Ⅰ和表Ⅳ。

　ⅰ. 波长范围小于等于 400 nm 时，适用于所有放射持续时间。

　ⅱ. 波长范围大于等于 400 nm 时，适用于放射持续时间小于等于 1.0×10^3
秒的放射持续时间和本章段落 (f)(8) 节的所有放射持续时间。

2. 伴随辐射波长在 X 射线的可耐受辐射极限在平行于产品外表面的横
截面的值为 0.5 mR/h，其横截面面积为 10 cm^2，尺寸不大于 5 cm。

(1) 单波长光束。如果单波长激光或伴随辐射的可耐受辐射水平大
于表Ⅰ、Ⅱ–A、Ⅱ、Ⅲ–A 及Ⅲ–B 中规定任一的辐射持续时间内
该等级的可耐受辐射极限，那么此单波长激光或伴随辐射超过可
耐受辐射极限。

(2) 同一范围内的多波长光束。如果与各此类波长上可耐受辐射极
限相对应的可耐受辐射水平比率之和大于用同样的方法得到辐射
持续时间和波长分布的比率的和的最大值，那么本段表Ⅰ、Ⅱ–A、
Ⅱ、Ⅲ–A 及Ⅲ–B 中规定的任一波长范围内的拥有两个或多个波
长的激光或伴随辐射超过该等级的可耐受辐射极限。

(3) 不同范围内的多波长光束。如果拥有本段表Ⅰ、Ⅱ–A、Ⅱ、Ⅲ–A
及Ⅲ–B 中规定的两个或多个波长范围内多个波长的激光或伴随
辐射超过任一该波长范围内的适用极限，那么该激光或伴随辐射
超过该等级的可耐受辐射极限。根据本节 (d)(1) 或 (2) 段中的规定
确定各波长范围。

(4) Ⅰ类双重极限。对于波长大于 400 nm 小于或等于 1400 nm 的
激光或伴随辐射，如果它同时符合下面两种情况，可以认定它超
过了Ⅰ类激光产品的可耐受辐射极限：

(i) 本段表 Ⅰ 中所列的任一辐射持续间隔内的该辐射能均大于 Ⅰ 类激光产品的可耐受辐射极限；并且

(ii) 本段表 Ⅰ 中所列的任一辐射持续间隔内的积分辐射均大于 Ⅰ 类激光产品的可耐受辐射极限。

(e) 一致性测试——(1) 鉴定测试。第 1010.2 节中鉴定证明的基础测试应说明测量过程中所有的偏差和统计不确定性。因为要在产品的可用时间内保持标准的一致性，测试还应说明有关产品随着使用时间的延长其辐射的增加和辐射安全降低的数据。

(2) 测试条件。除第 1010.13 节中要求的条件外，本节和第 1040.11 节中与各适用要求一致性的测试都应是在产品运行、维护和维修中进行的，因为：

(i) 在这些条件和过程中最大化可耐受辐射水平，包括激光产品的启动、稳定辐射和关机；

(ii) 这些情况下可综合使用运行、维护和维修说明书中的所有控制和调整方法最大化可耐受辐射水平；

(iii) 可以测试这些情况对于因产品结构使人体可能受到辐射的情况，确定其是否符合规定的要求，如：产品在运行中，是否需要取下它的保护罩部件或取消安全互锁装置，这时要对相应产品结构产生的对人体的辐射进行测量；

(iv) 可以保证测量仪器放置的地点和采用的方向使仪器的探测器捕获到激光产品的最大辐射；

(v) 对于带有其制造商声明兼容良好的激光能源的激光产品 (激光系统除外)，这个能源能使激光产品产生人体可能受到的最大辐射，可以在运行、维护和维修中对其进行测量。

(3) 测量参数。激光或伴随辐射的可耐受水平应基于以下测量或其等效测量：

(i) 如果激光产品使用的场合使光学仪器不能测量到其发出的激光辐射，采用以下方法测量辐射功率 (W) 和辐射能 (J)：使辐射通过一个直径 7 mm 的圆形光圈、接收面为立体角为 1×10^{-3} 圆形立体角、屈光度为 5 个以下。对于扫描激光辐射，接收立体角的方向以 5 r/s 的角速度摆动，以保证收到最大的辐射。对于其他激光产品可以采用相同的参数进行测量，不过光圈直径改为 50 mm(1986 年 8 月 20 日及之前生产的激光产品仍使用 7 mm 的光圈对扫描激光辐射进行测量)。

(ii) 辐射强度 (W/cm^2) 或辐射曝光量 (J/cm^2) 与辐射功率 (W) 或辐射能(J) 等同，辐射通过直径为 7 mm 的圆形光圈，屈光度为 5 个以下、立体角为 1×10^{-3} 圆形立体角的接收面的功率，除以圆形光圈的面积，可计算出辐射强度。

(iii) 辐射率 $W/(cm^2 \cdot sr)$ 或积分辐射 $J/(cm^2 \cdot sr)$ 等同于辐射功率 (W) 和辐射能量 (J)：辐射通过一个直径为 7 mm 的圆形光圈，照射到屈光度为 5 个以下、立体角为 1×10^{-3} 圆形立体角的接收面上，以这个接收面上接收的功率或能量除以相应的立体角和光圈的面积，即可得出结果。

(f) 性能要求——(1) 保护罩。各激光产品应装配保护罩以防止运行中人体受到超过 I 类激光产品和表 VI 中规定极限的激光或伴随辐射，无论何时何地产品在实现它的用途时都不会对人体产生不必要的辐射。不管何时何地如果人体受到超过 I 类产品极限的激光辐射，要保证该辐射水平不能超过实现其期望功能的最低等级的人体受到辐射的极限。

(2) 安全联锁。(i) 所有等级的激光产品应为每个保护罩部件提供至少一个安全互锁装置，根据设计保护罩在运行和维护当中是可拆卸或更换的，如果这样在没有安全互锁装置的情况下卸除或更换保护罩，人体可能受到超过本节 (f)(1) 段中适用的人体耐受的激光或伴随辐射极限。

(ii) 除去装置被取消的情况外，每一个规定要求的安全互锁装置，应能够在拆除和替换保护罩部件时防止人体接受到激光及伴随辐射。

(iii) 如果单个互锁装置有出现失效的可能，应在产品内设置多重安全互锁装置或防止拆除或替换保护罩互锁部分的方法。

(a) 人体受到了超过 IIIa 类产品可耐受辐射极限水平的激光辐射；

(b) 或者在拆除或替换保护罩互锁部件时形成的开口发射出超过 II 类产品可耐受辐射极限水平的激光辐射。

(iv) 取消设有可取消安全互锁装置的激光产品的安全互锁装置时，应设置看得见或听得到的信号以通知取消安全互锁装置。取消安全互锁装置期间，一旦产品启动，不管保护罩相关部件是否拆除或替换，这样的警示信号都应能听到或看到。

(v) 规定的安全互锁装取消期间不可对保护罩的部件进行拆除或更换。

(3) 远端互锁装置连接器。定义为 Ⅲb 类或Ⅳ类激光产品的激光系统应设置配有一简单易用的远端遥控互锁连接器，连接器的两个终端间的电势差不大于 130 V 的均方根电压。当连接器没有连通加电时，应防止人体受到来自激光产品超出 Ⅰ 类和表Ⅵ 中所规定的可耐受辐射极限的所有激光和伴随辐射。

(4) 密钥控制。对于被分类为Ⅲb 类或Ⅳ类激光产品的各激光系统，应设置密钥启动主控制器。密钥应是可移动的，当密钥被取走时，激光器将无法运行。

(5) 激光辐射指示器。(i) 对于被定为Ⅱ类或Ⅲa 类激光产品的各激光系统，应装配辐射量指示器，以便在出现超过 Ⅰ 类可耐受辐射极限的激光辐射时发出声、光报警。

(ii) 对于被定为Ⅲb 类或Ⅳ类激光产品的各激光系统，应该装配辐射量指示器，以便在出现超过 Ⅰ 类可耐受辐射极限的激光辐射时发出声、光报警，或者在出现上述辐射之前发出预警，以便采取行动，避免受到此激光辐射。

(iii) 对于 1986 年 8 月 20 日及之前生产的激光系统，如果激光器和激光器电源被隔离安装在其他房屋内且可在距离其 2 m 以外对其进行操作，那么参照本节 (f)(5) (i) 或 (ii) 段的规定，激光器和激光器电源上都应设置辐射量指示器。对于 1986 年 8 月 20 日以后生产的激光系统，如果可在距离其他隔离放置的配有辐射量指示器的激光产品部件 2 m 以上的地方运行激光器或操作控制器，那么各隔离安放的激光器和调整激光器运行中激光或伴随辐射的激光系统操作控制器应根据本节 (f)(5) (i) 或 (ii) 段的要求装配辐射量指示器。

(iv) 通过护眼镜应能够清楚看到本节 (f)(5) (i) 或 (ii) 段规定的任一可见信号。护眼镜是专为避免某个波长或某些波长的激光辐射而设计的。

(v) 本节 (f)(5) (i) 或 (ii) 段规定要求的辐射量指示器应安装于观察时人体不会受到超出 I 类和表 VI 中所规定的可耐受辐射极限的激光或伴随辐射的地方。

(6) 光束衰减器。(i) 对于被定为 II 类、III 类或 IV 类激光产品的各激光系统，除去激光器电源开关、电源主连接器和密钥启动主控器外，还应安装一个或多个能够防止人体任何部分受到超出 I 类和表 VI 中规定可耐受辐射极限的所有激光和伴随辐射的永久装置。

(ii) 如果激光产品的配置、设计或功能中出现与本节 (f)(6)(i) 段不一致的情况，器械与放射健康中心合规办公室 (HFZ–300) 主任会在接到制造商的书面申请后，考虑是否采用充当光束衰减器完成辐射保护的新的装置。

(7) 控制器位置。各 II a 类、II 类、III 类或 IV 类激光产品应将操作和调整控制器件设置在合适的地方，从而保证在操作或调整这些控件时，人体不会以受到超出 I 类和表 VI 中所规定的可耐受辐射极限的激光或伴随辐射。

(8) 观察光学系统。操作或维护过程中，所有等级激光产品的观察光学系统、观察口和显示屏应限制人眼可接受到的激光和伴随辐射水平，使其低于Ⅰ类产品和表Ⅵ中所规定的可耐受辐射极限。对于观察镜、观察口和显示屏内设置的遮光器或各种衰减器，它应：

(i) 遮光器打开或衰减器变化时能够保证人眼睛受到的激光和伴随辐射低于Ⅰ类激光产品和表Ⅵ中所规定的可耐受辐射极限水平。

(ii) 当本节 (f)(8)(i) 段中的保护方式出故障时，能够关闭遮光器并使衰减器停止工作，从而保证人眼睛受到的激光和伴随辐射低于Ⅰ类激光产品和表Ⅵ中所规定的可耐受辐射极限水平。

(9) 扫描安全装置。发射可耐受扫描激光辐射的激光产品，如果出现了任何导致扫描速率或幅度变化的故障，应能够防止人体受到以下两种过量的激光辐射：

(i) 产品所属等级的可耐受辐射极限，或

(ii) 如果该产品是Ⅲb类或Ⅳ类激光产品，那么仅在出现该故障时该产品等级的扫描激光辐射的可耐受辐射极限及Ⅲa类产品的可耐受辐射极限将被超过。

(10) 手动复位机构。对于 1986 年 8 月 20 日后生产并被定为Ⅳ类激光产品的各激光系统，应安装手动复位机构，使用远端互锁装置引起发射中断或因电源意外断电造成 5 秒以上发射中断之后，可用它手动恢复激光发射。

(g) 标签要求。除第 1010.2 节和第 1010.3 节的规定之外，各激光产品应遵守本段落中合适的标签要求。

(1) Ⅱa 类和Ⅱ类产品指示和警示。(i) 各Ⅱa 类激光产品应粘贴有以下内容的标签："Ⅱa 类激光产品——避免直接激光辐射下长时间观察。"

(ii) 各Ⅱ类激光产品应粘贴有以下警示标识 A 并包含以下内容的标签 (本段图 1) :

[标签上位置 1]
"激光辐射——请勿凝视光束";以及
[标签上位置 3]
"Ⅱ类激光产品"。

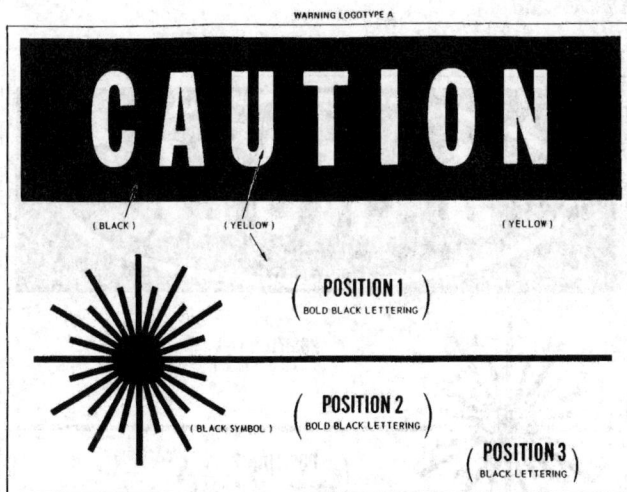

图 1

(2) Ⅲa 类和Ⅲb 类产品指示和警示。(i) 辐射强度小于或等于 2.5×10^{-3} W/cm^2 的Ⅲa 类激光产品应粘贴有以下警示标识 A 并包含以下内容的标签 (本节 (g)(1)(ii) 段中图 1):

[标签上位置 1]

"激光辐射——请勿凝视光束或用光学设备直接观察"；以及

[标签上位置 3]

"Ⅲa 类激光产品"。

(ii) 辐射强度大于 2.5×10^{-3} W/cm² 的 Ⅲa 类各激光产品应粘贴有以下警示标识 B (本段图 2) 并包含以下内容的标签：

[标签上位置 1]

"激光辐射——避免眼睛直视"；以及

[标签上位置 3]

"Ⅲa 类激光产品"。

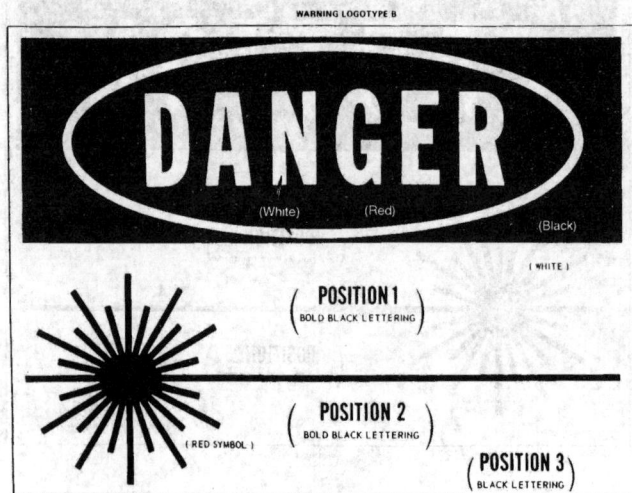

图 2

(iii) 各 Ⅲb 类激光产品应粘贴有以下警示标识 B (本节 (g)(2)(ii) 段图 2) 并包含以下内容的标签：

[标签上位置 1]

"激光辐射——避免直接面对光束"；以及

[标签上位置 3]

"Ⅲb 类激光产品"。

(3) Ⅳ类产品指示与警示。各Ⅳ类激光产品应粘贴有以下警示标识 B（本节 (g)(2)(ii) 段图 2）并包含以下内容的标签：

[标签上位置 1]

"激光辐射——避免眼睛或皮肤暴露于直接辐射或散射"；以及

[标签上位置 3]

"Ⅳ类激光产品"。

(4) 警示标签上的辐射输出信息。各Ⅱ类、Ⅲ 类和Ⅳ类激光产品应在警示标签位置 2 处以合适的单位注明激光辐射的最大输出、脉冲持续时间、激光介质或发射波长（一个或多个）。

(5) 孔径标志。除医用激光产品和Ⅱa 类激光产品外的各激光产品应在泄露超出本节 (d) 段中Ⅰ类和表Ⅵ标明的可耐受辐射极限的激光或伴随辐射的各孔径附近粘贴标志，标志上要注明以下内容：

(i) "避免暴露——该孔径处有激光辐射，"（若该孔径发射的是激光辐射）。

(ii) "避免暴露——该孔径处有危险电磁辐射，"（若该孔径发射的是表Ⅵ第 1 条中描述的伴随辐射）。

(iii) "避免暴露——该孔径处有危险 X 射线，"（若该孔径发射的是表Ⅵ第 2 条中描述的伴随辐射）。

(6) 无互锁装置保护罩标志。各激光产品保护罩部件中没有设置安全互锁装置且设计允许在产品运行、维护和维修时可以拆除或替换保护罩，由此会引起人体受到超出 Ⅰ 类和表Ⅵ中所规定的可耐受辐射极限水平的激光或伴随辐射，则应在激光产品上粘贴标志。这些标志应在拆除或替换保护罩部件前可见且应在因拆除或替换该保护罩部件产生的开口附近可见。标志应包含以下内容：

(i)"注意——打开时有激光辐射。不要凝视光束。"（适用于 Ⅱ 类可耐受激光辐射）。

(ii)"注意——打开时有激光辐射。不要凝视光束或直接用光学设备观察。"（适用于辐射强度小于或等于 2.5×10^{-3} W/cm^2 的Ⅲa 类可耐受激光辐射）。

(iii)"危险——打开时有激光辐射。避免直接目视。"（适用于辐射强度大于 2.5×10^{-3} W/cm^2 的Ⅲa 类可耐受激光辐射）。

(iv)"危险——打开时有激光辐射。避免直接面对光束。"（适用于Ⅲb 类可耐受激光辐射）。

(v)"危险——打开时有激光辐射。避免眼睛或皮肤暴露于直接辐射或散射。"（适用于Ⅳ类可耐受激光辐射）。

(vi)"注意——打开时有危险电磁辐射。"（适用于超过本节 (d) 段表Ⅵ 第 1 条中规定的可耐受辐射极限的伴随辐射）。

(vii)"注意——打开时有危险 X 射线。"（适用于超过本节 (d) 段表Ⅵ第 2 条中规定的可耐受辐射极限的伴随辐射）。

(7) 可取消互锁装置保护罩标志。各激光产品保护罩部件中设置可取消安全互锁装置（见本节 (f) (2)(iv) 段），设计允许在产品运行、维护和维修时可以拆除或替换保护罩且取消互锁装置会引起人体受到超出Ⅰ类或表Ⅵ中所规定的可耐受辐射极限水平的激光或伴随辐射，则应在激光产品上粘贴标志。这些标志应在互锁装置取消之前及取消时可见且应在因拆除或替换该保护罩部件产生的开口附近可见。标志应包含以下内容：

(i)"注意——打开及取消互锁保护后有激光辐射。不要凝视光束。"（适用于Ⅱ类可耐受激光辐射）。

(ii)"注意——打开及取消互锁保护后有激光辐射。不要凝视光束或直接用光学设备观察。"（适用于辐射强度小于或等于 2.5×10^{-3} W/cm^2 的Ⅲa 类可耐受激光辐射）。

(iii)"危险——打开及取消互锁保护后有激光辐射。避免直接目视。"（适用于辐射强度大于 2.5×10^{-3} W/cm^2 的Ⅲa 类可耐受激光辐射）。

(iv)"危险——打开及取消互锁保护后有激光辐射。避免直接面对光束。"（适用于Ⅲb 类可耐受激光辐射）。

(v)"危险——打开及取消互锁保护后有激光辐射。避免眼睛或皮肤暴露于直接辐射或散射。"（适用于Ⅳ类可耐受激光辐射）。

(vi) "注意——打开及取消互锁保护后有危险电磁辐射。"（适用于超过本节 (d) 段表Ⅵ第 1 条中规定的可耐受辐射极限的伴随辐射)。

(vii) "注意——打开及取消互锁保护后有危险 X 射线。"（适用于超过本节 (d) 段表Ⅵ第 2 条中规定的可耐受辐射极限的伴随辐射)。

(8) 可见和 / 或不可见辐射警示。若涉及激光或伴随辐射，那么本段标志应 :

(i) 不可见辐射，"不可见"一词应在"辐射"前 ; 或者

(ii) 可见与不可见辐射，"可见和不可见"或"可见和 / 或不可见"应在"辐射"前。

(iii) 仅可见激光辐射，"激光"可替代"激光辐射"。

(9) 标志位置。激光产品上所有标志应注意位置的合适性，在阅读标志时不会受到超过本节 (d) 段表Ⅵ中确定的 Ⅰ 类辐射可耐受极限或伴随辐射极限的辐射。

(10) 标志规格。本节和第 1040.11 节规定的标志应永久粘贴或铭写在激光产品上，标志内容应清晰易读，在产品运行、维护和维修时能够清楚看到标志。如果激光产品的大小、布局、设计和功能与规定的标志不一致或者标注规定要求的文字内容不当或者无效，器械与放射健康中心合规办公室 (HFZ–300) 主任会主动或在收到制造商的书面申请后，考虑认可制造商提出的标志和新的图文内容可行。

(h) 资料要求 ——(1) 用户资料。激光产品制造商应将用户手册或

操作手册与产品作为一个整体一并提供，如果不能做到这一点，制造商应提供除各激光产品外的以下资料：

(i) 对安装、操作和维护方面充足的说明资料，包括清楚明了的就有关避免受到可能的超过本节 (d) 段中表Ⅰ、Ⅱ–A、Ⅱ、Ⅲ–A、Ⅲ–B 和表Ⅵ中所规定的可耐受辐射极限水平的激光和伴随辐射的防范性警示，以及符合本节和第 1040.11 节中规定的维护计划表。

(ii) 以合适的单位表述在各个方向测得的超过本节 (d) 段表Ⅰ规定的可耐受辐射极限的激光辐射的脉冲持续时间、最大辐射功率及各脉冲的最大辐射功率。测量方法参见本节 (e) 段。

(iii) 本节 (g) 段和第 1040.11 节中规定的所有应粘贴到激光产品上或与激光产品同时供给用户的标志和危险警示的清晰复制品 (对是否彩色不作要求)，包括用于标识 (本节 (g)(1)(ii) 段中的图 1 和 (g)(2)(ii) 段中的图 2) 上位置 1、2、3 处内容的复印件。应标明各标志在产品上的相应位置，或者如果附带产品，应对此类随产品提供的标志不可粘贴在产品上以及提供的形式和方式作出声明。

(iv) 列出所有控件、调整件及操作和维护程序，并作出警示"注意——使用未在此处规定的控制件、调整件或操作方法可能会使周围人群处于危险辐射中。"

(v) 对于除激光系统外的激光产品，应对激光器能源的兼容性要求作出声明以确保激光产品与本节和第 1040.11 节的规定保持一致。

(vi) 对于本节 (e)(3)(i) 段中使用 7 mm 直径光圈进行参数测量从而确定其等级的激光器产品，如果改用 50 mm 直径的光圈进行测

量会导致产品被定为更高的等级，那么应在用户资料里包含以
下警示："注意——使用光学设备观察该产品将增加对眼睛的危
害系数。"

(2) 购买和维修资料。激光产品制造商应提供或根据要求提供以下
资料：

(i) 所有与各激光产品相关的目录、规格表及概述手册中应按照本
节 (g) 段要求附有等级名称及警示的清晰复印件（对是否彩色不作
要求），包括用于标识（本节 (g)(1)(ii) 段中的图 1 和 (g)(2)(ii) 段中
的图 2）位置 1、2、3 处的内容。

(ii) 为经销商和分销商及其他提出要求的个人进行技术支持服务
时，只要这个服务的消耗不超过事先准备和配送的成本，应为各
激光产品模型提供材料充足内容详细的技术手册，手册中要有每
种型号激光器产品的维修调整步骤和方法，这里包括明确的警
告和对此应采取的预防措施，手册中还要有确保产品与本节和
第 1040.11 节中规定一致的定期维护计划表；在上述所有指导中，
应列出可以由制造商或制造商代理人以外人员使用以增加辐射水
平的控制件和控制方法，应讲述清楚保护罩上可拆卸或更换的部
件的具体位置，因为这个部件会使人受到大于本节 (d) 段中表Ⅰ、
Ⅱ–A、Ⅱ、Ⅲ–A、Ⅲ–B 和表Ⅵ所列可耐受辐射极限的激光辐射
和伴随辐射。对于维修人员在维修过程中针对每个维修环节或一
系列维修程序可能受到辐射危险时应采取的预防措施也要详细写
入手册。在手册内还要提供一份清晰的规定标志和危险警示内容
的复印件（是否彩色不做硬性规定）。

(i) 已认证产品修正声明。如果修正影响任何本节和第 1040.11 节

规定的产品性能及期望功能，本法案应将任何从事制造业、装配业或修改激光产品工作的人员对先前已在第 1010.2 节中鉴定的激光产品进行的修正声明视为制造。如果制造商对产品进行这样的修改，他应根据第 1010.2 节和第 1010.3 节的规定请求对产品进行重新认证并重新申请许可证。

第 1040.11 节　特殊用途激光产品。

(a) 医用激光产品。各医用激光产品应符合第 1040.10 节中该等级激光产品的所有适用要求。此外，制造商还应：

(1) 在各Ⅲ类或Ⅳ类医用激光产品上安装测量装置以测量照射到人体上的激光辐射强度水平。经过本节 (a)(2) 段中所述的校准后，该测量装置的测量偏差不能超过 20%。测量结果应以国际单位制单位计量。本段的这些规定不适用于以下激光产品：

(i) 产品的可耐受极限低于Ⅲa 类产品的极限；并且
(ii) 产品用于人体的相对定位；并且
(iii) 产品不用于眼科以照射人眼。

(2) 同时提供Ⅲ类或Ⅳ类医用激光产品技术手册，手册内详细说明本节 (a)(1) 段中要求的测量系统的校准方法和计划表。

(3) 在各医用激光产品上可发射超过Ⅰ类可耐受辐射极限水平可耐受激光辐射的发射孔附近粘贴标志，内容为："激光孔。"

(b) 测量、定标和定位激光产品。对各激光产品的测量、定标和定位应遵守第 1040.10 节适用于Ⅰ类、Ⅱa 类、Ⅱ类或Ⅲa 类激光产品的规定，应保证人体不会受到超出Ⅲa 类产品可耐受极限的激光辐射。

(c) 演示类激光产品。各演示类激光产品应遵守第 1040.10 节适用于 Ⅰ 类、Ⅱa 类、Ⅱ 类或Ⅲa 类激光产品的规定，应保证人体不会受到超出Ⅲa 类产品可耐受极限的激光辐射以及 Ⅱa 类、Ⅱ 类或Ⅲa 类产品可耐受极限的激光辐射（如果适用的话）。

第 1040.20 节   日光浴灯产品和应用于日光浴灯的
紫外线灯产品。

(a) 适用性。(1) 本节的规定经过修订后，适用于下列于 1986 年 9 月 8 日当日及该日之后生产的产品。

(i) 任何日光浴灯产品。

(ii) 应用于日光浴灯产品的任何紫外线灯。

(2) 于 1980 年 5 月 7 日当日及以后和 1986 年 9 月 8 日之间生产的日光浴灯和紫外线灯产品受限于联邦注册于 1979 年 11 月 9 日出版 (44 FR 65357) 的法案中该章节的规定。

(b) 定义。本节用到的定义如下：

(1) 照射位置是指按照制造商的建议相对于日光浴灯产品照射面的任何位置、距离、方向或定位，用户在此照射面上受到来自产品的紫外线照射。

(2) 期望用途的定义与第 801.4 节中的定义相同。

(3) 辐射强度是指当面积几乎为零时以相对于照射面的特定位置和方向射入表面的辐射功率除以表面积得到的值，以瓦特每平方厘

米为单位 (W/cm^2)。

(4) 最大照射时间是指产品制造商推荐的最大连续照射时间。

(5) 最大定时器计时间隔是指产品定时器所能设置的最大时间间隔。

(6) 防护眼罩是指产品用户在使用中佩戴的用于保护眼睛、降低产品辐射对人眼造成伤害的任何设备。

(7) 光谱照度是当波长范围几乎为零时波长范围内的辐射强度除以波长范围得到的值，单位是瓦特每平方厘米每纳米 $W/(cm^2 \cdot nm)$。

(8) 光谱透射率是透过保护眼罩的光谱强度除以保护眼罩上的光谱强度得到的值。

(9) 日光浴灯产品是一种电子产品，旨在通过内部装有的一个或多个紫外线灯照射人体任一部位使皮肤变黑，紫外线照射在空气中的波长范围为 200~400 nm。

(10) 定时器是指任一安装在产品内的装置，可在预设时间段之后终止辐射。

(11) 紫外线灯是指能够在空气中产生波长范围为 200~400 nm 的紫外线的任何灯具，主要用于日光浴灯产品。

(c) 性能要求——(1) 辐照度比率限制。对于各日光浴灯产品和紫外线灯，在产品或灯具的任何距离和方向上，波长在 200~260 nm 间的辐照度与波长在 260~320 nm 间的辐照度的比值不能大于 0.003。

(2) 定时器系统。(i) 各日光浴灯产品应装有多重计时系统，以充分应对本节 (d) 段标志内容规定的不同照射位置的照射时间间隔和产品的预期结果。

(ii) 最大计时间隔不能超过本节 (d)(1)(iv) 段标志要求上标明的制造商建议的最大照射时间。

(iii) 所有定时器的计时间隔的计时偏差不得大于产品最大计时间隔的 10%。

(iv) 定时器不能自动复位，因为当日光浴灯产品辐射终止后自动复位后连续照射的时间会大于原先设置的时间量。

(v) 定时器应该允许用户在预置时间结束前进行重新设置。

(3) 终止照射的控制方法。应在各日光浴灯产品上设置控制单元，受照射的个人可随时用其停止照射，而不必拔下电源插头或移动紫外线灯。

(4) 保护眼罩。(i) 各日光浴灯产品应根据本节 (e)(1)(ii) 段提供的说明书中建议的可连续接受产品照射人员最大数目来配备保护眼罩。

(ii) 本节 (c)(4)(i) 段中提到的保护眼罩的光谱透射率，对于波长范围在 200~320 nm 内的照射，它不能大于 0.001；对波长范围在 320~400 nm 内的照射，它不能大于 0.01；对于波长超过 400 nm 的照射，透射率要保证保护眼罩使用者能够有清楚的视野进行复位等操作。

(5) 灯具兼容性。紫外线灯应可在"单头中螺口"或"双头中螺口"灯座上使用，对"单头中螺口""双头中螺口"灯座的定义见美国国家标准 C81.10–1976 中对电灯灯座参数的规定和螺丝口灯头类型的规定，这些规定在说明书中要以引用文献的形式注明。可向位于百老汇大街 1430 号，New York, NY 10018 的美国国家标准协会索要该规定副本，也可至美国国家档案馆 (NARA) 审阅该规定副本。可拨打 202–741–6030 向 NASA 查询该材料有关信息，或浏览以下网页：http://www.archives.gov/federal_register/code_of_federal_regulations/ibr_locations.html。

(d) 标志要求。除法案第 801 部分对填写标志的规定要求和第 1010.2 节和第 1010.3 节中对证明和鉴定的要求之外，各日光浴灯产品和紫外线灯要按照本段和本节 (e) 段的规定填写相关标志。

(1) 日光浴灯产品标志。各日光浴灯产品上的标志应包含以下内容：

(i) 包含下列文字的警示声明："危险——紫外线辐射。按照说明操作。避免过量照射。如同晒自然阳光一样，过量照射会对眼睛和皮肤造成伤害并引起过敏性反应。反复照射会引起皮肤过早老化和皮肤癌。佩戴防护眼罩；否则可能会造成严重灼伤或对眼睛的长期损伤。药物或化妆品会提高对紫外线辐射的敏感度。如果你正在使用药物或有皮肤病史或认为自己对阳光过敏，那么使用日光浴灯前请教医生。如果日光下你不会被晒黑，那么一般你也不会被本产品晒黑"。

(ii) 推荐的照射位置。照射位置中对照射距离的描述可以是以米或英尺（英寸）来表述，也可以用标记符号或其他方式清楚地指示推荐的照射位置。

(iii) 采用推荐照射位置的说明和采用其他位置可能会引起过量照射的警告。

(iv) 推荐的照射安排包括照射时间、按序照射时间间隔和以分钟为单位的最大照射时间。

(v) 对期望效果出现所需时间进行声明。

(vi) 制定本产品使用的紫外线灯型号。

(2) 紫外线灯标志。各紫外线灯上的标志应包含：

(i) "日光浴灯——危险——紫外线辐射。按照说明操作" 的文字。

(ii) 型号辨识。

(iii) "仅用于带定时器的固定设备" 的文字。

(3) 标志规格。(i) 本段涉及的任何日光浴灯产品标志应在产品安装完成交付使用时永久性地粘贴或刻写在产品的外表面上，应放置在显而易见的地方，使受照射人员能够在使用产品前直接看到这些标志。

(ii) 本段涉及的任何紫外线灯标志应永久性地粘贴或刻写在产品的外表面上，显而易见，方便阅读。

(iii) 如果日光浴灯产品或紫外线灯的大小、结构、设计或功能可以不受本节对标志的规定约束，或者不再适用相应标志内容，甚至已无递交所需标志的必要，那么器械与放射健康中心交流、教育及辐射方案办公室（地址：10903 New Hampshire Ave., Bldg. 66, rm. 4312, Silver Spring, MD 20993–0002）主任会主动地或直接到制造商书面申请后，经过审核，认可对新标志或新标志文字内容或删除项目的更换。

(iv) 如果将紫外线灯制造商名称及生产的年月时间永久粘贴或刻写在紫外线灯外表面，显而易见，阅读方便，那么紫外线灯制造商可在灯的专用包装上粘贴或刻写永久性标签或标志以代替第 1010.2 节 (b) 段和第 1010.3 节 (a) 段规定的在灯上粘贴或刻写永久性标签或标志的做法。可用代码或符号表示粘贴或刻写在紫外线灯外表面的制造商名称和生产年月时间，前提是制造商事先已将这些代码和符号的意思及代码和符号在紫外线灯上的位置这些资料在器械与放射健康中心合规办公室 (HFZ–300) 主任处进行备案。可在粘贴或刻写在灯专用包装上的标签或标志上注明未缩写生产年月，也可提供容易解码的日期信息。

(v) 标志上也可包含本节要求以外的声明和示图，前提是这些额外内容正确无误，也不会产生误导，比如它们不会减弱规定声明的效果且非本章禁止内容。

(e) 用户使用说明。日光浴灯产品和紫外线灯各制造商应根据需求向购买者及其他人免费或以不超过印刷和投送成本的价格提供足够的使用说明，以避免和减少对用户的潜在伤害，适当的情况下，应提供包括以下技术和安全资料的使用说明：

(1) 日光浴灯产品。日光浴灯产品用户使用说明应包含以下内容：

(i) 在说明手册开始部分的显著位置放置本节 (d)(1) 段中要求标志的复制图样。

(ii) 提供该产品同时可照射人员最大数目声明的同时提供仅有该数目保护眼罩的警告。

(iii) 正确操作产品的使用说明，包括对定时器功能、使用和设置方法及防护眼罩用法的介绍。

(iv) 按照皮肤类型选定正确照射时间和照射进度的说明。

(v) 获得维修方法和推荐的代替零件和附件的说明，包括兼容防护眼罩、紫外线灯、定时器、反光板、过滤器，以及按手册指示安装或使用受本标准约束的其他部件。

(2) 紫外线灯。未装入日光浴灯产品内的紫外线灯的用户使用手册应包含以下内容：

(i) 在说明手册开始部分的显著位置放置本节 (d)(1)(i) 段和 (2) 段中要求标志的复制图样。

(ii) 一则内容为应遵守日光浴灯产品附带的使用说明以避免和减少潜在伤害的警示。

(iii) 条件允许的话，提供所有可作为替代灯的品牌和型号的明细。

(f) 确定一致性测试。基于第 1010.2 节要求的鉴定证明的测试应在任何适当时候对过程中所有随使用期的延长产品辐射增加和辐射安全降低的错误和统计不确定性做出解释。以鉴定为目的的测量应符合操作条件，包括灯电压、电流和制造商推荐的照射位置。这些测量中使用的测量仪器应放置在推荐的照射位置上，且测试方向应保证仪器能够测到最大辐射。

第 1040.30 节　高强度汞蒸汽放电灯。

(a) 适用范围。本节规定适用于以照明为目的设计、订做或推广的高强度汞蒸汽放电灯，且其生产或安装日期应晚于 1980 年 3 月 7 日，但本节 (d)(1)(ii) 段提到的情形除外。

(b) 定义。(1) 高强度汞蒸汽放电灯包括各种"汞蒸汽"灯和"金属卤化物"灯，灯内有弧形高压放电管，放电管内充满汞，放电管外有封装，该定义不适用于自镇流汞蒸汽钨丝灯。

(2) 广告是指任何与高强度汞蒸汽放电灯有关的目录、规格表、价格表和其他描述或商业手册及文献资料，包括录像带和短片。

(3) 包装是指任何放置灯的硬纸盒、外包装或其他用于贮存、运输和标识高强度汞蒸汽放电灯的容器，可表明内容或建议用途。

(4) 外封装是灯内部件，通常为玻璃材质，它内包一个高压弧形放电管，在外封装完好时，能够降低短波紫外线辐射。

(5) 短波紫外线辐射是指波长小于 320 nm 的紫外线辐射。

(6) 累积工作时间是指电流通过高压弧形放电的总时间和。

(7) 自熄灭灯是指符合本节 (d)(1) 段规定的高强度汞蒸汽放电灯。

(8) 基准镇流器是一种限流电抗器，其设计具有美国高强度汞蒸汽放电灯基准镇流器 (ANSI C82.5–1977) 第 1 节或其等效国家标准中新列的运行特征。

(c) 所有灯的一般要求。(1) 各高强度汞蒸汽放电灯应：

(i) 符合本节 (d) 段或 (e) 段的要求；且

(ii) 应将制造商名称和生产该灯的年月永久标志或刻写在灯上，能够在灯体保持完整和灯外壳破碎或拆除后仍然可以从灯上获得这些资料。可用代码或符号表示标志或刻写灯上的制造商名称和生产的年月时间，前提是制造商已将这些代码和符号的意思及代码和符号在灯上的位置这些资料在器械与放射健康中心主任处进行了备案。

(2) 高强度汞蒸汽放电灯制造商可在灯的专用包装上粘贴或刻写永久性标签或标志以代替第 1010.2 节 (b) 段和第 1010.3 节 (a) 段规定的在灯上粘贴或刻写永久性标签或标志的做法。

(d) 自熄灭灯要求——(1) 最大累积工作时间。(i) 于 1980 年 3 月 7 日后生产的自熄灭灯应在外壳完全破碎或拆除后（不包括在灯头 50 mm 外出现破裂的情况）不到 15 分钟的累积工作时间内停止工作；同时

(ii) 于 1981 年 9 月 7 日后生产的自熄灭灯应在外壳有连续 3 cm^2 以上面积破碎或剥离后不到 15 分钟的累积工作时间内停止工作。

(2) 灯标志。应在各自熄灭灯外壳及灯体其他部位上标记一清晰"T"字母以保证灯外壳破碎或拆除后仍可看到该标记。

(3) 灯包装。对各自熄灭灯进行包装时，应清楚、显著地标明：

(i) 字母"T"；及

(ii) 以下文字："此灯会在外壳被打破或刺破后 15 分钟内自动熄灭。

若发生此类事故，那么关闭电源并卸下灯以避免危险短波紫外线辐射可能引起的伤害。"

(e) 非自熄灭灯要求——(1) 灯标志。应在任何不符合本节 (d) 段要求的高强度汞蒸汽放电灯的外壳及灯其他位置上标记清晰的字母 "R"，当灯破碎或拆除后仍可见。

(2) 灯包装。在对不符合本节 (d)(1) 段要求的高强度汞蒸汽放电灯进行包装时，应做到清晰、显著地标明：

(i) 字母 "R"；及

(ii) 以下文字："警示：此灯在外壳被打破或刺破后产生的短波紫外线辐射会造成严重的皮肤灼伤和眼部炎症。如果没有采取足够的遮蔽或其他安全防范措施，不要在有人群持续驻留的地方使用。建议使用市场可以买到的在外壳被打破或刺破后能够自动熄灭的灯。"

(3) 灯广告。在对不符合本节 (d)(1) 段要求的高强度汞蒸汽放电灯进行广告时，应在显著位置标明以下文字："警告：此灯在外壳被打破或刺破后产生的短波紫外线辐射会造成严重的皮肤灼伤和眼部炎症。如果没有采取足够的遮蔽或其他安全防范措施，不要在有人群持续驻留的地方使用。建议使用市场可以买到的在外壳被打破或刺破后能够自动熄灭的灯。"

(f) 测试条件。若条件允许，任何符合本节 (d)(1) 段要求的高强度汞蒸汽放电灯的测试应根据以下条件开始并操作：

(1) 灯的电压、电流、取向应该符合制造商建议或指定的完好灯工作要求。

(2) 对灯的操作应基于基准镇流器。

(3) 灯启动时周围空气温度应在（25±5）℃内，除去灯泡和镇流器外没有其他能够引起灯泡四周空气温升和流动的因素。

(4) 如果在封闭空间内进行测试，那么这个空间应不小于 0.227 m³ (8 立方英尺）。

(5) 对于灯制造商供应的仅用于特殊固定装置或光源的灯，应在固定装置或光源内进行测试。测试任何其他灯时应无需反光板或其他周围材料。

相 关 法 规：21 U.S.C. 351、352、360、360e~360j、360hh~360ss、371、381。

第 1050 部分

分章 J——辐射健康

声波、次声波、超声波发射辐射产品的性能标准

第 1050.10 节　超声波治疗产品。

(a) 适用范围。本节的规定适用于本节中涉及到的用于人体治疗的超声波医疗产品，产品的生产日期为 1979 年 2 月 17 日及之后。

(b) 定义下面是对本节中提到的某些文字和词组的定义：

(1) 已调幅波形是指这样的一种波形，在有效辐射表面上的空间平均最大瞬间压力振幅对有效辐射表面上的空间平均均方根压力振幅的比值大于 1.05。

(2) 探头是完整配置的超声波治疗产品的一个组成部分，起发射超声波作用，其内部有一到多个超声换能器，同时还有其他相关的固定和封装结构。

(3) 声束交叉区指某一声平面上的一个区域，这个区域上各点的声强都大于区域所属声平面上最大空间声强的 5%。

(4) 声束不均匀度是平均瞬间空间最大声强对瞬间平均有效声强的比值。

(5) 表面质心是这样的一个点，它的坐标为区域内所有点的坐标的平均值。

(6) 准直探头是指与本节 (b) 段 (15) 中定义的聚焦探头不同的探头，准直探头在声束交叉面内至少有一个声束交叉区，这个声束交叉面的质心距离有效辐射表面的质心 12 cm，声束交叉面的面积与有效辐射面积的比值小于 2。

(7) 连续波波形是指这样的一种波形，在有效辐射表面上的空间平均最大瞬间压力振幅对有效辐射表面上的空间平均均方根压力振幅的比值小于或等于 1.05。

(8) 发散探头是一种不同于本节 (b) 段 (6) 条中定义的准直探头也不同于 (15) 条中定义的聚焦探头的探头。

(9) 有效声强是指超声波功率与聚焦探头的焦点面积的比值。对于其他探头，有效声强等于超声波功率除以有效辐射面积。有效声强的单位是瓦特每平方厘米 (W/cm^2)。

(10) 有效辐射面积是在有效辐射表面上的一个区域的面积，这个区域包括了所有声强等于或大于有效辐射表面内最大声强的 5% 的点，有效辐射面积的单位是平方厘米 (cm^2)。

(11) 有效辐射表面指与探头发射面距离为 5 毫米 (mm) 点所在的表面。

(12) 焦点面积指焦平面的面积，单位是平方厘米 (cm^2)。

(13) 焦距指从有效辐射面的质心到焦平面的距离，用于聚焦探头，单位为厘米 (cm)。

(14) 焦平面指聚焦探头的最小面积的声束交叉区。

(15) 聚焦探头指最小声束交叉区面积与有效辐射面积的比小于 1/2 的探头。

(16) 发生器是一个配置完整的超声波治疗产品的一个部分，它承担对治疗探头的电能供应任务。发生器包括但不限于：电源、超声高频振荡器、维修控制件、操作控制件和一个容纳这些部件的机箱。

(17) 最大声束不均匀度指超声治疗产品的声束不均匀度指标的最

大值。

(18) 操作控制件指超声治疗产品工作中用于控制超声治疗探头产生超声波辐射的控制件。

(19) 声压幅度指调制波形的瞬间声压值，在压力波形的表达式 $p(t)=p_1(t)-p_2(t)$ 中以 $p_1(t)$ 表示，其中 $p(t)$ 是瞬间声压值，$p_1(t)$ 是调制信号波的瞬间压力值，$p_2(t)$ 是波峰高度被设定为 1 的载波的相对声压幅度。这三个量在空间中的任一点都是时间 t 的周期函数。但 $p_1(t)$ 的周期要大于 $p_2(t)$ 的周期。

(20) 脉宽指从声压幅度达到最小声压振幅加上最大和最小声压幅度差的 10% 这一点开始到声压幅度又回到这个幅度为止之间的时间间隔，单位是秒 (s)。

(21) 脉冲重复率指调制在超声波载波上的波形的重复频率，以脉冲每秒 (pps) 为单位。

(22) 维修控制件是指用于对产品进行调整的控制件，它并不是在产品运行时使用，但是可以影响探头发射的超声辐射，或影响指示仪表或操作控制件的标定量或准确度。

(23) 超声波频率指超声波辐射载波的频率，单位是赫兹 (Hz)、千赫兹 (kHz) 或兆赫兹 (MHz)。

(24) 超声波功率指由探头产生的超声波辐射对超声波载波周期的平均总功率，单位为瓦特 (W)。

(25) 超声波治疗产品是指以下仪器设备：

(i) 产生和发射用于治疗的频率高于 16 千赫兹 (kHz) 的超声波辐射的设备；或

(ii) 设计用于本节 (b) 段 (25)(i) 条款中的设备的发生器或探头。

(26) 超声波换能器是指将超声波频率的电能转换为超声波辐射的

设备，或反之亦然。

(c) 性能要求。本段的性能要求适用于本节段 (b)(25) 条款定义的发生器或探头预期同时使用时的各种超声波治疗产品或适用于不能和控制发生器的探头配合工作的发生器。

(1) 超声波功率和强度——(i) 连续波波形运行。 当发射连续波波形时，要求在产品上设置能够指示瞬间平均超声波功率和瞬间平均有效声强振幅的装置。对所有发射方式，瞬间平均超声波功率的示值偏差要在其最大发射功率的 10% 的 ±20% 以内。

(ii) 已调幅波形的运行。当发射已调幅波形时，要求在产品上设置能够指示瞬间最大超声波功率和瞬间最大有效声强振幅的装置。对所有发射方式，瞬间最大超声波功率的示值总偏差、以及本节 (d) 段 (3)(ii) 条款中定义的瞬间最大有效声强与瞬间平均有效声强的比值要在其最大发射功率的 10% 的 ±20% 以内。

(2) 治疗时间。要有能够预置超声波辐射治疗时间长度的装置，该装置可以在预置时间结束时中断发射。还要设置能够随时停止发射的装置。要有显示发射时长幅度的装置（单位：分钟），对设置时间小于 5 分钟的，要求显示装置能够读出 0.5 分钟的预置发射时长，对设置时间在 5~10 分钟之间的，为 10% 预置发射时长以内，对设置时间大于 10 分钟的，为预置发射时长 1 分钟以内。

(3) 脉冲宽度和重复率。如果有对超声波辐射的脉宽和重复率进行调整的操作控制件，要有显示脉宽和重复率幅度的装置。

(4) 超声波频率。如果有对超声波辐射的超声波频率进行调整的操作控制件，要有显示超声频率幅度的装置。

(5) 视觉指示器。产品上要有一个与众不同的、清晰的、用意明显的视觉指示器，且仅当合适超声波频率的电能加载到超声波换能器时，给出指示。

(d) 标签要求。除第 801 部分的标签要求和本章的第 1010.2 节和第 1010.3 节中的要求外，每个超声波治疗产品应符合本段中的适用标签要求。

(1) 操作控制件。每个操作控制件应清楚贴有能够识别控制功能的标签，若适用，应标有该功能的计量单位。若一个独立的控制件和指示器具有相同的功能，则需要在指示器中而非在控制件中标上该功能的合适的计量单位。

(2) 维修控制件。对超声波治疗产品上无须移动或拆除部件就能触及到的维修控制件，要有表明其控制功能的标签，应包括"仅用于维修调整"的字样。

(3) 发生器。(i) 每个发生器上应有含以下内容的标签：品牌名称、指定型号、唯一的序列号或其他唯一的确定其身份的标记；超声波频率（如果有调整该量的操作控制件，可以不标注此项）；波形种类（连续波或已调幅波）。

(ii) 应用已调幅波形的发生器中还应包含以下信息的标签：脉宽和脉冲重复率（若有可以调整这两个量的操作控制件，可以不标注）、对已调幅波形的图解说明和瞬间最大有效声强对瞬间平均有效声强的比值。（如果有操作控制件可以对这个比值进行设置，那么要标明这个比值的范围，并描绘出比值最大时的波形。）

(4) 探头。每个探头中应有包含以下信息的标签：

(i) 品牌名称、指定型号、唯一的序列号或其他唯一的确定其身份的标记；

(ii) 指定探头中预期使用的发生器；以及

(iii) 超声波频率、有效辐射面积、最大声束不均匀度、探头的类型 (聚焦、准直、发散)，对于聚焦探头还要给出焦距和焦点面积。

(5) 标签规范。本段中涉及的标签必须被永久性地粘贴或刻写在超声波治疗产品中，要放置在显而易见的地方，内容清晰易懂。如果超声波治疗产品的大小、结构、设计可以不受本节中要求的约束，器械与放射健康中心主任可以批准提供替代方法来提供这类标签。

(e) 一致性确定测试——(1) 鉴定测试。这些测试是证明符合本章第 1010.2 节的基础，测试要说明所有测量偏差和不确定度。测试要对随着使用期的延长其发射增加和辐射安全降低做出解释。

(2) 测试条件。除本章第 1010.13 节所述外，要进行测试验证是否符合本节中的每项适用要求：

(i) 对操作说明中列出的控制件的所有可能调整组合进行测试。

(ii) 使用温度为 30 ℃的除气蒸馏水作为无限介质对超声波辐射进

行测试。

(iii) 电源电压的偏差要不大于制造商标定的有效电压值的 ±10%。

(3) 测量参数。使用探测器对超声波辐射场的空间分布进行测量，探测器的尺寸小于在水中的单波长，或采用等效的策略技术。

(f) 资料要求——(1) 维修资料。超声波治疗制造商应根据要求在成本不超过制备和分销成本的情况下向维修经销商和分销商以及其他人提供有关操作、维修和标定的说明，包括对控制件、增加辐射发射水平的程序进行描述，保持设备符合本节要求而必须进行的维护计划。说明中还应包括有关超声波辐射暴露的安全性注意事项。

(2) 用户信息。就像通常制造商要在提供产品的同时向用户提供用户手册或操作手册一样，只要制备和配送的成本合理，制造商还要提供以下资料：

(i) 对安装、操作和安全使用方面的说明资料、有关使用超声波辐射的注意事项，以及保持设备符合本节要求而必须进行的维护计划。操作手册中要囊括所有的操作控制件，讲述清楚每个控制件的作用。

(ii) 对超声波辐射场的空间分布要有详尽的描述，讲述清楚探头是如何定位的。可以借助图表和照片对声束模型进行文本描述。如果探头内有不止一个超声换能器，而且两个换能器的相互位置并不固定，则须对每个换能器产生的超声波辐射的空间分布进行说明，同时针对安全使用，就超声波换能器的组合场给出详尽的示例。超声波辐射场说明中应有以下声明，即，该说明在本节 (e) 段 (2) (ii) 条款中规定的条件下适用。

(iii) 合适的情况下，详细说明包括：用百分数偏差的形式表述幅度的不确定性、超声波频率有效辐射面积的大小、若适用，也要给出瞬间最大有效声强对瞬间平均有效声强的比值、脉宽、脉冲重复率、焦点面积和焦距的说明。应在说明手册中对本节 (c)(1) 段和 (c)(2) 段中规定的指示偏差进行描述。

(iv) 列出所有的控制件、调整件以及操作和维护程序，包括含以下信息的警告即，"小心——使用除此处指定的控制件或调整件或执行除此处指定的程序可能会导致有害的超声波能量暴露。"

相关法规：21 U.S.C. 351、352、360、360e~360j、360hh~360ss、371、381。

第 1210 部分

分章 L——美国食品药品管理局依照某些其他法案执行的法规

《联邦进口牛奶法案》规定

子部分 A——通用条款

第 1210.1 节 权威性。

依据本部分的法规,"为推进美国奶制品工业和保护公众健康而对进口美国的牛奶和奶油进行管制"的法案 (44 Stat.1101; 21 U.S.C. 141~149) 是众所周知的《联邦进口牛奶法案》。

第 1210.2 节 法案范围。

法案条款适用于进口到美国大陆的所有牛奶和奶油。

第 1210.3 节 定义。

(a) 部长 : 美国卫生及公共服务部部长。

(b) 理事 : 食品药品理事。

(c) 牛奶 : 根据法案和本部分的规定 :

通过一头或多头健康的奶牛完整挤奶得到的纯粹的、新鲜的、清洁的乳状分泌物,奶牛需正确饲养和护理,去除生小牛之前 15

天和生小牛之后的 5 天时间内或更长时间内得到的分泌物，以得到实际自由分泌的牛奶。

(d) 炼乳：《联邦进口牛奶法案》第 3 节第 2 段中使用的术语，包括把牛奶和奶油的灭菌作为必要和实际步骤的制造过程中生产的脱水牛奶；包括加糖的炼乳，它只有通过确保对牛奶和奶油进行灭菌的过程来制备。炼乳，作为《联邦进口牛奶法案》第 3 节第 3 段提到的术语，指加糖炼乳。

(e) 加糖炼乳：符合本章第 131.120 节提到的此类食品的定义和标准。

(f) 脱水牛奶：符合本章第 131.130 节提到的此类食品的定义和标准。

(g) 奶油：牛奶的一部分，富含乳脂，上浮在悬浮的牛奶表面或者由于离心力作用而分离。(参见本章第 131.150~131.157 节)。

(h) 巴氏杀菌法：指的是这种处理过程：在至少 143 ℉下对每个牛奶和奶油颗粒进行不间断加热并保持至少 30 分钟，或者在至少 161 ℉下对每个牛奶和奶油颗粒进行不间断加热并保持至少 15 秒。

(i) 发货人：指通过海上航运或者其他运输方式，将自己的牛奶或奶油进口到美国的普通承运人以外的任何人。

子部分 B——检验和测试

第 1210.10 节　检查和检验的有效性。
有牛奶或奶油经海上航运或者其他运输方式出口到美国的奶牛农场和工厂要在任何合理的时间内向权威代理机构开放，以进行必

要的检查和检验。不准许进行此类检查和检验可能会导致终止和
撤回许可证。

第 1210.11 节　奶牛农场的卫生检验。

对于生产牛奶或奶油并经轮船运输或其他方式转运到美国的任
何牛奶农场，或者将牛奶或奶油经轮船运输或其他方式转运到
美国的任何工厂，按照部长规定的形式，并依据对牛奶农场进
行卫生检验的评分卡中的评分方法，其评分至少应该为 50 分（满
分 100 分）。

第 1210.12 节　奶牛身体检查。

(a) 生产经轮船运输或其他方式转运到美国的牛奶或奶油的并以畜
牧方式放养的所有奶牛应接受身体检查，检查可由美国、任何州、
当地的市政局或牛奶或奶油生产国家的授权兽医进行以确定奶牛
是否处于健康状态。无论任何情况，只要部长认为需要就会进行
该类检查，并且在进口前一年内进行检查。

(b) 以部长规定的形式宣布身体检查结果。

第 1210.13 节　结核菌检验。

(a) 除第 1210.27 节提到的之外，生产经轮船运输或其他方式转运
到美国的牛奶或奶油的并以畜牧方式放养的所有动物应不携带结
核菌，可以通过结核菌检验来确定是否携带结核菌，且检验由美
国、任何州、当地的市政局或牛奶或奶油生产国家的官方兽医进
行。无论任何情况，只要部长认为需要就会进行该类检验，并且
在进口前一年内进行。应从群体中永久性地隔离结核菌检验呈阳
性或出现疑似反应的所有动物。

(b) 应以部长规定的形式宣布结核菌检验的结果和对有确切或可疑
反应的动物进行处置的有关结果。

第 1210.14 节　工厂卫生检验。

对于加工牛奶或奶油且部分牛奶或奶油经轮船运输或其他方式转
运到美国的任何工厂，按照部长规定的形式，并依据对工厂进行卫生
检验的评分卡中的评分方法，其评分至少应该为 50 分（满分 100 分）。

第 1210.15 节　巴氏杀菌法；设备和方法。

对经轮船运输或其他运输方式出口到美国的牛奶或奶油进行巴氏
杀菌时，所有奶牛农场和工厂应使用足够的巴氏杀菌法设备，这
些设备应该易于清洁，并且其卫生结构能够使每一滴牛奶或奶油
都能在所要求的温度下保持要求的时间。这些巴氏杀菌设备应配
有精确记录时间和温度的装置，且一直保持良好的工作状态。必
须由对这类农场和工厂有权限的官员在温度记录仪图表中持续记
录加热和保温时的温度，并标注首字母、编号和注明日期。所有
温度记录仪图表应保留 2 年，除非该期间内部长指定的审核部门
已经对此进行检查和发布。

第 1210.16 节　细菌计数方法。

牛奶和奶油中的细菌计数指的是可成活细菌的数目，这个数字由
检查时使用的美国公共卫生协会的标准平板培养法来确定。

第 1210.17 节　取样和检验的权威性。

参与《联邦进口牛奶法案》执行的检验人员，被授权检测温度、
对牛奶或奶油取样，以及可以采用为达到这些目的而认为是必要
的方法。

第 1210.18 节　评分。

关于第 1210.11 节和第 1210.14 节中所要求的卫生条件的评分，由美国、任何州、当地的市政局或奶牛农场或工厂所在国的官方检验人员进行。

子部分　C——许可证控制

第 1210.20 节　许可证申请。

实际发货人应按照部长规定的形式提出许可申请，申请将牛奶或奶油经轮船运输或其他运输方式出口到美国。请求获得许可申请表时，应寄信至 FDA, 食品药品理事，美国卫生及公共服务部，5600 Fishers Lane, Rockville, MD 20857。

第 1210.21 节　许可证编号。

依据《联邦进口牛奶法案》出具的包括临时许可证在内的每个许可证应有一个单独的编号。仅持证人有使用该编号的权利。

第 1210.22 节　标牌格式。

装有由持证人经轮船运输或其他运输方式出口到美国的牛奶或奶油的每个集装箱中应牢固贴有含所需信息的标牌，内容清楚，易于辨认，且标牌格式如下：

若单位运输中仅包括一个许可证编号下的牛奶或奶油中的一种，每个采用这种标识的集装箱的位置如果已经封口，那么运输工具的标牌上可以另外再贴标牌，这个标牌将显示集装箱的数目和每个集装箱内物品的数量。

第 1210.23 节　证书中赋予的许可事项。

根据部长的规定，可以由任何外国政府的权威部门或者美国的任何州或当地的市政局的公认官员签署认证声明来赋予许可。此声明会以部长规定的证书形式出现，并附在第 1210.12 节和第 1210.13 节上，以及第 1210.11 节和第 1210.14 节（若适用）中规定的已签名报告复件中，作为其中的一部分。作为报告的基础，这些检查和检验将由在认证官员的直接监督下行动的人员来完成。

第 1210.24 节　临时许可证。

只有在以下情况下才授予临时许可证，即申请人无法按照《联邦进口牛奶法案》第 2 节中的适用条款获得必要检验，但总体上达到要求。临时许可证只有在部长进行检查以确认《联邦进口牛奶法案》中第 2 节第 1、2 和 3 条款已经得到遵守的情况下才能生效。

第 1210.25 节　巴氏杀菌牛奶或奶油的许可证。

只有符合《联邦进口牛奶法案》第 2 节中的第 1 和第 3 条款以及适用的第 1210.11、1210.12 和 1210.14 节中的要求时，才许可经轮船运输或其他运输方式，将巴氏杀菌牛奶或奶油出口到美国。

第 1210.26 节　未经加工的牛奶或奶油的许可证。

除第 1210.27 节中提到的以外，只有符合《联邦进口牛奶法案》第 2 节中的第 1、2 和 3 条以及适用的第 1210.11 ~1210.14 节中的要求时，且牛奶或奶油为未在奶牛农场或工厂进行巴氏杀菌时，才许可经轮船运输或其他运输方式，将未经加工的牛奶或奶油出口到美国。

第 1210.27 节　不考虑《联邦进口牛奶法案》第 2 节第 2 和第 5 条款下的许可证。

符合以下条件时，经轮船运输或其他运输方式，许可将未经加工的牛奶出口到美国时可不考虑《联邦进口牛奶法案》第 2 节第 2 和第 5 条款，条件如下：发货人是奶油厂或炼乳厂的经营者，或奶油厂或炼乳厂位于美国且位于该牛奶生产地 20 英里半径以内，以及出售、使用或处置前牛奶进行过巴氏杀菌、浓缩或脱水。

第 1210.28 节　不考虑《联邦进口牛奶法案》第 2 节第 4 条款下的许可证。

部长根据自己的判定，在不考虑《联邦进口牛奶法案》第 2 节第 4 条款下向属于炼乳厂经营者的发货人出具许可证，并允许将每立方厘米中不超过 1,200,000 个细菌的牛奶和奶油经轮船运输或其他运输方式出口到美国，但是条件是炼乳厂位于牛奶和奶油生产地 15 英里半径内且在制造炼乳时对牛奶和奶油进行灭菌。

子部分 D——听讼

第 1210.30 节　拒绝、中止和撤回许可证的听讼程序。

任何对拒绝、中止和撤回许可证提出争辩的人，都有权按照本章第 16 部分子部分 F 在美国食品药品管理局前进行监管听讼。

第 1210.31 节　起诉前听讼。

根据《联邦进口牛奶法案》第 5 节规定，在司法部提及违背法案要进行起诉之前，被涉及起诉的当事人将获得听讼的权利。听讼将是秘密进行的，且仅限于事实问题。被通报的当事人可以亲自或通过代理口头或书面提交证据，以表明他不应受到起诉的原因。听讼后，如果表明有违法的情况，将把情况报告给司法部。

相关法规：21 U.S.C. 141~149。

来源：38 FR 32104，1973 年 11 月 20 日，除非另有说明。

第 1230 部分

分章 L——美国食品药品管理局依照某些其他法案执行的法规

《联邦腐蚀性毒物法案》规定

子部分 A——通用条款

第 1230.2 节　法案范围。

按照本法案 (44 Stat. 1407; 15 U.S.C. 402) 第 2 节 (c) 的定义，本法案的规定适用于在州际或外国商业伙伴之间经船运输或交付的任何集装箱，或从这样的商业活动中得到的准备用于零售或交换的集装箱，或在任何地域、属地或哥伦比亚特区范围内被出售或提供而用于零售或交换的集装箱。

第 1230.3 节　定义。

(a) 在本部分规定中使用的词语"集装箱"，意思是指适用于家庭使用的零售小包、包裹或容器，专门用来存放法案中定义的任何危险的腐蚀性物质。

(b) 词语"适用于家庭使用"意思是指适于在人群居住地迅速方便处理。

子部分 B——标签

第 1230.10 节　放置。

标签或贴纸应牢固黏附在集装箱上，以便使用集装箱时不致脱落；同时也能容易引起人们的注意力。

第 1230.11 节　要求用语。

(a) 标签或贴纸上显示的危险腐蚀性物质的常用名为法案 (44 Stat.1406; 15 U.S.C. 402) 第 2 节 (a) 中所给定的名称或者通常用来指定及标识这些物质的其他名称。

(b) 此外，本法案范围内具有商标或奇特名称的配制品应标记为危险的腐蚀性物质的常用名以及遵循法案及本部分规定的其他要求。

第 1230.12 节　制造商；经销商。

如果标签或贴纸上的名称不止是制造商名称，应该用诸如"为 ... 装满，""由 ... 装满，""由 ... 出售，"或"由 ... 经销"等表达实际情况的字眼来限定，或者用其他适当的方式表达。

第 1230.13 节　"毒物"标签。

下面是 24 磅大小的非简写的哥特式大写字母的书写字体：

POISON

POISON

当要求说明词语"毒物"在标签中的字母不小于 24 磅时，它们必须不小于上面提到的字体大小。

第 1230.14 节 处理指导。

除第 1230.16 节中提到的之外，若可能带来内部人身伤害，应在标签或贴纸中紧贴词语"毒物"附近处注明处理指导，若该物质可能引起外部伤害，应给出合适的处理指导。处理指导要描述由合格医疗机构认可的针对人身伤害的处理措施，而且，无论何时，所要求的这些材料在家庭中通常都可以应用。

第 1230.15 节 处理指导标签的责任。

从制造商或者零售商那里收到任何集装箱的人，若该集装箱中未按照法案第 2 节 (b)(4) 和 本章第 1230.16 节中的条件注明在可能导致人身伤害的情况下运输时的处理指导，那么若要提供这样的集装箱用于通常的零售或交换，就必须在标签或贴纸注明这样的指导。

第 1230.16 节 免处理指导标签。

在航运或交付航运时，只有制造商和零售商豁免于在任何集装箱的标签或贴纸上为非家庭应用产品标注处理指导，但是任何情况下，法案 (44 Stat.1407; 15 U.S.C. 402) 第 2 节 (b) (1)、(2) 和 (3) 以及本部分规定中要求的信息必须给出。

子部分 C——担保

第 1230.20 节 通用担保。

在对每一批危险腐蚀性物质进行特殊担保的场合，担保人应向实际或预期购买人提供一种通用的持续担保。持续性担保形式如下：

(a) 既可以家庭使用和也可以家庭以外使用的物质：

签字人保证将要出售给 ＿＿＿＿＿＿ 的这些危险腐蚀性物质的零售小包、包裹或者容器没有在《联邦腐蚀性毒物法案》的含义内贴错标签。

（日期）

（担保人签名和地址）

(b) 非家庭使用的物质（只有制造商或零售商可以发布这种形式的担保）（第 1230.15、1230.16 节）：

将要出售给 ＿＿＿＿＿＿ 的适于家庭使用的零售小包、包裹或容器内的危险腐蚀性物质在家庭以外使用，并担保在《联邦腐蚀性毒物法案》的含义内没有贴错标签。

（日期）

（制造商或零售商签名和地址）

第 1230.21 节　特殊担保。

若就任何特殊批次的危险腐蚀性物质作出担保，那么担保内容应整合或随附于销售单、发票或注有日期、售出物质名称以及数量的其他文件中，标签或包装上应不注明担保内容。特殊担保形式如下：

(a) 既可以家庭使用和也可以家庭以外使用的物质：

签字人保证，此处所列出 (或指定物质) 的危险腐蚀性物质的零售小包、包裹或者容器没有在《联邦腐蚀性毒物法案》的含义内贴错标签。

（担保人签名和地址）

(b) 非家庭使用的物质（只有制造商或零售商可以发布这种形式的担保）（第 1230.15、1230.16 节）：

适于家庭使用的零售小包、包裹或容器内装有的此处列出的（或指定物质）危险腐蚀性物质在家庭以外使用，并担保在《联邦腐蚀性毒物法案》的含义内没有贴错标签。

（制造商或零售商名称和地址）

子部分 D——管理程序

第 1230.30 节 样品收集。
由以下人员收集按照美国食品药品管理局的指导和监督进行检查的样品：

(a) 受雇于美国卫生及公共服务部的授权代理人；

(b) 经美国卫生及公共服务部部长授权的任何州、地方或属地内或哥伦比亚特区的任何官员。

第 1230.31 节 样品收集地。
可以在任何能够找到的地方对本法案 (44 Stat. 1406; 15 U.S.C. 401~411) 范围内的腐蚀性物质进行取样。

第 1230.32 节　样品分析。

应在美国食品药品管理局指定的实验室对授权代理人收集的样品
进行分析。按照第 1230.30 和 1230.31 节收集的样品应依据或按
照美国食品药品管理局的指导和监督进行分析。一经要求，应将
一部分样品送至相关一方或多方。

第 1230.33 节　调查。

受雇于美国卫生及公共服务部的授权代理人可进行各项调查，包
括对法案中的危险腐蚀性物质的生产、包装、保存或堆积（用于
出售或分销）场地进行检验以及对运送或其他运输记录进行检查。

第 1230.34 节　分析。

(a) 使用的检查或分析方法应为官方农业化学家协会规定的方法，
但是，在适当情况下，若满足美国食品药品管理局的要求，也可
以使用其他分析或检查方法。

(b)《联邦腐蚀性毒物法案》第 2(a) 节中定义的所有百分比均是通
过重量确定。

第 1230.35 节　听讼。

在对容器进行检查、分析和检验时若发现违背《联邦腐蚀性毒物
法案》(44 Stat. 1407, 1409; 15 U.S.C. 403, 406) 第 3 或 6 节的规定
和有预期的违法行动，应向当事人或相关一方或多方发出诉讼通
知，并定下当事人和其他方接受听讼的日期。听讼可以在通知中
指定的美国食品药品管理局办公室单独进行，且仅限于事实问题。
被通报的当事人可以亲自或通过代理口头或书面提交证据，以陈
述该事件不应视为违背《联邦腐蚀性毒物法案》的原因。

第 1230.36 节　无需举行听讼的情况。

当任何州、地方或属地或哥伦比亚特区内的健康、医疗、药物官员或代理按照《联邦腐蚀性毒物法案》(44 Stat. 1409; 15 U.S.C. 408) 第 8 节包括的权威规定将违犯规定的行为直接报告给美国律师的时候，就不会举行听讼。

第 1230.37 节　公布。

(a) 在法庭按照《联邦腐蚀性毒物法案》的任何程序进行判断以后，应通过布告进行通知。通知中应包括法庭裁决，还可以包括分析人员的裁决，以及美国卫生及公共服务部部长认为适当的对事实的解释性声明。

(b) 公布可以函件、通知或布告的形式进行，也可以由美国卫生及公共服务部部长直接公布。

(c) 公布前若对法庭的判决提出上诉，则需要公开事实。

子部分 E——进口

第 1230.40 节　要求的标签信息。

任何情况下，用于进口的集装箱中应贴有标签或贴纸，且标签或贴纸中含《联邦腐蚀性毒物法案》第 2(b) 节 (1)、(2) 和 (3) 中要求的信息以及若可能会造成人身伤害，还应注明处理指导，对于非家庭使用物质，由零售商或制造商进行运输时，标签或贴纸中可不注明该类处理指导。

第 1230.41 节　集装箱交付。

集装箱在报检前不得交付给收货人，除非已经按照适当的形式对此类集装箱的全部货品价值总数和其中的职责进行了约定，经要求时，若收货人因任何原因拒绝将该集装箱送至地方海关官员保管，为了将集装箱运送出国或其他原因，收货人应将按照约定中声明作同等数量的赔付以及承担部分责任（若有），作为没有按照约定将所有集装箱按照要求返还给海关地区官员的违约赔偿金。

第 1230.42 节　发票。

进口商一履行报关手续，可在最小延迟期内获得包含集装箱和公共存储包的发票，以备地区代表进行检查。无需样品时，发票中应印有以下字样"无需样品，美国食品药品管理局，美国卫生及公共服务部，检查官员（检查官员姓名的首字母）。"

第 1230.43 节　执行。

(a) 执行代理。《联邦腐蚀性毒物法案》应由美国食品药品管理局美国卫生及公共服务部实行。

(b) 条款实施。当《联邦腐蚀性毒物法案》中的条款与进口的危险腐蚀性物质有关的时候，作为通常的惯例，将按照美国食品药品管理局美国卫生及公共服务部本地检测地区内的官员的指导实施，以及按照海关地区官员的指导实施，其作为行政官员执行有关规定，这些规定与滞留、出口、零售或此类物质的其他处理，以及约定中的不符合《联邦腐蚀性毒物法案》中的条款规定的事项有关。

(c) 作为海关官员的地方长官。地方长官将被视为执行进口规定的海关官员。

(d) 非检验室港口。(1) 在没有美国食品药品管理局行政管辖区的入关港口，海关地方官员或代理在收到预期的集装箱航运的第一份通知之日，将通过发票或报关单，通知港口所在区域的地方长官。

(2) 在收到通知之日，若无需样品，地方长官将给海关地方官员邮寄适当的通知。通知等同于在地区港口的发票中打上如下字样"无需样品，美国食品药品管理局，美国卫生及公共服务部，检查官员（检查官员姓名的首字母）。"

(3) 若需要样品，地方长官应立即通知海关地方官员。

(4) 海关地方官员应立即发送样品，并随附航运说明。

(5) 若需要每个航运集装箱中的样品，地方长官应向地方领域内港口的海关地方官员和代理提供集装箱列表，并注明所需的样品量。集装箱到达后应立即发送样品，而无需等收到专门请求后才发送。

(6) 除需要考虑通过邮寄发送通知的时间之外，非检验室港口的所有其他的特殊情况同检验室港口一样。

第 1230.44 节　样品。

在地方提出要提交样品的同一天，海关地方官员或鉴定员要通知进口商将要提取样品，集装箱必须保持密封以等待检查和分析结果的通知；若集装箱不符合《联邦腐蚀性毒物法案》的要求，必须返还给海关地方官员进行处置。海关地方官员或鉴定员可以通过单独通知或通过海关每天公布的适当布告通知向进口商发送该通知。

第 1230.45 节　无违背事项；放行。

完成对样品的检查后，若发现未违背法案相关规定，地方长官应

向进口商发送放行通知，并向海关地方官员发送该通知复件，宣
布检查结果。

第 1230.46 节　违背。

(a) 若违背《联邦腐蚀性毒物法案》，地方长官应向进口商发送及
时通知，注明违背的性质、可以提交证据的时间和地点，表明不
应拒绝集装箱进入。同时，向海关地方官员发送有关集装箱滞留
的类似通知，要求其拒绝交付集装箱，或若未按照第 1230.41 节
中的约定对集装箱给予了放行，则要求将集装箱返送给海关保管。
可根据进口商请求将提取该批航运货物的时间延迟至合理的时间
段，以允许进口商收集有效证据。

(b) 若进口商没有亲自或以书面方式在给定时间内对听讼通知进行
回复，则地方长官应向进口商一次性发出名为"二次通知及最后
通知"的二次通知，表明若不对此作出回复，则会明确告知海关
地方官员拒绝集装箱入内，并且在海关的监督下于 3 个月内将集
装箱送至境外。

第 1230.47 节　拒绝入内的集装箱。

(a) 在拒绝集装箱入内的所有情况下，在听讼结束后 1 天内，或在
发出二次通知后 3 天内进口商未出现或对此作出答复时，则地方
长官应向海关地方官员发送通知，一式两份。

(b) 收到此通知 1 天内，海关地方官员进行签名并将其中一份复件
作为通知转送给进口商，指示按照法律，必须在海关的监督下从
该日期起 30 天内将集装箱运送出境；另一份通知则作为官方记
录保存，之后作为报告返送给地方长官。任何情况下，进口商应
将通知返送给海关地方官员，并且按照提供的形式，就有关的要

求信息进行了适当验证。

第 1230.48 节　集装箱重新贴标。

(a) 若集装箱重新贴标后放行，则地方长官应直接向进口商发送通知，并抄送复本给海关地方官员。通知中应特别表述要执行的条件，以便在关于消费和仓库条目的海关约定条款下执行，这些约定包括要求符合《联邦腐蚀性毒物法案》和所有规定的条款以及其中规定的指令。通知中还应标明由进口商指定的通知人员何时对集装箱进行检验。

(b) 作为指定程序，进口商必须把上面带有验证信息的通知回告给海关地区官员和地方长官，并声明已经符合所述条件，集装箱准备在所提地点接受检验。

(c) 将通知交付给检验人员，检验后由其在通知背面对结果进行签名确认，并返送给海关地区官员或地方长官，陈述事实。

(d) 当在地方长官的监督下检验待符合的条件且完全符合时，地方长官应向进口商发送放行通知，同时向海关地方官员发送放行通知复件，宣布检查结果。若未在允许时间内对集装箱进行重新贴标，则地方长官应立即向海关地方官员发送通知，一式两份，告知检验结果。海关地方官员应立即对此进行签名，并将其中一份复本转送给进口商，然后按通常的方式进行处理。

(e) 若集装箱被扣留并要求在海关地方官员监督下重新贴标，则一旦完成重新贴标，海关地方官员应立即通知进口商集装箱已经放行。

(f) 若未在允许时间内对集装箱进行适当重新贴标，则按照法案要求贴标后进行出售或其他处置时必须受海关地方官员的监督。

(g) 若对依据法案拒绝入内、出售或处理的集装箱或在海关地方官员监督下完成重新贴标的集装箱作出最后决策时，应向地方长官发送最后决策通知，并注明日期和处理结果。

(h) 若允许进行重新贴标，放行前进口商必须就重新贴标的集装箱属性提供充分的证据。重新贴标必须在所述地点进行，并且与相似属性的其他集装箱分开。

(i) 当集装箱被运送到另一个港口重新贴标或出口时，必须按照与约定中一致的运输方式，在海关人员的确认下进行运输。

(j) 无论何时，如果集装箱被出口、出售或以其他方式处理，以及地方无可用官员的其他情况下，海关地方官员将执行检验服务。

(k) 海关地区官员和地方代表将根据本地的条件协商和分配检验服务的分摊工作。只要可行，地方官员可以执行与重新贴标有关的检验服务。

第 1230.49 节　处罚。

(a) 有关对集装箱进行处置的条件，若不符合地方长官的指示或建议，在检验后 3 日内或在法律允许的 3 个月期满内未采取任何行动的，海关地方官员应向地方长官发出通知。

(b) 收到上述通知后以及在不符合强制条件的所有情况下，为满足其直接管辖下的《联邦腐蚀性毒物法案》条款，地方长官应向海关地方官员转送他手上拥有的能表明进口商责任的证据，并给出相应的建议。

(c) 在收到建议后 3 天内，无论建议是好是坏，海关地方官员应通知进口商，出口或重新贴标的 3 个月法律期限已到，将在 30 天内就约定中的条款采取行动。

相关法规：15 U.S.C. 1261~1276。

来源：38 FR 32110，1973 年 11 月 20 日，除非另有说明。

第 1240 部分

分章 L——美国食品药品管理局依照某些其他法案执行的法规

传染病的控制

子部分 A——通用条款

第 1240.3 节　一般定义。

本部分中使用的术语含义如下：

(a) 杀菌处理。如第 1240.10 节所述，杀菌处理是指用于破坏病原体和其他生物体的方法或物质。

(b) 传染病。由传染性因子或其毒性产品造成的疾病，这些产品可以直接从受感染人体或动物使用的贮存器传播到易感宿主，或通过植物或动物宿主、载体或无生命环境进行间接传播。

(c) 传染期。病原体直接或间接从受感染人体或动物身上转移到另一受感染主体的时间。

(d) 污染物。可能含有致病微生物的一定数量的不必要物质或材料。

(e) 运输工具。运输工具指是任何陆地或航空运输机或本节第 (n) 条所定义的任何船只。

(f) 废物。(1) 因在房屋、饭店、酒店、厨房和类似设施内处理、制备或消费食品而产生的伴有天然水分含量的固体动植物废料，或 (2) 任何其他含有猪肉的食物残渣。

(g) 潜伏期。易受感染的人中植入疾病有机体到出现疾病临床症状之间的时期。

(h) 州际运输。(1) 任何运输人员或物品的行为，包括在整个州或属地中进行运输的部分运输行为，

(i) 起点在一个州或属地，终点在另一个州或属地，或

(ii) 起点和终点在同一个州或属地，但是途经其他州、属地或邻近国家。

(2) 州际运输不包括以下方面：

(i) 任何仅为了卸载从外国运送的人员或财产，或将人员或财产运送到外国的运输工具的运动。

(ii) 任何仅为了进行自身维修、重建、修复或贮存的运输工具的运动。

(i) 牛奶。牛奶是本章第 131.110 节中定义的产品。

(j) 奶制品。这种食品是专门或主要是由乳状分泌物制取的，而这

种乳状分泌物是从一个或一个以上的健康产奶动物中获得，如奶牛、山羊、绵羊、水牛，包括但不限于下列制品：低脂牛奶、脱脂牛奶、奶油、一半乳一半乳脂的乳产品、奶粉、脱脂奶粉、干奶油、浓缩或提炼的牛奶制品、培养或酸化的牛奶或奶制品、克菲尔、蛋蜜乳、酸奶、黄油、奶酪（未被法规特别豁免）、乳清、浓缩乳清或乳清粉或乳清制品、冰淇淋、冰牛奶、其他冷冻的乳制甜点和通过使用酶、溶剂、热力、压力、冷却、真空、基因工程、分馏或其他类似方法改变牛奶、奶油或乳清的化学或物理特性获得的产品，以及通过添加或减去乳脂或添加安全和合适的任选成分（蛋白质、维生素或矿物质强化品）制成的产品。

(k) 最低限度加热处理。将废物中的所有物质加热至沸腾温度，并于该温度下至少保持 30 分钟。

(l) 属地。美国的任何属地，包括波多黎各和维尔京群岛。

(m) 饮用水。符合 40 CFR 第 141 部分中所述的环境保护局《初级饮用水条例》标准和本部分及本章第 1250 部分美国食品药品管理局卫生法规要求的水。

(n) 州。任何州、哥伦比亚特区、波多黎各和维尔京群岛。

(o) 用具。包括在贮存、准备或服务期间与食物或饮料接触的任何厨具、餐具、玻璃器皿、刀具、集装箱或设备。

(p) 船舶。任何客运船、货船或拖船，下列情况除外：

(1) 渔船，包括捕捉贝类等水生动物的船只；

(2) 仅在当地特定港口和毗邻水域运作的拖船；

(3) 无需自力推进的驳船；

(4) 建筑设备船艇和疏浚船；以及

(5) 砂石砾石疏浚和处理用船艇。

(q) 水站。运输中可以从此处装满饮用水的特定地方或供水船。

(r) 软体贝类。可食用的各种新鲜或冷冻的牡蛎、蛤、贻贝、扇贝或其中可食用的部分，完全由脱皮内收肌组成的产品除外。

(s) 证书编号是贝类控制权威机构分配给软体贝类加工者的由字母和数字组成的唯一编号。

(t) 贝类控制权威机构指联邦、州或外国机构或君主统治的部落政府，依法负责管理包括以下活动的项目，如划分软体贝类生长区域、实施软体贝类捕获控制以及对软体贝类加工者进行认证。

(u) 标牌指捕获者或加工者在装贝类原料集装箱中粘贴的捕获信息记录。

第 1240.10 节　有效的杀菌处理。

无论何时，依据本部分条款，必须进行杀菌处理，应使用以下列出的一种或多种方法进行杀菌处理：

(a) 将用具或设备于至少为 170 °F 的清洁热水中浸泡至少 2 分钟，或于沸水中浸泡半小时；

(b) 用具或设备浸入微温的氯水中保持至少 2 分钟，若使用次氯酸盐，则该氯水中包含的有效氯浓度至少为 50 mg/L，若使用氯胺，就要有能够达到同样杀菌强度的氯浓度；

(c) 用具或设备暴露于蒸汽柜中，条件为：至少 170 ℉下暴露至少 15 分钟或 200 ℉下至少暴露 5 分钟；

(d) 用具或设备暴露于温度至少为 180 ℉的烤炉或热气烘箱中并保持至少 20 分钟；

(e) 若用具或设备的设计或安装不适用于浸泡或暴露，应在合适温度下或以上指定的氯溶液中通过下列方法来处理一段时间：(1) 从管道里喷射出来的炙热蒸汽处理，(2) 沸水冲洗，(3) 氯溶液喷射或擦洗；

(f) 经运输或经营者申请，通过食品药品理事认定，能够有效阻止传染病传播的新方法。

子部分 B——管理程序

第 1240.20 节　检验后证书的颁发与公布。
食品药品理事依据本部分或第 1250 部分进行检验，并基于检验结果颁发证书。运输中应将证书贴在醒目位置。

第 1240.30 节　当地控制不当情况下所采取的措施。
食品药品理事确定任何州或属地（包括行政区划）的卫生机构采取的措施不足以预防传染病从一个州或属地传播到其他州或属地时，可以采取他认为合理且必需的措施来预防疾病传播，包括检验、烟熏、杀菌、搞好公共卫生、消灭害虫以及消除认为属于感染源的动物或物品。

第 1240.45 节 疾病的报告。

当从事于州际运输的船长或运输负责人，遇到有可能会发展为传染疾病的情况或怀疑有这种情况时，在切实可行的情况下，应在下一个港口停靠驻留，通知当地卫生局，并根据当地卫生局的指导，采取措施来阻止疾病传播。

子部分 C [保留]

子部分 D——有关州际运输的特殊管理决定

第 1240.60 节 软体贝类。

(a) 州际运输中，任何人不得提供运输或运输以下情况下的软体贝类，即以不卫生的方式处理或保存，或生长地污染严重，因为这些软体贝类可能会成为外来因子，其运输可能会导致将传染病从一个州或属地传播到另一个州或属地。

(b) 所有贝类原料应带有这样的一个标牌，标牌中注明捕获日期和地点（按照州和地区）、贝类类型和数量以及捕获人（即贝类控制权威机构分配给捕获人的识别号，或适当情况下，若未分配识别号，可以为捕获人名称或捕获人船只名称或注册号）。散装贝类原料的装运可随附载货清单或包含相同信息的类似装运文件，以替代该标牌。

(c) 装有去壳软体贝类的所有集装箱应带有这样的标签，即标签中明确软体贝类包装者或再包装者的名称、地址和证书编号。

(d) 若软体贝类不带所述标牌、装运文件或标签或标牌、装运文件
或标签中不含本节 (b) 和 (c) 段要求的信息，将进行没收或拒绝入
内并销毁。

第 1240.61 节　对所有进行最终包装的、用于人直接消耗的牛奶和奶制品，强制规定使用巴氏灭菌法。

(a) 除了规章中提供的某些可以选择高温杀菌方法（比如本章中第
133 部分的加工处理某些乳酪）之外，装在最终包装里，用于人
直接消耗的牛奶和奶制品，除非已经进行了巴氏灭菌，或乳产品
组成成分（牛奶和奶制品）都进行了巴氏灭菌，否则任何人不得
在州际贸易中供给或销售这些产品，也不允许以别的方式分发，
或装运后以销售或其他分发为目的进行保留。

(b) 除本节 (c) 和 (d) 段中提供的之外，"巴氏灭菌法""巴氏灭菌"
和相似术语指的是在适当设计和操纵的设备中将牛奶和奶制品中
的每个颗粒加热至下表中列出的其中一个温度并在该温度下或高
于该温度下至少保持相应的规定时间的过程。

温度	时间
145 ℉（63 ℃）[1]	30 分钟
161 ℉（72 ℃）[1]	15 秒钟
191 ℉（89 ℃）	1 秒钟

[1] 若奶制品中的脂肪含量为 10% 或以上，或含有额外的甜料，则指定的温度将
升高 5 ℉（3 ℃）。

温度	时间
194 ℉（90 ℃）	0.5 秒钟
201 ℉（94 ℃）	0.1 秒钟
204 ℉（96 ℃）	0.05 秒钟
212 ℉（100 ℃）	0.01 秒钟

(c) 蛋蜜乳应至少加热到以下温度以及保持相应的时间：

温度	时间
155 ℉（69 ℃）	30 分钟
175 ℉（80 ℃）	25 秒钟
180 ℉（83 ℃）	15 秒钟

(d) 本节 (b) 和 (c) 段均不得解释为禁止使用美国食品药品管理局认可的在破坏具有公共卫生意义的微生物有机体方面同样有效的任何其他巴氏杀菌过程。

第 1240.62 节　州内和州际龟贸易要求。

(a) 定义本节中使用的术语"龟"包括如海龟、乌龟、水龟和所有其他龟鳖目动物、爬行类动物的所有动物，海洋物种（Dermachelidae 和 Chelonidae 系列）除外。

(b) 销售；一般禁止。除本节另有规定外，能孵出小龟的龟蛋、活着的甲壳长度不足 4 英寸的龟，不允许被销售、以销售为目的进行保留，或者提供用于其他类型的贸易或公共分销。

(c) 例外。本节条款不适用于以下情况：

(1) 以真实的科学研究、教育、展览为目的而非作为宠物时可允许出售、出于出售目的而进行保留以及分销活龟和能孵出小龟的龟蛋。

(2) 不与商业挂钩时可允许出售、出于出售目的而进行保留以及分销活龟和能孵出小龟的龟蛋。

(3) 预期仅用于出口时可允许出售、出于出售目的而进行保留以及分销活龟和能孵出小龟的龟蛋，装运包装外面明显标有"仅用于出口"。

(4) 海龟和龟蛋，不符合本节 (a) 段条款中的规定。

(d) 申请。无论是自己主动，还是代表其他感兴趣的提交了申请的人，食品药品理事可发表修订本规定的建议。这类申请中应包含充分的事实基础来支持本申请，若理由充分，则会发布。请求此类规定的申请，即修订该法规的申请应寄送至美国食品药品管理局公文管理部，5630 Fishers Lane, rm.1061, Rockville, MD 20852。

第 1240.65 节　鹦鹉。

(a) 术语"鹦鹉"包括所有大家通常知道的一些动物，比如八哥、亚马逊鹦鹉、墨西哥双头鹦鹉、非洲灰鹦鹉、美冠鹦鹉、金刚鹦鹉、长尾小鹦鹉、牡丹鹦鹉、吸蜜鹦鹉和所有其他的鹦鹉科鸟类。

(b) 任何人不得在州际运输中运输鹦鹉或提供鹦鹉运输，除非装运中随附目的地州卫生部需要的州卫生部颁发的许可证。

(c) 无论什么时候，当卫生局局长发现任何区域的鹦鹉和人感染了鹦鹉热，并且鹦鹉热有传播的危险和危及这一区域公众的健康时，应将这一区域宣布为感染区域。之后，在卫生局局长确定这一区域的鹦鹉热没有传播危险前，在州际运输中，任何人不得从这一区域运输鹦鹉或提供鹦鹉运输，除非是出于医学研究目的且经卫生局局长批准，并且还要有卫生局局长出具的许可证。本段中使用的术语"地区"包括但不限于特定场所或建筑。

第 1240.75 节　废物。

(a) 州际运输中，任何人不得运输、接收废物或提供废物运输服务，且在对废物进行最低限度热处理前不得将该废物喂养猪。

(b) 州际运输中运输废物的任何人不得向有这意图或习惯将废物喂养猪的人交付未经最低限度热处理的废物。

子部分 E——饮用水的来源与使用

第 1240.80 节　饮用和烹调用水的基本要求。

除本章第 1250.84 节 (b) 段中提到的情况外，只有从事州际运输的操作人员提供可用的饮用和烹调水。这些水应该是从食品药品理事批准的水站获得，或者若为在运输中进行处理的水，则处理方法应为食品药品理事批准的方法。

第 1240.83 节　水站的批准。

(a) 若符合以下条件，则食品药品理事应批准将其作为水站：(1) 水源符合 40 CFR 第 141 部分中规定的环境保护局《初级饮用水条例》标准，(2) 水输送方法、设施或输送周围的卫生条件可以预防传染病的引入、传播或扩散。

(b) 食品药品理事批准或不批准其作为水站的依据是基于州卫生部或邻近国家卫生机构代表进行的调查结果。

(c) 若未批准成为水站，则在以下情况下食品药品理事可批准临时使用，即根据他的判定，可以预防传染病的引入、传播或扩散。

(d) 一经食品药品理事要求，运输操作人员应提供他们使用的水站的有关信息。

第 1240.86 节　码头水域的保护。

只有能够预防船上的水回流到码头的情况下，州际运输中的船只才能在不可饮用水域和码头可饮用水域之间运行。

第 1240.90 节　运输中的水处理批准。

(a) 如果可以通过经特殊设计和操作的器械产生可饮用水，食品药品理事应批准这种水处理方法。

(b) 食品药品理事批准或不批准这种水处理方法的依据是基于州卫生部或邻近国家卫生机构代表进行的调查结果。

(c) 在船只中进行处理的水应相对远离污染物和污染区域。

第 1240.95 节　供水船的卫生条件。

只有供水船上的储水罐、水管和其他附属物（用来装载、运输、传送饮用水和烹调用水的），经过食品药品理事批准的情况下，州际运输中船只才能从该供水船上获得水，用来饮用和烹调。

相关法规：42 U.S.C. 216、243、264、271。

来源：40 FR 5620，1975 年 2 月 6 日，除非另有说明。

第 1250 部分

分章 L——美国食品药品管理局依照某些其他法案执行的法规

州际运输公共卫生

子部分 A——通用条款

第 1250.3 节 定义。

本部分所用术语具有以下含义：

(a) 细菌处理。正如本章第 1240.10 节所述，杀菌处理是指用于破坏病原体和其他生物体的方法或物质。

(b) 传染疾病。由传染性因子或其毒性产物造成的疾病，这些产品可以直接从受感染人体或动物使用的贮存器传播到易感宿主，或通过植物或动物宿主、载体或无生命环境进行间接传播。

(c) 传染期。病原体直接或间接从被感染人体或动物身上转移到另一被感染主体的时间。

(d) 污染物。可能含有致病微生物的一定量的有害物质。

(e) 运输工具。运输工具是指任何通过陆地或航空的运载工具或任何在本节第 (m) 条所定义的运输船只。

(f) 现有船舶。任何在本部分规定生效之日前建造的船舶。

(g) 垃圾。(1) 因在房屋、饭店、酒店、厨房和类似设施内处理、制备或消费食品而产生的伴有天然水分含量的固体动植物废料，或 (2) 任何其他含有猪肉的食物残渣。

(h) 州际交通。(1) 任何运输活动或人员或财产的运送活动，包括完全在某一州或领土内进行的任何此类运动或运输，(i) 从某一州或领土内一个位置（起点）到任何其他州或领土某一位置（目的地）的运动或运输，或 (ii) 同一州或领土内起点和目的地之间的运动或运输，但是穿过任何其他州、领土或邻近国家。

(2) 州际交通不包括以下方面：

(i) 任何仅为了卸载从外国运送的人员或财产，或将人员或财产运送到外国的运输工具的运动。

(ii) 任何仅为了进行自身维修、重建、修复或贮存的运输工具的运动。

(i) 领土。美国的所有属地，包括波多黎各和维尔京群岛。

(j) 饮用水。符合 40 CFR 第 141 部分中所述的环境保护局《初级饮用水条例》标准和本部分及第 1240 部分美国食品药品管理局卫生法规要求的水。

(k) 州。任何州、哥伦比亚特区、波多黎各和维尔京群岛。

(l) 用具。包括在贮存、准备或服务期间与食物或饮料接触的任何厨具、餐具、玻璃器皿、刀具、集装箱或设备。

(m) 船只。任何客运船、货船或拖船，下列情况除外：

(1) 渔船，包括捕捉贝类等水生动物的船只；
(2) 仅在当地特定港口和附近水域运作的拖船；
(3) 无需自力推进的驳船；
(4) 建筑设备船艇和疏浚船；以及
(5) 砂石砾石疏浚和处理用船艇。

(n) 洗涤用水。除饮用水和烹饪用水之外的家用水，以及医疗保健用水，不包括水疗。

(o) 水生贝类产品。任何新鲜、冷冻或不完全煮熟的已脱壳或未脱壳牡蛎、蛤蜊或贻贝，以及任何新鲜、冷冻或不完全煮熟的类似可食用产品。

子部分 B——陆路和航空运输工具及船运食品供应卫生

第 1250.20 节　适用性。

所有从事州际交通的运输工具应符合本部分和本章第 1240.20 节规定的要求。

第 1250.21 节　检验。

食品药品理事可能会检验该运输工具，确定其是否符合本部分和
本章第 1240.20 节规定的要求。

第 1250.22 节　一般要求。

运输工具上供应的所有食品和饮料应清洁、健康、未腐败，并且
应按照本部分和本章第 1240.20 节规定的要求进行制备、贮存、
处理和供应。

第 1250.25 节　食品和饮料的来源确定和检验。

(a) 交通工具运营商应在食品药品理事的要求下，确定供应商、分
销商或经销商已采购或正在采购的食品的来源，包括牛奶、流质
奶制品、冰淇淋和其他冷冻甜点、黄油、奶酪、瓶装水、三明治
和盒装午餐。

(b) 食品药品理事可能会检验此类食品供应来源，确定其是否符合
本部分和本章第 1240.20 节规定的要求，并且可以利用国家卫生
部门或毗邻国家卫生部门代表对这些来源的检验结果。

第 1250.26 节　特殊食品要求。

运输工具上供应或出售的牛奶、流质奶制品、冰淇淋和其他冷冻
甜点、黄油、奶酪和贝类产品应符合以下要求：

(a) 牛奶和流体奶制品包括奶油、酪乳、脱脂奶、牛奶饮料和复原
乳应采购于经食品药品理事批准的供应来源并且均已进行巴氏杀
菌。食品药品理事应核准生产、加工和分销牛奶或流质奶制品的
任何来源，防止引入和传播传染病。如果牛奶或流质奶制品的供
应来源尚未获得批准，食品药品理事可根据这些供应来源是否满

足能防止引入和传播传染病的必要条件来自行判断其是否可以暂时供应相关食品。牛奶和流质奶制品容器上的标签应明确标识产品类别、"经巴氏杀菌"字样以及包装地点名称和地址，也可以使用代码代替地址。

(b) 冰淇淋、其他冷冻甜点和黄油应使用经巴氏杀菌或当量热处理的牛奶或奶制品进行制备。

(c) 奶酪应 (1) 经巴氏杀菌或当量热处理，(2) 使用经巴氏杀菌或当量热处理的奶制品进行制备，或 (3) 在温度不低于 35 ℉的条件下固化 60 多天。

(d) 牛奶、奶酪和牛奶饮料应按经销商提供的原包装或散装集装箱进行供应，后者应配有分配装置，其设计、建造、安装和维修方式应可以防止疾病传播。

(e) 在任何运输工具上进行供应的贝类产品应采购于目前由公共卫生署列出的经销商，这些经销商应持有国家当局颁发的未过期和未撤回的证书。

(f) 在脱壳工厂购买脱壳贝类产品时，此类产品应封装于相应包装中并且可以保存直至食用。国家名缩写和包装机证书编号应永久标记在相应包装上。

第 1250.27 节　易腐食品的贮存。

所有易腐食品或饮料应存放在 50 ℉或更低的温度条件下，除非准备或保持加热供顾客食用。

第 1250.28 节　可食用冰块的来源和处理方法。

并非在运输工具上制造的食品或饮料用冰块应采购于由卫生主管部门批准的供应来源。在存放和处理所有食品或饮料用冰块时应避免污染。

第 1250.30 节　食品准备、供应或贮存场所的建造、维修和使用。

(a) 食品准备、供应或贮存的所有厨房、餐具室、食品室和其他场所应充分采光和通风：不过，冷藏库则不要求通风。所有这些准备、供应或贮存食品的场所在建造和维修时应保持清洁、没有苍蝇、啮齿动物和其他害虫。

(b) 这些场所均不得用作睡眠区或生活区。

(c) 水压、水量、水温均合格的用水应可用于所有房间供食品准备和餐具清洁。

(d) 所有管道的设计、安装和维修应能防止供水、食品和食品餐具受到污染。

第 1250.32 节　食品处理操作。

(a) 应完成所有食品处理操作，尽量减少食品、饮料或餐具污染的可能性。

(b) 所有人员在处理食品、饮料、餐具或设备时双手应保持清洁。

第 1250.33 节　餐具和设备。

(a) 所有用于准备、贮存和供应食品或饮料的餐具和食品餐具清洁工作台面的构造应易于清洁和自排水，并且应保养完好。应提供足够多的设施工具供食品和饮料准备过程中所使用的所有多用途饮食餐具和设备的清洁和杀菌处理。应在适当位置设置指示温度计，用于确定热水温度并在适当时间和地点将其用作杀菌剂。

(b) 所有多用途饮食餐具应在温水中彻底清洗并在每次使用后进行有效杀菌处理。其他所有食品和饮料用餐具应在每日使用后立即进行类似处理。所有设备应保持清洁。

(c) 在杀菌处理后，餐具应在再次使用前以防止污染的方式进行贮存和处理。

第 1250.34 节　制冷设备。

每台冰箱都应配有一支温度计，位于该冰箱的最暖位置。冰箱、制冷设备和冷藏间的废水管道安装应能防止污水回流。

第 1250.35 节　食品处理人员的健康。

(a) 不得允许任何已知或怀疑处于传染期的人员或任何传染病携带者准备、处理或供应水、其他饮料或食品。

(b) 任何已知或怀疑患有胃肠道紊乱或者身体暴露部位有开放性病变或感染伤口的人员均不得从事食品或饮料的准备、处理或供应。

第 1250.38 节　食品处理人员的洗手间和盥洗室设施。

(a) 应提供经适当设计和施工的洗手间和盥洗室设施，供食品处理人员使用。铁路餐车盥洗室设施应符合第 1250.45 节的要求。

(b) 应在洗手间设施内张贴指示标识，提醒食品处理人员清洗双手。

洗手设施应包括肥皂、卫生巾和冷热自来水或温自来水代替冷热自来水。

(c) 所有卫生间应保持清洁状态。

第 1250.39 节　垃圾设备及布置。

应使用具有密封盖的防水、易清洁的非吸收性容器存放垃圾。垃圾和废物必须按时根据切实可行的方式进行处理。

子部分 C——陆路和航空运输工具上的设备及操作

第 1250.40 节　适用性。

州际交通用陆路和航空运输工具上的卫生设备和设施以及这些设备和设施的使用应符合本部分规定的要求。

第 1250.41 节　施工布置图提交。

此类运输工具的卫生设备或设施的建设或重大重建计划应提交给食品药品理事进行审查，由其审核该计划是否符合本部分规定的要求，如果业主或经营者为正在重建中的运输工具作出的安排使得食品药品理事确定此类运输工具符合这些要求，则不需要提交任何正在重建中的运输工具的计划书。

第 1250.42 节　水系统；恒温瓶。

(a) 对于压力型或重力型水系统，从填装口到排水龙头组件应完全封闭，除受保护的通气口除外。水系统应能防止回流。

(b) 所有新铁路运输工具的两侧和经过重大维修的现有运输工具上应提供配有水箱的灌装管道或连接管道。所有灌装连接管道应易于清洁且安装位置和保护措施应能尽量减少供水污染危险。

(c) 在所有新建或重建运输工具上，水冷却器应是封闭系统的组成部分。

(d) 如果在餐车和其他运输工具上使用过滤器，只有该装置的操作和维修方法能够始终防止水污染的情况下，才可允许使用水过滤器。

(e) 饮用水贮存或分配用恒温瓶和其他容器应始终保持清洁，并且应经常进行有效杀菌处理，防止贮存和分配用水受到污染。

第 1250.43 节　冰块。
冰块不得与冷却器或恒温瓶中的水接触。

第 1250.44 节　饮水器具和盥洗用品。
(a) 任何运输工具上不得提供可供多人使用的杯子、玻璃杯或其他饮水用具，除非在每次使用后经彻底清洁并经有效杀菌处理。

(b) 不得提供可供多人使用的毛巾、梳子或牙刷。

第 1250.45 节　铁路运输工具上的食品处理设施。
(a) 今后建造或重建的车厢厨房和餐具室都应配有双水槽，其中一个水槽的尺寸和深度应足以允许在杀菌处理过程中完全浸泡一篮盘子；在餐具室内，洗碗机可以代替双水槽。如果使用化学制品进行杀菌处理，则应提供三隔室水槽。

(b) 应提供一种可供洗涤和处理食品或饮料用碎冰的水槽，且不得将其用于其他用途。

(c) 每辆餐车上应提供供餐车人员使用的盥洗室设施。此类设施位置应便利易找并且仅用于洗手和洗脸，但是，如果今后在餐车上建造或重建的厨房和餐具室彼此分开或隔开，使得彼此间的自由通行受到阻碍，则应该分别在厨房和餐具器内提供盥洗室设施。

(d) 本节第 (c) 条规定的洗手间和盥洗室设施均未设在餐车上，因此应在餐车上提供盥洗室供员工使用。盥洗室位置应便利易找且仅用于相应用途。

第 1250.49 节　运输工具的清洁度。

在运输过程中，运输工具内部应保持清洁、无苍蝇和蚊子。内部含有害虫的运输工具应停止使用，直到对害虫造成的破坏进行有效处理。

第 1250.50 节　洗手间和盥洗室洗设施。

如果运输工具上提供洗手间和盥洗室设施，则其设计应允许随时对其进行清洁处理。在未配有盥洗设施的运输工具上，洗手间漏斗的设计和安装位置应能防止注水管或消防栓液体飞溅。

第 1250.51 节　铁路运输工具；废物排放。

(a) 新铁路运输工具。人类排泄物、垃圾、废水或其他污染物质应不得从任何新铁路运输工具上排出，除非在经食品药品理事批准的服务区。除了保留在经批准的服务区等待排出外，人类排泄物、垃圾、废水或其他经适当处理以防止传染病传播的污染物质可能会从这些运输工具上排出，但车站除外。就本节而言，"新铁路运输工具"是指在 1972 年 7 月 1 日以后首次投入使用的任何运输工具，"废水或其他污染物质"不包括饮用水龙头或盥洗室设施排水。

(b) 非新铁路运输工具。1977 年 12 月 31 日之后，除非在经食品药品理事批准的服务区，人类排泄物、垃圾、废水或其他污染物质应不得从任何铁路运输工具上排出，但根据本节第 (f) 条获得延期的客运运输工具除外。除了保留在经批准的服务区等待排出外，人类排泄物、垃圾、废水或其他经适当处理以防止传染病传播的污染物质可能会从这些运输工具上排出，但车站除外。"废水或其他污染物质"不包括饮用水龙头或盥洗室设施排水。

(c) 洗手间。当运载乘客的铁路运输工具在车站或服务区内时，除非提供防止该区域或车站污染的手段，否则应保持洗手间锁定。

(d) 提交年度报告。每家铁路公司应提交一份符合本节第 (b) 条的关于交通工具改造成就的年度报告（地址：FDA, 食品安全和应用营养中心 (HFS–627), 5001 Campus Dr., College Park, MD 20740）。年度报告应在所提交的一份报告表明公司的运输工具 100% 符合本节第 (b) 条的要求时提交；如果报告表明运输工具不符合本节第 (b) 条的要求，则应在收到该报告之后提交年度报告。每家铁路公司在 1974 年 12 月 31 日之前应有不少于 10% 的非客运运输工具符合本节第 (b) 条的要求、在 1975 年 12 月 31 日之前应不少于 40%、在 1976 年 12 月 31 日之前应不少于 70%。1977 年 12 月 31 日之后，除了根据本节第 (f) 条获得延期的客运运输工具之外，所有正在运营中的运输工具均应符合本节第 (b) 条的要求。

(e) 年度报告要求。本节第 (d) 条要求的年度报告应在每年年末（公历年）前的 60 天内提交。每份报告应至少包含以下信息：

(1) 公司名称和地址。
(2) 公司首席营运官的姓名、职务和地址。

(3) 公司指定直接负责本节内容要求的人员的姓名、职务、地址和电话号码。

(4) 一份关于所有在 1972 年 7 月 1 日以后投入使用并符合本节要求的新铁路运输工具的声明。

(5) 一份完整真实的叙述性声明，解释不符合规定的非新运输工具翻新不完全的原因（如果不完全）。

(6) 一份关于截止到报告日符合本节规定的翻新废物排放设施的运输工具百分比以及预计在次年 12 月 31 日之前完成翻新的运输工具百分比的声明。

(7) 表格报告具有以下列标题：设备类型，例如机车、守车、客车以及其他任何设有洗手间的运输工具；每辆运输工具上的洗手间数量；每种设备类型的正在运行设备数量；以及每年 12 月 31 日之前完成翻新的设备数量，直到 100% 符合本节的规定。

(f) 变动和延期——(1) 变动。经铁路公司提出申请后，食品安全和应用营养中心主任可能会在有必要做出相关变动时对本节第 (d) 条规定的关于非客运运输工具的合规进度表做出变动，防止铁路公司的运营受到巨大冲击。这种变动不得影响本节第 (d) 条规定的最终合规期限。

(2) 延期。经铁路公司提出申请后，如果铁路公司无法完成相关规定且铁路公司的运营不会受到巨大冲击，食品安全和应用营养中心主任可能会延长铁路公司旗下客运运输工具满足本节第 (b) 条规定的时间，即在 1977 年 12 月 31 日之后满足相关规定。

(3) 变动或延期申请。变动或延期申请应提交至：FDA，食品安全和应用营养中心，州际旅行卫生子计划管理者，HFF-312，5001 Campus Dr., College Park, MD 20740，并且申请资料应包括以下信息：

(i) 拟议变动本节第 (b) 条或第 (d) 条要求的详细说明。

(ii) 一份报告，关于当前日期到所请求的变动或延期日期并且包含本节第 (e) 条所要求的信息。

(4) 变动和延期管理。(i) 食品安全和应用营养中心主任将会向铁路公司提供一份授予或拒绝变动或延期的书面通知。变动授予通知将说明对本节第 (d) 条中提供的合规进度表做出的经批准变动。延期授予通知将说明满足本节第 (b) 条规定的最后日期。

(ii) 关于变动和延期申请的公共档案、处理结果以及有关未决事宜的资料将会保留在公文管理部，5630 Fishers Lane, rm.1061, Rockville, MD 20852。

(iii) 在按照本章第 16 部分通知铁路公司获得听证机会之后，如果食品安全和应用营养中心主任确定需要撤销变动或延期来保护公众健康，则可能会在进度终止之前撤销变动或延期。

第 1250.52 节　公路运输工具上的废物排放。
不得从公路运输工具上排放排泄物、垃圾或废水，但经食品药品理事批准的服务区除外。

第 1250.53 节　航空运输工具上的废物排放。
不得从任何航空运输工具上排放排泄物或垃圾，但经食品药品理事批准的服务区除外。

子部分 D——陆路和航空运输工具服务区

第 1250.60 节　适用性。

州际交通用陆路和空中交通工具应仅能使用经食品药品理事批准
且符合本部分规定要求的美国境内服务区。

第 1250.61 节　审批。

食品药品理事可能会通过检验任何此类服务区来决定是否给予批
准。该理事可能会根据国家卫生部门代表的调查结果给予批准或
拒绝批准。

第 1250.62 节　施工布置图提交。

服务区的卫生设施建设或重大重建计划应提交给食品药品理事进
行审查，由其审核该拟议设施是否符合本部分的要求。

第 1250.63 节　一般要求。

服务区应设有所有必要卫生设施，其运作和维修方式应能防止传
染病的传播。

第 1250.65 节　排水。

用于将水或食品装载至运输工具上或从其上卸载水或食品的所有
站台和其他服务区应充分排干废水以防止积水。

第 1250.67 节　注水设备。

(a) 一般要求。对于服务区的所有管道系统、消防栓、水龙头、软
管、水桶以及向运输工具输送饮用水和烹饪用水所需的其他配件
装置，其设计、建造、维修和运作方式应能防止水污染。

(b) 非饮用水出水口。非饮用水出水口应配有不同于饮用水出水口的配件，并且每个非饮用水出水口应贴有永久标志，警告此水不适合饮用。

(c) 冰块。如果将散装冰块用于冷却饮用水或其他饮料或用于食品保鲜，则应在运输工具提供可避免传染病传播的设备来贮存、洗涤、处理和输送散装冰块，而且这些设备不得用于其他用途。

第 1250.70 节　员工便利。

(a) 陆路和航空运输工具的服务、维修和清洁地点或区域附近应设有洗手间、卫生间、储物柜和其他必要的卫生设施以方便工作人员使用。这些设施应始终保持清洁卫生条件。

(b) 在食客不在火车上但车上有乘务员的情况下，应在适当的距离但不超过距离此类食客 500 英尺的范围内为乘务员提供足够的卫生间设施。

(c) 饮水机和冷却器应由防水、非氧化材料制成，并且其设计和构造应易于清洁。饮水机喷嘴应为倾斜结构，喷嘴孔口应使用防护罩保护，防止孔口液体受到污染。此类喷嘴孔口应位于槽面边缘上方足够远的距离以防止回流。

第 1250.75 节　人类排泄物处理。

(a) 服务区以及陆路和航空运输工具车站的运作方式应能防止人类排泄物对这些区域和车站造成污染。

(b) 厕卫垃圾应通过卫生污水管道或其他方法进行处理，并确保对这些垃圾进行卫生处理。所有排泄物罐和可拆卸容器应在重新使

用前彻底清洁。用于清洁此类容器和冲洗不可拆卸容器和垃圾车
的设备应能防止污水回流到水管线中，且此类设备不得用于处理
食物、饮用水或冰块等相关工作。

(c) 所有处理人类排泄物罐或其他容器的人员必须使用肥皂和温水
彻底清洗双手，并在装载、卸载、运输或处理食品、饮用水或冰
块等相关工作之前，必须脱掉沾有此类废物的衣物。

第 1250.79 节　垃圾处理。

(a) 应使用具有密封盖的防水、易清洁的非吸收性容器存放垃圾。

(b) 应提供垃圾桶清洗和排水设施。

(c) 垃圾桶应每天清空，并在重新使用前彻底清洗。

子部分　E——船舶上的卫生设施和条件

第 1250.80 节　适用性。

州际交通用船舶上的卫生设施和卫生条件应符合本部分规定的要
求，但不得对现有船舶造成重大的结构改变。

第 1250.81 节　检验。

食品药品理事可能会检查这些船舶来确定其是否符合本部分的
要求。

第 1250.82 节　饮用水系统。

用于贮存和分配符合本章第 1240.80 节要求的饮用水的船舶水系
统必须满足以下条件。

(a) 饮用水系统包括灌装软管和管线、泵、水箱和分配管应不同于其他水系统且独立安装，并且不得用于其他目的。

(b) 所有饮用水箱应独立于存放非饮用水或其他液体的水箱。所有饮用水箱应独立于船舶外壳，除非 (1) 水箱底部至少高出最大满载水线 2 英尺，(2) 外壳接缝处采用连续焊接，(3) 在构成水箱壳体的外壳中没有铆钉。如果水箱没有开孔或检查口或铆钉，则可以使用甲板作为水箱的顶部并且接缝处采用连续焊接。在构成水箱顶部的甲板部位上面不得立即安装洗手间或小便池。所有饮用水箱应位于舱底上方的足够高度处，以便排水和防止淹水。

(c) 如果水箱上配有人孔、溢流口、通风口或测量水深的装置，则每个饮用水箱都应设有排水设备，并且应制定相关规定防止任何污染物质进入水箱。任何输送非饮用水或液体的甲板或卫生排水管或管道都不得通过该水箱。

(d) 水箱和管道应具有明确的识别标记。

(e) 饮用水系统和任何其他系统之间不得有回流或交叉连接。将饮用水输送到任何固定装置、仪器或设备的管道和配件应以防止回流的方式安装。从饮用水系统任何部分（包括处理设备）将废水引流到排水管的废水管应有适当的防回流措施。

(f) 每当食品药品理事找到此类处理方法有助于防止传染病引入、传播或扩散时，水系统应保持清洁、消毒和冲洗状态。

第 1250.83 节　处理前蓄水。

为获得本章第 1240.90 条规定的处理设施的安装批准，必须符合以下关于在船舶上于处理前蓄水的要求。

(a) 所有水箱均应无明显渗漏，无论是独立安装的水箱，还是由船舶外壳、甲板、水箱顶部或与其他水箱共用的隔板构成的水箱。

(b) 不得有卫生排水管通过水箱。

(c) 水箱应有足够的保护装置，防止舱底水或高度污染水回流和排放至水箱中。

第 1250.84 节　厨房和医疗保健用水。

(a) 除了在饮用水贮存不足的情况下，厨房和餐具室内都应供有冷、热饮用水，也可将非饮用水泵送至厨房进行甲板清洗和进行与垃圾处理相关的工作。任何通过排放非饮用水进行甲板清洗的水龙头在安装时其位置不得超出甲板 18 英寸，并须明确标示"仅甲板清洗用"。

(b) 对于在本部分规定的生效日期之前已经使用经热处理的洗涤用水来清洗餐具的现有船舶，如果采取相应控制措施来确保在经加热器加热的水至少有 170 ℉，则可以继续使用此类用水。

(c) 医疗护理处应供有冷、热饮用水，用于洗手和医疗保健，不包括水疗。

第 1250.85 节　饮水机和冷却器；冰块；恒温瓶。

(a) 饮水机和冷却器应由防水、非氧化材料制成，并且其设计和构造应易于清洁。饮水机喷嘴应为倾斜结构，喷嘴孔口应使用防护罩保护，防止孔口液体受到污染。此类喷嘴孔口应位于槽面边缘上方足够远的距离以防止回流。

(b) 冰块不得与冷却器或恒温瓶中的水接触。

(c) 饮用水贮存或分配用恒温瓶和其他容器应始终保持清洁，在每次使用后应进行有效杀菌处理，并且杀菌间隔不超过一周。

第 1250.86 节　制冰用水。

只能通过将饮用水泵送至冰箱来制作饮用水和烹饪用冰块。

第 1250.87 节　洗涤用水。

正如第 1250.3 节 (n) 条的规定，如果船舶上安装的洗涤用水系统不符合第 1250.82 节规定的饮用水系统要求，此类系统的结构应能尽量减少系统中水污染的可能性。储水箱应符合第 1250.83 条的要求，且分配系统不得与输送卫生质量较差的水系统交叉连接。所有水龙头都应标注"不适合饮用"。

第 1250.89 节　游泳池。

(a) 不得安装或使用填充和引流游泳池。

(b) 应配有循环型游泳池，在每六个小时或更短时间内对游泳池中的水进行完全循环、更换和过滤。应使用合适的氯化消毒方法，并在必要时对水进行其他处理，保持池水中的残留氯量不低于 4.0×10^{-7}，pH（氢离子浓度度量）不小于 7.0。

(c) 流通型盐水池应能在每 6 小时或更短时间内完全循环和更换池中的水。水池的输水管道应独立于所有其他管道，并且管道起点应位于排出污染水后泵和管道产生最大冲洗力的位置。

第 1250.90 节　洗手间和盥洗室。

洗手间和盥洗室设备和隔间应保持清洁状态。

第 1250.93 节　废物排放。

在淡水湖或河流上运作的船舶不得在食品药品理事指定的家用进水口附近的区域排放污水、压载物或舱底水。

第 1250.95 节　病虫害防治。

通过使用屏蔽、杀虫剂和其他普遍接受的病虫害防治方法使船舶始终保持未受苍蝇、蚊子、跳蚤、虱子和其他已知传播感染病的带菌体的感染。

第 1250.96 节　鼠害防治。

通过使用捕集器、毒药和其他普遍接受的鼠害防治方法使船舶始终保持无鼠害感染。

相关法规：42 U.S.C. 216、243、264、271。

来源：40 FR 5624，1975 年 2 月 6 日，除非另有说明。

第 1270 部分

分章 L——美国食品药品管理局依照某些其他法案执行的法规

移植用人体组织

子部分 A——通用条款

第 1270.1 节 范围。

(a) 本部分规定适用于人体组织和从事于分离、筛选、测试、处理、贮藏或分销人体组织的机构或人。

(b) 本章中适用于药品、生物制剂、设备或其他 FDA 管制的商品的规定不适用于人体组织，本部分中规定的除外。

(c) 本章规定对人自体组织不适用。

(d) 本章规定不适用于在同一机构内接收和存储仅移植用人体组织的医院或其他临床机构。

第 1270.3 节 定义。

(a) 法案在本部分指《公共卫生服务法案》第 361 节 (42 U.S.C. 264)。

(b) 血液成分是指通过物理或机械方法，从血液中分离出来的任何单一的物质单元。

(c) 胶体是指可用于增加或维持血管内渗透压的蛋白质或多糖溶液，如白蛋白、葡聚糖、羟乙基淀粉或血浆、血小板等血液成分。

(d) 合同服务是另一机构同意为组织机构执行与分离、筛选、测试、处理、贮藏或分销人体组织有关活动的功能。

(e) 晶体是指用于补充电解质或增加血管内容积的平衡盐和 / 或葡萄糖溶液，如盐水、乳酸林格液或 5% 葡萄糖水溶液。

(f) 分销包括转移或运输人体组织（包括进口或出口），可以完全是州内的也可以是组织属地运输。

(g) 捐献者是指为移植提供组织的活体或已亡者。

(h) 捐赠者病史回访指与了解捐赠者相关病史和社会活动的个人或多人进行的对话记录，如捐赠者本人（捐赠者尚在）、近亲、最亲近的亲戚、捐赠者家属、与捐献者有密切关系的个人和 / 或主治医师。相关社会历史包括判断捐赠者是否符合某些描述的问题或捐赠者进行的某些活动或行为是否有可能为个体带来感染艾滋病和肝炎的风险。

(i) 机构指统一管理下的任何机构，包括分离、筛选、测试、处理、贮藏或分销移植用人体组织的所有场所。

(j) 人体组织，在本部分中指 2005 年 5 月 25 日前从人体中分离的任何组织，且：

(1) 用于移植到另一人体中，进行诊断、治愈、缓解、治疗或预防疾病；

(2) 通过不会改变组织功能或特征的方法进行分离、处理、贮存或分销；

(3) 当前不作为人体药物、生物产品或医疗器械进行管制；

(4) 不包括肾、肝脏、心脏、肺、胰腺或者其他的有血管分布的人体器官；以及

(5) 不包括精子或其他能再生的组织、人乳和骨髓。

(k) 有记载的进口商是指根据有关进口货物的所有法律负责进口货物进港的人员、机构或其代理人。

(l) 立法许可指各州的相关法律，允许医学检查者或验尸官在没有捐赠人近亲许可的情况下，取得角膜组织。

(m) 人员包括个人、合伙人、社团、协会或者其他的法定实体。

(n) 身体检查指对捐献者进行适当的尸体剖检或死前或死后身体检查，来评定是否有艾滋病和肝炎感染的症状，或者是否存在这种疾病传染的风险。

(o) 血浆稀释是指降低捐献者血浆蛋白和循环抗原或抗体（来自血液或血液成分的输入和 / 或输液）的浓度。

(p) 处理指除组织分离以外的对组织进行的任何活动，包括准备、保存存储和从存储介质中取出。处理包括灭活和去除外来因子的

步骤。

(q) 检疫是指在未确定适合移植前对人体组织进行的鉴定。检疫包括将这种组织贮存在明确标识用于这种用途的区域中，或防止这种移植用组织损伤的其他程序，如自动化指定。

(r) 再造血指通过添加胶体和 / 或晶体以在正常范围内产生血细胞比容的标记为"红细胞"的血液单元的体外再悬浮液。

(s) 分离指从捐赠者中获得人体移植中使用的组织。

(t) 相关病历指包括以下信息的一系列文件：捐助者病史回访、捐赠者身体检查、实验室检验结果、现有验尸官和尸检报告或从其他来源或记录中获得的其他信息，且根据这些来源或记录可以确定捐赠者在艾滋病和乙肝这类疾病方面的高感染风险、临床症状和体征。

(u) 负责人是指被授权执行指定职能的人员，该人员经过培训并具有执行资格。

(v) 贮存指保存人体组织。

(w) 记录摘要指简洁版的所需测试和筛选记录，其中包括测试实验室标识、所需传染病测试的完整列表和解释以及作为部分相关医学记录的回顾文件列表、判定人体组织是否适合移植的人员或机构的名称。

(x) 血管化指包含移植后用于运送血液的原始血管。

子部分 B——捐赠者筛选和检测

第 1270.21 节　捐赠者是否适合人体组织移植的判定。

(a) 应按照制造商说明使用美国食品药品管理局 (FDA) 许可的捐赠中筛选检测就以下传染性病毒对捐赠者样本进行检测：

(1) 1 型人类免疫缺陷病毒（如针对抗 HIV-1 的 FDA 许可的筛选检测）；

(2) 2 型人类免疫缺陷病毒（如针对抗 HIV-2 的 FDA 许可的筛选检测）；

(3) 乙型肝炎（如针对 HBsAg 的 FDA 许可的筛选检测）；以及

(4) 乙型肝炎（如针对 抗 HCV 的 FDA 许可的筛选检测）。

(b) 若捐赠者为新生儿，则可用母亲样本进行检测。

(c) 应由符合《临床实验室改进修正案》(CLIA) 1988 版且经认证的实验室进行该类传染病检测。

(d) 人体组织必须附有记录，记录中应指出已经对捐赠者样本进行检测，使用 FDA 许可的筛选检测表明 HIV-1、HIV-2、乙型肝炎和丙型肝炎呈阴性。必要时必须针对尸体样本进行 FDA 许可的筛选检测。

(e) 移植用人体组织应附有第 1270.3 节 (t) 段中定义的有关捐赠者相关医学记录的原始记录摘要或复印件，其中表明无乙型肝炎、丙型肝炎或 HIV 感染风险因素和临床症状。原始记录和记录摘要中应指定一名判定该人体组织适合用于移植的负责人。

(f) 负责人对合适的移植用人体组织进行判定时应包括确定捐赠者身份和准确记录的相关医学记录（如第 1270.3 节 (t) 段中定义），其中表明无乙型肝炎、丙型肝炎或 HIV 感染风险因素和临床症状。

(g) 对于在立法许可（未进行捐助者病史回访）下获得的角膜组织，必须对捐赠者进行身体检查并对其他可用信息进行审查。角膜组织应附有记录摘要，其中注明在未进行捐助者病史回访情况下确定该角膜组织适用于移植。应在记录摘要中以这种方式记录立法许可下获得的角膜组织。

(1) 若人体组织来源如下，则该人体组织应确定为不适用于移植：

(2) 对捐赠者样本进行重复检测，在 HIV、乙型肝炎或丙型肝炎筛查中为阳性；已知捐献者有血液损失或怀疑有这种情况发生，并且在 48 小时内注入 / 灌输 2000 ml 以上的血液（即，全血、再生血或红细胞）或胶体，或者在 1 小时内注入 / 灌输 2000 ml 以上的晶体；或者从组织捐赠者中收集血液样本进行检测前注入 / 灌输任何组合物质，除非：

(i) 传染病检测中可从组织捐赠者中获得注入 / 灌输前的血液样本；或

(ii) 通过算法对从组织捐赠者中采集血液样本之前 48 小时内给予的灌输容积进行估算，以确定血液并没有被完全稀释，并不影响测试结果；或

(3) 捐赠者年龄为 12 岁或以下且已经进行过血液注入 / 灌输，除非：

(i) 传染病检测中可从组织捐赠者中获得注入 / 灌输前的血液样本；或

(ii) 通过算法对从组织捐赠者中采集血液样本之前 48 小时内给予的灌注容积进行估算，以确定血液并没有被完全稀释，并不影响检测结果。

子部分 C——程序与记录

第 1270.31 节　书面程序。

(a) 关于第 1270.21 节传染病检测过程中的所有重要步骤，应以书面形式呈现并遵守，且符合包装说明书中包含的制造商关于所需检测的说明。除非不切实际，否则程序执行地方的人员应可轻松获得这些程序。若出现与书面程序的偏离，应进行记录并说明理由。

(b) 应以书面形式呈现第 1270.21 节中有关获取、审核和评估捐赠者相关医学记录的所有重要步骤，并遵守。执行这些程序的人员应可轻松获得该程序。若出现与书面程序的偏离，应进行记录并说明理由。

(c) 对于指定和确认经检疫的组织，应制备书面程序，并遵守。

(d) 对于处理期间防止组织引起传染病污染或交叉污染，应制备书面程序，并进行验证和遵守。

(e) 依据本节，任何机构都能使用现有的标准书面程序，比如另一组织制备的技术手册中的书面程序，但前提是这些程序符合本部分中的要求且与其一样严格。

第 1270.33 节　记录及一般要求。

(a) 记录应被保留，同时体现人体组织捐赠者传染病筛选和检测中的每一个重要步骤。所有记录应准确、持久、清晰易读。记录中应确定工作的执行人员和不同记录日期，并且详细提供已执行工作的完整历史并且记录与涉及的特定组织相关。

(b) 应对所有人体组织进行检疫，直到符合以下关于捐赠者适宜性的标准：

(1) 已经完成第 1270.21 节中的所有传染病检测，负责人已对此进行审核，且检测结果为阴性；以及
(2) 已经完成捐赠者筛选，负责人已对此进行审核，且确定无乙型肝炎、丙型肝炎或 HIV 感染风险因素和临床症状。

(c) 在确定捐赠者是否适合移植前处理或运输的所有人体组织必须经过检疫，且附上能辨识捐赠者的记录，并注明以及确定该组织适用于移植。

(d) 对于已经确定为适用于移植的所有人体组织，必须附有记录摘要或原始记录复件，表明已经完成第 1270.21 节中的传染病检测和筛选，负责人已对此进行审核以及结果呈阴性，并表明已确定该组织适用于移植。

(e) 应对人体组织进行检疫，直到确定该组织适用于移植或完成对该组织的适当处理。

(f) 对捐赠者适宜性的确定情况进行记录的所有人员或机构应保留该记录，以便用于授权检验或 FDA 需要时提供。确定捐赠者适用于移植的人员或机构应保留所有记录或第 1270.21 节中要求的所有记录的准确复件，包括所有检测和筛选记录，以便用于授权检

验或 FDA 需要时提供。符合本段要求的内容可以通过电子手段检索到另一地点的记录。

(g) 可以通过电子方式保留本部分中要求的记录，或以原始纸质版记录保留，或以准确复件的方式保留，如影印本、缩微胶片或微型胶卷，在这种情况下应可以轻松获得合适的阅读器和影印设备。

(h) 记录应至少保留 10 年（从离体组织被移植、分销、处理、失效最近的一个日期算起）。

第 1270.35 节　具体记录。

应保留的记录包括但不限于：

(a) 所有所需传染病检测的结果和解释文件；

(b) 第 1270.21 节 (e) 中要求的关于捐赠者身份和相关医学记录的英文信息，或者若用另一种语言，必须翻译成英文，并附有翻译者的真实性声明，明确标识翻译文；

(c) 接收和 / 或分销人体组织的文件；以及

(d) 销毁或以其他方式处理人体组织的文件。

子部分 D——人体组织机构的检验

第 1270.41 节　检验。

(a) 本部分规定中涵盖的机构（包括执行合同服务的任何场所）应允许美国食品药品管理局 (FDA) 进行授权检验，以便在合理的时间以合理的方式对机构、设施、设备、过程、产品和记录进行必要检验以确定是否符合本部分条款。进行此类检验时可提前向机构发出通知或不发通知，通常在正常的营业时间内进行检验。

(b) 检验频率视机构裁决而定。

(c) 检验人员应召集机构负责人，并且必要时可询问机构人员，了解情况。

(d) 检验人员可审核和拷贝第 1270 部分中要求保留的任何记录。

(e) 可以依据本章 21 CFR 第 20 部分中规定的有关信息披露的 FDA 程序公开披露含人体组织捐赠者或受捐者姓名或其他积极识别信息的记录。

第 1270.42 节　用于进口的人体组织。

(a) 若人体组织用于进口，则记录在案的进口商必须向对进口人体组织的进口港有管辖权的美国食品药品管理局地方长官发出通知，或向地方长官指定的代表其执行和实施本部分规定的地方官员发出通知。

(b) 必须对用于进口的人体组织进行检疫直到 FDA 批准使用该人体组织。

第 1270.43 节　人体组织的保留、召回和销毁。

(a) 若发现人体组织可能违背本部分规定，则经授权的美国食品药品管理局 (FDA) 代表可：

(1) 向分销该人体组织的人员发出应召回和 / 或销毁该组织的书面指令，适当情况下，向人体组织拥有者发出指令，表明应保留该组织，直到经 FDA 同意后由分销商进行召回、销毁或处理，或指令中要求对组织的安全性进行证实；和 / 或

(2) 没收和 / 或销毁不符合规定的人体组织。

(b) 书面指令中通常应包括自收到该指令之日起 5 个工作日内召回和 / 或销毁该人体组织，并特别说明发出该指令的合理事实依据。

(c) 收到依据本部分发出的指令后，人体组织拥有者不得以任何方式分销或处理该组织，除非按照指令中条款在 FDA 授权官员监督下召回和 / 或销毁组织。

(d) 不考虑本节 (b) 和 (c) 段，经收到该书面指令的人员和 FDA 授权官员协商，可以进行其他安排确保适当处理人体组织。这些安排包括向 FDA 提交能充分保证已经依据第 1270 部分对组织进行了分离、筛选、检测、处理、贮存和分销的记录或其他书面资料。

(e) 在收到保留、召回和 / 或销毁组织的书面指令之日起 5 个工作日内（或占有该人体组织 5 个工作日内），书面指令接收者或之前提到的该组织拥有者应按照本章第 16 部分就此问题提出听讼。听讼未作出决定之前，保留销毁指令。

相关法规：42 U.S.C. 216、243、264、271。

来源：62 FR 40444，1997 年 7 月 29 日，除非另有说明。

第 1271 部分

分章 L——美国食品药品管理局依照某些其他法案执行的法规

人体细胞、组织以及基于细胞和组织的产品

子部分 A——通用条款

第 1271.1 节　本部分的目的和范围是什么？

(a) 目的。本部分旨在与本章 第 207.20(f)、210.1(c)、210.2、807.20(d) 和 820.1(a) 条一起，为制造人体细胞、组织以及基于细胞和组织的产品 (HCT/P) 的机构，创建了一个统一化登记和清单体系，并确定捐献者资格，目前组织规范及其他程序良好，以防止通过 HCT/P 引入、传播或扩散传染病。

(b) 范围。(1) 如果贵机构仅根据《公共卫生服务法案》(PHS 法案) 第 361 条的监管规定生产 HCT/P 产品，则无论 HCT/P 是否进入州际贸易市场，本部分将要求您根据美国食品药品管理局 (FDA) 生物制品审评与研究中心注册并登记 HCT/P，并遵守本部分所含的其他要求。PHS 法案第 361 条所完全管制的 HCT/P 将在第 1271.10 节中阐述。

(2) 如果贵公司负责制造 HCT/P 且该 HCT/P 根据 PHS 法案第 351

条和 / 或《联邦食品药品和化妆品法案》、本章第 207.20(f) 和 807.20(d) 条作为药品、器械和 / 或生物制品监管，您须按照本部分子部分 B 的程序注册并列出您制造的 HCT/P。除了所有其他适用法规除外，本章第 210.1(c)、210.2、211.1(b) 和 820.1(a) 条还要求您遵守本部分子部分 C 制定的捐助者资格程序以及本部分子部分 D 的现行良好组织规范程序。

第 1271.3 节　FDA 是怎样定义本部分的重要术语?

以下定义仅适用于本部分：

(a) 自体使用是指将人体细胞或组织回收，并用于自体的植入、移植、输注或转移。

(b) 公司是指一个统一管理的商业机构，在一般的自然场所从事制造人体细胞、组织及基于细胞与组织的产品。公司应包括：

(1) 从事制造人体细胞、组织及基于细胞与组织的产品的个人、合伙企业、有限公司、协会或其他法人实体；和
(2) 定制生产的工厂，为厂商生产制造人体细胞、组织及基于细胞与组织的产品。

(c) 同源使用是指利用 HCT/P 修复、重建、代替或增补接受者的细胞和组织，这些 HCT/P 在接受者体内像在捐献者体内一样，能发挥同样的功能和作用。

(d) 人体细胞、组织及基于细胞与组织的产品 (HCT/Ps) 是指包含人体细胞或组织或由人体细胞或组织组成的商品，用于植入、移植、输注或转移到接受人体内。HCT/Ps 的实例包括但不限于骨、

韧带、皮肤、硬脑膜、心脏瓣膜、角膜、从末梢神经和神经那分离出来的造血干/祖细胞、处理过的自体软骨细胞、人造细胞间质的上皮细胞、精子或其他再生组织。下列不被认为是 HCT/Ps：

(1) 移植用血管化的人体器官；

(2) 分别遵循本章第 607 和 207 部分的全血或血液成分或血液衍生产品；

(3) 人体分泌或从人体提炼的产物，如奶、胶原质、细胞因子；不包括被认为是 HCT/P 的精子；

(4) 最低限度处理骨髓供同源使用，不与另一制品组合（水、晶体或灭菌剂、防腐剂或贮存剂除外，但前提是这些试剂不会引起骨髓方面新的临床安全问题）；

(5) 制造 HCT/P 时使用的辅助产物；

(6) 从动物而非人体分离出来的细胞、组织和器官；和

(7) 本章第 809.3 节 (a) 中定义的体外诊断产品；

(8) 如 42 CFR 121.2 定义，用器官恢复血管用于器官移植，标记为"仅用于器官移植"。

(e) 制造是指（不仅限于）人体细胞或组织的分离、处理、贮藏、贴标、包装或销售的任一或所有过程，以及细胞或组织捐献者的筛选或检验过程。

(f) 最低限度的处理是指：

(1) 对于结构组织，其改造、修补或替换过程不能改变组织的原有相关特征；以及

(2) 对于细胞或非结构组织，该过程不会改变细胞或组织的相关生物学特征。

(g) 移植是指把人体生殖细胞或组织移植到接受人体内。

(h) 生物危害说明如下标签所示，用于标记具有已知或疑似相关传
染病风险的 HCT/Ps。

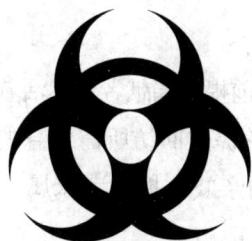

生物危害

(i) 血液成分是指含有通过物理或机械手段分离的部分人血的产品。

(j) 胶体是指：

(1) 蛋白质或多糖溶液，如白蛋白、葡聚糖或羟乙基淀粉，可用于
增加或维持血管渗透压；或
(2) 血浆和血小板等血液成分。

(k) 晶体是指用于补充电解质或增加血管内容积的等渗盐和 / 或葡
萄糖溶液，如盐水溶液、乳酸林格液或 5% 葡萄糖水溶液。

(l) 定向生殖捐献者是指该捐献者向特定接受者提供生殖细胞或组
织（包括捐献者贡献精子或卵母细胞的精液、卵母细胞和胚胎），
并在捐献之前与接受者互相认识。"定向生殖捐献者"一词按照
第 1271.90 节要求不包括性亲密伴侣。

(m) 捐献者是指为制造 HCT/P 提供细胞或组织的活体或已亡者。

(n) 捐献者病史回访是指有关捐献者病史和相关社会行为的对话记录，包括被认为可增加捐献者相关传染病风险的活动、行为及其描述：

(1) 直接采访捐献者，但前提是捐献者仍然活着并能够参与回访；或
(2) 如若不行，则与能够提供回访所需信息的个人或多人联系（如捐献者近亲、最亲近的亲戚、捐献者家属、与捐献者有亲属关系的个人和 / 或主治医师）。

(o) 尸体器官捐献者的身体检查是指对捐献者进行适当的尸体剖检或死前或死后身体检查，以评估相关传染病的体征以及表明相关传染病的任何危险因素的迹象。

(p) 血浆稀释是指降低捐献者血浆蛋白和循环抗原或抗体（来自血液或血液成分的输入和 / 或输液）的浓度。

(q) 检疫是指，在单独分隔区域内或通过使用其他程序（如自动指定）贮存或标识 HCT/P，以防止发生损伤。

(r) 相关传染病或病原体是指：

(1)(i) 对于所有人类细胞和组织而言，传染病或病原体列举如下：

(A) 1 型和 2 型人类免疫缺陷病毒；
(B) 乙型肝炎病毒；
(C) 丙型肝炎病毒；

(D) 人类传染性海绵状脑病，包括克雅病；和

(E) 梅毒螺旋体。

(ii) 对于富含白细胞的细胞和组织的活体而言，细胞相关疾病或病原体列举如下：

(A) Ⅰ 型人类 T 淋巴细胞病毒；和

(B) Ⅱ 型人类 T 淋巴细胞病毒。

(iii) 对于生殖细胞或组织，泌尿生殖道疾病或病原体列举如下：

(A) 沙眼衣原体；和

(B) 淋病奈瑟球菌。

(2) 本节 (r)(1) 段中未列出的疾病或病原体：

(i) 因此，HCT/P 可能会将疾病传播给 HCT/P 的接受者或处理或以其他方式与 HCT/P 接触的人员（如医务人员），因为该疾病或病原体：

(A) 可能由 HCT/P 传播；和

(B) 以下任一情况均适用：

(1) 该疾病或病原体具有足够高的发病率和 / 或流行率以感染潜在的捐献者群体，或

(2) 该疾病或病原体可能会以促使潜在捐献者处于感染风险的方式被间接或直接感染；

(ii) 这可能是致命的或危及生命的，可能导致身体功能的永久性损伤或身体结构的永久性损害，或者可能需要医疗或手术干预来排除身体功能的永久性损伤或身体结构的永久性损害。

(iii) FDA 已经针对该情况制定了适当的筛选措施和 / 或批准确定了适用于捐献者标本的筛选试验。

(s) 相关病历是指载有一份捐助者病史回访和一份关于尸体器官捐献者身体检查或活体捐献者身体检查的近期报告的文档集；如有，可提供以下信息：

(1) 实验室检测结果（本子部分所要求的相关传染病原体的检测结果除外）；

(2) 病历；

(3) 死因判定和尸检报告；和

(4) 从相关传染病风险因素（如社会行为、相关传染病的临床体征和症状以及涉及与传染病风险相关的身体状况的治疗）的任何来源收到的档案或其他信息。

(t) 负责人是指被授权执行指定职能的人员，该人员经过培训并具有执行资格。

(u) 紧急医疗需求是指没有适用的 HCT/P，同时接受者在没有 HCT/P 的情况下可能会死亡或发病率极高。

(v) 法案是指《联邦食品药品和化妆品法案》。

(w) PHS 法案是指《公共卫生服务法案》。

(x) FDA 是指美国食品药品管理局。

(y) 不良反应是指 HCT/P 有可能导致接受者对 HCT/P 产生非预期的有害反应。

(z) 可供分销是指 HCT/P 已被确定满足所有发布标准。

(aa) 投诉是指关于已分销 HCT/P 的任何书面、口头或电子信息，信息表明：

(1) HCT/P 已经或可能将传染病传播给 HCT/P 的接受者；或
(2) 与传染病传播潜力有关的 HCT/P 的任何其他问题，如不符合现行良好组织规范。

(bb) 分销是指运输分发已确定符合所有发布标准的 HCT/P（包括进口和出口），无论此类运输分发是否完全在州内进行。如果一个实体不实际拥有 HCT/P，该实体不被视为分销商。

(cc) 建立和维持是指定义、记录（以书面或电子方式）并实施；然后遵守、审查，并视情况不断修改。

(dd) HCT/P 偏差是指一起事件：

(1) 偏离本部分的适用法规或与防止传染病传播或 HCT/P 污染有关的适用标准或既定规范；或
(2) 意外或不可预见的事件，可能与传染病的传播或潜在传播有关，或可能导致 HCT/P 污染。

(ee) 进口者记录是指根据有关进口货物的所有法律负责记录进口货物的人员、公司或其代理人。

(ff) 处理是指对 HCT/P 进行的所有活动（分离、捐献者筛选、捐献者测试、贮存、贴标签、包装或分销除外），如微生物检测、制备、灭菌，灭活或去除外源因子、保存存储和从存储中取出。

(gg) 质量审核是指对与 CGTP 核心要求有关的公司活动进行记录、独立检查和审查。质量审核的目的是通过审查和评估客观证据来验证审查质量计划各个方面的符合程度。

(hh) 质量计划是指一个机构的综合系统，旨在根据本部分要求制造和跟踪 HCT/Ps。质量计划旨在预防、检测和纠正可能增加传染病引入、传播或扩散风险的情况。

(ii) 分离是指从捐献者细胞或组织中获取，用于人体植入、移植、输注或转移的过程。

(jj) 存储是指保存 HCT/Ps 以供进一步处理和 / 或分销。

(kk) 确认是指通过审查并提供客观证据，确定可以始终满足特定要求。确认过程或过程确认是指通过客观证据确定该过程产生的结果或制造的 HCT/P 始终符合其预定规范。

(ll) 验证是指通过审查并提供客观证据，确定可以满足特定要求。

第 1271.10 节　HCT/P 是否受 PHS 法案第 361 部分和本部分规章的完全管制，如是，应该怎样做？

(a) 如果 HCT/P 满足下列标准，则完全受 PHS 法案第 361 条和本部分规章的管制：

(1) HCT/P 经过最低限度的处理；

(2) HCT/P 只仅供同源使用，就像厂商的标签、广告或其他指示所反映的一样；

(3) 除了水、晶体或灭菌剂、防腐剂或贮存剂加入水、晶体或灭菌剂、防腐剂或贮存剂不会引起 HCT/P 新的临床安全问题之外，HCT/P 的制造过程不涉及任何其他物品与细胞或组织的结合；和

(4) 下列标准的任意一个：

(i) HCT/P 不具有全身效应，且其原有功能不依赖于活细胞的新陈代谢活动；或

(ii) HCT/P 具有全身效应或其原有功能依赖于活细胞的新陈代谢活动。

(a) 供自体使用；

(b) 供一级或二级血亲异体使用；

(c) 生殖使用。

(b) 如果您是制造本节段 (a) 所述的 HCT/P 的国内或国外公司：

(1) 必须向 FDA 登记；

(2) 必须向 FDA 提交制造的 HCT/P 清单；

(3) 必须遵守本部分包含的其他要求。

第 1271.15 节　本部分的要求有什么例外？

(a) 如果贵公司使用 HCT/P 仅是为了非临床科研或教育目的，那您不必遵守本部分的要求。

(b) 如果贵公司在同一外科手术过程中从一个个体中提取 HCT/P 并将其移植到该个体，那您不必遵守本部分的要求。

(c) 如果您是按照常规商业过程承担接收、运送或交付 HCT/P 任务的运输商，那您不必遵守本部分的要求。

(d) 如果贵公司没有分离、处理、贮藏、贴标签、包装或分销 HCT/P，只是利用公司设施接收、储备 HCT/P 以用于植入、移植、输注或转移，那您不必遵守本部分的要求。

(e) 如果贵公司仅分离生殖细胞或组织并立刻将其移植给该捐献者的性伴侣，那您不必遵守本部分的要求。

(f) 如果您与已注册的公司达成合同、协议或其他约定，并且单独执行组织或细胞的分离并将该细胞或组织发送给已注册的公司，那么您无需独自登记和列出 HCT/P 清单，但必须遵守本部分所有其他适用要求。

第 1271.20 节　如果我方制造的 HCT/P 不符合第 1271.10 节的要求，同时我不具有第 1271.15 节任何例外的资格，将采用什么规则？

如果贵公司制造的 HCT/P 不符合第 1271.10 节 (a) 设立的标准，同时您不具有第 1271.15 节任何例外的资格，则该 HCT/P 将根据法案和 / 或 PHS 法案第 351 条、第 I 章第 21 篇中的适用法规作为药品、器械和 / 或生物制品监管。适用法规包括但不限于：本章第 207.20(f)、210.1(c)、210.2、211.1(b)、807.20(d) 和 820.1(a) 条，要求您遵循本部分 B、C 和 D 子部分的程序。

子部分 B——注册和上市程序

第 1271.21 节　何时登记、提交以及更新 HCT/P 清单？

(a) 您必须按照本规章要求，在开始登记后 5 天内或本规定生效之日起 30 天内登记和提交贵公司所制造的每种 HCT/P 的清单（以较迟者为准）。

(b) 您必须在每年 12 月份更新公司登记，除非第 1271.26 节另有要求。您可根据本节段 (c) 完成年度注册以及更新 HCT/P 清单。

(c)(i) 如果自提交 HCT/P 清单之后第 1271.25 节 (c) 中所述内容未发生变化，您无需更新清单内容。

(ii) 如果第 1271.25 节 (c) 所述内容发生变化，您必须更新 HCT/P 清单内容：

(a) 在发生变化时，或

(b) 在 6 月或 12 月，以变化发生后最近的月份为准。

第 1271.22 节　怎样以及在哪里登记和提交 HCT/P 清单?

(a) 您必须使用 FDA 3356 表格来填写：

(1) 公司登记，
(2) HCT/P 清单，和
(3) 登记和 HCT/P 清单的更新内容。

(b) 您可以通过下列方式获得 FDA 3356 表格：

(1) 向美国食品药品管理局 (FDA) 生物制品审评与研究中心写信索取，地址：10903 New Hampshire Ave., Bldg. 71, Rm.G112, Silver Spring, MD 20993–0002, ATTN：Tissue Establishment Registration Coordinator ；
(2) 与美国食品药品管理局 (FDA) 办公室联系 ；
(3) 拨打电话 1–800–835–4709 或 240–402–8010 至 CBER 语音信息系统 ；或
(4) 访问网址 http://www.fda.gov/opacom/morechoices/fdaforms/cber.html。

(c)(1) 向美国食品药品管理局 (FDA) 生物制品审评与研究中心提交 FDA 3356 表格，地址：10903 New Hampshire Ave., Bldg. 71, Rm.G112, Silver Spring, MD 20993–0002, ATTN：Tissue Establishment Registration Coordinator ；或

(2) 您可以使用 CBER 电子网络应用，以电子化方式提交 FDA 3356 表格。

第 1271.25 节 公司登记和 HCT/P 清单需要哪些信息?

(a) 用 FDA 3356 表格填写的公司登记信息应包括:

(1) 公司的法定名称;
(2) 具体位置,包括公司所处街道及邮政编码;
(3) 报告人的名字、地址和头衔;和
(4) 报告人的签名和日期,以确定公司登记和 HCT/P 清单所包含的信息是真实和准确的。

(b) 您的 HCT/P 清单必须包括所有 HCT/P(包括公司名称和专利商品名),这些 HCT/P 由您分离、处理、贮藏、贴标签、包装、销售或您已经为制备这些 HCT/P 进行捐献者筛选或测试。同时您必须阐明每一种 HCT/P 是否满足第 1271.10 节的标准要求。

(c) HCT/P 清单的更新内容必须包括:

(1) 一份包含每种 HCT/P 的清单,这些 HCT/P 由您分离、处理、贮藏、贴标签、包装、销售或您已经为制备这些 HCT/P 进行捐献者筛选或测试,但不包括以前提交清单中的 HCT/P。你必须提供第 1271.25 节 (b) 对每种新 HCT/P 提出的所有信息。
(2) 一份符合第 1271.21 节 (a) 要求并包含每种 HCT/P 的既往清单,您已经终止分离、处理、贮藏、贴标签、包装、销售这些 HCT/P 或已经终止捐献者筛选或测试,清单中包括每种 HCT/P、公司名称和专利商品名以及终止日期。我们恳请(但不是命令)您提供终止该信息的原因。
(3) 一份包含每种 HCT/P 的清单,在本节 (c)(2) 段已经提交该清单终止通知,并且已经重新开始处理、贮藏、贴标签、包装、销售这些 HCT/P 或已经为此重新开始进行捐献者筛选或测试,清单中包括公司名称、专利商品名、重新开始的日期，以及以前未有提交的第 1271.25 节 (b) 所要求的其他信息。

(4) 既往已提交信息的任何重大变更。重大变更包括：FDA 3356 表格中已提交信息的任何变化，如 HCT/P 是否满足第 1271.10 节所设定的标准。

第 1271.26 节　什么时候修正公司登记信息？

如果贵公司的所有权或公司位置发生变化，您必须在变化后 5 天内修正登记信息。

第 1271.27 节　FDA 会给我一个指定的注册号？

(a) FDA 将为每一处指定一个永久的注册号。

(b) FDA 接受公司登记和 HCT/P 清单，并不表明该公司符合相关的应用规则和规章，也不代表 FDA 认可和批准该 HCT/P 清单。

第 1271.37 节　企业注册信息和 HCT/P 清单是否可供检查，如何申请注册和上市信息？

(a) 每个公司以纸质或电子格式提交的 FDA 3356 表格中的任何注册信息将可供公众查阅，途径：使用 CBER 电子网络应用进入生物制品审评与研究中心人体细胞和组织创建注册——公共查询网站，或亲自前往美国食品药品管理局卷宗管理处（具体地址见本章第 20.120 节 (a)）。根据 HCT/P 要求提交的以下信息将解释信息类型，这些信息在编辑完成后可公开披露：

(1) 一份包含所有 HCT/P 的清单；
(2) 每个公司所制造的所有 HCT/P 清单；
(3) 一份包含所有终止生产的 HCT/P 清单；

(4) 已经成为公共记录的所有日期或相关信息。

(b) 如需 HCT/P 公司注册信息和 HCT/P 清单信息，您应直接向美国食品药品管理局 (FDA) 生物制品审评与研究中心提出请求，地址：10903 New Hampshire Ave., Bldg. 71, Rm.3103, Silver Spring, MD 20993–0002。

子部分 C——捐献者资格

第 1271.45 节　该子部分包含哪些要求？

(a) 通用要求该子部分列出了确定捐献者资格的要求，包括捐献者筛选和检测。该子部分中的要求是现行良好组织规范 (CGTP) 要求的组成部分。其他 CGTP 要求载于本部分 D 子部分。

(b) 捐献者资格鉴定要求。HCT/Ps 中细胞或组织的所有捐献者都需要基于捐献者筛选和相关传染病病原体和疾病检测来确定其资格，但第 1271.90 节规定除外。在胚胎或细胞胚胎的情况下，卵母细胞和精液捐献者都需要确定其资格。

(c) 禁用要求。在捐献者被确定具有资格之前，HCT/P 不得用于植入、移植、输注或转移，但本子部分第 1271.60(d)、1271.65(b) 和 1271.90 条规定除外。

(d) 适用性要求。如果贵公司执行本子部分所述的任何功能，则您必须遵守该子部分中适用于该功能的要求。

第 1271.47 节　必须建立和维持哪些程序？

(a) 通用要求。您必须建立和维持在测试、筛选、确定捐献者资格以及遵守该子部分所有其他要求期间所执行的所有程序。建立和维持是指定义、记录（以书面或电子方式）并实施；然后遵守、审查，并视情况不断修改。您必须设计这些程序以确保符合本子部分的要求。

(b) 审批。实施前，负责人必须审批所有程序。

(c) 适用性。这些程序必须随时可供执行相关操作的人员在该操作区域内使用，若不可行，则应在操作区附近可用。

(d) 退出程序。您必须记录并证明任何与防止传染病传播风险（在其发生时）有关的退出程序。如果捐献者处于该程序中，您不得分销由该捐献者提供的任何 HCT/P，除非负责人已经确定该程序不会经由 HCT/P 来增加传染病传播的风险。

(e) 标准程序。您可以采用现行的标准程序，如采用另一机构制定的技术手册中的程序，前提是您已经验证该过程与本部分的要求一致且至少与本部分的要求一样严格，并适合您的操作。

第 1271.50 节　如何确定捐献者是否合格？

(a) 确定基于筛选和检测。如果贵公司负责确定捐献者资格，则必须根据第 1271.75 节的捐献者筛选结果以及第 1271.80 和 1271.85 节的捐献者检测结果来确定捐献者是否合格。第 1271.3 节 (t) 中定义的负责人必须确定并记录细胞或组织捐献者的资格。

(b) 合格的捐献者。只有在以下情况下，捐献者才合格：

(1) 按照第 1271.75 节的捐献者筛查结果确定捐献者：

(i) 没有相关传染病和病原体引起的感染危险因素和临床证据；和

(ii) 没有异种移植相关的传染病风险；和

(2) 根据第 1271.80 和 1271.85 节要求，捐献者相关传染病病原体
的检测结果为阴性或无反应性，除非第 1271.80 节 (d)(1) 另有规定。

第 1271.55 节　捐献者资格鉴定完成后，HCT/P 必须附有哪些记录？必须保留哪些记录？

(a) 伴随记录。一旦确定捐献者资格，HCT/P 将随时附有以下信息：

(1) HCT/P 容器上附有一个明确的标识码，例如字母数字，将
HCT/P 与捐献者以及所有与 HCT/P 有关的记录联系在一起；除自
体捐献以外，定向生殖捐献或一级或二级血亲的捐献不包括个人
姓名、社会保险号或病历号；
(2) 一份声明，根据筛选和检测结果确定捐献者是否合格；和
(3) 一份用于鉴定捐献者资格的记录摘要。

(b) 记录摘要。本节 (a)(3) 所要求的记录摘要必须包含以下信息：

(1) 一份声明——已在实验室进行传染病检测：

(i) 根据《临床实验室改进修正案》1988 版 (42 U.S.C. 263a) 和 42
CFR 第 493 部分，已认证对人体标本进行该检测；或

(ii) 这符合美国医疗保险和医疗补助服务中心根据这些规定确定的
相应要求；

(2) 一份所有传染病检测结果的清单及其解释；

(3) 确定捐献者资格的公司的名称和地址；和

(4) 如果根据第 1271.65 节 (b) 发布的筛选结果确定提供 HCT/P 的捐献者不合格，则提供一份声明阐述该捐献者不合格的原因。

(c) 删除个人信息。本节要求的伴随记录不得包含捐献者的姓名或其他可能识别捐献者的个人信息。

(d) 记录保留要求。(1) 您必须保存以下文件：

(i) 根据第 1271.80 和 1271.85 节要求，所有相关传染病病原体检测的结果和解释，以及检测实验室或实验室的名称和地址；

(ii) 根据第 1271.75 节要求，所有捐献者的传染病筛查结果及其解释；和

(iii) 捐献者资格确定，包括作出决定的负责人姓名和确定日期。

(2) 所有记录必须准确、持久、清晰易读。关于捐献者身份和相关病历的信息必须采用英文（如第 1271.3 节 (s) 所定义），或者若用另一种语言，必须予以保存并翻译成英文，并附有翻译者的真实性声明，明确标识翻译文件。

(3) 您必须保留所需的记录，并根据 FDA 的要求使其可供查验。可以通过电子方式轻松地从另一处检索到的记录被视为"保留"。

(4) 您必须在实施日期后至少 10 年内保留与特定 HCT/P 有关的记录；或者如果实施日期未知，则至少在 HCT/P 分销、处置或到期后 10 年内保留与特定 HCT/P 有关的记录，以最新日期为准。

第 1271.60 节　在捐献者资格鉴定完成之前，哪些检疫和其他要求适用？

(a) 检疫。您必须按照第 1271.3 节 (q) 规定使 HCT/P 处于检疫状态，直到按第 1271.50 节要求完成捐献者资格鉴定。您必须检疫由匿名捐献者捐献的精液，直到按照第 1271.85 节 (d) 要求完成重新检测。

(b) 鉴定检疫中的 HCT/Ps。在完成捐献者资格鉴定之前，您必须清楚地确定待检疫 HCT/P 是否处于检疫之中。检疫 HCT/P 必须易于与可用于发布和分销 HCT/Ps 区分。

(c) 运输检疫中的 HCT/Ps。如果您在完成捐献者资格鉴定之前运输 HCT/P，则必须在运输过程中使其处于检疫状态。HCT/P 必须附有以下记录：

(1) 捐献者标识（如贴在 HCT/P 容器上的独特的识别码）；
(2) 阐明捐献者资格尚未确定；和
(3) 阐明该产品不得用于植入、移植、输注或转移，直至完成捐献者资格鉴定，除非本部分 (d) 段另有规定。

(d) 用于紧急医疗需要情况。(1) 如第 1271.3 节 (u) 所述，如果紧急医疗情况发布文件证明其需要 HCT/P，该子部分 C 不禁止该 HCT/P 用于植入、移植、输注或转移，即使捐献者资格鉴定尚不完整。

(2) 如果您促使 HCT/P 符合本节 (d)(1) 规定，您必须给出明显的标签"未对感染性物质进行评估"和"警告：告知患者相关传染病风险。"以下信息必须随附于 HCT/P：

(i) 已经按第 1271.75 节要求完成的所有捐献者的筛查结果；

(ii) 已经按第 1271.80 或 1271.85 节要求完成的所有捐献者的检测结果；和

(iii) 一份按照第 1271.75、1271.80 或 1271.85 节要求但尚未完成的所有筛选或检测清单。

(3) 如果贵公司按照本节 (d)(1) 段的规定制造 HCT/P，则必须记录一项通知——告知医生 HCT/P 检测和筛选尚未完成。

(4) 如果 HCT/P 根据本节段 (d)(1) 的规定用于紧急医疗需求，您必须在使用 HCT/P 期间或之后完成捐献者资格鉴定，然后告知医生测定结果。

第 1271.65 节　如何贮存由已被鉴定为不合格的捐献者提供的 HCT / P，而该 HCT/P 的哪些用途未被禁止?

(a) 贮存。如果贵公司负责贮存 HCT/P，则必须在单独分隔区域贮存或标识由被鉴定为不合格的捐献者提供的 HCT/Ps，并明确标识其用途，或遵循其他防止发布不当的程序（如自动指定），直到根据本节 (b) 或 (c) 段要求销毁或处置该 HCT/P。

(b) 限制使用不合格捐献者提供的 HCT/P。(1) 在本节子部分 C，不

合格捐献者（按照所需检测和／或筛选结果鉴定）提供的 HCT/P
在以下情况下未被禁止用于植入、移植、输注或转移：

(i) 该 HCT/P 供一级或二级血亲异体使用；

(ii) 如第 1271.3 节 (l) 定义，该 HCT/P 由定向生殖捐献者提供的生
殖细胞或组织组成；或

(iii) 如第 1271.3 节 (u) 定义，有紧急医疗需求文件。

(2) 您必须就 HCT/P 给出明显的标签，使其适用于本节 (b)(1) 段的
规定，以及如第 1271.3 节 (h) 所示的生物危害图例，并附有 "警
告：告知患者相关传染病风险"，但若出现反应性测试结果，"警
告：反应性测试结果（疾病或病原体名称）"。按照第 1271.55 节要
求，HCT/P 必须附有以下记录：

(3) 如果贵公司按照本节 (b)(1) 段的规定制造 HCT/P，则必须记录
一项通知——告知医生 HCT/P 的检测和筛选结果。

(c) 非临床用途。您可以将不合格捐献者（按照所需检测和／或筛
选结果鉴定）提供的 HCT/P 用于非临床目的，但前提是标记以下
信息：

(1) "仅供非临床使用" 和
(2) 如第 1271.3 节 (h) 所示的生物危害图例。

第 1271.75 节 如何筛选捐献者?
(a) 所有捐献者。除第 1271.90 节规定外，如果贵公司负责筛选捐

献者，则必须通过审查捐献者的相关病历来筛选捐献细胞或组织的捐献者：

(1) 与传染病和病原体相关的感染危险因素和临床证据，包括：

(i) 人类免疫缺陷病毒；

(ii) 乙型肝炎病毒；

(iii) 丙型肝炎病毒；

(iv) 人类传染性海绵状脑病，包括克雅病；

(v) 梅毒螺旋体；和

(2) 与异种移植相关的传染病风险。

(b) 富含白细胞的细胞或组织的捐献者。除了根据本节 (a) 段要求筛查的相关传染病和病原体以及第 1271.90 节规定之外，您必须通过审查捐献者的相关病历来筛选捐献富含白细胞的细胞或组织的捐献者，即审查与传染病和病原体相关的感染危险因素和临床证据，包括人类 T 淋巴细胞病毒。

(c) 生殖细胞或组织的捐献者。除了根据本节 (a) 和 (b) 段要求筛查的相关传染病和病原体以及第 1271.90 节规定之外，您必须通过审查捐献者的相关病历来筛选捐献生殖细胞或组织的捐献者，即审查相关传染病和病原体引起的危险因素和临床证据。此类筛选必须包括筛选本节第 (c)(1) 和 (c)(2) 段中列出的传染病病原体。然

而，如果生殖细胞或组织采用的分离方法可以确保该细胞或组织
免受可能存在于泌尿生殖道中的传染病生物体的污染，则无需对
本节第 (c)(1) 和 (c)(2) 段中列出的传染病病原体进行筛选。您必须
筛选的泌尿生殖道传染病病原体包括：

(1) 沙眼衣原体；和
(2) 淋病奈瑟球菌。

(d) 不合格的捐献者。您必须确定被认为具有以下任一条件的捐献
者为不合格：

(1) 根据本节 (a)(1)、(b) 或 (c) 段要求，筛选出与传染病和病原体相
关的危险因素和临床证据；或者
(2) 与异种移植相关的任何传染病风险。

(e) 重复捐献者的简化程序。如果您在过去 6 个月内对活体捐献者
进行了完整的捐献者筛查程序，您可以在其重复捐献时采用简化
程序。简化程序必须确定并记录捐献者自上次捐献以来发生的任
何可能导致捐献者不合格（包括相关社会行为）的病史变更。

第 1271.80 节　捐献者检测的一般要求有哪些?

(a) 需要对相关传染病进行检测。为了充分并适当地降低相关传染
病传播的风险，除了第 1271.90 节所规定的情况外，如果贵公司
负责捐献者检测，则必须按照本节 (c) 段要求检测捐献者标本是
否具有传染病病原体引起感染的证据。您必须按照第 1271.85 节
规定检测传染病病原体。对于 1 月龄或更小的捐献者，您必须检
测采集于其生母的标本，而非捐献者标本。

(b) 标本采集时间。您必须在分离捐献者的细胞或组织时或者在分离前后最多 7 天内采集捐献者标本以待检测，除了以下情况：

(1) 对于外周血干细胞 / 祖细胞、骨髓（如果第 1271.3 节 (d)(4) 规定除外）或卵母细胞的捐献者，您可以在分离前至多 30 天采集捐献者标本；或者

(2) 对于多次捐献精液的捐献者且其标本已经被采集并检测，但仍需按照第 1271.85 节 (d) 的要求进行复查，那么您不需要在该捐献者每次捐献时都采集标本。

(c) 检测。您必须根据制造商指示，使用适当的经 FDA 许可、批准或制定的捐献者筛查测试进行检测，以充分并适当地降低相关传染病传播的风险；然而，在获得适当的经 FDA 许可、批准或制定的且针对沙眼衣原体和淋病奈瑟球菌进行的捐献者筛查测试之前，您必须使用标记用于检测无症状、低流行人群的生物体且适当的经 FDA 许可、批准或制定的测试方法。您必须使用针对尸体标本的特定标记的测试方法，而不是在适用时和可用时使用通用的标记测试。本节所需的检测必须在实验室进行，该实验室已根据《临床实验室改进修正案》1988 版 (42 U.S.C. 263a) 和 42 CFR 第 493 部分要求被认证有资格对人体标本进行该类检测，或符合美国医疗保险和医疗补助服务中心制定的等效要求。

(d) 不合格的捐献者。您必须将以下捐献者确定为不合格：

(1) 根据第 1271.85 节标准，捐献者的标本检测结果显示其对相关传染病病原体的筛选试验有反应，但对梅毒非密螺旋体筛查试验呈阳性和特定的梅毒密螺旋体验证试验呈阴性的捐献者除外；

(2)(i) 捐献者的血浆稀释度被怀疑足以影响传染病检测结果，除非：

(A) 在输血之前或输液时且在细胞或组织分离前至多 7 天检测从
捐献者处采集的标本；

(B) 您使用一种适当的算法来评估在标本采集前 48 小时内的施用
量，同时该算法显示未发生足以影响传染病检测结果的血浆稀释度。

(ii) 临床表现包括但不限于以下情况，在该临床表现中您必须怀疑
血浆稀释度足以影响传染病检测结果：

(A) 已知或怀疑 12 岁以上的捐献者出现失血，且该捐献者单独或
在陪同下接受输注以下任何一种物质：

(1) 在死亡或标本采集前 48 小时内输注超过 2000 ml 的血液（如
全血、红细胞）或胶体，以较早者为准，或
(2) 在死亡或标本采集前 1 小时内输注超过 2000 ml 的晶体，以较
早者为准。

(B) 不考虑是否存在失血，捐献者为 12 岁或以下，并单独或在陪
同下接受输注任意量的以下任何一种物质：

(1) 在死亡或标本采集前 48 小时内输注血液（如全血、红细胞）
或胶体，以较早者为准，或
(2) 在死亡或标本采集前 1 小时内输注晶体，以较早者为准。

第 1271.85 节　不同类型的细胞和组织需要哪些捐献者检测？

(a) 所有捐献者。为了充分并适当地降低相关传染病传播的风险，
除了第 1271.90 节所规定的情况外，您必须检测细胞或组织捐献
者的标本（无论是否可行）是否具有传染病病原体引起感染的证

据，其中病原体包括：

(1) 1 型人类免疫缺陷病毒；

(2) 2 型人类免疫缺陷病毒；

(3) 乙型肝炎病毒；

(4) 丙型肝炎病毒；和

(5) 梅毒螺旋体。

(b) 富含白细胞的活性细胞或组织的捐献者。除了根据本节 (a) 段要求检测的相关传染病病原体以及第 1271.90 节规定之外，

(1) 您必须检测捐献富含白细胞的活性细胞或组织的捐献者，以充分并适当地降低相关细胞类传染病传播的风险，包括：

(i) Ⅰ 型人类 T 淋巴细胞病毒；和

(ii) Ⅱ 型人类 T 淋巴细胞病毒。

(2) 您必须检测捐献富含白细胞的活性细胞或组织的捐献者是否具有巨细胞病毒感染的证据，以充分并适当地降低传播风险。您必须建立和维持一个标准操作程序，用于管理 HCT/P（来自 CMV 标本检测阳性的捐献者）的发布。

(c) 生殖细胞或组织的捐献者。除了根据本节 (a) 和 (b) 段要求检测的传染病病原体以及第 1271.90 节规定之外，您必须检测生殖细胞或组织捐献者的标本，以充分并适当地降低泌尿生殖道内相关传染病传播的风险。此类检测必须包括检测本节 (c)(1) 和 (c)(2) 中列出的传染病病原体。然而，如果生殖细胞或组织采用的分离方

法可以确保该细胞或组织免受可能存在于泌尿生殖道中的传染病生物体的污染，则无需对本节 (c)(1) 和 (c)(2) 中列出的传染病病原体进行检测。您必须检测的泌尿生殖道传染病病原体包括：

(1) 沙眼衣原体；和

(2) 淋病奈瑟球菌。

(d) 重新检测匿名精液捐献者。除了第 1271.90 节规定以及如第 1271.3 节 (l) 中定义的定向生殖捐献者之外，在从匿名捐献者捐献精液之日起至少 6 个月后，您必须从该捐献者处采集新标本，并按照本节 (a)、(b) 和 (c) 段要求检测其是否具有传染病病原体引起感染的证据。

(e) 硬脑膜。对于硬脑膜捐献者，您必须执行适当的评估，以检测传染性海绵状脑病的证据。

第 1271.90 节　是否还有其他异常情况，哪些标签要求适用？

(a) 无需捐献者资格鉴定。您不需要根据第 1271.50 节要求执行捐献者资格鉴定，或者根据第 1271.75、1271.80 和 1271.85 节要求执行捐献者筛选或检测：

(1) 细胞和组织供自体使用；或

(2) 生殖细胞或组织由接受者的性亲密伴侣捐献，以供生殖使用；或

(3) 冷冻保存的细胞或组织以供生殖使用，不同于胚胎，原本在捐献时符合本节 (a)(1) 或 (a)(2) 段要求，随后用于定向捐献，但前提是：

(i) 其他捐献不可用，如冷冻保存的、由不育或健康捐献者提供的生殖细胞或组织；和

(ii) 在转移给接受者之前，采取适当措施来筛选和检测捐献者。

(4) 冷冻保存的胚胎，原本在分离或冷冻保存时符合本节 (a)(2) 段要求，随后用于定向捐献或匿名捐献。如果可能，在将胚胎转移到接受者之前，应采取适当措施筛选和检测精液和卵母细胞捐献者。

(b) 生殖使用的异常情况。原本打算供特定个人或夫妇生殖使用的胚胎，但随后旨在进行定向或匿名捐献以供生殖使用，该类产品根据第 1271.45 节 (c) 规定不受禁止使用的限制，即使本部分 C 子部分规定的捐献者资格适用要求未得到满足。在根据第 1271.45 节 (b) 要求确定卵母细胞或精液捐献者的资格鉴定时或者在根据第 1271.75、1271.80 和 1271.85 节要求进行捐献者筛选或检测时，本段中的任何内容均无例外。

(c) 所需标签。在适用情况下，必须将本节 (a) 和 (b) 段所述的 HCT/P 明确标示如下：

(1) "仅供自体使用，" 如果贮存为自体使用。
(2) "未评估感染性物质"，除非您已经按照第 1271.75、1271.80 和 1271.85 节执行所有其他适用的筛选和测试。本段不适用于根据本节 (c)(6) 要求标记的生殖细胞或组织。
(3) 除非 HCT/P 仅供自体使用，"警告：告知接受者相关传染病风险。"

(i) 当第 1271.50 节 (a) 项下的捐助者资格鉴定未执行或未完成时；或

(ii) 如果所有筛选或检测结果都表明：

(A) 存在相关传染病病原体和 / 或

(B) 与传染病和病原体相关的感染危害因素和临床证据。

(4) 如第 1271.3 节 (h) 所示的生物危害图例，如果所有筛选或检测
结果都表明：

(i) 存在相关传染病病原体和 / 或

(ii) 与传染病和病原体相关的感染危害因素或临床证据。

(5) "警告：阳性测试结果（疾病或病原体名称）"，在阳性测试结
果的情况下。

(6) "告知接收者：在生殖细胞或组织的分离或低温保存时未进行
捐献者的筛选和检测，但后期予以执行，"本节 (a)(3) 或 (a)(4) 段。

子部分 D——现行良好组织规范

第 1271.145 节　预防传染病的引入、传播或扩散。
您必须分离、处理、贮存、贴标签、包装和分销 HCT/Ps，并筛选
和检测细胞和组织捐献者，以预防传染病的引入、传播或扩散。

第 1271.150 节　现行良好组织规范。
(a) 通用要求。本部分 D 和 C 子部分阐述了现行良好组织规范
(CGTP) 要求。您必须遵守 CGTP 要求，以防止经由 HCT/Ps 引入、
传播或扩散传染病（如确保 HCT/Ps 不包含传染病病原体、未受
污染，并且在制造过程中不会受到污染）。

传染病包括但不限于由病毒、细菌、真菌、寄生虫和传染性海绵状脑病病原体传播的传染病。CGTP 要求管理用于制造 HCT/Ps 的方法，以及用于制造 HCT/Ps 的设施和控制，包括但不限于分离、捐献者筛选、捐献者检测、处理、贮存、贴标签、包装和分销中的所有步骤。本部分 C 子部分专门陈述了用于管理捐献者资格鉴定的 CGTP 条例，包括捐献者筛选和检测。

(b) CGTP 核心要求。以下是 CGTP 核心要求：

(1) 第 1271.190 节 (a) 和 (b) 中有关设施的要求；

(2) 第 1271.195 节 (a) 中有关环境控制的要求；

(3) 第 1271.200 节 (a) 中有关设备的要求；

(4) 第 1271.210 节 (a) 和 (b) 中有关物料和试剂的要求；

(5) 第 1271.215 节中有关分离的要求；

(6) 第 1271.220 节中有关处理和工艺控制的要求；

(7) 第 1271.250 节 (a) 和 (b) 中有关标签控制的要求；

(8) 第 1271.260 节 (a) 和 (d) 中有关贮存的要求；

(9) 第 1271.265 节 (a)~(d) 中有关 HCT/P 的接收、预分配、运输和分销的要求；和

(10) 第 1271.50、1271.75、1271.80 和 1271.85 节中有关捐献者资格鉴定、捐献者筛选和捐献者检测的要求。

(c) 符合适用要求——(1) 制造安排 (i) 如果贵公司仅依照本部分和本部分 C 子部分而不是其他部分的规定从事某些操作，那么您只需遵守适用于这些执行操作的要求。

(ii) 如果您聘用其他公司（如实验室进行传染病检测，或辐照工厂进行终端灭菌），根据合同、协议或其他约定为您执行任何制造

步骤，则该公司负责遵守适用于该制造步骤的要求。

(iii) 在与另一家为您执行任何制造步骤的公司达成合同、协议或其他约定之前，您必须确保该公司符合适用的 CGTP 要求。如果在本合同、协议或其他约定有效期间，您觉察到有些信息提示该公司可能不再符合这些要求，您必须采取合理措施确保该公司符合这些要求。如果您确定该公司不符合这些要求，您必须终止与该公司达成的合同、协议或其他约定。

(2) 如果贵公司负责确定 HCT/P 是否符合所有发布标准并确定 HCT/P 是否适于分销，那么无论您是否是实际分销商，您都有责任审查制造和跟踪记录，以确定 HCT/P 已经按照本部分和本部分的 C 子部分以及任何其他适用要求进行制造和跟踪。

(3) 除本部分的第 1271.150 节 (c) 和第 1271.155 节之外，未针对第 1271.10 节所述的生殖 HCT/Ps 实施本子部分的规定，并且该产品仅受《公共卫生服务法案》第 361 条和本部分规定或者制造公司的监管。

(d) 符合本章第 210、211 和 820 部分。关于作为药物的 HCT/Ps（根据《联邦食品药品和化妆品法案》第 505 条提交的申请或根据《公共卫生服务法案》第 351 条提交的生物制品许可证申请进行审查），或者作为设备的 HCT/Ps（根据该法案的设备规定或者根据《公共卫生服务法案》第 351 条提交的生物制品许可证申请进行上市前审查或通知），本子部分和本部分 C 子部分所载的程序、本章第 210 和 211 部分的现行良好生产规范要求以及本章第 820 部分的质量体系规定相辅相成，但不能彼此替代，除非条例另有明确规定。如果本章第 1271 部分的规定与本章第 210、211 或 820 部分的要求相冲突，则适用于该产品的更具体的规定将取代该通用规定。

(e) 适当情况下。当一个需求符合"适当情况"的条件时，除非另有说明，否则该要求被视为"适用"。如果可以合理地预期不实施该要求时 HCT/P 不符合为防止传染病的引入、传播或扩散制定的相关特定要求，或无法执行任何必要的纠正措施，则该要求为"适用"。

第 1271.155 节　豁免和替代方案。

(a) 通用要求。您可以要求本部分 C 或 D 子部分中任何要求的豁免或替代方案。

(b) 请求豁免或替代方案。根据本节要求，将您的请求提交给相应中心的主任，如生物制品审评与研究中心或器械与放射健康中心。该请求必须附有支持文件，包括所有相关的有效科学数据，并且必须包含任意一个：

(1) 证明要求豁免的信息；或
(2) 满足该要求的拟定替代方案描述。

(c) 给予豁免或替代的标准。如果主任发现这种行为符合保护公共卫生和 / 或防止传染病的引入、传播或扩散的目标并且发现以下情况，则他 / 她可以给予豁免或替代方案：

(1) 提交的信息可证明豁免；或
(2) 拟定替代方案满足该要求的目的。

(d) 请求形式。通常须以书面形式（硬拷贝或电子方式）提出豁免

请求。但是，如果一些情况（如时间紧迫）使得书面提交形式难
以执行，您可以口头提出请求，同时主任可以口头授予豁免或替
代方案。随后，必须立即补充书面请求，而主任会以书面答复。

(e) 豁免或替代方案下采取的操作。在授予豁免或替代方案之前，
不得按照所要求的豁免或替代方案开始操作。可以申请延长超过
有效期的豁免或替代方案（如有）。

(f) 文件资料。如果根据豁免或替代方案的规定进行操作，则必须
保留以下文件：

(1) FDA 批准豁免或替代方案，以及
(2) 根据豁免或替代方案的规定开始操作的日期。

(g) 由主任发布豁免或替代方案。在突发公共卫生事件下，主任可
以针对第 1271 部分中的任何要求给出豁免或替代方案。如果豁
免或替代方案有必要确保在特定地点获得某些 HCT/Ps，以应付无
法预料的 HCT/Ps 即时需求，那么主任可以在本节给出豁免或替
代方案。

第 1271.160 节　建立和维护质量计划。

(a) 通用要求。如果贵公司负责执行 HCT/Ps 任一制造步骤，您必
须建立并保持一项质量计划，旨在防止通过 HCT/Ps 的制造和使
用来引入、传播或扩散传染病。质量计划必须适合于特定的 HCT/
Ps 和执行的制造步骤。质量计划必须解决第 1271.150 节 (b) 中列
出的所有 CGTP 核心要求。

(b) 功能。质量计划的功能必须包括：

(1) 建立和维护与 CGTP 核心要求相关的适当程序，并确保符合第 1271.180 节关于该程序（包括审查、批准和修订）制定的要求；

(2) 确保制定了相关程序以接收、调查、评估和记录与 CGTP 核心要求（包括投诉）有关的信息，以及与以下机构共享 HCT/P 潜在污染或 HCT/P 可能传播传染病的所有信息：

(i) 已知从同一捐献者分离 HCT/Ps 的其他公司；

(ii) 已知就同一 HCT/P 执行制造步骤的其他公司；

(iii) 关于收货人，如果在 HCT/P 可供分销、运送给收货人或受收货人管理后收到此类信息，该程序必须包括风险评估和适当后续行为的规定，并评估此信息对 HCT/P 的影响，并告知购买该批受影响的 HCT/P 的所有实体，然后检疫和召回 HCT/P，和 / 或必要时向 FDA 报告。

(3) 确保根据需要采取与 CGTP 核心要求相关的适当纠正措施并予以记录，包括再次审核缺陷。必须验证纠正措施，以确保此类措施有效并符合 CGTP。在适当情况下，纠正措施必须包括短期行为以解决当务之急，和长期行为以防止问题再次发生。在适当情况下，关于纠正措施的记录必须包括：

(i) 涉及的 HCT/P 标识及其处置描述；

(ii) 需要采取纠正措施的问题的性质；

(iii) 对所采取的纠正措施的描述；和

(iv) 纠正措施实施日期。

(4) 确保对参与 CGTP 核心要求相关活动的人员进行适当的培训和
教育；

(5) 必要时，建立和维护适当的监测系统，以符合本子部分的要求
（如环境监测）；

(6) 调查并记录与 CGTP 核心要求相关的 HCT/P 偏差及其趋势，并
根据第 1271.350 节 (b) 或其他适用规定提交报告。每项调查必须
包括审查和评估 HCT/P 偏差、确定偏差原因以及执行纠正措施，
以解决 HCT/P 偏差并防止复发。

(c) 审核。必须定期管理 CGTP 核心要求相关活动的质量审核（如
第 1271.3 节 (gg) 定义）。

(d) 计算机。如果您依靠软件来遵守 CGTP 核心要求，并且该软件
为定制软件或是已经定制或编程的市售软件（包括编程用于执行
用户定义的计算或表格的软件）以执行与 CGTP 核心要求相关的
功能，则必须验证该计算机软件的预期用途性能以及该软件的任
何变更情况。如果您依赖于其他软件来遵守 CGTP 核心要求，则
必须验证这些软件在预期用途方面的性能。必须在实施之前批准
并记录这些活动和结果。

第 1271.170 节　人员。

(a) 通用要求。您必须有足够的人员以确保符合本部分的要求。

(b) 胜任各项任务。您所拥有的人员须接受必要的教育和培训并拥

有丰富的经验，以确保其有能力胜任各自的任务。人员必须具备执行这些活动的资格和权利。

(c) 培训。必须对所有人员进行培训，并视情况予以再培训，以使其充分履行各自分配的职责。

第 1271.180 节　程序。

(a) 通用要求。必须建立和维护适当的程序，以满足 CGTP 针对制造 HCT/Ps 的所有步骤制定的核心要求。必须设计这些程序，以防止增加经由 HCT/P 引入、传播或扩散传染病的风险。

(b) 审批。实施前，负责人必须审批这些程序。

(c) 适用性。这些程序必须随时可供执行相关操作的人员在该操作区域内使用，若不可行，则应在操作区附近可用。

(d) 标准程序。如果您采用另一机构制定的现行标准程序，则必须验证该程序符合本部分的要求，并适合您的操作。

第 1271.190 节　设施。

(a) 通用要求。用于制造 HCT/Ps 的所有设施必须具有合适的尺寸、构造和位置，以防止 HCT/Ps 受传染病病原体的污染，并确保有序地处理 HCT/Ps 而不产生混淆。必须保持设备处于良好的维修状态。必须提供照明、通风、水管设施、排水系统及水槽和厕所入口，适于防止传染病的引入、传播或扩散。

(b) 设施清洁和卫生。(1) 必须使制造 HCT/Ps 的所有设施处于清洁、卫生和有序的状态，以防止传染病的引入、传播或扩散。

(2) 必须及时、安全、卫生地处理污水、垃圾和其他废物。

(c) 操作。必须将制造 HCT/Ps 所用的设施按适当大小划分为单独
或划定区域，以便设施操作，或者必须建立和维护其他控制系统，
以防止出现标签错误、混淆、污染、交叉污染以及 HCT/Ps 意外
暴露于传染病病原体。

(d) 程序和记录。(1) 必须建立和维持设施清洁和卫生程序，以防
止传染病的引入、传播或扩散。这些程序必须分配卫生责任，并
详细说明所用的清洁方法和设施清洁计划。

(2) 为防止 HCT/Ps 污染而执行的所有清洁和卫生活动事项必须记
录并保存。这些记录在创建后 3 年内需保留。

第 1271.195 节　环境控制和监测。
(a) 环境控制。如果可以合理预期环境条件可能会导致 HCT/Ps 或
设备的污染或交叉污染，或 HCT/Ps 意外暴露于传染病病原体，
则必须充分控制环境条件并提供适当的条件以便操作。在适当情
况下，必须提供以下控制活动或系统：

(1) 温度和湿度控制；
(2) 通风和空气过滤；
(3) 房间和设备的清洁消毒，以确保无菌加工操作；和
(4) 维护设备，以用于控制无菌加工操作所需的条件。

(b) 检验。您必须定期检验每个环境控制系统，以确认包括配套设
备在内的系统是否正常工作。必要时，必须采取适当的纠正措施。

(c) 环境控制。必须监测环境条件，因为可以合理预期环境条件可能会导致 HCT/Ps 或设备的污染或交叉污染，或 HCT/Ps 意外暴露于传染病病原体。在适当情况下，必须对微生物进行环境监测。

(d) 记录。必须记录并保存环境控制和监测活动等事项。

第 1271.200 节　环境。

(a) 通用要求。为了防止传染病的引入、传播或扩散，制造 HCT/Ps 的设备必须采用适当的设计，并加以适当地定位和安装，以便于清洁和维护等操作。根据本部分要求，任何用于检验、测量或测试的自动、机械、电子或其他设备必须能够产生有效的结果。您必须按照既定计划对设备进行清洁、消毒和维护。

(b) 程序和计划。您必须建立和维持设备的清洁、消毒和维护程序，以防止出现故障、污染或交叉污染和 HCT/Ps 意外暴露于传染病病原体，以及可合理预期导致传染病引入、传播或扩散的其他事件。

(c) 设备校准。在适当情况下，必须按照既定程序和计划定期校准所有用于检验、测量和测试的自动、机械、电子或其他设备（按照本部分要求）。

(d) 检验。必须定期检验设备的清洁度、卫生和校准，并确保遵守适用的设备维护计划。

(e) 记录。必须记录和维持根据本节执行的所有设备维护、清洁、消毒、校准和其他活动等事项。必须在每件设备上或其附近给出近期维护、清洁、消毒、校准和其他活动记录，或将这些记录提供给负责执行这些活动的个人和使用该设备的人员。必须保存每件设备的使用记录，包括该设备制造的每个 HCT/P 的标识。

第 1271.210 节　物料和试剂。

(a) 验证。在物料和试剂被验证符合防止增加传染病引入、传播或扩散风险的规范之前，不得使用这些物料和试剂。验证可以由使用该物料或试剂的公司或由其供应商完成。

(b) 试剂。在适当情况下，用于加工和保存 HCT/Ps 的试剂必须是无菌的。

(c) 内部试剂。必须验证和 / 或确认用于生产内部试剂的过程。

(d) 记录。必须保留以下与物料和试剂有关的记录：

(1) 每种物料或试剂的收货记录，包括类型、数量、制造商、批号、收货日期和有效期；
(2) 每种物料或试剂的验证记录，包括测试结果或供应商的分析证明（若由供应商验证）；以及
(3) 制造每个 HCT/P 时所用物料或试剂的批次记录。

第 1271.215 节　复苏。

如果贵公司负责复苏 HCT/Ps，您必须在复苏期间以不会引起污染或交叉污染的方式来复苏每个 HCT/P，否则会增加经由 HCT/P 引入、传播或扩散传染病的风险。

第 1271.220 节　处理和工艺控制。

(a) 通用要求。如果贵公司负责处理 HCT/Ps，您必须在处理期间以不会引起污染或交叉污染的方式来处理每个 HCT/P，否则会增

加经由 HCT/P 引入、传播或扩散传染病的风险。

(b) 合并。在制造过程中，两个或多个捐献者的人体细胞或组织不得合并在一起（置于物理接触或混合在一个容器中）。

(c) 中间控制和检测。必须确保满足与本节 (a) 段相一致的中间控制特定要求，并且在完成所需检验和测试或其他验证活动或获得必要的批准并完成记录之前，控制每个 HCT/P 的中间过程。过程中 HCT/Ps 的取样必须代表待评估材料。

(d) 硬脑膜。(1) 当现有一个已公布的验证过程可以降低传染性海绵状脑病的风险时，您必须将此过程用于硬脑膜（或已验证的等效过程），除非此过程对硬脑膜的临床应用有不利影响。

(2) 当您使用已发布的验证过程时，必须在贵公司内部验证该过程。

第 1271.225 节　工艺变更。

任何工艺更改必须按照第 1271.230 节要求进行验证或确认，以确保此类变更不会对其他操作方面产生不利影响，并且必须在实施操作前由具有适当知识背景的负责人予以审批。您必须及时向相关人员通报已批准的变更。

第 1271.230 节　工艺验证。

(a) 通用要求。如果第 1271.220 节所述的工艺结果未能得到后续检验和测试的充分验证，则必须按照既定程序验证和批准该工艺。验证活动和结果必须记录在案，包括人员批准验证的日期和签名。

(b) 书面声明。任何关于处理方法可降低经由 HCT/P 传播传染病

的风险的书面声明必须基于完整的验证或确认过程，包括但不限
于 HCT/P 的无菌性或病原体灭活描述。

(c) 变更。当根据本节 (a) 段变更验证过程时，您必须审核并评估
该过程，并在适当情况下执行再验证。必须记录这些过程。

第 1271.250 节　标签控制。

(a) 通用要求。必须建立和维护 HCT/Ps 标签控制程序。必须设计
这些程序以确保适当地识别 HCT/P 并防止混淆。

(b) 验证。程序必须包括验证标签的准确性、易读性和完整性。

(c) 标签要求。该程序必须确保，每个 HCT/P 都按照所有适用的标
签要求进行贴标，包括第 1271.55、1271.60、1271.65、1271.90、
1271.290 和 1271.370 节中的要求，并确保每个适于分销的 HCT/P
都附有按照第 1271.55 节要求确定的捐献者资格书面证明。

第 1271.260 节　贮存。

(a) 贮存区域的控制。必须控制贮存区域和贮藏室以防止：

(1) HCT/Ps、物料和试剂的混淆、污染和交叉污染，和
(2) 防止 HCT/P 分销不当。

(b) 温度。必须将 HCT/Ps 贮存在适当的温度中。

(c) 有效期。在适当情况下，必须根据以下因素为每个 HCT/P 指
定有效期：

(1) HCT/P 类型；

(2) 加工，包括保存方法；

(3) 贮存条件；和

(4) 包装。

(d) 纠正措施。当不符合适当的贮存条件时，必须采取纠正措施并加以记录。

(e) 可接受的温度限值。在制造过程的每一步中，必须为贮存 HCT/Ps 确定可接受的温度限值，以抑制病原体的生长。必须保持和记录 HCT/Ps 的贮存温度。必须定期检查所记录的温度，以确保温度在可接受的限度内。

第 1271.265 节　HCT/P 的收货、预售配送和分销。

(a) 收货。必须评估每批 HCT/P 进货中微生物的存在及其意义，并检查货物的损坏和污染情况。必须根据旨在预防传染病传播既定标准，确定是否接受、拒收每批 HCT/P 进货或使其处于检疫状态。

(b) 预售配送。如果贵公司在内部或与其他公司之间（如采购商与加工商）运送 HCT/P，且 HCT/P 不适于按本节 (c) 段所述要求进行分销，则必须首先确定并记录是否满足旨在预防传染病传播的既定标准，然后必须将 HCT/P 运送到检疫处。

(c) 适于分销。(1) 在 HCT/P 适于分销之前，必须审查与 HCT/P 有关的制造和跟踪记录，然后根据该记录审查，验证并记录发布标准是否得到满足。负责人必须记录 HCT/P 适于分销，并注明日期。

(2) 您不得导致处于检疫状态且适于分销的 HCT/P 受到污染，不

得从捐献者资格鉴定尚未完成或被确定为不合格的捐献者处分离
HCT/P（除非第 1271.60、1271.65 和 1271.90 节另有规定），否则
不符合旨在防止传染病传播的发布标准。

(3) 您不得分销在退出程序（与防止传染病传播风险有关）下制造
的任何 HCT/P，除非负责人已经确定该程序不会经由 HCT/P 来增
加传染病传播的风险。您必须记录并证明任何在其发生时的退出
程序。

(d) 包装与运输。包装和运输集装箱必须经过精心设计和生产，以
保护 HCT/P 免受污染。对于每种 HCT/P，必须在运输过程中确立
适当的运输条件。

(e) 程序。必须为本节 (a) ~ (d) 中的活动建立该程序并加以维持，
包括发布标准。必须记录这些活动。文件必须包括：

(1) HCT/P 标识和供应 HCT/P 的公司；
(2) 执行的活动和每项活动的结果；
(3) 活动日期；
(4) 受影响的 HCT/P 数量；和
(5) HCT/P 部署（如收货人 ID）。

(f) 返回库存。必须建立和维持该程序，以确定返回到贵公司的
HCT/P 是否适合被存放。

第 1271.270 节　记录。
(a) 通用要求。必须保持记录，同时保持本部分和本部分 C 子部分
要求执行的每一步骤。本部分对记录行为的要求涉及创建记录，

这符合本节的要求。所有记录必须准确、持久、清晰易读。该记录必须确定工作的执行人员和不同记录日期，并且详细提供已执行工作的完整历史，陈述与 HCT/P 相关的特定事项。

(b) 记录管理系统。必须建立和维护与 CGTP 核心要求相关的记录管理系统。在该系统下，必须保持与特定 HCT/P 有关的记录，以便在 HCT/Ps 适于分销之前和在 HCT/Ps 发布作为跟踪评估或调查之后（必要时）审查 HCT/Ps 历史记录。与 HCT/Ps 制造有关的记录（如标签和包装程序以及设备记录）也必须在记录管理系统下进行维护和组织。如果这些记录保存在多个位置，则该记录管理系统必须旨在确保所有记录的及时标识、定位和检索。

(c) 保存方法。您可以以电子形式保存本子部分所需的记录，如同原始文件记录或影印本、缩微胶片或微型胶卷等真实副本。促使记录可用和清晰可见的设备（如计算机和读卡器）必须随时可用。存储在电子系统中的记录必须备份。

(d) 保存时间。在创建后，必须将所有记录保存 10 年，除非在本部分另有说明。但是，您必须在实施日期后至少 10 年内保存与特定 HCT/P 有关的记录；或者如果实施日期未知，则至少在 HCT/P 分销、处置或到期后 10 年内保存与特定 HCT/Ps 有关的记录，以最新日期为准。在妥善处理标本后，必须将硬脑膜存档标本记录保存 10 年。

(e) 合同和协议。必须保存为您执行制造步骤的所有公司的名称、地址和责任清单。该信息必须在按照第 1271.400 节要求进行的检验期间可用。

第 1271.290 节　跟踪。

(a) 通用要求。如果您在处理 HCT/P 时负责执行 HCT/P 制造步骤，则必须按照本节跟踪每个此类 HCT/P，以便于调查实际或疑似传染性疾病的传播，并及时采取适当的纠正措施。

(b) HCT/P 跟踪系统。(1) 您必须建立和维护一个 HCT/Ps 跟踪系统，以便跟踪所有 HCT/Ps：

(i) 从捐献者到收货人或最终处置人；和

(ii) 从收货人或最终处置人到捐献者。

(2) 或者，如果贵公司负责处理 HCT/P 中的一些但并非所有制造步骤，您可以利用另一个公司（负责相同 HCT/P 的其他制造步骤）建立和维护的 HCT/P 跟踪系统，前提是该跟踪系统符合本节的所有要求。

(c) 独特的标识码。作为跟踪系统的一部分，必须确保：您制造的每个 HCT/P 都配有并标记有一个独特的标识码，例如字母数字，将 HCT/P 与捐献者以及所有与 HCT/P 有关的记录联系在一起；并且该标签包括旨在促进跟踪的有效信息，使用不同的标识码，在捐献者和接受者之间往来跟踪。除了第 1271.55 节 (a)(1) 所述要求之外，您必须创建专门用于跟踪的代码，该代码可能不包括个人姓名、社会保险号或病历号码。您可以采用从事制造过程的其他公司分配的独特标识码，也可以分配新的代码。如果您分配给 HCT/P 一个新代码，则必须建立和维护将新代码与旧代码相关联的程序。

(d) 从收货人跟踪到捐献者。作为跟踪系统的一部分，您必须建立和维护一种方法，即用于记录分配给收货人的每种 HCT/P 的独特标识码和类型，以便从收货人跟踪到捐献者。

(e) 从捐献者跟踪到收货人或最终处置人。作为跟踪系统的一部分，您必须建立和维护一种记录每个 HCT/P 处置的方法，以便能够从捐献者跟踪到收货人或最终处置人。您保存的信息必须能够及时识别 HCT/P 的收货人（如有）。

(f) 收货人。在向收货人分销 HCT/P 之时或之前，您必须书面通知收货人本部分要求、您已建立的跟踪系统以及您正在持续遵守这些要求。

(g) 硬脑膜捐献者的特殊要求。您必须在适当的贮存条件下，对每个硬脑膜捐献者的标本进行妥当的归档，并保存适当时间，以便检测归档标本，证明传染性海绵状脑病，并在必要时，适当处置任何受影响的无法保存的硬膜组织。

第 1271.320 节　投诉档案。

(a) 程序。如第 1271.3 节 (aa) 现行良好组织规范 (CGTP) 要求所定义，必须建立并维护审查、评估和记录投诉的程序，并酌情对投诉进行调查。

(b) 投诉文件。您必须在指定投诉文件中保留一份您收到的投诉记录。投诉文件必须包含关于每起投诉的足够信息，以便对投诉进行适当的审查和评估（包括作为投诉主题的 HCT/P 的独特标识码），以及确定投诉是否是孤立事件或是否代表一种趋势。您必须根据 FDA 要求使投诉文件适于审查和复制。

(c) 审查和评估投诉。必须审查和评估与 CGTP 核心要求相关的每起投诉，以确定投诉是否与 HCT/P 偏差或不利反应相关，并确定是否需要根据第 1271.350 节或其他适用法规给予报告。一旦实际可行，必须审查、评估并调查每起需要向 FDA 报告的事件投诉，如第 1271.350 节所述。您必须审核和评估与 CGTP 核心要求相关的投诉，以确定是否需要进行调查该投诉不代表需要报告的事件；而调查可能包括将投诉副本提交给执行制造步骤（与投诉有关）的另一公司。在未进行调查时，必须保留一份记录，其中包括未进行调查的原因，以及负责决定不调查的人员姓名。

子部分 E——第 1271.10 节所述的公司附加要求

第 1271.330 节　适用性。

现针对第 1271.10 节所述的非生殖 HCT/Ps 实施本子部分提出的规定，并且该产品仅受《公共卫生服务法案》第 361 条和本部分规定或者制造这些 HCT/Ps 的公司的监管。按法案要求作为药品或设备监管的 HCT/Ps 或者按《公共卫生服务法案》第 351 条要求作为生物制品监管的 HCT/Ps 均不受本子部分规定的约束。

第 1271.350 节　报告。

(a) 不良反应报告。(1) 必须调查任何不良反应——涉及与 HCT/P 相关的传染病且该 HCT/P 由您确定适于分销。必须向 FDA 报告涉及传染病的不良反应是否：

(i) 致命；

(ii) 危及生命；

(iii) 导致身体功能的永久性损伤或身体结构的永久性损害；或

(iv) 需要医疗或手术干预，包括住院治疗。

(2) 必须在首次收到信息后的 15 个工作日内，将 FDA-3500A 上的每份报告提交到本节 (a)(5) 段中的地址。

(3) 一旦实际可行，必须尽快调查这 15 天内报告的所有不良反应，并且必须在收到新信息后的 15 个工作日内或按 FDA 要求提交后续报告。如果未能获得额外信息，可能需要提交后续报告，简要描述为寻求更多信息而采取的步骤以及无法获得额外信息的原因。

(4) 您可以从生物制品审评与研究中心获取报告表 (FDA-3500A) 的副本（地址见本节 (a)(5) 段）。FDA-3500A 电子表格获取网址：http://www.fda.gov/medwatch or at http://www.hhs.gov/forms。

(5) 必须向美国食品药品管理局 (FDA) 生物制品审评与研究中心提交本段所述每份报告的两份副本，地址：10903 New Hampshire Ave., Bldg. 71, Rm.G112, Silver Spring, MD 20993-0002。FDA 可以在适当的情况下放弃要求第二份副本。

(b) HCT/P 偏差报告。(1) 必须调查与已销售 HCT/P 相关的所有 HCT/P 偏差（您参与其制造步骤）。

(2) 如果在您的设施中或根据合同、协议或其他约定为您执行制造步骤的设施中出现 HCT/P 偏差，则必须报告任何与 CGTP 核心要求相关的此类 HCT/P 偏差。每项报告必须包含 HCT/P 偏差描述、与制造受影响 HCT/P 事件相关的信息，以及针对 HCT/P 偏差已经或将要采取的所有后续行动的信息（如召回）。

(3) 必须在发现事件后的 45 天内，以 FDA 3486 电子表格形式报
告与 CGTP 核心要求相关的每起此类 HCT/P 偏差，这些事件可以
通过生物制品审评与研究中心电子网络应用程序或通过邮件发送
给美国食品药品管理局 (FDA) 生物制品审评与研究中心，地址：
10903 New Hampshire Ave., Bldg. 71, Rm.G112, Silver Spring, MD
20993– 0002。

第 1271.370 节　标签。

除第 1271.55、1271.60、1271.65 和 1271.90 节之外，以下要求适用：

(a) 必须清晰准确地对 HCT/P 进行贴标签，使其适于销售。

(b) 以下信息必须出现在 HCT/P 标签上：

(1) HCT/P 容器上附有不同的标识码(根据第 1271.290 节 (c) 指定)；
(2) HCT/P 类型描述；
(3) 有效期（如有）; 和
(4) 第 1271.60 节 (d)(2)、第 1271.65 节 (b)(2) 或 第 1271.90 节 (c) 所
要求的警告（ 如果适用且实际可行 ）。如果这些警告受空间限制
不可能都附于标签上，则其必须随附于 HCT/P。

(c) 以下信息必须出现在 HCT/P 标签上或随附于 HCT/P：

(1) 确定 HCT/P 符合发布标准并使 HCT/P 适于分销的公司名称和
地址；
(2) 贮存温度；

(3) 其他警告（适用时）；和

(4) 与预防传染病传播或与传染病传播有关的使用说明。

子部分 F——第 1271.10 节所述的公司检查和实施

第 1271.390 节　适用性。

本子部分提出的规定仅适用于第 1271.10 节所述的 HCT/Ps，并且该产品仅受《公共卫生服务法案》第 361 条和本部分规定或者制造这些 HCT/Ps 的公司的监管。按法案要求作为药品或设备监管的 HCT/Ps 或者按《公共卫生服务法案》第 351 条要求作为生物制品监管的 HCT/Ps 均不受本子部分规定的约束。

第 1271.400 节　检验。

(a) 如果贵公司负责制造第 1271.10 节所述的 HCT/Ps，无论是否签订合同，您必须允许美国食品药品管理局 (FDA) 在任何合理时间以合理方式检查任一制造地点，以确定是否符合本部分适用规定。必要时,该项检验将根据 FDA 的判断进行,并可能包括公司、设施、设备、成品和半成品、容器、工艺、HCT/Ps、程序、标签、记录、档案、文件以及按本部分要求需维持的控制。进行该项检验时可提前向机构发出通知或不发通知，通常在正常的营业时间内进行检验。

(b) 检验频率视机构裁决而定。

(c) FDA 将在检验公司时询问相关的人员，并且可以视情况质疑该公司人员，以确定是否符合本部分的规定。

(d) FDA 的代表可以抽样检查或审查和复制任何根据本部分要求

保存的记录，并且可以使用其他适当手段在按照本子部分要求进行检验期间记录观察证据。

(e) 可以依据本章第 20 和 21 部分中规定的有关信息，公开披露含 HCT/Ps 捐献者或接受者姓名或其他确定身份的记录。

第 1271.420 节　用于进口的 HCT/Ps。

(a) 除依据本节 (c) 和 (d) 段中的要求之外，若 HCT/P 用于进口，则记录在案的进口商必须在进口前或进口时，向对进口人体组织的进口港有管辖权的美国食品药品管理局地方长官发出通知，或向地方长官指定的代表其执行和实施本部分规定的地方官员发出通知，同时必须向 FDA 提供足够的信息帮助其作出准许决定。

(b) 除依据本节 (c) 和 (d) 段中的要求外，根据防止传染病传播规定，用于进口的 HCT/P 经由进口商或收货人必须保持原封不动，直到 FDA 给出准许决定。HCT/P 可以在检疫状态下运送给收货人，而 FDA 则会审查 HCT/P 附带的文件。当 FDA 就 HCT/P 的准入性做出决定时，FDA 将通知记录在案的进口商。

(c) 本节不适用于根据《公共卫生服务法案》第 361 条和本部分规定监管的生殖用 HCT/Ps，以及由接受者的性亲密伴侣捐献的、用于生殖目的的 HCT/Ps。

(d) 本节不适用于根据《公共卫生服务法案》第 361 条和本部分规定监管的外周血干细胞 / 祖细胞；以下情况除外，此类进口的外周血干细胞 / 祖细胞可能具有传染病传播的不合理风险，表明需要审查本节 (a) 段所引用的信息，此时本节 (a) 和 (b) 段规定则适用。

第 1271.440 节　保留、召回、销毁和停止制造的命令。

(a) 当代理机构发现有合理理由相信 HCT/P 属于违规产品时，例如：HCT/P 违反本部分的规定制造，因此其制造条件未能充分防止传染病传播风险；或 HCT/P 被感染或污染，从而成为对人类危险的感染源；或者公司违反本部分的规定，因此未能充分防止传染病传播风险，FDA 可能会采取以下一项或多项行动：

(1) 向分销该 HCT/P 的人员发出应召回和 / 或销毁该 HCT/P 的书面指令，适当情况下，向 HCT/P 拥有者发出指令，表明应保留该 HCT/P，或者直到经 FDA 同意后由分销商进行召回、销毁或处理，或指令中要求对 HCT/P 的安全性进行证实；

(2) 没收和 / 或销毁不符合规定的 HCT/P；或者

(3) 向该公司发出停止制造的命令，直到符合本部分规定。一旦 FDA 确定有合理理由相信存在健康受损情况时，该命令将立即生效。在其他情况下，此类订单将在以下任一事件发生之后生效，以较晚者为准：

(i) 从收到订单需要 5 个工作日；或者

(ii) 如果该公司根据本节 (e) 段和本章第 16 部分请求听诉，则按照这些诉讼进行决定。

(b) 根据本节 (a) 段发出的书面命令将特别说明为命令辩解的事实。

(c)(1) 根据本条 (a)(1) 段发出的书面指令通常规定，HCT/P 在收到命令后 5 个工作日内被召回和 / 或销毁。收到根据本条 (a)(1) 段发出的指令后，拥有 HCT/P 的公司不得以任何方式分销或处理该 HCT/P，除非按照指令中条款在 FDA 授权官员监督下召回和 / 或销毁 HCT/P。

(2) 不考虑本节 (c)(1) 段，经收到该书面指令的人员和 FDA 授权官员协商，可以进行其他安排确保适当处理 HCT/P。此类安排可能包括向 FDA 提供记录或其他书面资料，以充分确保 HCT/P 已经按照本部分要求进行分离、处理、贮存和分销；除非第 1271.60、1271.65 和 1271.90 节另有规定，HCT/P 的细胞或组织捐献者已被确定为合格。

(d) 根据本条 (a)(3) 段发出的书面指令将规定您必须遵守的法规，同时通常会详细说明该指令涵盖的具体操作。收到根据本节 (a)(3) 段发出的指令且其生效后，未经 FDA 事先书面授权不得恢复操作。

(e) 收到根据本节发出的指令的接收人，可以按照本章第 16 部分的规定请求听讼。为了请求听诉，此类 HCT/P 的书面指令接收人或先前拥有人必须根据本章第 16 部分的要求，在收到保留、召回、销毁和 / 或停止的书面命令的 5 个工作日内（或根据本节 (a)(2) 段在本机拥有 HCT/P 的 5 个工作日内）提出请求。听讼未作出决定之前，保留销毁指令。根据本章第 16 部分的要求，FDA 将就食品药品理事制定的即刻停止指令提供加速听证的机会。

(f) FDA 不会根据本节 (a)(1) 段规定发布销毁生殖组织的指令，也不会根据本节 (a)(2) 段规定亲自执行此类销毁。

相关法规：42 U.S.C. 216、243、263a、264、271。

来源：66 FR 5466，2001 年 1 月 19 日，除非另有说明。

《联邦食品药品和化妆品法案》
医疗器械部分

有关本主题的更多细节，参见医疗器械§美国。

1976年5月28日，FD&C法案修正后涵盖了医疗器械的规定。[21]
该修正案要求，所有医疗器械必须归属于以下分类之一：

Ⅰ类：无需上市前审批或核准，但必须接受一般管控的器械。洁
齿牙线属于Ⅰ类器械。

Ⅱ类：采用法案第510(k)条程序批准的器械。Ⅱ类器械的例子包括：
诊断检测、心导管、助听器和牙科用汞合金。

Ⅲ类：需要通过上市前审批（PMA）过程审批的器械，类似于新
药申请。涉及的器械往往属于人体永久性植入器械，或者需要维
持终身的器械。人工心脏满足这两个条件。最常见的Ⅲ类器械是
自动体外除颤器。不符合以上任一标准的器械一般被批准为Ⅱ类
器械。

对于在法案修正前上市且属于Ⅲ类的器械（修正案前医疗器械），修正案强制要求 FDA 审核此类器械，将其重新分类为Ⅱ类器械，接受上市前通知，或者要求器械制造商执行上市前授权程序，并证明器械继续上市销售的安全性和有效性。此类修正案前医疗器械的典型示例是 FDA 在 2011 年开始审核的电休克疗法的器械。[22][23]

上市前通告 (510(k), PMN)

《联邦食品药品和化妆品法案》第 510(k) 条 [24] 规定，此类器械的制造商，必须在上市销售医疗器械之前至少 90 天登记通知 FDA。

该过程被称为上市前通告（PMN）或法案第 510(k) 条。由此可使 FDA 判断，该器械是否与已经归属于三个类别之一的某种医疗器械实质等同。因此，可以正确地鉴别尚未归类的"新"器械（未在 1976 年 5 月 28 日之前销售的器械）。

经由法案第 510(k) 条通知上市销售的任何器械，必须与 1976 年 5 月 28 日前上市的器械（"对比设备"）具有"实质等同性"。如果该器械在设计、材料、化学成分、能量来源、制造工艺或预期用途方面，与 1976 年之前的器械差别显著，则该器械必须执行上市前审批（PMA）程序。这种情况并不会经常出现。

通过法案第 510(k) 条程序上市销售的器械，不能被视为获得 FDA"核准"。然而，它可以在美国上市和销售。它们通常被称为"已核准"或"法案第 510(k) 条核准"器械。

2011 年由美国女性与家庭研究中的 Diana Zuckerman 与 Paul Brown 博士，以及美国克利夫兰市医院 Steven Nissen 博士开展，并在《内科学文献》（Archives of Internal Medicine）上发表的研究表明，最近五年中因"严重健康问题或死亡"而召回的大多数医疗器械，均为以前采用不甚严格的法案第 510(k) 条程序核准的器械。有少数器械被认为风险较低，无需 FDA 监管。在 113 种被召回的器械中，心血管问题占 35 种。[25] 这可能会导致重新评估 FDA 规程，以及执行更严格的监管。

上市前审批（PMA）

上市前审批（PMA）是 FDA 要求的最严格的器械上市前申请。与法案第 510(k) 条途径不同，医疗器械制造商必须向 FDA 提交申请，并在器械上市前获得批准。[26]

PMA 申请中囊括了医疗器械设计与生产过程、临床前和临床研究的信息，以证明它可安全有效地用于该预期用途。[27] 由于 PMA 需要开展临床试验，因此其成本明显比法案第 510(k) 条高。[28]:7

21 Staff, FDA. PMA Historical BackgroundLast updated April 26, 2009

22 Duff Wilson for the New York Times. January 28, 2011 F.D.A. Panel Is Split on Electroshock Risks

23 "FDA Executive Summary Prepared for the January 27-28, 2011 meeting of the Neurological Devices Panel Meeting to Discuss the Classification of Electroconvulsive Therapy Devices (ECT)" (PDF). United States Food and Drug Administration. Archived from the original (PDF) on 2012-10-25. Retrieved 2012-10-25.

24 US FDA/CDRH: Information on Releasable 510(k)s

25 Zuckerman, Diana (2011). "Medical Device Recalls and the FDA Approval Process". Archives of Internal Medicine.171: 1006 - 11. PMID21321283. doi:10.1001/archinternmed.2011.30.

26 Staff, FDA Premarket Approval (PMA), last updated January 24, 2012

27 21 U.S.C. § 360e. Premarket approval

28 Josh Makower, Aabed Meer, lyn Denend. November 2010 FDA Impact on

US Medical Device Innovation – A Survey of Over 200 Medical Technology Companies

本书缩略语表

A

AIDS: Acquired Immune Deficiency Syndrome，获得性免疫缺陷综合征

ANSI: American National Standards Institute，美国国家标准学会

AAMI: The Association for the Advancement of Medical Instrumentation，美国医疗仪器促进协会

ACCME: Accreditation Council for Continuing Medical Education，
持续医学教育评审委员会

ASME: American Society of Mechanical Engineers，
美国机械工程师学会

AOA: American Osteopathic Association，美国骨病协会

AERC: Automatic Exposure Rate Control，自动曝光率控制

AEC: Automatic Exposure Controls，自动曝光控制

AKR: Air Kerma Rate，空气比释动能率

AC-powered: Alternating Current-powered，交流供电

C

CC: Craniocaudal，轴位

CT: Computed Tomography，计算机 X 射线断层摄影

CTDI: Computed Tomography Dose Index，
计算机 X 射线断层摄影剂量指数

CGTP: Component of Current Good Tissue Practice，
现行良好组织规范

CMV: Cytomegalovirus, 巨细胞病毒

D

DNA: Deoxyribonucleic Acid, 脱氧核糖核酸

DMQRP: Division of Mammography Quality and Radiation Programs, 乳腺X射线摄影质量与放射项目部

E

ETO: Ethylene Oxide, 环氧乙烷

EGG: Electrogastrography System, 胃电描记系统

EMC: Electro Magnetic Compatibility, 电磁兼容性

EMI: Electro-Magnetic Interference, 电磁干扰

F

FDA: Food and Drug Administration, 美国食品药品管理局

H

HCFA: Health Care Financing Administration, 卫生保健财务部

HVL: Half-Value Layer, 半衰层

HCT/P's: Human Cells, Tissues, and Cellular and Tissue-based Products, 人体细胞、组织以及基于细胞和组织的产品

I

IgG: Immunoglobulin G, 免疫球蛋白G

ISO: International Organization for Standardization,
国际标准化组织

IEC: International Electrotechnical Commission, 国际电工委员会

IRLC: Isoexposure Rate Limit Curve, 等曝光率限制曲线

M

MQSA: Mammography Quality Standards Act,
乳腺 X 射线摄影术质量标准法案

MLO: Mediolateral Oblique, 侧斜位

MGD: Meibomian Gland Dysfunction, 睑板腺功能异常

L

LIH: Last-Image-Hold, 最终图像保持

N

NPWT: Negative Pressure Wound Therapy, 负压创面治疗

NARA: National Archives and Records Administration,
美国国家档案馆

P

PMMA: Polymethylmethacrylate, 聚甲基丙烯酸甲酯

PBL: Positive Beam Limitation, 完全射束限制

PDP: Product Development Protocol, 产品研发方案

PMA: Premarket Approval Application, 上市前审批

S

SSD: Source-Skin Distance，源皮距

SID: Source-Image Receptor Distance，源像距

U

U.S.P.: United States Pharmacopeia,《美国药典》

名词术语总表

A

ADUFA: Animal Drug User Fee Act,《兽药使用者付费法案》

AGDUFA: Animal Generic Drug User Fee Act,
《动物仿制药使用者付费法案》

AMQP: Animal Model Qualification Program, 动物模型认证项目

ANDA: Abbreviated New Drug Application, 简略新药申请

APEC: Asia-Pacific Economic Cooperation, 亚太经合组织

API: Active Pharmaceutical Ingredient, 药用活性成分, 原料药

B

BARDA: the Biomedical Advanced Research and Development Authority,
生物医学高级研究和发展管理局

BE Test: Biological Equivalence Test, 生物等效性试验

BIMO: Bioresearch Monitoring, 生物研究监测

BLA: Biologics License Applications, 生物制品上市许可申请

BPCA: Best Pharmaceuticals for Children Act,《最佳儿童药品法案》

BPD: Biosimilar Biological Product Development, 生物类似物产品开发

BsUFA: Biosimilar User Fee Act,《生物类似物使用者付费法案》

C

CBER: Center for Biologics Evaluation and Research,
生物制品审评与研究中心

CDC: Centers for Disease Control and Prevention,

疾病控制与预防中心

CDER: Center for Drug Evaluation and Research, 药品审评与研究中心

CDRH: Center for Devices and Radiological Health,

器械与放射健康中心

CDTL: Cross Discipline Team Leader, 跨学科审查组长

CEO: Chief Executive Officer, 首席执行官

CFDA: China Food and Drug Administration,

国家食品药品监督管理总局

CFR: Code of Federal Regulation,《美国联邦法规汇编》

CFSAN: Center for Food Safety and Applied Nutrition,

食品安全和应用营养中心

COTR: Contracting Officer's Technical Representative,

合同缔约人员技术代表

CPI: Consumer Price Index, 消费价格指数

CPMS : Chief Project Management Staff, 首席项目管理人员

CR: Complete Response Letter, 完整回复函

CTECS: Counter-Terrorism and Emergency Coordination Staff,

反恐和紧急协调人员

CVM: Center for Veterinary Medicine, 兽药中心

D

DACCM: Division of Advisory Committee and Consultant Management,

咨询委员会和顾问管理部门

DARRTS: Document Archiving, Reporting and Regulatory Tracking System,
文件归档、报告和管理跟踪系统

DCCE: Division of Clinical Compliance Evaluation, 临床依从性评价部

DD: Division Director, 部门主任

DDI: Division of Drug Information, 药品信息部门

DECRS: the Drug Establishment Current Registration Site,
当前药品登记地点

DEPS: Division of Enforcement and Post-marketing Safety,
药品上市后安全与执行部门

DHC: Division of Health Communications, 卫生通讯部门

DMF: Drug Master File, 药品主文件

DMPQ: Division of Manufacturing and Product Quality,
生产及产品质量部

DNP: Division of Neurological Products, 神经类产品部门

DNPDHF: Division of Non-Prescription Drugs and Health Fraud,
非处方药及反卫生欺诈部门

DOC: Division of Online Communications, 在线通讯事业部

DoD: the Department of Defense, 美国国防部

DPD: Division of Prescription Drugs, 处方药部门

DRISK: Division of Risk Management, 风险管理部门

DSB: Drug Safety Oversight Board, 药品安全监督委员会

DSS: Drug Shortage Staff, 药品短缺工作人员

DTL: Discipline Team Leader, 专业组组长

DVA: Department of Veterans Affairs, 退伍军人事务部

E

eCTD: Electronic Common Technical Document, 电子通用技术文件

EDR: Electronic Document Room, 电子文档室

eDRLS: electronic Drug Registration and Listing,
药品电子注册和上市系统

EMA: European Medicines Agency , 欧洲药品管理局

EON IMS: Emergency Operations Network Incident Management System,
紧急行动网络事件管理系统

EOP I Meeting: End-of-Phase I Meeting, I 期临床试验结束后会议

EOP II Meeting: End-of-Phase II Meeting, II 期临床试验结束后会议

EUA: Emergency Use Authorization, 紧急使用授权

F

FDA: Food and Drug Administration, 美国食品药品管理局

FDAA: Food and Drug Administration Act,《食品药品管理法案》

FDAAA: Food and Drug Administration Amendments,
《食品药品管理法修正案》

FDAMA : Food and Drug Administration Modernization Act,
《食品药品管理现代化法案》

FDASIA: Food and Drug Administration Safety and Innovation Act,
《FDA 安全及创新法案》

FD&C Act: Federal Food, Drug and Cosmetic Act,
《联邦食品药品和化妆品法案》

FDF: Finished Dosage Form, 最终剂型

FSA：Federal Security Agency，美国联邦安全署

FSMA: Food Safety Modernization Act,《食品安全现代化法案》

FTE: Full-Time Employee/Full-Time Equivalence，全职雇员

FY: Fiscal Year，财政年度，会计年度

G

GCP: Good Clinical Practice，药物临床试验质量管理规范

GDUFA: Generic Drug User Fee Act,《仿制药使用者付费法案》

GLP: Good Laboratory Practice，药物非临床研究质量管理规范

GMP: Good Manufacturing Practice，生产质量管理规范

GO：Office of Global Regulatory Operations and Policy，
全球监管运营及政策司

GRP: Good Review Practice，审评质量管理规范

GSP: Good Supply Practice，经营质量管理规范

H

HEW：Department of Health, Education, and Welfare，
美国卫生、教育和福利部，HHS前身

HHS: Department of Health & Human Services，美国卫生及公共服务部

HPUS: Homoeopathic Pharmacopoeia of the United States，
美国顺势疗法药典

HSP: Human Subject Protection，人体受试者保护

HUDP: the Humanitarian Use Device Program，人道主义器械使用计划

I

IHGT：Institute of Human Gene Therapy，人类基因治疗研究所

IND：Investigational New Drug，新药临床研究，试验性新药

IRB：Institutional Review Boards，伦理审查委员会

IRs：Information Requests，信息请求

M

MAPPs：Manual of Policies and Procedures，政策及程序指南

MCM：Medical countermeasures，医疗措施

MDUFMA：Medical Device User Fee and Modernization Act，

《医疗器械使用者付费和现代化法案》

N

NCE：New Chemical Entity，新化学实体

NCTR：National Center for Toxicological Research，国家毒理研究中心

NDA：New Drug Application，新药上市申请

NDC：the National Drug Code，美国国家药品代码

NF：National Formulary，美国国家处方集

NIH：National Institutes of Health，美国国立卫生研究院

NIMS：the National Incident Management System，

美国国家突发事件管理系统

NME：New Molecular Entity，新分子实体

NLEA：Nutrition Labeling And Education Act，《营养标识和教育法案》

O

OC：Office of Compliance，合规办公室

OCC：Office of the Chief Counsel，首席顾问办公室

OCC：Office of Counselor to the Commissioner，局长顾问办公室

OCET：Office of Counterterrorism and Emerging Threats，
反恐怖和新威胁办公室

OCM：Office of Crisis Management，危机管理办公室

OCOMM：Office of Communication，通讯办公室

OCP：Office of Combination Products，组合产品办公室

OCS：Office of the Chief Scientist，首席科学家办公室

OD：Office Director，办公室主任

ODSIR：Office of Drug Security, Integrity, and Response，
药品安全、完整和响应办公室

OEA：Office of External Affairs，对外事务办公室

OES：Office of Executive Secretariat，行政秘书处办公室

OFBA：Office of Finance, Budget and Acquisitions，
财政、预算和采购办公室

OFEMSS：Office of Facilities, Engineering and Mission Support Services，
设备、工程和任务支持服务办公室

OFVM：Office of Food and Veterinary Medicine，食品及兽药监管司

OGCP：Office of Good Clinical Practice，GCP 办公室

OGD：Office of Generic Drug，仿制药办公室

OHR：Office of Human Resources，人力资源办公室

OIP：Office of International Programs，国际项目办公室

OMB: Office of Management and Budget, 美国行政管理与预算局

OMH: Office of Minority Health, 少数族裔卫生办公室

OMPQ: Office of Manufacturing and Product Quality,
生产及产品质量办公室

OMPT: Office of Medical Products and Tobacco,
医疗产品及烟草监管司

OMQ: Office of Manufacturing Quality, 生产质量办公室

OO: Office of Operation, 运营司

OOPD: Office of Orphan Products Development, 孤儿药开发办公室

OPDP: Office of Prescription Drug Promotion, 处方药推广办公室

OPPLA: Office of Policy, Planning, Legislation and Analysis,
政策、规划、立法及分析司

OPRO: Office of Program and Regulatory Operations,
计划和监管运营办公室

OPT: Office of Pediatric Therapeutics, 儿科治疗学办公室

ORA: Office of Regulatory Affair, 监管事务办公室

ORSI: Office of Regulatory Science and Innovation,
监管科学和创新办公室

OSE: Office of Surveillance and Epidemiology,
药品监测及流行病学办公室

OSI: Office of Scientific Investigations, 科学调查办公室

OSPD: Office of Scientific Professional Development,
科学专业发展办公室

OSSI: Office of Security and Strategic Information,
安全和战略情报办公室

OUDLC: Office of Unapproved Drugs and Labeling Compliance,
未批准药品和标签合规办公室

OWH: Office of Women's Health, 妇女健康办公室

P

PASE: Professional Affairs and Stakeholder Engagement,
专业事务和利益相关者参与

PASs: Prior Approval Supplements, 事先批准补充申请

PC&B: Personal Compensation and Benefits, 个人薪酬及福利

PDP: Product Development Protocol, 产品研发方案

PDUFA: Prescription Drug User Fee Act,《处方药使用者付费法案》

PMA: Premarket Approval Application, 上市前审批

PMDA: Pharmaceuticals and Medical Devices Agency,
日本药品及医疗器械综合机构

PMR: Premarket Report, 上市前报告

PR: Priority Review, 优先审评

PR: Primary Reviewer, 主审评员

PRA: the Paperwork Reduction Act, 文书削减法案

PREA: Pediatric Research Equity Act,《儿科研究公平法案》

R

REMS: Risk Evaluation and Mitigation Strategies, 风险评估及缓解策略

RLD: Reference Listed Drug，参比制剂

RPM: Regulatory Project Manager，法规项目经理

S

SEC: The Securities and Exchange Commission，美国证券交易委员会

SPA: Special Protocol Assessments，特殊方案评估

SR: Standard Review，标准审评

T

TL: Team Leader，审评组长

U

USP: U.S. Pharmacopeia,《美国药典》

V

VP: Vice President，副总裁

W

WTO: World Trade Organization，世界贸易组织